MANUEL

DE

PATHOLOGIE DES VOIES URINAIRES

PAR

Le Docteur J.-M. LAVAUX

Ancien Interne des Hôpitaux de Paris
Professeur libre de Pathologie des voies urinaires à l'École pratique
de la Faculté de Médecine de Paris

TOME DEUXIÈME

MALADIES DE LA PROSTATE
MALADIES DE LA VESSIE

(Première Partie)

PARIS

A. COCCOZ, ÉDITEUR

11, RUE DE L'ANCIENNE-COMÉDIE

1895

MANUEL

DE

PATHOLOGIE DES VOIES URINAIRES

II

De l'emploi de la cocaïne dans le traitement des affections des voies urinaires. *Com. Congrès de thérap.*, Paris 1889.

Du traitement par la divulsion progressive des rétrécissements de l'urèthre rebelles à la dilatation. *Com. Congrès de chirurgie*, Paris 1889.

Contribution à l'étude physiologique de la région membraneuse de l'urèthre chez l'homme. (Académie des sciences, mai 1889, et *Chir. cont.*, déc. 1891.)

Le lavage de la vessie sans sonde à l'Etranger. (Société de méd. prat., novembre 1889.)

Des indications du nitrate de cocaïne dans le traitement des affections des voies urinaires. Comm. à la Société de méd. prat. de Paris, février 1890.

Des modifications physiologiques que subissent les bruits du cœur du fœtus pendant l'accouchement. (*Académie des sciences*, octobre 1890 et *chirurgie contemporaine des organes génito-urinaires*, janvier 1892).

Anesthésie directe des voies urinaires inférieures. Ses résultats. *(Soc. Méd. prat.* oct. 1890).

Du cathétérisme chez l'homme. (*Rev. gén. de clin. et de thérap.*, 1891.)

Blennorrhée et mariage. (Idem).

Pathogénie et traitement préventif de la fièvre urineuse. *(Congrès français de chirurgie*, 1891).

Pathogénie et traitement des abcès urineux consécutifs aux rétrécissements de l'urèthre. (*Chirurgie contemporaine des Organes génito-urinaires*, 1891.)

Des précautions antiseptiques à prendre avant de pratiquer une opération sur les voies urinaires inférieures. (Idem).

Traitement des corps étrangers de la vessie. (Idem).

Contribution à l'étude du traitement des tumeurs de la vessie. (Idem). *Académie de Médecine*, 1891).

De l'anesthésie directe de la muqueuse uréthro-vésicale. (*Chir. cont. des org. gén.-urin.*, 1892).

Traitement de l'irritabilité vésicale chez les malades atteints de cystite. (Idem).

Rétrécissements traumatiques de l'urèthre, divulsion progressive ; guérison. (Idem).

De la lithotritie. (Idem).

Un cas grave de calcul de l'urèthre ; guérison. (Idem).

Un cas de pyélite blennorrhagique ; guérison. (Idem).

Quelques considérations sur les tumeurs de la vessie. (Idem).

Uréthrorrhagie grave chez un malade atteint de blennorrhagie. (Idem).

Résultats éloignés de la divulsion progressive. *(Congrès français de chirurgie*, 1892).

Pathogénie des accidents infectieux chez les urinaires. *(Congrès français de chirurgie* et *Chirurgie contemporaine des organes génito-urinaires*, 1892).

Contribution à l'étude du traitement de la cystite tuberculeuse. (Idem).

Traitement des rétrécissements de l'urèthre par l'électrolyse linéaire. *Chirurgie cont. des org. gén.-urinaires*, 1892).

Troubles vésicaux graves chez trois syphilitiques. (Idem).

L'anesthésie dans la lithotritie. (Idem).

Ruptures de l'urèthre chez l'enfant. *(Chir. cont. des org. gén.-urinaires*, mars 1893).

Vaste abcès de la région périnéale et de la fosse ischio-rectale droite consécutif à une chute à califourchon sur le périnée. (Idem 1893).

Traitement des infections vésicales secondaires chez les malades atteints de cystite tuberculeuse. *(Congrès français de chirurgie* et *chirurgie cont. des org. gén.-urinaires*, mai 1893).

Parallèle entre les incisions linéaires et la divulsion progressive dans le traitement des rétrécissements de l'urèthre rebelles à la dilatation. (Idem).

A propos du traitement abortif de la blennorrhagie *(chir. contemp. des org. gén.-urinaires*, août 1893).

De la restauration de l'urèthre penien chez les rétrécis (Idem, février 1894).

De la cystostomie (Idem, mars 1894).

Fièvre urineuse spontanée chez un rétréci (Idem, mai 1894).

Résultats éloignés de l'électrolyse linéaire double dans le traitement des rétrécissements de l'urèthre rebelles à la dilatation *(Congrès français de chirurgie*, tome VIII, 1894, page 148 et *chirurgie cont. des org. gén.-urin.*, septembre 1894).

Lire aussi la thèse du docteur Nollet, Paris, 1893 : *De la valeur thérapeutique de l'électrolyse linéaire dans le traitement des rétrécissements de l'urèthre rebelles à la dilatation.*

Pathogénie et traitement de la fièvre urineuse *(Chirurgie cont. des org. gén.-urinaires*, octobre 1894).

Pathogénie et traitement des infections locales des voies urinaires *(Idem*, novembre et décembre 1894).

Accidents causés par le lavage de l'urèthre antérieur pratiqué *sans sonde (Idem*, janvier 1895).

MANUEL

DE

PATHOLOGIE DES VOIES URINAIRES

PAR

Le Docteur J.-M. LAVAUX

Ancien Interne des Hôpitaux de Paris
Professeur libre de Pathologie des voies urinaires à l'Ecole pratique
de la Faculté de Médecine de Paris

TOME DEUXIÈME

MALADIES DE LA PROSTATE
MALADIES DE LA VESSIE
(PREMIÈRE PARTIE)

PARIS

A. COCCOZ, ÉDITEUR
11, RUE DE L'ANCIENNE-COMÉDIE

1895

PRÉFACE DU TOME II

———

La plupart des questions traitées dans ce tome ont trop d'importance au point de vue pratique pour permettre un simple résumé. Aussi, bien que cet ouvrage soit surtout destiné aux étudiants en médecine, ai-je eu soin de m'écarter un peu du programme que j'avais suivi dans le tome I. Je n'ai pas craint de donner un certain développement au traitement de la cystite, des calculs vésicaux et des tumeurs de la vessie. Le volume de ce *Manuel* se trouve ainsi notablement augmenté, ce qui m'oblige à scinder l'étude des maladies de la vessie. La deuxième partie sera décrite dans le tome III, actuellement sous presse. Ce tome comprendra en outre les affections chirurgicales des reins et des uretères et l'étude des questions de séméiologie.

J.-M. LAVAUX.

Paris, le 25 Mars 1895.

MANUEL

DE

PATHOLOGIE DES VOIES URINAIRES

DEUXIÈME PARTIE

MALADIES DE LA PROSTATE

CHAPITRE PREMIER

HYPERTROPHIE DE LA PROSTATE

L'hypertrophie de la prostate est de toutes les maladies de cet organe celle qui offre le plus d'intérêt au point de vue clinique. Elle a été encore désignée sous les noms d'engorgement, de myome, de tumeur bénigne, etc...

Etiologie. — On ne sait rien des *causes* qui déterminent l'augmentation de volume de la prostate ; mais il est bien démontré que l'influence de l'âge est capitale. C'est une maladie de la vieillesse. On l'observe très rarement avant 54 ans (Thompson). A l'état normal, l'augmentation de volume de la prostate est à peu près constant vers cinquante ans, mais assez souvent cette hypertrophie est peu accusée. En fait d'hommes âgés de plus de 55 ans, dit M. Thompson, un sur 20 seulement fera appel aux soins du chirurgien pour cette affection. C'est de 57 à 60 ans, ajoute-t-il, que l'hypertrophie de la prostate commence habituellement à se faire sentir ; celui qui a échappé à ses

1

atteintes à 65 ans jouira à cet égard pour le reste de ses jours d'une immunité à peu près absolue.

Quant aux *causes* qui font varier l'intensité des troubles fonctionnels, ce sont toutes celles qui produisent des phénomènes de congestion du côté des organes génito-urinaires ou du petit bassin : excès vénériens, écarts de régime, refroidissements, professions sédentaires, l'équitation, certains purgatifs, l'aloès par exemple. La congestion joue en effet un rôle considérable dans la *pathogénie* des troubles fonctionnels que produit cette affection de la prostate.

L'arthritisme, l'herpétisme, agissent de la même façon : un accès de goutte, un eczéma ou un psoriasis peuvent disparaître et faire place immédiatement à une poussée congestive du côté de la prostate, d'où parfois une rétention d'urine.

L'uréthrite postérieure d'origine blennorrhagique cause souvent des accidents très sérieux chez ces malades (Nélaton). Les auteurs citent encore le cathétérisme, le maintien d'une sonde à demeure, mais il s'agit d'une erreur d'interprétation : le cathétérisme pratiqué avec les *précautions nécessaires* ne peut nuire aux malades atteints d'hypertrophie de la prostate ; il constitue souvent au contraire le meilleur mode de traitement des accidents causés par cette affection.

La scrofule, la tuberculose, la syphilis, notées par certains auteurs, paraissent avoir peu d'influence. Les calculs vésicaux et les rétrécissements de l'urèthre sont des causes citées par Civiale et dont l'influence est variable. Si les troubles dus au rétrécissement, par exemple, apparaissent chez un sujet déjà âgé et atteint d'une hypertrophie de la prostate, il est évident que cette complication aggrave l'état du malade. Mais si le rétrécissement se manifeste, ce qui est la règle, chez un sujet encore jeune, la tunique musculaire de la vessie s'hypertrophie et quand apparaît l'hypertrophie de la prostate, il se trouve au contraire dans de meilleures conditions, ainsi que l'a fait remarquer M. Guyon, qu'un malade dont le calibre de l'urèthre est normal. Mais il faut ajouter que la stricture uréthrale, comme l'a dit Civiale, constitue néanmoins une complication et qu'elle doit être maintenue dilatée pour que l'hypertrophie de la tunique musculaire de la vessie puisse profiter au prostatique.

Anatomie pathologique. — Si les trois lobes sont notablement augmentés de volume, l'*hypertrophie* est dite *générale*; si au contraire elle n'est bien marquée qu'au niveau de l'un ou de deux des lobes, elle est dite *partielle*. Sur 205 cas, on a trouvé (1) :

Hypertrophie monolobaire 64
— bilobaire 34
— trilobaire 107

L'hypertrophie monolobaire siège le plus souvent au niveau du lobe moyen; mais il existe des cas remarquables dans lesquels elle porte sur l'un des lobes latéraux (Musée de Mallez). Dans l'hypertrophie générale, le lobe moyen est presque toujours notablement augmenté de volume. L'hypertrophie de ce lobe est donc très fréquente. On verra qu'elle joue un rôle considérable dans les troubles fonctionnels dus à l'affection de la prostate dont je m'occupe.

M. Thompson n'a trouvé que trois fois une hypertrophie du tissu prostatique situé en avant de l'urèthre; l'augmentation de volume porte donc presque exclusivement sur la partie rétro-uréthrale de la glande, remarque très importante comme on le verra plus loin.

Lorsque le poids de la prostate, qui est en moyenne de

(1) *Dict. de Méd. et de chir. pratiques.*

19 grammes, dépasse 30 grammes, il y a hypertrophie de cet organe, a-t-on dit. M. Thompson a bien montré qu'une légère hypertrophie du lobe moyen, qui augmente peu le poids de la prostate, peut causer des accidents graves. Le poids de cet organe a donc peu d'importance. Il varie du reste du poids à peu près normal à près de 300 grammes.

Quant au volume, il varie de celui d'une grosse châtaigne, qui est presque normal, à celui d'une noix de coco (Thompson, Bell). Ces derniers cas sont exceptionnels.

Comme l'hypertrophie siège presque toujours exclusivement en arrière de l'urèthre et que la prostate est très gênée dans son développement par les plans aponévrotiques qui l'entourent, il en résulte que le canal est *déformé* au niveau de sa portion rétro-sphinctérienne. *L'allongement* de cette région est à peu près constant. Au lieu de deux centimètres et demi, cette portion du canal mesure 4, 5, parfois 7 et même 9 centimètres. Aussi faut-il employer dans certains cas une sonde de 30 centimètres de longueur pour pénétrer dans la vessie (Guyon). Il est à remarquer que cette déformation n'existe guère qu'à la paroi postérieure ; la paroi antérieure, presque indemne, lisse, unie, est donc beaucoup plus courte, d'où un *changement de direction* de l'urèthre : tantôt sa courbure est simplement exagérée ; tantôt elle devient anguleuse. Le *calibre* du canal est parfois normal, mais le plus souvent il est augmenté.

Toutes ces modifications varient du reste suivant le siège de l'hypertrophie et suivant que la tumeur proémine du côté de l'intestin *(hypertrophie excentrique* ou *rectale)*, ou qu'elle se développe du côté de l'urèthre et du col vésical *(hypertrophie uréthro-vésicale)*.

Si l'hypertrophie porte sur un seul lobe latéral, l'urèthre, dévié en sens inverse, décrit une courbe à concavité latérale. Si les deux lobes latéraux sont augmentés de volume, mais en des points qui ne se correspondent pas, l'urèthre postérieur a la forme d'un S (Musée de Mallez). Si l'hypertrophie est au contraire symétrique, le canal est aplati et il s'élargit dans le sens vertical ; il mesure parfois 20, 30, 40 et même 47 millimètres. Comme les lobes latéraux s'appliquent fortement l'un contre l'autre au niveau de leur partie moyenne, il en résulte aux deux extrémités de cette fente antéro-postérieure un espace triangulaire, par où s'écoule l'urine. Pendant le cathétérisme, la sonde parcourt également l'un ou l'autre de ces espaces triangulaires, surtout l'antérieur, qui est le plus régulier.

Dans l'hypertrophie générale, aux déformations produites par l'hypertrophie des lobes latéraux s'ajoutent celles dues à l'hypertrophie du lobe moyen, qui soulève la paroi inférieure de l'urèthre et en détermine l'allongement. Il y a donc aplatissement et allongement du canal dans ces cas. Bien que les prostates les plus volumineuses se présentent sous cette forme, ce n'est point en général celle qui détermine les accidents les plus graves ni les difficultés les plus grandes du cathétérisme. Ce sont les hypertrophies *partielles* qui causent les déformations les plus considérables, surtout l'hypertrophie du lobe moyen, qui reste à étudier.

Habituellement le lobe moyen hypertrophié soulève, comme je viens de le dire, la paroi inférieure du canal et détermine son élargissement dans le sens transversal, d'où formation de deux rigoles latérales, la partie moyenne étant presque obstruée. Parfois le lobe moyen est lobulé et creusé à sa surface uréthrale de plusieurs sillons qui conduisent du canal à la vessie en formant une sorte d'éventail. L'aplatissement de l'urèthre a donc lieu ici d'arrière en avant. Dans presque tous les cas, cette hypertrophie partielle produit encore une courbure brusque du canal et l'angle ainsi formé peut rendre le cathétérisme très difficile. Il en est surtout ainsi quand le lobe moyen forme au niveau du col vésical une barrière transversale plus ou moins épaisse représentant l'une des variétés des valvules du col (Mercier) et rejette en haut et en avant l'orifice interne déformé de l'urèthre. Cette surélévation du col vésical, qui le place sur un plan supérieur au bas-fond de la vessie, est du reste à peu près constante. Mais il n'est point rare de voir le lobe moyen hypertrophié faire saillie dans la cavité vésicale, en arrière du col et soulever le trigone en présentant des aspects différents : saillie en croupion de poulet, en éventail, hypertrophie en barre (Civiale, Mercier, Thompson, Guyon).

Parfois cette saillie intra-vésicale est due à une tumeur nettement pédiculée implantée sur l'orifice interne de l'urèthre, qu'elle oblitère au moment de la miction en faisant office d'une soupape, ce qui explique comment une légère hypertrophie du lobe moyen peut quelquefois causer des accidents graves.

Dans des cas exceptionnels (Mercier, Thompson), le lobe moyen se place comme un coin entre les deux lobes latéraux, qu'il maintient écartés, d'où une incontinence d'urine avec peu de liquide dans la vessie.

Il faut ajouter que les différentes formes qui viennent d'être décrites peuvent encore se combiner de manière à présenter une foule de variétés.

Bien qu'il s'agisse d'une tumeur bénigne, l'hypertrophie de la prostate s'accompagne ordinairement d'une vascu-larisation énorme, superficielle, qui parfois, au moment des poussées congestives, peut doubler le volume du lobe hypertrophié. Quand on pratique la taille hypogastrique en se servant du ballon de Petersen, le toucher montre bien cette particularité si le lobe moyen est pédiculé et fait saillie dans la vessie. Il semble que l'on presse une éponge épaisse sur un corps résistant central peu volumineux, qui n'est autre que le tissu prostatique proprement dit. Ces sensations étaient très nettes chez un calculeux prostatique du service de mon maître M. Péan opéré il y a quelques mois. On sait du reste qu'à l'état normal la prostate est entourée d'un riche plexus veineux. La lame fibro-musculaire qui recouvre ses parois latérales surtout renferme dans son épaisseur un plexus de canaux veineux remarquables par leur volume, leur nombre et leurs nombreuses anastomoses. Chez les malades atteints d'une hypertrophie de la prostate, cette vascularisation, je le répète, est en général augmentée d'une façon notable, ce qui explique le rôle considérable que joue la congestion dans les troubles fonctionnels que l'on observe chez la plupart des prostatiques. Il se passe là quelque chose d'analogue à ce que l'on constate du côté du rectum pendant les poussées congestives chez les malades atteints d'hémorrhoïdes, affection qui n'est point rare du reste chez les prostatiques.

Lorsqu'on fait la section d'une prostate hypertrophiée, on constate qu'elle présente de petits corps arrondis ou ovalaires dont le volume varie de celui d'une tête d'épingle à celui d'une cerise. Ces grains ont une teinte blanc mat; ils sont durs, font saillie à la surface de section et s'énucléent facilement. La coque qui les entoure est résistante. Leur nombre varie en raison inverse de leurs dimensions. Lorsque ces tumeurs sont volumineuses, on n'en trouve habituellement que trois ou quatre par lobe; ce sont elles qui déterminent les différentes saillies plus ou moins irrégulières que présentent les lobes prostatiques et qui s'énucléent parfois pendant la taille périnéale, ce qui a donné aux chirurgiens l'idée de tenter l'ablation de la prostate hypertrophiée.

Lorsque ces tumeurs sont petites, elles sont très nombreuses, juxtaposées et même tassées.

Il est à noter que ces lésions se retrouvent dans toutes les prostates de vieillards, même lorsque cette glande n'est pas hypertrophiée.

Le tissu prostatique hypertrophié est assez friable ; il se laisse facilement perforer par les sondes.

Au microscope, on constate que la capsule de la glande est épaissie et qu'elle pousse à l'intérieur de nombreux prolongements ramifiés. Les anneaux fibro-musculaires qui entourent les petites tumeurs dépendent de la trame hypertrophiée et ces petites tumeurs sont constituées par des groupes arrondis de culs-de-sac glandulaires, séparés eux-mêmes les uns des autres par d'épaisses travées. Il existe une véritable lobulation de la glande.

Quant à la nature des lésions prostatiques, c'est une question sur laquelle les histologistes sont encore loin de s'entendre. S'agit-il de fibro-myômes analogues aux sphéroïdes utérins ? Est-ce une hypertrophie de l'élément glandulaire ? La constitution des corps prostatiques est-elle variable ? Y a-t-il autant de variétés d'hypertrophie qu'il y a dans la prostate d'éléments de nature différente ? Ce sont là, il est vrai, autant de questions d'un intérêt secondaire pour le clinicien. Ce que l'on sait, c'est qu'il s'agit presque toujours d'une hyperplasie du stroma de la glande et que les tumeurs, composées de tissu fibro-musculaire, paraissent avoir eu pour noyau un cul-de-sac glandulaire dilaté.

Les veines périprostatiques, volumineuses, dilatées, à parois amincies, contiennent souvent des phlébolithes. Dans la prostate même, les veines sont surtout développées autour de l'urèthre ; la muqueuse uréthrale renferme de nombreuses veinules et des capillaires gorgés de sang ; aussi cette muqueuse saigne-t-elle facilement : l'introduction d'une sonde de Nélaton dans l'urèthre postérieur suffit parfois pour causer un écoulement de sang.

Les artérioles périprostatiques, au nombre de 4 ou 5, sont souvent entourées d'un anneau fibreux épais qui en rétrécit et parfois en oblitère la lumière ; mais, quoi qu'on en ait dit, l'athérome n'est pas constant.

Le développement considérable que prend chez ces malades l'élément vasculaire de la prostate porte donc presque exclusivement sur le système veineux.

Telles sont les principales particularités anatomo-pathologiques que présente l'affection de la prostate désignée ordinairement sous le nom d'hypertrophie. Voyons maintenant ce que deviennent la vessie et les voies urinaires supérieures pendant l'évolution de cette tumeur prostatique.

La modification directe la plus importante que détermine l'hypertrophie de la prostate du côté de la vessie, c'est la formation d'un *bas-fond vésical* parfois considérable. Le trigone, ainsi que je l'ai déjà dit, est soulevé par la saillie que forme la prostate, d'où en arrière de cette région une dépression plus ou moins profonde, dont le diamètre atteint parfois 7 centimètres et demi. C'est dans ce bas-fond que stagne l'urine ; c'est à ce niveau que les instruments à courbure brusque peuvent faire un tour complet.

On a noté dans quelques cas une diminution de capacité de la vessie par suite du volume considérable que présentait le lobe moyen de la prostate ; mais le plus souvent la capacité vésicale est augmentée et cet accroissement se fait aux dépens du bas-fond.

Voilà pour les lésions directes. Quant aux lésions secondaires, elles sont la conséquence de la gêne apportée à la miction par l'augmentation de volume de la prostate. La dilatation du réservoir urinaire est parfois considérable (Musée de Mallez) ; ses parois, très rarement amincies, sont au contraire notablement épaissies chez presque tous les malades. La formation des colonnes, des hernies de la muqueuse, des cellules vésicales est fréquente. La dilatation des uretères, du bassinet et des calices ; l'épaississement des parois des uretères ; l'atrophie de la substance glandulaire du rein sont encore la conséquence de la gêne de la miction. Une particularité qui mérite d'être notée d'une façon spéciale c'est que l'épaississement des parois vésicales et des voies urinaires supérieures est surtout produit par du tissu conjonctif. Il s'agit en effet de vieillards ; aussi le tissu musculaire ne s'hypertrophie-t-il pas au même degré que chez les rétrécis, par exemple, qui sont ordinairement des individus jeunes. Ceci explique la différence des contractions vésicales dans les deux cas : puissantes chez les rétrécis, elles sont fréquemment faibles chez les prostatiques.

, Les veines de la vessie, dilatées, variqueuses, communiquent largement avec les plexus prostatiques. Les artères sont souvent atteintes d'endopériartérite (Launois).

On voit combien sont ordinairement graves chez les prostatiques les lésions secondaires des voies urinaires au-dessus de l'urèthre postérieur. On comprend que le cathétérisme, s'il n'est pas pratiqué chez ces malades d'une façon rigoureusement aseptique, puisse déterminer très vite la suppuration de tous ces organes.

Ainsi présentée l'hypertrophie de la prostate est une affection bien caractérisée, que comprendra facilement un étudiant qui saura son anatomie et un peu de pathologie générale. Puisqu'il s'agit de vieillards, il ne sera pas surpris d'apprendre que chez les malades atteints d'hypertrophie de la prostate la sclérose est fréquente au niveau des voies urinaires situées au-dessus de l'urèthre postérieur ; que les lésions secondaires de ces organes sont par suite souvent différentes de celles que l'on observe chez des individus jeunes présentant au niveau de l'urèthre un obstacle à l'écoulement de l'urine. Avec Civiale, il admettra très bien la grande fréquence de l'inertie vésicale chez ces malades ; il admettra même que l'atrophie des parois de la vessie due à une dégénérescence scléreuse primitive puisse quelquefois coïncider avec l'hypertrophie de la prostate. Mais si on lui décrit, ainsi que le fait M. Guyon, comme synonyme d'hypertrophie de la prostate une *sclérose vésico-prostatique*, si on lui parle d'hypertrophie de la prostate avec atrophie de la glande, si on lui dit qu'il existe des femmes prostatiques, alors que son professeur d'anatomie lui a appris que la femme n'a pas de prostate, il est évident qu'il ne comprendra plus et qu'il se refusera à admirer cette magistrale description.

A lieu de suivre l'exemple de Civiale, Velpeau, Mercier, Nélaton, Thompson, etc., M. Guyon a tellement embrouillé cette question que c'est aujourd'hui, *dans ses ouvrages*, l'une des plus confuses de la pathologie des voies urinaires. Je dois ajouter que cette description est basée sur une erreur d'interprétation, je devrais même dire sur une idée fausse. Pour le chirurgien de Necker, l'hypertrophie de la prostate se rattache à une maladie générale, à l'athérome. Inutile de dire que cette opinion n'a jamais été admise sérieusement que par M. Guyon et ses élèves. Si l'on prononce encore les mots de *prostatique* et de *prostatisme*, c'est uniquement par abréviation pour désigner la véritable hypertrophie de la prostate et non l'*atonie primitive* de la vessie, décrite par Civiale. Quant à l'athérome, lorsqu'il existe, il s'agit d'une simple coïncidence.

Symptômes. — L'hypertrophie de la prostate peut exister fort longtemps sans provoquer la manifestation d'aucun symptôme bien accusé (Civiale). Dans d'autres cas, il se produit de temps en temps, le matin, au réveil, une rétention complète d'urine, que rien ne faisait prévoir. Le malade se sonde et les accidents disparaissent aussitôt.

Dans l'intervalle de ces poussées congestives, dont parfois la cause est inconnue, santé parfaite : la vessie se vide complètement. J'ai observé plusieurs cas semblables.

Chez d'autres malades, la rétention complète persiste deux ou trois jours. Enfin, il en est chez lesquels la vessie ne se vide spontanément d'une façon complète qu'au bout de plusieurs semaines et même de quelques mois (Civiale, Thompson, Guyon, Lavaux) et les mêmes accidents se reproduisent à des intervalles plus ou moins longs.

Ces faits montrent le rôle considérable que joue la congestion chez ces malades. J'ai constaté que dans certains de ces cas il existe également un spasme du sphincter uréthral.

D'autre part, ces faits sont très gênants pour classer par périodes les différents symptômes que présentent les malades atteints d'hypertrophie de la prostate : la division en trois périodes : *période prémonitoire, période de rétention sans distension de la vessie, période de rétention avec distension du réservoir urinaire* (Guyon), ne répond pas à tous les faits. Il est bon néanmoins de la conserver, parce qu'elle permet de mettre un peu plus de clarté et de précision dans l'exposé des symptômes que la description successive de ces derniers faite sans tenir compte de l'époque de leur apparition.

Période prémonitoire. — La fréquence du besoin d'uriner est presque toujours le premier trouble fonctionnel que l'on observe. Dans la plupart des cas, elle est exclusivement nocturne, surtout au début. C'est de préférence pendant la seconde moitié de la nuit qu'elle s'accuse, vers 2, 3, 4, 5 heures du matin. Le besoin se renouvelle à intervalles assez courts, surtout le matin (Thompson).

Il y a souvent de la *polyurie* nocturne : les malades

rendent une aussi grande quantité d'urine pendant les huit heures de la nuit que pendant les seize heures du jour (Thompson).

L'urine est claire.

Les mictions nocturnes sont en général difficiles. Les malades sont obligés d'attendre un certain temps avant que l'urine se montre au méat. En se promenant dans la chambre, ils diminuent ces retards de la miction. Il les augmentent au contraire en restant plus ou moins long-temps sans uriner après en avoir éprouvé le besoin.

Pendant la miction, il se produit quelquefois des arrêts du jet.

La diminution dans la force de projection du jet mérite encore d'être notée : les prostatiques « pissent sur leurs bottes » et la force de projection du jet n'est pas augmen-tée par les efforts que fait le malade.

Les déformations du jet ont moins d'importance.

Je répète qu'au début tous ces troubles ne se produisent en général que la nuit ; le jour, les malades vont bien.

Ordinairement il n'y a pas de *douleur*. Parfois cepen-dant les malades se plaignent d'une sensation de malaise, de pesanteur au niveau de l'hypogastre, du pubis, du pé-rinée ; mais cette sensation disparaît presque aussitôt après la miction.

Les malades se plaignent souvent au contraire d'être réveillés la nuit par des érections intenses, douloureuses. Ces érections n'ont rien de génésique ; comme les autres troubles, elles sont dues à l'influence congestive du décu-bitus et du sommeil (Guyon).

Ces différents troubles sont notablement exagérés par toutes les causes de congestion déjà indiquées : habitudes sédentaires, excès vénériens, excès de boissons alcooli-ques et de tout liquide, même d'eau pure (Guyon), retenue volontaire et prolongée de l'urine, voyages en chemin de fer, refroidissement général ou simple refroidissement des pieds, etc. Il faut ajouter que parfois les symptômes s'exagèrent notablement sous l'influence de causes en apparence peu importantes et parfois sans cause connue. Cette impressionnabilité particulière mérite d'être retenue.

Il n'y a pas de rétention d'urine à cette période, dit-on. Je reviendrai sur ce point.

DEUXIÈME PÉRIODE. — A la deuxième période, que l'on désigne encore sous les noms de *période d'état*, *période confirmée*, les symptômes qui viennent d'être énumérés, loin de disparaître, se prononcent en général davantage et se manifestent même pendant le jour. Ils conservent donc toute leur importance; mais le symptôme capital de cette période, c'est la *rétention d'urine*, rétention constante, définitive.

La rétention est parfois *complète*, mais le plus souvent il s'agit d'une *rétention incomplète*.

La rétention complète est *aiguë* ou *chronique*.

La rétention complète *aiguë* survient brusquement pendant la période prémonitoire et succède en général à une cause bien nette de congestion. Tantôt elle est définitive et passe à l'état chronique; tantôt elle cesse plus ou moins vite sous l'influence du traitement, mais la vessie ne peut plus se vider complétement, il y a rétention incomplète définitive; la deuxième période a succédé brusquement à la période prémonitoire.

La rétention complète *chronique* succède habituellement à la rétention incomplète : la vessie, qui se vidait incomplétement depuis un temps plus ou moins long, ne peut plus expulser une seule goutte d'urine, la rétention est devenue complète et définitive.

La *rétention incomplète* sans distension de la vessie est toujours chronique, dit-on. C'est une exagération; lj'y reviendrai en étudiant la marche de l'hypertrophie de la prostate. Je m'empresse d'ajouter qu'il s'agit néanmoins dans la plupart des cas d'une forme chronique, à marche insidieuse, dont les allures dissimulées déroutent facilement des chirurgiens même exercés. Ici les troubles de la miction sont loin de révéler l'exacte situation des organes. On n'observe pas ces poussées douloureuses, cette angoisse extrême que l'on rencontre lorsqu'il s'agit d'une rétention complète. Il n'existe même pas de signe spécial à cette rétention incomplète, et comme la miction continue à s'effectuer, on comprend que bon nombre de médecins oublient de se demander si les malades vident bien leur vessie. Il est cependant facile de reconnaître cette rétention incomplète ; il suffit de sonder le malade aussitôt après la miction : il s'écoule alors une quantité plus ou moins considérable d'urine, celle contenue dans le bas-fond vésical, qui ne peut plus se vider spontanément.

Dans d'autres cas, les mictions sont tellement fréquentes, même le jour, et elles se manifestent à intervalles si réguliers, que l'on pense de suite que la vessie ne doit pas se vider complétement à chaque miction. Le cathétérisme permet ensuite de reconnaître qu'il existe en effet une rétention incomplète.

Enfin, ce sont parfois des troubles digestifs qui appellent l'attention : digestions irrégulières, une certaine difficulté de la déglutition, de l'inappétence, de la constipation. On sonde les malades et l'on constate que le bas-fond de la vessie ne se vide plus, qu'il existe une rétention d'urine incomplète.

TROISIÈME PÉRIODE. — Le symptôme capital de cette période, c'est la rétention incomplète avec *distension de la vessie*. Sous l'influence de la rétention incomplète, la capacité de la vessie a augmenté peu à peu par suite de la distension des parois du réservoir urinaire, distension qui se produit ordinairement sans causer de douleur ; à peine y a-t-il quelques coliques dans certains cas. En général il n'y a pas non plus de rétention complète : le malade continue à uriner spontanément ; mais lorsque la distension de la vessie devient notable, il se produit très souvent de l'*incontinence d'urine*, qui est de l'incontinence *par regorgement*.

Cette incontinence *vraie*, dont les malades ne s'aperçoivent qu'en voyant leurs vêtements souillés par l'urine, diffère complétement de celle que présentent les prostatiques atteints de cystite et qui est due au besoin impérieux d'uriner : il s'agit dans ce dernier cas d'une *fausse incontinence*.

L'incontinence *vraie* n'apparaît que fort tard en général chez les malades atteints d'hypertrophie de la prostate. C'est d'abord la nuit qu'elle se montre, puis à mesure que l'état s'aggrave elle devient à la fois diurne et nocturne.

Je répète que malgré l'incontinence les malades continuent à uriner spontanément, mais les mictions sont ordinairement très fréquentes.

La *polyurie* est très accusée à cette période. Certains malades rendent deux, trois litres d'urine dans les vingt-quatre heures et parfois même davantage.

L'urine est limpide ; l'examen chimique indique seulement une faible minéralisation, ce qui tient à la polyurie.

C'est surtout à cette période que l'on observe les grands troubles digestifs décrits par les auteurs : appétit presque nul, état nauséeux, soif vive, langue sèche, rouge, diminution de la salive telle que le malade ne peut plus avaler les aliments non écrasés ou qui ne sont ni liquides, ni demi-liquides, nécessité de renoncer au pain et à la viande, par suite de cette *dysphagie buccale* (Guyon). Il y a des alternatives de diarrhée et de constipation, mais surtout de la constipation.

Tels sont les principaux symptômes fonctionnels de

l'hypertrophie de la prostate à ses trois périodes. Les *signes physiques* seront étudiés au diagnostic.

Complications. — L'*infection des voies urinaires* est fréquente chez les prostatiques. Parfois spontanée, elle est presque toujours due à un cathétérisme pratiqué avec des précautions antiseptiques insuffisantes (Lavaux). Certains faits semblent prouver également que l'infection spontanée n'est pas toujours causée par la pénétration directe des microbes pathogènes dans les voies urinaires inférieures, que ceux-ci peuvent s'échapper du torrent circulatoire, traverser le filtre rénal et pénétrer de la sorte indirectement dans les voies urinaires.

L'infection de la vessie, la *cystite*, est surtout extrêmement fréquente. Elle apparaît en général de bonne heure ; mais j'ai montré qu'elle est bien rarement spontanée, qu'elle se développe presque toujours après un cathétérisme pratiqué avec des précautions antiseptiques insuffisantes. On croyait autrefois qu'elle était due simplement à la congestion. « De la congestion à l'inflammation, disait M. Guyon, il n'y a qu'un pas et la distance est bientôt franchie », et il ajoutait qu'un cathétérisme « sagement et antiseptiquement conduit » pouvait très bien causer une cystite en augmentant la congestion de la muqueuse vésicale. Dès 1887, j'ai cité des faits *cliniques* qui prouvaient que c'était là une erreur, que le cathétérisme pratiqué avec des précautions antiseptiques *suffisantes* était inoffensif et ne déterminait point de cystite, que celle-ci était causée par une *infection* du réservoir urinaire, opinion aujourd'hui admise par tous les chirurgiens compétents.

Le début de la cystite est souvent brusque chez les prostatiques et l'inflammation de la vessie détermine aussitôt des douleurs très vives. Elle s'amende ensuite peu à peu et souvent passe à l'état chronique. Dans d'autres cas, le début est insidieux, la cystite est pour ainsi dire chronique d'emblée et l'on constate cet état désigné sous le nom de *catarrhe de la vessie*. Les poussées aiguës sont également fréquentes dans cette variété ; mais la forme de la cystite désignée sous le nom de cystite douloureuse est rare.

Cette complication est très tenace, difficile à guérir : la stagnation de l'urine favorise en effet la pullulation des microbes pathogènes introduits dans la vessie et la congestion diminue la résistance de l'épithélium vésical, dont la nutrition se trouve altérée. Il faut ajouter que les réinfections ne sont point rares. Aussi est-il fréquent de voir se former des calculs secondaires, qui nécessitent souvent une intervention.

Mais l'infection ne reste point en général limitée à la vessie ; elle ne tarde pas habituellement à envahir les uretères, les bassinets et les reins : les malades présentent alors tous les symptômes de *l'urétéro-pyélo-néphrite ascendante*. On observe à leur summum d'intensité les troubles digestifs ; la polyurie trouble a succédé à la polyurie claire (Guyon) et la fièvre n'est point rare. C'est la fièvre urineuse, résultat de l'infection générale produite par les microbes pathogènes contenus dans les voies urinaires (Lavaux).

M. Guyon croyait que la *néphrite*, comme la *cystite*, pouvait naître spontanément sous l'influence du progrès des lésions observées chez les prostatiques et lorsqu'elle succédait à une intervention chirurgicale, il accusait encore la *congestion* de l'avoir déterminée. Le premier, je m'élevai, dès 1887, contre cette opinion. Je montrai qu'il s'agit d'accidents infectieux, que dans les cas de néphrite en apparence spontanée, le traumatisme produit au niveau des voies urinaires inférieures avait permis la pénétration dans le torrent circulatoire des microbes pathogènes et des produits de leurs sécrétions contenus dans ces organes, d'où infection générale, fièvre urineuse, d'une part, et néphrite infectieuse descendante, d'autre part. Ces faits cliniques furent plus tard confirmés par l'anatomie pathologique, la bactériologie, l'expérimentation et ils sont aujourd'hui classiques.

Mais cette variété de néphrite n'est pas la seule que l'on observe chez les prostatiques. La néphrite interstitielle est également fréquente. Il est vrai que la sclérose du tissu rénal et son atrophie, due à la stagnation de l'urine, sont souvent des lésions secondaires plutôt que des complications véritables. Quoi qu'il en soit, elles ne doivent pas être oubliées, car elles jouent un rôle important dans la polyurie et dans les troubles digestifs.

Revenons à l'infection des voies urinaires. L'*uréthrite* n'est point rare chez les prostatiques qui se sondent, de sorte que chez certains malades atteints d'hypertrophie de la prostate il existe une suppuration de toute l'étendue des voies urinaires.

La glande elle-même peut être infectée, d'où parfois des abcès de la prostate plus ou moins graves sur lesquels les auteurs, M. Reliquet entre autres, ont insisté.

L'*hématurie* ne constitue une véritable complication que lorsqu'elle est abondante. Dans les autres cas, qui sont assez fréquents, elle peut être considérée comme un symptôme de l'hypertrophie de la prostate et la conséquence de la congestion plus ou moins intense qui accompagne ordinairement cette affection.

L'hématurie est tantôt spontanée, tantôt produite par le cathétérisme. Parfois elle est consécutive à des excès, à des efforts de défécation, à un refroidissement, etc.; mais le plus souvent il y a rétention d'urine complète ou incomplète et c'est la distension des parois de la vessie qui produit la rupture des vaisseaux sanguins de la muqueuse vésicale.

C'est également dans les cas de rétention d'urine que le cathétérisme détermine souvent de l'hématurie. Si le réservoir urinaire est évacué trop vite, il y a décompression brusque des parois vasculaires, le sang fait irruption dans ces vaisseaux, souvent athéromateux, et en rompt les parois, d'où une hématurie parfois si abondante que le sang remplit la vessie en quelques instants.

Dans d'autres cas, c'est une légère érosion de la muqueuse vésicale ou de la muqueuse uréthrale au niveau de la prostate, ou un traumatisme de cette glande produit par le cathétérisme qui donne lieu à l'hémorrhagie.

L'hématurie est parfois secondaire ; elle est due à certaines lésions de la cystite chronique ou à un calcul secondaire.

Enfin, il est des cas où l'hémorrhagie paraît due à une lésion des voies urinaires supérieures.

Bien que l'hématurie consécutive à un simple refroidissement puisse être exceptionnellement mortelle (Guillaud-Vallée) chez ces malades, c'est habituellement celle qui est consécutive au cathétérisme qui présente le plus de gravité.

Marche. — Durée. — Terminaison. — La *marche* de l'hypertrophie de la prostate est variable. La division en trois périodes, je le répète, n'est pas applicable à tous les cas ; d'autre part, dans les cas où elle est applicable, les symptômes ne présentent point toujours la régularité admise dans la description. Il faut donc se rappeler que l'hypertrophie de la prostate peut ne se manifester par aucun symptôme bien accusé, que la rétention complète d'urine, passagère, survenant à intervalles plus ou moins longs, constitue parfois le seul symptôme bien net accusé par le malade, car la vessie se vide complétement en dehors de ces poussées congestives et les symptômes de la période prémonitoire manquent.

Ces cas montrent bien que c'est l'obstacle à l'émission de l'urine, dû à l'augmentation de volume de la prostate, qui cause surtout les accidents. La vessie se contracte très bien chez ces malades ; le jet d'urine est absolument normal en dehors des poussées congestives. L'athérome, que M. Guyon considère comme constant et comme la cause première des accidents, ne peut être invoqué ici ; il ne saurait être question de sclérose vésico-prostatique, d'autant plus que cet état peut rester stationnaire pendant des années, comme j'en ai observé des exemples.

Chez d'autres malades, c'est pendant la période prémonitoire la mieux caractérisée que l'on observe ces rétentions passagères.

Une remarque à propos des troubles urinaires qui se produisent la nuit à la première période. Ils sont d'ordre *dynamique*, dit M. Guyon. Je ne crois pas que ce soit absolument exact. Il me semble logique d'admettre que si les mictions sont aussi fréquentes dans la deuxième partie de la nuit, cela tient en partie à ce que la vessie ne se vide pas complétement par suite de l'augmentation de volume de la prostate due à la congestion et qui vient s'ajouter momentanément à l'hypertrophie proprement dite de cette glande. C'est une rétention d'urine incomplète passagère, qui disparaît dans la matinée avec la congestion prostatique. Si cette congestion est trop intense, c'est une rétention d'urine complète qui se produit alors, mais elle est passagère comme la rétention incomplète habituelle. Je crois donc que M. Guyon a tort de dire qu'il n'y a pas de rétention à la première période : celle-ci existe, mais elle est passagère ; elle n'a lieu que dans la deuxième partie de la nuit, elle disparaît en général avec la congestion produite par le décubitus et le sommeil. Parfois cependant, sous l'influence de l'une des causes de congestion indiquées à l'étiologie, elle persiste un ou deux jours et quelquefois plus, puis elle cesse. Le chirurgien de Necker se trompe donc également lorsqu'il affirme que la rétention incomplète est toujours chronique. C'est une exagération. Du reste, il semble l'admettre lui-même, puisqu'il parle de rétention *incomplète aiguë* en décrivant le traitement de l'hypertrophie de la prostate.

Chez d'autres prostatiques, l'affection parcourt toutes ses périodes à l'insu des malades : la rétention incomplète, la distension et même l'incontinence peuvent se produire sans qu'il y ait eu de signes prononcés d'intolérance vésicale ni la nuit ni le jour. Ces cas doivent être bien connus, car ils présentent une gravité extrême. Il existe en effet des désordres considérables lorsque ces malades viennent consulter le chirurgien, désordres qui sont dus à ce que l'hypertrophie de la prostate coïncide dans ces cas avec une atonie de la vessie (Civiale).

Il faut encore savoir que la période prémonitoire se prolonge parfois indéfiniment et n'aboutit jamais à la seconde période. Si l'on applique un traitement convenable, la seconde période n'aboutit point non plus à la distension vésicale. La troisième période ne s'observe que chez les malades qui ne suivent pas de traitement ou qui suivent un traitement insuffisant.

Le passage de la première à la seconde période est souvent insidieux : c'est peu à peu que le bas-fond vésical augmente de capacité et cesse de se vider spontanément. Mais dans certains cas, ainsi que je l'ai dit en étudiant les symptômes de la seconde période, c'est brusquement que cette période succède à la première, soit qu'il y ait rétention complète ou rétention incomplète brusque et définitive. Cette grande fréquence des mictions que l'on observe tout à coup le jour chez certains prostatiques et qui ne disparaît plus ne peut être due, il me semble, qu'à une rétention incomplète aiguë qui passe ensuite à l'état chronique. Je répète que je ne puis admettre avec M. Guyon que la rétention incomplète est toujours insidieuse, chronique d'emblée. Il y a des faits cliniques qui sont en contradiction formelle avec cette manière de voir. Il est évidemment regrettable pour les élèves qui apprennent les affections des voies urinaires qu'il y ait tant d'exceptions à la règle, mais il faut voir les faits tels qu'ils sont et non comme on voudrait les voir : la vérité, c'est-à-dire la clinique, doit toujours avoir le dernier mot.

Le passage de la seconde à la troisième période est souvent insidieux. Il n'est point rare en effet de constater d'énormes dilatations de la vessie survenues presque à l'insu des malades. Mais parfois le début de la troisième période est brusque en ce sens que chez un malade à la deuxième période il se produit tout à coup une rétention complète qui se termine par une incontinence d'urine par regorgement. On a dit aussi que la troisième période pouvait se constituer presque d'emblée, à la suite d'une rétention brusque, chez des prostatiques qui n'avaient éprouvé jusque-là que des troubles urinaires sans importance. Quoi qu'il en soit, la troisième période ne tarde pas à s'accompagner de la dilatation des uretères, des bassinets, des calices et de l'atrophie de la substance rénale. Mais si l'on intervient la maladie peut revenir à la deuxième période.

L'incontinence d'urine sans distension de la vessie, incontinence due à la déformation toute spéciale de l'urèthre postérieur qui a été décrite en étudiant l'anatomie pathologique de l'hypertrophie de la prostate, est très rare (Mercier, Thompson).

Quelle que soit la *marche* de l'hypertrophie de la prostate, cette affection évolue presque toujours lentement. *« La maladie est remarquablement lente dans son évolution*, dit M. Guyon ; elle permet de vivre longtemps. »

Chez un assez grand nombre de malades atteints de cette affection, l'existence ne paraît point en effet abrégée par les troubles urinaires, surtout si l'on sait appliquer un traitement rationnel. Malheureusement les *complications* sont fréquentes et ce sont elles qui souvent accélèrent l'évolution de cette affection.

La *durée* de la maladie est très variable. Il en est de même de la durée de chacune des périodes. On peut dire cependant qu'en général la période prémonitoire est fort longue. Elle peut même se prolonger parfois indéfiniment. La seconde période, surtout si elle est bien traitée, peut également permettre une longue survie, mais parfois, quand elle est négligée, elle aboutit bien vite à de graves complications. Quant à la troisième période, c'est elle qui offre l'évolution la plus rapide. Elle peut conduire en quelques mois à la terminaison fatale ; mais elle peut aussi durer plus de deux ans (Lavaux).

La durée est souvent abrégée, même dès la période prémonitoire, par des complications, surtout par l'infection des voies urinaires.

La *terminaison* est variable. Abandonnée à elle-même, l'hypertrophie de la prostate ne guérit jamais. Une fois constituée, elle peut rester stationnaire ; mais ordinairement elle a une tendance à parcourir plus ou moins rapidement ses différentes périodes et à conduire à la terminaison fatale. La mort peut être due à l'atrophie, à la sclérose du parenchyme rénal et par suite à l'urémie ; mais c'est exceptionnel. Presque toujours il survient, bien que tardivement dans la plupart des cas, une infection spontanée des voies urinaires, puis de la fièvre urineuse, de l'infection générale qui emporte les malades.

Dans des cas exceptionnels, c'est une hématurie spontanée qui cause la mort, même à une période peu avancée de l'affection prostatique.

Lorsqu'on intervient, on peut faire cesser tous les accidents graves, surtout ceux qui sont dus à une congestion prostatique passagère. Après des semaines et même des mois de rétention incomplète, on peut voir, sous l'influence du traitement, la vessie se vider de nouveau spontanément. On peut voir aussi la maladie revenir de la troisième à la deuxième période, mais jamais à la première dans ces cas.

Pour obtenir ces résultats, il faut prendre, il est vrai, de grandes précautions antiseptiques, sinon on détermine une infection des voies urinaires et parfois une infection générale rapidement mortelle. La plupart de ces malades meurent en effet d'infection. Obligés de se sonder eux-mêmes à la deuxième période, ils négligent souvent de rendre leur sonde aseptique, ils infectent la vessie, d'où la fréquence du catarrhe vésical chez les prostatiques et tous les accidents, souvent mortels, qui en sont la conséquence.

L'hypertrophie de la prostate est-elle toujours *incurable?* Je ne le crois pas. On peut très bien faire dans certains cas l'ablation du lobe moyen hypertrophié et faire cesser ainsi les troubles urinaires. Mais, dira-t-on, la guérison est-elle bien définitive après cette opération ; n'y aura-t-il pas récidive ? Le petit nombre de faits que l'on possède ne permet pas encore de répondre d'une façon catégorique. Cette récidive a été en effet observée et dans les trois cas où elle a manqué les malades n'étaient opéré que depuis 3 mois ou depuis un an (Vignard).

Diagnostic. — Le diagnostic de l'hypertrophie de la prostate est en général facile. Aux symptômes fonctionnels s'ajoutent en effet des *signes physiques* importants.

Le *toucher rectal* permet en général de constater l'augmentation de la glande ; mais la saillie qu'elle fait dans le rectum est très variable. Parfois énorme et telle que le doigt vient buter sur une masse dure, plus ou moins arrondie, dont il ne peut atteindre l'extrémité supérieure, cette saillie peut au contraire n'être guère plus notable qu'à l'état normal. Il faut noter qu'elle n'est pas toujours en rapport avec les troubles fonctionnels. « La plus grosse que j'aie peut-être jamais observée — elle avait le volume d'une petite noix de coco — ne causait que peu d'obstacle au cours de l'urine », dit M. Thompson, qui ajoute : « que la portion médiane vienne à être hypertrophiée, même légèrement, il pourra au contraire s'ensuivre une rétention complète » et qui conclut ainsi : « Si le toucher rectal ou tout autre procédé d'investigation ne révèle pas d'hypertrophie appréciable, vous n'êtes pas en droit de conclure que tous les troubles, et ils peuvent être considérables, ne sont pas dus à cette affection. »

Si le toucher rectal permet en effet d'explorer facilement les lobes latéraux, de constater que tantôt leur hypertrophie est symétrique et tantôt qu'elle porte principalement sur un de ces lobes, qui est double ou triple de son congénère, il renseigne peu au contraire sur l'hypertrophie du lobe moyen dans un grand nombre de cas, parce que ce lobe hypertrophié fait surtout saillie dans l'urèthre et assez souvent dans la cavité vésicale.

Les corps prostatiques ne donnent pas en général au toucher rectal la sensation de corps étrangers, comme le font certains tubercules de la prostate.

La consistance de la glande est plus ferme qu'à l'état normal, mais elle ne présente pas cette dureté presque pierreuse que l'on observe dans le cancer de cet organe.

Le *toucher rectal* combiné au *palper hypogastrique* peut permettre de délimiter dans un certain nombre de cas le fond de la vessie, d'apprécier le volume de la masse circonscrite entre les deux mains, s'il existe de la rétention incomplète. Parfois, lorsque la vessie est vide, on peut saisir pour ainsi dire entre les deux mains certaines prostates très hypertrophiées. M. Guyon a beaucoup insisté sur ce mode d'exploration pour reconnaître la rétention incomplète ; mais c'est un moyen peu précis, souvent inapplicable ou insuffisant par suite de l'obésité des malades et parfois du volume trop considérable de la prostate. C'est au cathétérisme qu'il faut recourir pour faire ici un diagnostic précis. Mais avant mes recherches, M. Guyon, comme tous les chirurgiens du reste, redoutait beaucoup le cathétérisme chez ces malades. Depuis que j'ai montré que la cystite, que ces chirurgiens observaient si souvent autrefois chez les prostatiques après le cathétérisme, était due à un défaut d'antisepsie et que j'ai indiqué les moyens d'éviter cette complication, le toucher rectal combiné au palper hypogastrique est bien rarement employé pour faire le diagnostic de la rétention incomplète.

Le *cathétérisme* est le mode d'exploration qui rend le plus de service. En le pratiquant aussitôt après la miction, il permet de reconnaître d'une façon précise l'existence et le degré de la rétention incomplète.

Le *cathétérisme* permet encore de diagnostiquer les déformations du canal et de la vessie dues à l'hypertrophie de la prostate. L'explorateur en gomme à boule olivaire permet de reconnaître la longueur et les déformations de la région prostatique. Il suffit en effet de le prendre perforé et de marquer sur la tige le point qui répond au méat lorsque la boule bute contre le sphincter uréthral et lorsqu'elle arrive au niveau du col de la vessie, ce dont on est averti par l'issue de l'urine, pour avoir la longueur de la région prostatique.

Quant aux déformations du canal, elles sont reconnues par l'arrêt brusque de l'instrument, lorsqu'il s'agit d'un relief marqué du lobe médian, par la déviation de l'explorateur à droite ou à gauche, dans les cas d'hypertrophie d'un seul lobe latéral. Quand les deux lobes latéraux sont hypertrophiés, on sent que l'extrémité de l'instrument écarte deux espèces de murailles plus ou moins épaisses, plus ou moins difficiles à déplacer. Mais une fois dans la vessie, l'explorateur souple ne peut plus fournir aucun renseignement (Guyon).

Pour reconnaître les déformations du réservoir urinaire, il faut recourir à un instrument métallique à petite courbure, comme la sonde de Mercier, par exemple. Si l'extrémité peut facilement accomplir un mouvement complet de rotation sur l'axe, surtout en relevant le pavillon, on a la preuve que le bas-fond vésical est notablement déprimé.

Lorsqu'il existe une « saillie en croupion de poulet », l'instrument ne peut accomplir un tour entier qu'après avoir été enfoncé d'un, deux ou trois centimètres en arrière du col. On reconnaît donc ainsi l'existence d'un relief intravésical du lobe moyen et ses dimensions à peu près exactes.

On peut encore reconnaître avec ces instruments si l'une des lèvres du col est plus épaisse que l'autre, mesurer le diamètre antéro-postérieur de la vessie, lequel peut atteindre 15 et même 20 centimètres, se rendre compte de la souplesse des parois de cet organe, de sa sensibilité, des colonnes qui font plus ou moins saillie dans la cavité vésicale.

Le diagnostic de la capacité vésicale ne peut être fait qu'en évacuant complétement le réservoir urinaire, ce qui est parfois imprudent. Il faut donc s'abstenir dans certains cas de faire ce diagnostic.

La *percussion* de la région hypogastrique ne donne des renseignements que si la vessie est distendue. En *palpant* l'hypogastre on reconnaît que le réservoir urinaire forme une saillie plus ou moins prononcée qui soulève la région et remonte vers l'ombilic. La *percussion* donne alors une matité très nette. Aussi le diagnostic de la troisième période est-il facile. Mais si la rétention incomplète ne s'accompagne pas de distension vésicale, la percussion ne donne aucun renseignement précis. C'est dans le bas-fond de la vessie que s'accumule l'urine. Celle-ci peut donc se trouver en quantité notable dans le réservoir urinaire alors que la *palpation* et la *percussion* de la région hypogastrique n'indiquent rien d'anormal.

L'endoscopie à lumière externe est encore un mode d'exploration qu'il ne faut pas négliger, car il peut donner dans certains cas des indications précises sur la variété anatomique de l'hypertrophie de la prostate. L'endoscopie peut montrer si les lobes latéraux ou l'un de ces lobes ou le lobe médian est particulièrement atteint.

L'examen de *l'urine* fournit peu de renseignements. L'albumine ne se rencontre que dans les cas où il existe des complications. Si l'urine contient du sucre, il s'agit d'une simple coïncidence. L'examen chimique indique seulement une faible minéralisation, ce qui tient à la polyurie.

Grâce aux symptômes fonctionnels et aux différents modes d'exploration qui viennent d'être énumérés, le diagnostic de l'hypertrophie de la prostate est donc habituellement facile. Il suffit d'examiner attentivement les malades pour ne pas confondre cette affection avec un *rétrécissement de l'urèthre*, un *calcul vésical*, une *prostatite*, une *paralysie* de la vessie. Les *végétations* de l'urèthre postérieur seront reconnues à l'aide de l'endoscope (Grünfeld, Lavaux). Le *cancer* de la prostate a une marche différente et le toucher rectal fait reconnaître ordinairement des bosselures inégales et très dures.

La *tuberculose* de la prostate est également facile à différéncier de l'hypertrophie de cet organe.

La *congestion prostatique* simple pourrait être confondue parfois avec la période prémonitoire de l'hypertrophie de la prostate. J'ai observé deux cas, entre autres, dans lesquels les symptômes fonctionnels étaient identiques, mais l'examen de la prostate ne permettait pas de constater les signes ordinaires de l'hypertrophie de cet organe. Ces deux malades étaient jeunes d'ailleurs (35 et 40 ans) et tous les deux étaient atteints d'hémorrhoïdes. L'âge des malades et un examen attentif de la prostate permettent donc d'éviter encore dans ces cas une erreur de diagnostic.

Le diagnostic des différentes périodes se fait à l'aide des symptômes propres à chacune de ces périodes et en tenant compte des particularités qui ont été signalées.

Le diagnostic des *complications* se fait également à l'aide des symptômes propres à chacune de ces complications : *cystite, urétéro-pyélo-néphrite, fièvre urineuse, hématurie,* etc. Quant à *l'atonie* de la vessie, on la reconnaît de la façon suivante. Lorsqu'on sonde le malade, que celui-ci est couché, la tête bien appuyée, la paroi abdominale dans un relâchement complet, si la puissance du muscle vésical est normale, l'issue de l'urine a lieu franchement avec un jet assez fort. Dans les cas d'atonie au contraire, le jet n'a aucune force, l'urine s'écoule en bavant, on voit le jet suivre les mouvements de la respiration et parfois même s'arrêter avant l'évacuation complète du réservoir urinaire. C'est principalement la fin de l'évacuation qui doit être étudiée à ce point de vue, car au début il y a parfois un jet assez fort, mais il est dû à l'élasticité des parois vésicales distendues.

Pronostic. — Le pronostic de l'hypertrophie de la prostate est sérieux, puisqu'il s'agit d'une affection presque toujours incurable. Cependant la santé générale peut rester bonne et les malades peuvent parvenir à une vieillesse avancée tant que la maladie ne dépasse pas la deuxième période et qu'elle reste exempte de complications.

Dès que la vessie commence à se distendre, le pronostic devient plus sombre et il l'est d'autant plus que la distension est plus ancienne et plus considérable (Guyon). Mais ce qui aggrave surtout le pronostic, ce sont les complications et particulièrement *l'infection des voies urinaires*. Tant que les malades ne sont pas obligés de se sonder, l'infection est peu à craindre ; la cystite spontanée est exceptionnelle à cette période, peut-être même n'existe-t-elle pas. Si les malades ne se sondent pas à la seconde et même à la troisième période, l'infection spontanée est encore rare ; en général, elle n'apparaît que tardivement. Elle est fréquente et précoce au contraire lorsque les malades se sondent, parce qu'ils oublient souvent de prendre toutes les précautions antiseptiques nécessaires. Alors commencent réellement leurs souffrances et des accidents plus ou moins accusés, difficiles à faire cesser et qui trop souvent conduisent tôt ou tard à une terminaison fatale. Je reviendrai du reste sur cette question en étudiant le traitement. Je montrerai qu'une thérapeutique rationnelle permet d'atténuer notablement la gravité du pronostic.

Traitement. — Le traitement de l'hypertrophie de la prostate est à peu près exclusivement palliatif. Nous ne possédons aucun moyen efficace de combattre cette hypertrophie ; il n'est aucun moyen médical qui puisse la faire rétrograder. Dans quelques cas, le traitement chirurgical peut faire cesser tous les accidents ; mais le petit nombre de succès que l'on connaît ne permet pas d'affirmer qu'il n'y aura point récidive, que la guérison est complète, définitive.

Traitement de la première période. — Le traitement de la période prémonitoire est surtout un traitement hygiénique. Les malades doivent éviter avec beaucoup de soin toutes les causes de congestion indiquées à l'étiologie : refroidissements généraux et localisés, excès vénériens, retenue de l'urine, constipation, qui ne devra pas être combattue à l'aide des purgatifs violents, l'aloès par exemple, mais avec la manne, le bitartrate de potasse, le séné, etc. Je prescris souvent la *résine* de scammonée à faible dose, dix à vingt centigrammes, et j'en obtiens d'excellents résultats.

Le séjour au lit ne doit pas être prolongé : la durée de ce séjour ne dépassera pas sept ou huit heures. Une promenade de quelques minutes dans la chambre facilite les mictions nocturnes.

Les prostatiques doivent éviter les dîners copieux et prolongés et les excès alcooliques. Les épices, les salaisons, les viandes faisandées ou de conserve, le gibier, les poissons de mer doivent leur être interdits ainsi que les asperges, la bière, les vins blancs, le champagne surtout. Ils useront avec modération du café, de vins purs, de fromages forts et autres mets analogues. Mais c'est plutôt l'abus de toutes ces substances que leur usage modéré qui doit être condamné (Guyon). Du reste, il faut se garder de prescrire un régime débilitant. Ce sont des malades âgés; ils ont besoin d'une alimentation réparatrice. Ainsi on se gardera bien de supprimer les viandes rouges; on conseillera simplement d'en éviter l'abus.

Ces malades ne doivent pas absorber une trop grande quantité de liquide, surtout le soir. En général, pas de tisanes ni d'eaux minérales.

Lorsqu'il se produit des poussées congestives, le régime doit encore être plus sévère. Les lavements pris à la température de la chambre, les grands bains tièdes de dix minutes, un quart d'heure de durée, bains simples ou légèrement alcalins, rendent de grands services. Il en est de même du massage et des frictions sèches.

Il faut conseiller à ces malades un exercice modéré. Les promenades leur sont très utiles; mais ils ne doivent pas se fatiguer. Les voitures mal suspendues, les longs voya-ges en chemin de fer, l'équitation, l'usage et surtout l'abus de la bicyclette sont au contraire nuisibles.

Ce *traitement hygiénique*, qui forme la base de la thérapeutique à la première période, doit être observé également à toutes les périodes de l'hypertrophie de la prostate.

Quand il se produit de la rétention complète d'urine accidentellement à la période prémonitoire, il faut se hâter de sonder les malades. C'est le meilleur moyen et souvent le seul de faire disparaître cet accident grave.

Lorsqu'il s'agit d'une rétention incomplète aiguë, on commence par insister sur le traitement hygiénique, sur les bains, les lavements ; mais pour peu que cet état se prolonge, il ne faut pas hésiter à pratiquer le cathétérisme, que l'on cesse dès que la crise a disparu.

La fréquence des mictions nocturnes est telle au moment de certaines poussées congestives qu'elle entraîne la privation de sommeil. Après avoir eu recours aux moyens hygiéniques, aux calmants : belladone, bromure de potassium, si l'état du malade ne s'améliore pas, il faut également pratiquer le cathétérisme, surtout si l'évacuation du réservoir urinaire exige des efforts considérables, car il existe une rétention incomplète aiguë dans ces cas.

En dehors des diverses circonstances que je viens de rappeler, le traitement de la période prémonitoire n'exige pas l'emploi du cathétérisme, qui doit même être proscrit.

Des injections intra-vésicales sans sonde d'eau boriquée tiède pratiquées après anesthésie directe de la muqueuse uréthro-vésicale m'ont permis dans certains cas de faire cesser une fréquence exagérée des mictions, mais en général il faut s'en tenir au traitement hygiénique à la période prémonitoire. Il faut, dans la plupart des cas, s'abstenir également de prescrire l'ergotine, la noix vomique et toutes les préparations à base de strychnine, qui cependant produisent d'assez bons effets dans quelques cas.

Si j'en juge par mon observation personnelle, l'iodure de sodium, à la dose de 30 à 50 centigrammes par jour pendant 15 jours ou 3 semaines tous les mois pendant des mois, soulage bien rarement les malades. D'autres auteurs ont du reste fait la même remarque. Un ancien élève de M. Guyon, qui a prescrit ce médicament à la dose de 1 à 2 grammes, reconnaît lui-même qu'il « n'a pas toujours donné des résultats bien positifs ».

Traitement de la seconde période. — Mêmes prescriptions hygiéniques qu'à la première période, mais user le moins possible des préparations calmantes opiacées, qui peuvent être dangereuses (Civiale). Pas d'injections intravésicales sans sonde (Lavaux). Le véritable traitement de cette période, c'est le cathétérisme, puisque le réservoir urinaire ne parvient à se débarrasser que de son trop-plein ou ne se vide pas du tout.

Pour sonder ces malades, on doit commencer par introduire une sonde molle en caoutchouc vulcanisé, dite sonde de Nélaton. Cette sonde passe facilement chez bon nombre de prostatiques. Mais assez souvent il faut recourir aux sondes en gomme coudées à leur extrémité. Ces sondes à bec relevé, dites sondes béquilles et que l'on doit à Mercier, constituent les instruments de choix à employer chez les prostatiques lorsque la sonde de Nélaton ne passe plus. Ce bec relevé est toujours tangent à la paroi supérieure, qui n'est presque jamais déformée, tandis que le talon de la sonde se présente directement à l'obstacle, qui siège sur la paroi inférieure de l'urèthre postérieur et est dû à l'hypertrophie du lobe moyen. Ce talon, obtus, émoussé, franchit l'obstacle sans contusionner l'urèthre prostatique.

On emploie aussi parfois des sondes bicoudées; mais elles ne présentent pas de bien grands avantages, dit M. Thompson, qui préfère les sondes en gomme à grande courbure.

M. Guyon préfère se servir d'une sonde béquille et d'un mandrin coudé, qu'il n'enfonce pas jusqu'à l'extrémité de la sonde, d'où la formation extemporanée d'une seconde courbure. L'instrument est ainsi conduit dans l'urèthre postérieur ; mais aussitôt qu'il a franchi le sphincter uré- thral, la main droite tire doucement d'abord, puis rapide- ment sur le mandrin pendant que la main gauche imprime à la sonde un mouvement de propulsion très modéré au début puis la pousse rapidement dans la vessie.

Enfin, il est des cas dans lesquels on est obligé d'em- ployer les sondes métalliques à grande courbure : sonde spéciale de Cusco, sonde de Gély. La sonde de trousse est un mauvais instrument. On ne doit pas y recourir.

Lorsqu'il existe un spasme du sphincter uréthral qui s'oppose à l'introduction des sondes, spasme que j'ai ob- servé plusieurs fois chez les prostatiques, il faut faire l'a- nesthésie directe de la muqueuse uréthrale. Au bout de 3 à 5 minutes, le cathétérisme est facilement pratiqué.

On ne doit employer qu'une sonde n° 15 ou 16 pour éviter une évacuation trop rapide du réservoir urinaire. Cette évacuation doit en effet être *lente* et la vessie doit se vider spontanément, sous la seule influence de la con- traction de ses fibres musculaires. Il ne faut pas appuyer sur la région hypogastrique.

Les premiers cathétérismes seront pratiqués le malade étant couché, sinon il pourrait se produire une syncope mortelle (Thompson). Plus tard, les malades peuvent se sonder debout : ils introduisent ainsi plus facilement le cathéter et ils peuvent recueillir l'urine qui s'échappe sans souiller leurs vêtements.

Si la rétention incomplète est considérable, il ne faut pas vider la vessie en une fois, dit M. Thompson, lorsqu'on pratique le premier cathétérisme. Ce n'est guère qu'à la troisième période que l'on est obligé de suivre ce précepte. J'y reviendrai.

Dans les cas de rétention complète, il faut répéter le cathétérisme autant de fois qu'un besoin réel d'uriner se manifeste. Trois ou quatre évacuations dans les 24 heures sont un minimum.

Si le cathétérisme présente de grandes difficultés, il faut recourir à la sonde à demeure et prendre les précautions antiseptiques les plus rigoureuses.

Dans les cas de rétention incomplète, quand faut-il recourir au cathétérisme ? Toutes les fois que la sonde peut éloigner les besoins d'uriner. Le nombre des cathétérismes dans les 24 heures est variable.

Les précautions antiseptiques à prendre seront étudiées dans le chapitre suivant.

Les injections froides, l'électricité, les strychnées, les préparations du seigle ergoté sont bien rarement employées aujourd'hui dans le traitement de la seconde période de l'hypertrophie de la prostate. J'ai employé quelquefois avec succès les injections intra-vésicales chaudes.

Traitement de la troisième période. — Ce traitement est très délicat. Lorsque j'entrepris mes recherches sur ce sujet, il était admis que le cathétérisme pouvait être suivi dans ces cas d'accidents foudroyants, que les uns rapportaient à une cystite suraiguë (Home, Civiale), d'autres à des lésions rénales (Voillemier et Le Dentu, Verneuil). Quant à M. Guyon, il admettait que les malades sont emportés tantôt par une cystite suraiguë, tantôt par une cysto-néphrite, tantôt par la continuation de « l'empoisonnement urineux ».

MM. Thompson, Guyon et tous les chirurgiens croyaient

que ces accidents ne pouvaient pas être évités. Aussi M. Guyon conseillait-il « de rester dans une expectation prudente toutes les fois qu'une alimentation réparatrice ne peut être supportée et que les toniques de toutes sortes n'amènent pas une amélioration rapide. » Et il ajoutait : « Il est au moins inutile d'engager une partie perdue d'avance. »

Mais la mort est fatale dans ces cas si l'on n'intervient pas. M. Guyon le reconnaissait : « Rester inactif, disait-il, c'est abandonner le malade à la marche inexorable des accidents. »

Dès 1887, je montrai que ces accidents consécutifs au cathétérisme étaient dus à *l'infection* et qu'ils étaient le résultat d'une antisepsie insuffisante, que le cathétérisme est absolument inoffensif chez ces malades s'il est convenablement pratiqué, qu'il peut même sauver des prostatiques dont l'état semble désespéré et j'en concluai qu'il faut toujours intervenir dans ces cas, qu'il faut même se hâter, car plus on attend, plus l'état local s'aggrave. Tous ces faits sont aujourd'hui classiques.

M. Guyon était tellement convaincu que c'était la *congestion* qui jouait le principal rôle dans ces accidents, qu'il conseillait encore, en 1888 (1), d' « *habituer l'urèthre à subir le contact des instruments* » en introduisant des bougies tous les deux ou trois jours, *sans faire l'asepsie de l'urèthre*, avant d'évacuer la vessie. Et voilà le Maître qui, en 1892, au *Congrès français de chirurgie*, est venu revendiquer pour lui et ses élèves la priorité de la *théorie de l'infection chez les urinaires*, ce qui donne une singulière idée de sa probité scientifique. Mais je ne veux pas

---

(1) *Leçons cliniques sur les affections chirurgicales de la vessie et de la prostate*, 1888, p. 589.

insister : le Congrès et son Comité permanent m'ont rendu pleine justice (1).

Voici comment il faut pratiquer le cathétérisme à la troisième période. Après avoir fait l'antisepsie de l'urèthre et introduit dans la vessie une sonde aseptique, on vide avec lenteur une partie seulement de l'urine, on interrompt même de temps en temps le jet. Dès que celui-ci faiblit, on cesse l'évacuation. Avec l'appareil qui sert à faire le lavage de la vessie sans sonde, on injecte alors par la sonde 200 grammes d'une solution saturée et bouillie d'acide borique, qui se mélange avec l'urine restée dans la vessie. On retire 200 grammes de ce mélange et l'on renouvelle les injections antiseptiques jusqu'à ce que le liquide évacué soit clair. On a ainsi réalisé l'antisepsie de la vessie et retiré l'urine purulente contenue dans la cavité vésicale sans vider complétement le réservoir urinaire, ce qui permet d'éviter l'hématurie. Ce procédé, que j'ai indiqué en 1887, est aujourd'hui classique.

On renouvelle cette intervention plusieurs fois dans les 24 heures et souvent dès le deuxième jour on peut vider complètement la vessie.

Il ne faut pas craindre de répéter les cathétérismes, car c'est l'unique moyen de faire cesser la distension du réservoir urinaire. Quand l'affection est bien revenue à la deuxième période, on applique le traitement précédemment indiqué : on vide complétement la vessie et si les voies urinaires ne sont plus infectées il suffit d'employer une sonde aseptique.

Le traitement général est important à la troisième période : viande crue en purée, œufs, jus de viande, lait, car souvent la sécrétion salivaire est notablement diminuée. L'eau de Vichy, employée en rince-bouche et en

____

(1) *Congrès français de chirurgie*, 6° *session*, page 104.

gargarismes, rend service. Les malades peuvent même en boire un peu coupée de vin ou d'eau-de-vie.

Les frictions sèches et le massage doivent être continués. On les fait pendant que le malade est au lit.

Traitement des complications. — Je ne dirai qu'un mot de ce traitement, qui doit être décrit en détail avec chacune des affections en question.

La *cystite*, à la première période, sera traitée par les lavages de la vessie sans sonde, comme une cystite ordinaire ; mais à la seconde période, il faudra employer la sonde pour faire ces lavages. A la troisième période, j'ai déjà dit comment il fallait procéder.

L'urétéro-pyélo-néphrite sera déjà améliorée par le traitement de la cystite et l'évacuation régulière de la vessie. Il est à noter que chez ces malades il ne faut pas prescrire le régime lacté exclusif ; ils ont besoin de toniques et même de boissons alcooliques. Les préparations de quinquina doivent être longtemps continuées.

L'hématurie cesse en général rapidement sous l'influence des injections boriquées employées *très chaudes*.

Lorsque le cathétérisme est impossible, il faut pratiquer la *ponction capillaire sus-pubienne* et recourir à l'aspiration. Aussitôt que la vessie est vide, une sonde peut souvent être introduite facilement (Lavaux). On la laisse à demeure et au bout de quelques jours, le cathétérisme est habituellement facile. Si les difficultés persistent, il faut créer à la région hypogastrique un *urèthre contre-nature* ou tenter ce que l'on a appelé le *traitement radical* de l'hypertrophie de la prostate.

Pour *créer un urèthre contre-nature*, on a recours aujourd'hui à la taille hypogastrique, opération mieux réglée que celles que l'on pratiquait autrefois pour obtenir une fistule permanente sus-pubienne.

La *cure radicale* de l'hypertrophie de la prostate nécessite la destruction des obstacles qui s'opposent à l'issue de l'urine. Pour obtenir ce résultat, on a eu recours au *traitement électrolytique*, à *l'ignipuncture*, aux *injections parenchymateuses*, à la *prostatotomie* et à la *prostatectomie*. Ces deux derniers procédés sont aujourd'hui seuls employés. Dans le premier on sectionne et dans le second on extirpe l'obstacle formé par la prostate hypertrophiée au niveau du col de la vessie. Ces deux opérations peuvent s'exécuter par *l'urèthre* intact, par la *voie périnéale* ou par la *voie sus-pubienne*. La voie uréthrale est aujourd'hui abandonnée.

La *prostatotomie périnéale* est indiquée dans les cas de simples barres prostatiques. On emploie généralement le procédé de M. Réginald Harrison, qui consiste à ouvrir la portion membraneuse de l'urèthre par le périnée sur un conducteur, puis à introduire le doigt dans l'urèthre postérieur. La barre prostatique est alors divisée sur la ligne médiane, en partie avec un bistouri courbe boutonné, en partie par divulsion avec le doigt ou une grosse bougie jusqu'à ce que l'on puisse introduire l'index dans la vessie. Un gros tube à drainage double, qui rappelle la disposition des canules à trachéotomie, est laissé en place de six à douze semaines, pour éviter la récidive, laquelle est due à l'accolement puis à la réunion graduelle des deux lèvres qui bordent la perte de substance déterminée par l'opération.

La *prostatectomie* sus-pubienne est indiquée dans toutes les autres formes d'hypertrophie ; mais on a fait remarquer que les chirurgiens ne se sont adressés jusqu'ici qu'à l'obstacle formé par la prostate hypertrophiée au niveau du col vésical (Vignard). Le premier temps de l'opération est la taille hypogastrique. On enlève ensuite la portion de la prostate qui fait obstacle au niveau du col soit avec des ciseaux, si la tumeur est pédiculée, soit avec l'anse ou le couteau du galvano-cautère, si la tumeur est sessile ou implantée par un pédicule assez large. Parfois on a pu énucléer les masses prostatiques saillantes après avoir incisé la muqueuse vésicale et une capsule plus ou moins épaisse.

L'énucléation totale de la prostate serait anatomiquement possible, mais elle n'a pas été pratiquée sur le vivant.

Le *traitement radical* a donné jusqu'à présent peu de résultats complets. Aussi est-il rejeté par la plupart des chirurgiens compétents, lorsque le cathétérisme peut être facilement pratiqué par les malades, ce qui a lieu dans l'immense majorité des cas. Lorsqu'il existe à la fois une hypertrophie de la prostate et une inertie vésicale, ce qui est malheureusement fréquent, l'opération est en effet inutile. Mais lorsque la contractilité vésicale persiste et que les troubles sont dus à une petite tumeur pédiculée du lobe moyen, on a peut-être tort de ne pas intervenir plus tôt, c'est-à-dire avant que le cathétérisme soit devenu difficile.

CHAPITRE II

PROSTATITE

On donne le nom de *prostatite* à l'inflammation de la prostate. C'est une affection rare en dehors de toute inflammation préalable des parties voisines ; mais c'est une complication que l'on rencontre assez souvent dans le cours de certaines maladies des voies urinaires. La *prostatite* peut être *aiguë* ou *chronique*.

Article Ier. — Prostatite aiguë.

La *prostatite aiguë* est la forme de beaucoup la plus

importante de l'inflammation de la prostate. Elle intéresse tout particulièrement le clinicien.

Etiologie. — Exceptionnelle chez les enfants, rare chez les vieillards, la prostatite aiguë se rencontre surtout à la période moyenne de la vie, ce qui tient à ce que la blennorrhagie joue un rôle considérable dans l'étiologie de cette affection. La prostatite est en effet une complication fréquente de la blennorrhagie (Fournier). Parfois elle se développe sans provocation aucune, mais habituellement elle se manifeste à l'occasion *d'excitations acciden-telles* de l'urèthre : *excitations sexuelles* (coït, onanisme, pollutions accidentelles); *excès alcooliques; injections uréthrales* astringentes pratiquées à la période d'acuité, *injections caustiques; cathétérismes, fatigues* de toute sorte (marches excessives, danse, équitation). L'acuité de la blennorrhagie ne paraît jouer aucun rôle. La prostatite se manifeste rarement dans le premier septénaire de l'uréthrite, mais en général au-delà de la première quinzaine, au plus tôt, et souvent beaucoup plus tard (Fournier).

L'uréthrite qui complique si souvent les rétrécissements de l'urèthre est encore une cause assez fréquente de prostatite.

Certains auteurs citent parmi les causes de la prostatite aiguë la cystite du col; mais il y a toujours de l'uréthrite postérieure dans ces cas et c'est cette dernière affection surtout qui cause l'inflammation de la prostate.

La prostatite *par propagation* due aux hémorrhoïdes, à la rectite, aux fistules anales, à l'inflammation des vésicules séminales, etc... est rare. Ces *causes* agissent en déterminant d'abord l'inflammation du tissu cellulaire rétroprostatique.

Les auteurs insistent sur les *traumatismes* : plaies accidentelles de la prostate, sections réglées de la taille périnéale, fausses routes, éraillures dues à des calculs ou à

des fragments de calculs engagés dans la région prostatique, à l'expulsion d'un petit calcul dur et à surface irrégulière (Lavaux).

On a encore cité la *contusion* (chute sur le périnée, abus
de la bicyclette), les bougies et les sondes à demeure.

Les oreillons, la variole, l'infection purulente, sont des
causes de *prostatites* dites *métastatiques*.

L'action du *froid* est douteuse. Le lymphatisme, la scrofule, la goutte, le rhumatisme, favoriseraient l'inflammation de la prostate.

Pathogénie. — La *pathogénie* de la prostatite aiguë est
aujourd'hui assez bien connue. La véritable cause de
l'inflammation de la prostate dans l'immense majorité des
cas, c'est *l'infection*. Si l'uréthrite blennorrhagique joue
un rôle si important dans l'étiologie de la prostatite, cela
tient à ce que les microbes pathogènes qui causent la
blennorrhagie pénètrent assez souvent dans l'urèthre
postérieur et parfois *infectent* la prostate. Les injections
uréthrales, les cathétérismes, n'agissent également qu'en
infectant l'urèthre postérieur et la prostate. Lorsque je
publiai mes premiers travaux sur le lavage de la vessie
sans sonde, M. Guyon et l'un de ses élèves s'empressè-
rent de dire que c'était là un *procédé dangereux*. M. Guyon
avait vu mourir d'infection purulente un malade chez
lequel une prostatite s'était développée « à la suite d'une
simple injection d'eau dans le canal après un coït suspect. »
Il était donc très dangereux, disaient-ils, de forcer le
sphincter uréthral avec un liquide, car c'était évidemment le traumatisme dû à l'injection, *faite par le vieux
procédé mais poussée avec force*, qui avait causé les accidents mortels chez le malade en question. Depuis 1886,
j'ai fait certainement, dans les hôpitaux de Paris, à ma
clinique et dans ma clientèle privée, plus de *vingt mille
fois* le lavage de la vessie sans sonde et je n'ai jamais

constaté les accidents dont parlaient à cette époque M. Guyon et son élève. Du reste, ils ne se vantent pas aujourd'hui d'avoir soutenu une opinion aussi erronée. Ils savent bien que tous les chirurgiens compétents riraient d'eux. Je fis remarquer en effet que l'observation de M. Guyon n'avait point la valeur qu'on voulait lui accorder. « La seringue, disais-je, était-elle aseptique ? Le liquide, dit-on, était de l'eau. Cela ne suffit pas. Etait-elle aseptique cette eau ? Les voies urinaires étaient-elles absolument normales ? L'urine ne contenait-elle pas des principes septiques ? Voilà ce qu'il aurait fallu voir avant de conclure que le traumatisme dû à l'injection était la seule cause de l'infection purulente qui emporta le malade. »

Les traumatismes de la prostate, même directs, n'agissent que s'il y a infection. Si l'on prend des précautions antiseptiques suffisantes, il n'y a pas de prostatite. Ces faits sont aujourd'hui trop connus pour qu'il soit utile d'insister sur ce point.

Les prostatites dites métastatiques sont également le résultat d'une *infection*, mais dans ces cas il s'agit d'une infection indirecte, par la voie sanguine.

Certaines substances *aseptiques irritantes* (cantharidine, térébenthine, balsamiques), peuvent-elles causer une prostatite aiguë en agissant à la fois directement par l'intermédiaire de l'urine et indirectement par la voie sanguine? Le fait n'est pas absolument prouvé. J'en dirai autant de la prostatite goutteuse (Gaillard, Harrison, Coulson). Mais il ne paraît pas douteux que la prostatite puisse être produite par des caustiques, les instillations de nitrate d'argent, par exemple, pratiquées dans l'urèthre postérieur. J'ai vu plusieurs fois des malades atteints de prostatite aiguë et souvent d'orchite à la suite *d'instillations de nitrate d'argent* pratiquées par d'anciens élèves de M. Guyon ou par M. Guyon *lui-même*. Il est vrai que l'on peut encore rattacher ces prostatites à *l'infection* en disant que le caustique a agi comme traumatisme, en favorisant l'infection de la prostate par des microbes pathogènes contenus dans la vessie ou dans les voies urinaires supérieures et peut-être même dans l'urèthre. Quoi qu'il en soit, le fait clinique existe; il n'est même point rare, bien que M. Guyon et ses élèves n'en parlent presque jamais. Il faut donc être prévenu que le procédé des instillations de nitrate d'argent, ou de tout autre caustique, est un procédé qui peut causer des accidents, entre autres de la prostatite aiguë et de l'orchite. Aussi doit-il être remplacé par les procédés plus simples, plus efficaces et plus inoffensifs que nous possédons aujourd'hui.

Anatomie et physiologie pathologiques. — Les premiers stades de la prostatite aiguë ne sont pas bien connus. Il n'existerait que deux autopsies (Voillemier, Thompson) et l'examen histologique fait défaut. On a noté une augmentation de volume de la glande, qui était deux ou quatre fois plus grosse qu'à l'état normal (Thompson). Les deux lobes latéraux, dit Voillemier, avaient chacun le volume d'une noix et présentaient de nombreuses bosselures, dont l'une mesurait 8 millimètres de diamètre. Dans les deux cas, il y avait une augmentation notable de la consistance de la glande et une congestion de son parenchyme. « La pression, dit M. Thompson, fait sourdre un fluide rougeâtre assez trouble, mélangé de lymphe épanchée, de sérum, de sang venant des capillaires engorgés, de liquide prostatique et d'une très petite quantité de pus. »

Dans les deux cas, il existait de *l'uréthrite postérieure* et le canal était déformé comme dans les cas d'hypertrophie de la prostate, ce qui explique les troubles de la miction que l'on observe dans la prostatite.

Il s'agit, en résumé, de lésions peu graves; aussi la prostatite aiguë se termine-t-elle très souvent par résolution (Thompson, Fournier). Elle peut cependant passer à l'état chronique ou se terminer par suppuration.

Avant de décrire les lésions de la prostatite qui se termine par suppuration, il faut se demander quel est le point de départ réel de la phlegmasie prostatique. On admet aujourd'hui que dans l'immense majorité des cas la lésion glandulaire est primordiale. L'infection de la muqueuse de l'urèthre postérieur s'étend aux glandes de la prostate ou plus exactement à un nombre plus ou moins considérable de groupes glandulaires. Velpeau a fait remarquer en effet qu'il se passe dans la prostatite quelque chose d'analogue à ce que l'on observe dans les inflammations de la mamelle. A côté d'un groupe glandulaire enflammé, en pleine suppuration même, on en trouve parfois un autre encore absolument indemne, ce qui explique la formation de bosselures à la surface de l'organe.

La prostatite interstitielle, parenchymateuse, est donc presque toujours consécutive, quand elle existe, à la prostatite glanduleuse.

Dans des cas beaucoup plus rares, par exemple lorsque l'infection de la glande a lieu par la voie sanguine, ou à la suite d'un traumatisme infectieux, la lésion interstitielle est au contraire primitive.

En résumé, le point de départ de la phlegmasie prostatique varie surtout avec l'étiologie et la pathogénie.

Lorsque la prostatite se termine par la suppuration, l'aspect varie suivant les cas. Dans un premier groupe de faits, les glandes sont dilatées et leurs orifices élargis laissent sourdre à la pression une quantité variable de gouttelettes purulentes; le parenchyme de la prostate n'est ni rouge ni tuméfié (Peter).

Lorsque la prolifération épithéliale, qui est rapide et

qui porte à la fois sur l'épithélium du canal excréteur et sur celui des culs-de-sac, a été suivie de la régression de ces éléments, la masse épithéliale qui remplit la cavité des glandes ferait croire que celles-ci, suivant l'expression de Vidal (de Cassis), « ont été injectées avec de la cire. »

Si l'affection continue à évoluer, on voit autour des culs-de-sac le tissu musculaire interglandulaire présenter une néoplasie nucléaire des plus abondantes qui, par places, peut aboutir à la suppuration, d'où la formation de petits abcès miliaires disséminés dans le parenchyme glandulaire (Brissaud).

Enfin, le processus peut s'étendre de proche en proche des glandules à tout le tissu de la prostate et les vésicules séminales (Brissaud), les canaux déférents, les épididymes même (Lavaux), peuvent s'enflammer à leur tour.

Dans un second groupe de faits, il se produit dans le parenchyme de la prostate des infarctus hémorrhagiques et de petites masses jaunâtres qui constituent le point de départ d'abcès plus ou moins nombreux et sont le résultat d'embolies microbiennes.

En général, ces petits abcès, intra et extra-glandulaires, ne tardent pas à se réunir et à former une collection purulente unique qui envahit soit la plus grande partie d'un lobe, soit tout un lobe, soit même la prostate entière. Celle-ci ne forme plus alors qu'une vaste poche, à la partie supérieure de laquelle passe le canal de l'urèthre parfois indemne et disséqué par la suppuration (Civiale, Thompson). Mais ordinairement les abcès siègent au niveau des lobes latéraux. Il est en tout cas exceptionnel de les rencontrer dans la bande prostatique pré-uréthrale.

Il est également rare que l'urèthre reste intact. Ce n'est que dans les cas où le foyer purulent n'a pas dépassé les limites d'une glandule que le pus est déversé dans l'urèthre par le canal excréteur. Lorsqu'il s'agit d'un abcès plus important, l'urèthre est ordinairement détruit dans une étendue en général proportionnelle à celle du foyer. Parfois il existe des orifices multiples.

Le pus des abcès prostatiques est habituellement visqueux et adhérent.

La cavité de ces abcès est presque toujours anfractueuse ; on y trouve des brides cellulaires qui traversent la cavité purulente.

Les canaux éjaculateurs sont parfois disséqués et baignent au milieu du pus. Ils peuvent être complétement détruits (Lallemand).

Il n'est pas rare de trouver également du pus dans les vésicules séminales. Parfois il existe de l'épididymite (Lavaux).

Lorsque le pus de l'abcès prostatique se trouve en contact avec la capsule, celle-ci s'épaissit ordinairement et se recouvre d'exsudats. Elle peut donc servir de barrière au pus, qui s'écoule le plus souvent dans l'urèthre. Il est cependant fréquent de voir celui-ci franchir les limites de la loge aponévrotique et s'échapper par le rectum. La rupture périphérique peut du reste coexister avec l'ouverture uréthrale. Dans les deux cas, le pus produit ordinairement un véritable phlegmon autour de la prostate, phlegmon par *diffusion*.

Le *phlegmon périprostatique*, c'est-à-dire l'inflammation du tissu cellulaire qui sépare le rectum de l'aponévrose prostato-péritonéale, peut encore présenter deux autres formes : l'inflammation peut envahir simultanément la glande et le tissu périprostatique *(prostatite phlegmoneuse diffuse)* ou bien la prostate est simplement hyperhémiée, peu enflammée et déjà il existe un phlegmon périprostatique *(phlegmon périprostatique d'emblée)*.

Les *phlegmons périprostatiques par diffusion* s'expliquent aisément, mais il n'en est pas de même des deux autres variétés, surtout des *phlegmons périprostatiques d'emblée*. Les auteurs ont appliqué à la *pathogénie* de ces phlegmons les diverses théories émises sur l'origine des phlegmons péri-utérins : la *théorie celluleuse*, c'est-à-dire la propagation par simple continuité de l'inflammation de la prostate au tissu cellulaire environnant ; la *théorie veineuse*, qui fait de la suppuration périprostatique un abcès périphlébitique, théorie justifiée par plusieurs autopsies ; enfin la théorie d'après laquelle ces phlegmons seraient dus à une *lymphangite périprostatique*, théorie qui doit être vraie dans un grand nombre de cas. On sait en effet que les lymphatiques de la prostate convergent vers un riche plexus situé sur la face postérieure de cet organe. Parfois il existerait même, sur les côtés et en avant du rectum (Lannelongue), de petits ganglions, qui sont, il est vrai, niés par M. Sappey. On comprend donc qu'un traumatisme infectieux de la prostate, au niveau de l'urèthre postérieur par exemple, et même une simple infection des glandes prostatiques puissent s'accompagner d'une lymphangite intra-prostatique d'abord, puis périprostatique et de phlegmon de cette région.

Je répète que la prostatite n'est pas du reste la seule cause des phlegmons et abcès périprostatiques. Ceux-ci, exceptionnellement il est vrai, peuvent encore être déterminés par des traumatismes infectieux du rectum (blessures, plaies, déchirures), par l'inflammation des vésicules séminales, bien rarement par des inflammations vésicales, quelquefois par un abcès d'une région voisine, la fosse ischio-rectale par exemple, abcès dont le pus fait irruption dans l'espace rétro-prostatique.

Lorsque les malades meurent, terminaison habituellement due à l'infection générale, on constate à l'autopsie que l'abcès dit périprostatique siège tantôt au niveau de la face postérieure de la prostate exclusivement, tantôt

qu'il se propage également par toutes les traînées cellu-
leuses en continuité avec la couche rétro-prostatique.
Parfois les vésicules séminales et le bas-fond de la vessie
baignent dans le pus et néanmoins sont indemnes. Dans
d'autres cas, ils participent à l'inflammation.

Assez souvent l'abcès s'est ouvert dans le rectum, mais
il existe des fistules dont le trajet est plus ou moins compliqué. Parfois on trouve de vastes cavernes rétro-pros-
tatiques qui communiquent avec la vessie et dans lesquelles peut s'accumuler l'urine, constituant ainsi une
sorte de cavité vésicale surnuméraire.

On ne trouve pas dans ces foyers les brides ni les cloi-
sonnements que l'on rencontre dans les abcès intra-prostatiques.

Symptômes. — La prostatite aiguë passe souvent inaperçue, en raison de sa faible intensité (Fournier). Mais
habituellement on constate quatre symptômes principaux :
de la *douleur*, des *troubles de la miction*, des *troubles de
la défécation* et de la *fièvre*.

La *douleur* spontanée est souvent peu accusée. C'est
une sensation de pesanteur, de chaleur, au niveau du périnée et de l'anus. Le périnée est ordinairement sensible
au toucher et les mouvements, la marche, le croisement
des jambes, bientôt même la position assise, réveillent ou
augmentent la douleur. Celle-ci est du reste très vive
dans certains cas. Elle est accompagnée de battements et
elle s'irradie jusque dans les lombes et dans les cuisses :
la position assise, la marche, la station debout sont très
pénibles et parfois impossibles. Dans le lit même, le malade ne sait souvent quelle position prendre.

Les *troubles de la miction* présentent une grande importance. Il existe une *dysurie* plus ou moins accusée,
laquelle est due aux déformations de l'urèthre postérieur
produites par l'augmentation de volume de la prostate.

Parfois peu gênée, la miction ne se fait assez souvent au contraire que goutte à goutte et la rétention complète d'urine n'est même point rare.

Les mictions sont ordinairement plus fréquentes qu'à l'état normal et cette fréquence est d'autant plus grande que la rétention incomplète est plus considérable. Mais il faut ajouter qu'elle est très souvent due également à l'uréthrite postérieure, qui est presque constante, et à la cystite, qui fréquemment accompagne aussi la prostatite.

J'en dirai autant de la douleur de la miction, qui est plutôt causée, dans la plupart des cas, par ces affections concomitantes que par la prostatite elle-même.

Les *troubles de la défécation* ont encore plus d'importance que ceux de la miction au point de vue du diagnostic de la prostatite aiguë. La défécation, d'abord pénible, ne tarde pas en général à devenir réellement douloureuse et parfois extrêmement douloureuse. Les garde-robes sont rares et elles font place bientôt à une constipation absolue.

Le *ténesme rectal* est habituellement violent : non seulement il accompagne la défécation, mais il se manifeste encore après l'évacuation du rectum. Ce ténesme est entretenu par une fausse sensation de corps étranger, de matières fécales arrêtées au niveau de l'anus (Desault, Boyer). De là des efforts inutiles qui n'aboutissent qu'à provoquer des crises douloureuses.

La *fièvre* peut se présenter sous quatre formes différentes, sur lesquelles M. Guyon a insisté. Dans la plupart des cas, elle est légère; elle se montre le deuxième ou le troisième jour et elle est caractérisée par une élévation de température de 1 à 2 degrés : l'ascension thermique est brusque, il n'y a pas d'oscillations appréciables pendant les premiers jours de la maladie, la défervescence est franche et rapide.

Dans d'autres cas, la cause qui a produit l'infection de la prostate a produit en même temps de l'infection générale et un accès plus ou moins violent de fièvre urineuse en est la conséquence.

La troisième forme est propre à la période de suppuration. Il y a souvent alors une recrudescence fébrile, mais la fièvre cesse après l'évacuation du pus. Si l'abcès se vide mal, la température baisse peu au contraire et elle présente des *ascensions vespérales* caractéristiques, suivant les auteurs.

Enfin la quatrième forme, très rare, s'observe lorsqu'il existe de l'infection purulente. La fièvre présente alors tous les caractères que l'on constate habituellement dans ces cas : élévation thermique considérable, puis présentant brusquement de grandes oscillations ; frissons irréguliers, etc...

A ces *symptômes fonctionnels* s'ajoutent des *signes physiques* importants. Le *toucher rectal* permet de constater que la prostate est douloureuse, dure et augmentée de volume. Le toucher rectal doit être pratiqué avec beaucoup de douceur, car il cause souvent une douleur très vive.

Si la tuméfaction prostatique est générale, la glande a une forme carrée (Vidal). Si le gonflement est partiel, la forme varie suivant qu'il porte sur l'un ou l'autre lobe ou sur une partie seulement de l'un des lobes. Les bosselures que présente la glande sont parfois faciles à sentir par le toucher rectal.

Lorsqu'il existe un abcès, on constate en un point une *mollesse qui n'est pas de la fluctuation* franche, mais qui se distingue nettement des parties voisines indurées et rénitentes. Ce point donne au doigt la sensation d'un diaphragme de bandruche soutenu par un cadre résistant (Segond).

Dans les cas de périprostatite (Civiale, Philipps, Demar-

quay), on a sous le doigt un empâtement diffus, une plaque phlegmoneuse recouvrant et dépassant la glande, dont
elle masque le contour. Au début, on ne sent parfois qu'un
simple noyau induré et douloureux qui s'étale ensuite et
efface les limites de la glande. La tumeur phlegmoneuse
paraît plus près de la muqueuse rectale, dont la souplesse
a disparu. La rénitence particulière et mal limitée qu'elle
présente rappelle la sensation du phlegmon périutérin et
l'on peut percevoir comme dans cette dernière affection
des battements artériels, parfois désignés sous le nom de
pouls rectal (Reliquet).

Le *cathétérisme* permet de constater que l'urèthre postérieur est déformé et que la vessie se vide incomplétement. Du reste, on ne sonde habituellement ces malades
que dans les cas de dysurie assez intense et pour évacuer
le réservoir urinaire.

Le spasme du sphinctar uréthral n'est point rare chez
ces malades. C'est une particularité qui mérite encore
d'être retenue.

Existe-t-il chez les malades atteints de prostatite aiguë
des *écoulements uréthraux* analogues à ceux que l'on constate dans la forme chronique de cette affection ? Lorsque
la prostatite aiguë apparaît dans le cours d'une blennorrhagie, ce qui, je le répète, est la règle, l'écoulement
uréthral diminue le plus souvent, surtout au début de l'inflammation de la prostate (Fournier) ; mais il augmente
plus tard. Quelquefois il est remplacé par une sécrétion
muqueuse, transparente et filante (Guerlain, Zeissl, Harrison). Mais, dit Furbringer, on ne doit pas considérer
comme d'origine prostatique cette sécrétion, qui probablement provient des glandes muqueuses de l'urèthre
voisines de la prostate et irritées par l'inflammation de
cette dernière.

D'autre part, Pittmann, Finger et Furbringer, ont ob-

servé dans quelques cas une sécrétion glandulaire assez
considérable évoluant presque à l'état latent.

Enfin, dans certains cas bénins de prostatite suppurée,
le pus est déversé dans l'urèthre par le canal excréteur
des glandes prostatiques. Bien des abcès prostatiques de
très petit volume se vident ainsi. Le pus se mélange alors
à celui de l'uréthrite postérieure et passe souvent inaperçu.

Marche. — Durée. — Terminaison. — La *marche* de
cette affection est essentiellement aiguë. Chez certains
malades atteints de blennorrhagie, les accidents se montrent dès le lendemain d'un excès alcoolique ou vénérien
et bientôt la miction est très gênée. En revanche, sous
l'influence du traitement, ces symptômes disparaissent
rapidement. En trois ou quatre jours, le ténesme s'apaise,
la miction redevient facile et la prostate reprend son volume normal (Fournier). Cette forme, que l'on observe
dans la majorité des cas (Fournier), a été désignée sous
les noms de *congestion prostatique*, de *prostatite catarrhale*, de *forme abortive* de la prostatite.

Chez un bon nombre de malades, les symptômes sont
beaucoup plus accusés que dans la forme précédente. Il
s'agit alors de la forme que l'on a décrite sous le nom de
prostatite parenchymateuse (Fournier). Dans ces cas, les
accidents vont d'ordinaire en croissant pendant les premiers jours de la maladie et ils se prolongent avec toute
leur intensité jusque vers le sixième, le huitième ou le
dixième jour. Ensuite, la marche est variable. Le plus
souvent, la fièvre tombe à ce moment, les douleurs s'a-
paisent, la miction devient plus facile et le ténesme rectal
disparaît. On constate en même temps à l'aide du toucher
rectal que la prostate revient peu à peu à ses dimensions
normales. En général, la résolution est complète dans
l'espace de deux à trois septénaires. Dans d'autres cas, la

résolution est beaucoup plus lente, mais la tuméfaction et l'induration soit générale, soit partielle finissent encore par disparaître à la longue. Parfois cependant l'induration de la glande persiste (Velpeau).

Enfin, dans certains cas, heureusement assez rares, il se produit de la *suppuration*. On a alors la *troisième forme clinique* de l'inflammation aiguë de la prostate, la *prostatite suppurée*. Chez ces malades, les douleurs au lieu de diminuer s'accroissent, la dysurie ou la rétention d'urine devient permanente; la fièvre persiste. Puis, à un moment donné, des frissons se manifestent et la scène alors se modifie : les troubles généraux s'apaisent, les douleurs se calment et perdent leur caractère de tension gravative pour se convertir en élancements ou mieux en une sensation pulsatile caractéristique, sensation qui dénote que la *suppuration* s'est établie, ce que confirment du reste les renseignements fournis par le toucher rectal. Malgré cette détente subite, la dysurie persiste, parce que le pus, renfermé dans une coque fibreuse et résistante, forme un foyer saillant qui continue à comprimer la région prostatique de l'urèthre (Fournier).

Parfois il s'est produit pendant l'évolution de la prostatite suppurée un phlegmon et un abcès périprostatiques à marche également très aiguë. En pratiquant le toucher rectal, on trouve une tumeur périprostatique dont la fluctuation est plus ou moins nette.

Dans d'autres cas au contraire, bien que la suppuration se produise encore à courte échéance, la prostatite et la périprostatite ont une évolution insidieuse. Assez souvent, il s'agit de petits abcès qui siègent sous la muqueuse de l'urèthre postérieur, qui ne donnent lieu qu'à de la dysurie et passent facilement inaperçus, parce que le pus de ces abcès, lorsqu'ils s'ouvrent, se confond habituellement avec la suppuration intra-uréthrale concomitante ou préexistante (Civiale). C'est la forme bénigne de la prostatite suppurée dont je viens de parler.

Dans d'autres cas, il s'agit d'abcès intra-prostatiques ou périprostatiques assez volumineux. « Il n'est pas rare, a dit Civiale, de voir des abcès prostatiques, même considérables, ne causer pendant la vie que des sensations tellement vagues qu'on ne les soupçonne même pas, et qu'on ne les découvre qu'à l'autopsie. »

M. Guyon a fait remarquer que cette dernière forme s'observe de préférence sur les sujets qui souffrent de quelque affection ancienne des voies urinaires, par exemple au cours d'un écoulement chronique de l'urèthre. C'est juste, mais il faut se rappeler qu'on peut observer également cette forme de prostatite suppurée au cours d'une blennorrhagie aiguë. J'en ai observé un cas remarquable, en 1891, à ma clinique. Le malade, un homme jeune et vigoureux, employé aux halles, n'avait point cessé son travail, pourtant très pénible et il n'était venu me consulter que parce qu'il urinait mal et qu'il croyait avoir un rétrécissement de l'urèthre. Il guérit très bien, mais la rétention incomplète d'urine ne disparut qu'au bout de plusieurs semaines. Depuis cette époque, la guérison s'est maintenue.

La forme insidieuse de la prostatite suppurée peut encore être observée au cours d'une pyohémie (Désormeaux).

Dans les cas rares où la *périprostatite* est primitive, la *marche* de l'affection est à peu près la même que lorsque celle-ci est concomitante de la prostatite ; mais il faut noter que la dysurie est moindre, que c'est la défécation surtout qui est gênée.

La *durée* de la prostatite aiguë est très variable, comme on vient de le voir. Elle dépend surtout de la forme que présente l'affection. Ainsi, dans la forme abortive, tous les accidents disparaissent en quatre ou cinq jours (Fournier). Si la prostatite parenchymateuse se termine par résolution, la guérison est souvent complète au bout de 15 à 20 jours. Dans les cas de prostatite suppurée, la guérison survient parfois au bout de trois ou quatre semaines. Un phlegmon prostatique incisé de bonne heure peut guérir en 12 jours. Mais en général la prostatite et la périprostatite suppurées ont une durée beaucoup plus longue, six à huit semaines en moyenne, parfois 12, 15 mois et plus. Le toucher rectal révèle quelquefois l'existence d'un abcès prostatique dont la marche peut rester silencieuse plusieurs mois et même plusieurs années (Civiale), ce que contestent, il est vrai, certains auteurs.

La *terminaison* la plus fréquente de la prostatite aiguë, c'est la résolution, par suite la guérison complète. Le passage à l'état chronique, la persistance d'une induration de la glande, signalée par Velpeau, est exceptionnelle.

La périprostatite également se terminerait assez souvent par résolution.

Lorsque la prostatite et la périprostatite se terminent par suppuration, la guérison est encore la règle aujourd'hui si l'on sait appliquer un traitement rationnel et intervenir au moment opportun. Du reste, abandonnés à eux-mêmes, ces abcès aboutissent en général assez vite à une évacuation spontanée. Néanmoins, dans des cas rares, les symptômes aigus s'atténuent et l'affection se prolonge sous une forme subaiguë pendant des mois. Comme le disait Chassaignac, on assiste « à l'accroissement froid d'un abcès chaud. »

Que l'abcès s'évacue spontanément ou qu'il soit incisé par le chirurgien, il se produit aussitôt un soulagement énorme : les douleurs disparaissent, la miction se rétablit, la défécation s'opère sans difficulté et la fièvre cesse complètement. L'évacuation du pus continue quelques jours, puis le foyer revient sur lui-même, ses parois bourgeonnent, s'adossent et la *cicatrisation* est assurée.

Cette terminaison s'observe surtout dans les foyers de petit volume. Lorsqu'il existe une vaste poche, une véritable caverne prostatique, elle a peu de tendance au contraire à s'oblitérer, parce que ses parois sont adhérentes de toutes parts aux tissus voisins. Après l'évacuation du pus, elle se tapisse d'une membrane analogue à celle des trajets fistuleux et alors l'urine, même les matières fécales, ne donnent plus lieu en général à des phénomènes inflammatoires, disent les auteurs, qui ont soin d'ajouter cependant qu'il n'est point rare également de voir ces cavernes prostatiques s'accompagner de suppurations interminables qui épuisent les malades et les conduisent à la mort après une longue période de souffrances et de cachexie.

Voici comment se fait l'évacuation de ces abcès. Le plus souvent ils s'ouvrent dans l'urèthre, soit spontanément, soit sous l'influence d'un effort de défécation, plus rarement pendant la miction, soit enfin pendant le cathétérisme. Dans ce dernier cas, on voit le pus mélangé d'un peu de sang s'écouler par le canal. L'abcès une fois ouvert, l'écoulement du pus persiste un certain temps. A chaque miction, le jet de l'urine chasse devant lui une quantité variable de pus et devient ensuite limpide. L'évacuation peut se produire également en dehors des mictions. Elle est alors intermittente ; elle a lieu tous les quarts d'heure, toutes les demi-heures : les malades éjaculent pour ainsi dire le pus accumulé derrière le sphincter uréthral. Cette particularité était très nette chez le malade dont je viens de parler. Si l'on place une sonde à demeure, le pus s'écoule au contraire d'une façon constante entre les parois du canal et celles de l'instrument et il vient sourdre au méat.

Parfois la cicatrisation des lèvres de l'ouverture est trop hâtive. Il y a alors des alternatives de réplétion et d'évacuation incomplète qui retardent la guérison.

L'ouverture des abcès prostatiques dans la cavité vésicale est très rare. Aussi ces sortes de vessies supplémentaires constituées par une caverne prostatique communiquant avec le réservoir urinaire et dont parlent les auteurs sont-elles exceptionnelles.

L'ouverture dans le rectum est au contraire assez fréquente : le pus traverse la capsule fibreuse de la glande, l'aponévrose prostato-péritonéale, ulcère la paroi de l'intestin et se déverse dans sa cavité. Si le travail ulcératif s'effectue lentement, de solides adhérences s'établissent entre la capsule fibreuse de la prostate et la paroi rectale et la cicatrisation survient en général assez rapidement. Mais s'il se produit un phlegmon périprostatique, ce qui a lieu le plus souvent, les symptômes prennent une gravité spéciale. En effet, que ces phlegmons soient primitifs ou secondaires, si le chirurgien n'intervient pas activement, il faut redouter de graves *complications*, non seulement la phlébite périprostatique, la pyohémie, mais encore les fusées purulentes lointaines. Celles-ci ont été notées 35 fois sur 77 cas (Thèse de Segond) : fusées dans le périnée antérieur, 15 fois ; fusées dans la fosse ischio-rectale, 8 fois ; cinq fois le pus s'est dirigé vers la région inguinale, deux fois vers le trou obturateur, (Tillaux, Guyon), une fois vers l'ombilic, une fois vers la fesse par la grande échancrure sciatique, une fois vers le rebord des fausses côtes ; une fois l'abcès s'est ouvert dans le péritoine, et une fois le pus a gagné la cavité prévésicale de Retzius.

Dans des cas exceptionnels, on a vu l'abcès s'ouvrir dans la région sphinctérienne de l'urèthre.

J'ai cité deux cas, que j'ai observés l'un à l'hôpital Saint-Louis et l'autre dans ma clientèle privée, qui me paraissent montrer qu'il ne s'agit pas toujours de fusées purulentes, mais d'adéno-phlegmons secondaires. C'est tantôt l'inflammation du ganglion situé sur la partie latérale et inférieure de l'excavation du bassin, tantôt l'inflammation dn ganglion situé entre le trou obturateur et le détroit supérieur, ganglions qui reçoivent les lymphatiques de la prostate, qui est alors le point de départ des accidents.

On s'est également demandé si l'inflammation ne peut pas se propager de l'urèthre au péritoine ou au tissu cellulaire sous-péritonéal par l'intermédiaire des vésicules séminales et du canal déférent.

Quoi qu'il en soit, ces fusées purulentes coïncident en général soit avec une ouverture uréthrale, soit avec une ouverture rectale, et parfois avec les deux simultanément. La première a été notée 64 fois, la seconde 43 fois dans les 77 observations déjà citées (Thèse de Segond.)

Dans la prostatite et la périprostatite suppurées, la mort est assez fréquente. Elle est due, disent les auteurs, soit à l'infection purulente (9 fois sur 23 cas), soit à la suppuration prolongée, soit à la péritonite ou à l'infection des voies urinaires supérieures. En réalité, elle est presque toujours consécutive à une infection générale aiguë ou chronique.

Dans d'autres cas, il y a persistance des trajets fistuleux. Il s'agit le plus souvent de fistules uréthro-rectales. Les urines passent à chaque miction par l'anus en partie ou en totalité. On observe parfois la sortie des gaz intestinaux par l'urèthre, mais il est exceptionnel de voir les matières fécales pénétrer dans l'abcès.

Néanmoins, la prostatite et la périprostatite suppurées se terminent le plus souvent, je le répète, par la guérison complète des malades. Celle-ci a été notée 70 fois sur 114 cas (Thèse de Segond.)

Velpeau a signalé la gangrène comme terminaison possible de la prostatite aiguë. Les uns l'ont expliquée par l'étranglement des tissus (Béraud), les autres par l'infiltration d'urine, enfin il en est qui considèrent que son existence n'est pas démontrée. On sait aujourd'hui que certains microbes contenus parfois dans l'urine, l'urobacillus de Krogius par exemple, peuvent déterminer très rapidement la gangrène des tissus. Il est donc possible que la prostatite aiguë puisse se terminer par gangrène.

Diagnostic. — Le diagnostic de la prostatite aiguë est en général facile. Au début, pendant les 48 premières heures, on peut cependant hésiter à faire ce diagnostic. Dans la grande majorité des cas, je le répète, il s'agit de malades atteints de blennorrhagie. Or, quand apparaît chez eux la prostatite, il existe toujours de l'uréthrite postérieure et très souvent de la cystite. Comment alors reconnaître cette nouvelle complication de la blennorrhagie, surtout si la prostatite présente la forme bénigne sur laquelle M. le professeur Fournier a insisté ? La dysurie, le ténesme rectal, la fièvre surtout, que l'on observe bien rarement dans les uréthrites et dans la cystite, feront penser à la prostatite et le toucher rectal permettra d'affirmer le diagnostic.

La plupart des auteurs insistent sur le diagnostic différentiel de la prostatite et de la *cystite*. Il est cependant bien plus facile que le diagnostic précédent, surtout au début. Comme l'a fait remarquer M. le professeur Fournier, les symptômes fonctionnels présentent de notables différences dans ces deux affections. Ce qui domine dans la cystite, c'est le ténesme vésical, les besoins fréquents et impérieux d'uriner, la douleur à la fin de la miction, l'absence de rétention d'urine et, dans la plupart des cas, l'absence de symptômes généraux : fièvre, inappétence, etc... Enfin, la prostate est normale, mais si l'on fait uriner le malade dans trois verres après avoir pratiqué le lavage continu de l'urèthre antérieur, on trouve généralement du pus dans l'urine de ces trois verres, tandis que l'urine est normale dans la prostatite. Ce liquide ne contient en effet du pus dans cette affection que lorsqu'un abcès prostatique s'est ouvert dans le canal ou dans la vessie.

La *cowpérite*, ordinairement unilatérale, donne lieu à une tumeur qui siège au périnée, à droite ou à gauche de la ligne médiane. Aussi est-elle facile à distinguer de la prostatite.

La *péricowpérite*, comme l'a fait remarquer M. Fournier, pourrait être plus facilement confondue avec la prostatite; mais le toucher rectal permet encore dans ces cas d'éviter une erreur de diagnostic.

Le toucher rectal permet également de ne pas confondre la prostatite avec la *vésiculite*. Lorsqu'il s'agit de l'inflammation des vésicules séminales, on reconnaît en effet la présence d'une ou deux tumeurs oblongues, résistantes, douloureuses, mais *situées au-dessus de la prostate*. Le sperme serait rouillé, sanglant, dans cette affection.

La prostatite suppurée est habituellement facile à distinguer des *suppurations tuberculeuses* de la prostate, car la marche de l'affection est bien différente dans ces derniers cas. Cependant il faut se rappeler que parfois les abcès simples de la prostate ont une évolution lente et insidieuse ; mais chez ces malades le diagnostic est encore possible, parce que dans les cas de tuberculose de la prostate, il existe presque toujours des lésions tuberculeuses concomitantes des vésicules séminales, des épididymes ou d'autres organes.

Lorsque les *kystes* de la prostate deviennent le siège de phénomènes inflammatoires, le diagnostic exact serait presque impossible.

Les *phlegmons* et *abcès* du *creux ischio-rectal* sont au contraire faciles à reconnaître. La position unilatérale de la tumeur, son siège plus latéral, la moindre intensité des troubles urinaires (Zeissl) et surtout l'examen de la prostate permettent d'éviter une erreur de diagnostic. Mais il faut se rappeler que parfois les abcès en question sont dus à une prostatite suppurée, comme je l'ai dit en étudiant la terminaison de cette affection.

Les *abcès urineux* ayant leur siège dans l'étage supérieur du périnée, les *abcès* de cette région dus à des collections purulentes provenant d'un *foyer osseux* ou *périrénal* sont également faciles à différencier de la prostatite suppurée.

Le diagnostic des différentes *formes* que peut présenter la prostatite aiguë sera établi par les symptômes qui ont été décrits, par leur intensité et surtout par la marche des accidents (Fournier).

Lorsque la prostatite s'est terminée par suppuration, c'est le toucher rectal qui permettra de reconnaître la collection purulente et les différentes particularités qu'elle peut présenter. Je répète qu'habituellement on perçoit un certain degré de mollesse, mais rarement une fluctuation franche.

Lorsque l'abcès est petit et siège au-dessous de la muqueuse de l'urèthre postérieur, il n'est souvent reconnu qu'au moment où il s'ouvre dans le canal.

Les abcès de la prostate qui proéminent dans la vessie sont rares et difficiles à reconnaître. J.-L. Petit, dans un cas, put en déterminer l'ouverture et en faire le diagnostic en renversant le bec de la sonde comme pour aller chercher un calcul dans le bas-fond de la vessie.

Lorsque l'abcès s'est ouvert dans l'urèthre, je rappelle que le pus s'écoule en général d'une façon intermittente entre les mictions.

Quand il s'agit d'une caverne prostatique pleine de pus, la fluctuation est manifeste. Les pressions que l'on exerce sur sa face rectale font habituellement refluer par l'urèthre le pus contenu dans le foyer, car cette caverne communique en général avec le canal ; aussi l'urine s'y accumule-t-elle pendant la miction. En pénétrant avec l'extrémité d'une sonde dans cette poche, on a la sensation d'une cavité trop petite pour être la vessie, trop spacieuse pour n'être que l'urèthre dilaté. L'urine y est trouble et odorante alors que celle contenue dans la vessie conserve assez souvent ses caractères normaux (Guyon).

Si l'abcès s'est ouvert dans le rectum, c'est dans les garde-robes qu'il faut chercher le pus ; mais s'il existe en même temps une ouverture uréthrale, à chaque miction les urines passent par l'anus en partie ou en totalité et entraînent ainsi au dehors la plus grande partie du pus.

Les fusées purulentes seront diagnostiquées à l'aide des symptômes propres aux abcès des différentes régions dans lesquelles le pus peut se diriger. Ainsi lorsqu'il fuse dans la fosse ischio-rectale, il donne naissance aux symptômes bien connus des abcès de la marge de l'anus.

Le diagnostic des trajets fistuleux ne présente ici rien de spécial. Tantôt l'issue de l'urine par le rectum ou par le périnée, entre autres, rendra le diagnostic évident, tantôt il faudra recourir aux injections colorées, aux explorations faites avec un stylet pour reconnaître les fistules dont il s'agit.

Peut-on distinguer la périprostatite de la prostatite ? M. Thompson regarde ce diagnostic comme impossible. D'autres auteurs pensent qu'il n'a pas l'importance qu'on a voulu lui donner. M. Guyon croit au contraire qu'il faut savoir reconnaître le phlegmon périprostatique au point de vue du pronostic et du traitement. Dans cette affection, la tumeur phlegmoneuse qui fait saillie dans le rectum serait toujours plus étendue que dans la prostatite simple ; elle paraîtrait plus près de la muqueuse rectale, dont la souplesse a disparu. Les limites de la glande sont effacées, tandis qu'il est toujours possible de retrouver ces limites dans l'abcès intra-prostatique. C'est un empâtement diffus, une plaque phlegmoneuse que l'on a sous le doigt dans les cas de phlegmons périprostatiques. Ce dernier caractère serait pathognomonique.

Mais habituellement il existe à la fois de la périprostatite et de la prostatite et parfois il se forme une sorte d'abcès en double bouton de chemise, dont l'un des points rétrécis correspond à la paroi rectale perforée et l'autre à la portion détruite de l'aponévrose prostato-péritonéale. Un diagnostic précis est alors très difficile.

Quel que soit le siège de ces abcès, lorsqu'ils se vident mal, la fièvre se prolonge et elle est remarquable par les rémissions du matin et les ascensions du soir. C'est là une particularité sur laquelle les auteurs ont beaucoup insisté. Le diagnostic de l'évacuation incomplète de ces abcès est en effet très important au point de vue du traitement,

Pronostic. — Le pronostic de la prostatite aiguë varie suivant la forme que présente cette affection. Dans les deux premières formes, qui comprennent la grande majorité des cas, je rappelle que la guérison a toujours lieu : dans la première, elle est toujours complète ; dans la seconde, il persiste parfois une induration de la glande, mais ces cas sont exceptionnels.

Le pronostic de la prostatite suppurée est au contraire grave. Non seulement la mort est possible dans cette forme de l'affection et même assez fréquente, mais encore, dans les cas où les malades guérissent, on peut observer des lésions consécutives incurables. Dans d'autres cas, les trajets fistuleux qui succèdent parfois à ces suppurations peuvent reculer la guérison de 12 à 15 mois et plus. L'atrophie de la prostate également n'est point rare et elle entraîne parfois à sa suite des troubles du côté des voies

spermatiques : douleur aiguë pendant l'éjaculation, oblitération des conduits éjaculateurs. Cette atrophie peut être
telle que la glande soit réduite à deux mamelons du volume de deux gros pois. On a aussi noté parfois pendant
la convalescence un léger degré d'incontinence d'urine.

Le pronostic de la prostatite suppurée varie du reste
avec la marche de l'affection et avec le traitement.

L'ouverture exclusive des abcès prostatiques dans
l'urèthre comporte un pronostic bénin si elle est précoce.
Le pronostic est plus grave si l'ouverture est tardive ou
si le foyer prostatique est trop volumineux. On a noté 7
cas de mort sur 35 observations d'abcès avec ouverture
uréthrale (Thèse de Segond).

Lorsque l'*ouverture rectale* se fait en temps opportun,
spontanément ou par incision, la marche des accidents est
habituellement simple, la guérison fréquente et assez rapide.

C'est l'évacuation tardive de ces abcès qui aggrave surtout le pronostic. C'est en effet dans ces cas que l'on
observe les plus redoutables *complications :* phlébite pé-
riuréthrale, pyohémie, infiltration d'urine, etc... Un traitement rationnel et opportun atténue donc la gravité du
pronostic de la prostatite suppurée.

Une intervention tardive, la coïncidence d'un abcès périprostatique aggravent au contraire notablement le pronostic, surtout si l'évacuation spontanée de cet abcès est
elle-même tardive. C'est alors que l'on observe les fusées
purulentes et que l'on doit craindre les complications que
je viens de rappeler, surtout la phlébite périprostatique.
Cependant lorsque le pus gagne le périnée antérieur, si
l'ouverture spontanée ou l'incision a lieu de bonne heure,
la guérison s'obtient en général facilement. Mais dans les
conditions inverses, les dégâts produits par la suppura-

tion sont parfois considérables et le pronostic peut acquérir une gravité extrême.

Dans les cas de fusées purulentes, la multiplicité des
fistules consécutives est une circonstance particulièrement aggravante.

Enfin, les auteurs ont fait remarquer que la prostatite
et la périprostatite suppurées empruntent une gravité spéciale à la coexistence d'une hypertrophie de la prostate ou
d'une affection des voies urinaires, telle que calculs, rétrécissements, etc...

Traitement. — Le traitement de la prostatite aiguë
varie suivant la forme que présente cette affection. Dans
la forme bénigne, catarrhale, abortive, le repos au lit, les
grands bains tièdes prolongés, les cataplasmes appliqués
sur la région périnéale et les boissons émolientes suffisent pour faire disparaître l'inflammation de la prostate.

Dans la prostatite parenchymateuse, presque tous les
auteurs insistent sur les excellents résultats que donnent
les émissions sanguines locales. On appliquera au périnée, dit M. le professeur Fournier, 15 à 20 sangsues et l'on
pourra répéter cette émission sanguine locale deux ou
trois fois, suivant les cas.

Les grands bains coup sur coup, prolongés d'une à deux
heures, rendent encore des services.

Les lavements chauds à 55 degrés combinés à des applications périnéales chaudes auraient donné de bons résultats (Reclus) ; mais ce traitement est douloureux.

L'emploi intrarectal de la glace est abandonné.

Pour calmer les douleurs, on préfère généralement recourir à l'usage interne de la belladone, du chloral ; aux
applications sur le périnée de pommades contenant de
l'extrait de jusquiame, de belladone, de ciguë, etc., et aux
injections sous-cutanées de chlorhydrate de morphine, que
d'employer les lavements et les suppositoires calmants,

qui exagèrent l'éréthisme douloureux de la région ano-rectale.

Il ne faut pas attendre que la rétention d'urine soit complète pour recourir au cathétérisme. Il faut sonder les malades dès que la miction est devenue difficile. On emploie une sonde molle ou une sonde coudée en gomme. Comme il existe presque toujours en même temps que la prostatite de l'uréthrite et souvent de la cystite, on doit préalablement pratiquer le lavage de l'urèthre avec une solution saturée et bouillie d'acide borique ; on anesthésie ensuite le canal, on sonde le malade et l'on termine en faisant un lavage de la vessie avec une solution saturée ou sursaturée d'acide borique, suivant que la cystite est plus ou moins intense.

Si le cathétérisme était impossible, il faudrait recourir à la ponction hypogastrique capillaire avec aspiration.

La constipation doit être combattue dès le début à l'aide d'un purgatif léger, que l'on doit prescrire tous les jours. L'huile de ricin surtout est conseillée par les auteurs.

Dans la troisième forme, dans la prostatite suppurée, tous les auteurs reconnaissent qu'une intervention chirurgicale est nécessaire : Lallemand la voulait précoce et même prématurée ; M. Thompson pense « qu'il faut être bien édifié sur l'existence d'une collection purulente avant de se décider à faire une tentative pour l'évacuer par une ouverture artificielle » ; M. Guyon est d'avis qu'il faut inciser au premier indice de suppuration, sans attendre la fluctuation complète.

Pour atteindre les collections purulentes qui siègent dans la prostate ou dans le tissu périprostatique, les chirurgiens, disent les auteurs, ont le choix entre trois voies : l'urèthre, le rectum et le périnée. Il faut en ajouter une quatrième : la fosse ischio-rectale (Péan, Lavaux), qui présente dans certains cas de grands avantages, sur lesquels je me propose d'insister.

Il est rare que l'on ait l'occasion d'ouvrir volontairement un abcès par la voie uréthrale. En général cette ouverture se produit accidentellement pendant le cathétérisme. Si l'on a la certitude qu'un abcès prostatique fait saillie dans l'urèthre et que l'exploration de la face postérieure de la prostate soit absolument négative, on peut cependant provoquer l'ouverture de cet abcès dans le canal en conduisant une sonde métallique jusqu'à l'obstacle, sur lequel on exerce une pression assez forte pendant qu'un doigt introduit dans le rectum comprime la prostate de façon à la faire saillir du côté de l'urèthre.

Si le pus se porte vers le rectum, la plupart des auteurs conseillent de placer le malade dans la position de la taille périnéale, d'introduire l'index gauche jusqu'au point que l'on veut ponctionner et qui ne doit pas être le siège de battements, de glisser le long du doigt un bistouri dont la pointe est cachée dans une boulette de cire et le tranchant recouvert de diachylon jusqu'à un centimètre de son extrémité et d'inciser l'abcès en ayant soin d'abaisser le manche du bistouri pour que la pointe se relève et incise largement. S'il se produit une hémorrhagie, ajoutent ces auteurs, on fera le tamponnement du rectum.

J'ai montré dans mes *Leçons* combien ce procédé aveugle est peu logique et dangereux. Son application a été fréquemment suivie d'hémorrhagies graves. Dans un cas publié par M. Guyon, l'hémorrhagie fut assez abondante pour faire tomber en quelques heures la température axillaire de 39° à 36°. Il faut connaître bien mal le *pincement des vaisseaux* pour recourir à des procédés aussi surannés. La région est cependant facilement accessible. On peut voir le champ opératoire ; or, quand on le voit, si

-un vaisseau plus ou moins important a été sectionné, il est facile de le *pincer* séance tenante avec une pince de Péan.

Lorsque le pus se dirige du côté du périnée, il est indiqué de faire l'incision à ce niveau : M. Thompson la pratique sur la ligne médiane ; mon maître M. Péan et beaucoup de chirurgiens font au contraire l'incision du premier temps de la taille prérectale de Nélaton. Dans l'un et l'autre procédés, on divise les tissus jusqu'à la collection purulente.

Si le pus se dirige du côté de la fosse ischio-rectale, il faut suivre cette voie. J'ai montré dans mes *Leçons* qu'elle peut donner d'excellents résultats.

Quel que soit le procédé employé, il faut désinfecter le mieux possible la cavité de l'abcès et les régions voisines à l'aide de lavages antiseptiques.

Certains auteurs n'admettent pas les indications que je viens de rappeler, bien qu'elles soient acceptées par la majorité des chirurgiens compétents. Ils pensent que l'on doit toujours ouvrir le périnée et aller à la recherche de l'abcès prostatique ou périprostatique dès qu'on est certain de son existence. Cette manière de voir ne saurait être acceptée; comme l'a fait remarquer M. Guyon : l'incision rectale, par exemple, est nettement indiquée lorsque l'abcès est immédiatement sous-jacent à la muqueuse de l'intestin. J'ajoute que la voie ischio-rectale présente du reste les mêmes avantages que la voie périnéale : l'antisepsie et le libre écoulement du pus sont assurés. De plus, ce procédé expose beaucoup moins que le précédent aux fistules consécutives, qui ne sont point rares lorsqu'on suit la voie périnéale et que l'abcès communique avec l'urèthre. Il est évident que l'urine a bien moins de tendance à s'écouler par une voie latérale que par la voie directe que lui offre l'incision périnéale ou l'incision rectale. Mais, je le répète, il ne faut pas être absolu ; on doit reconnaître que chaque procédé a ses indications.

Lorsqu'il existe des fusées purulentes, il faut faire le plus vite possible des incisions au niveau des points où elles sont constatées.

Si l'ouverture spontanée d'un abcès est insuffisante, ce qui est fréquent lorsqu'il s'ouvre dans l'urèthre, il faut se hâter d'intervenir pour assurer l'évacuation complète du pus.

Il faut se rappeler que la rétention incomplète d'urine peut persister quelquefois un certain temps après l'ouverture d'un abcès prostatique dans l'urèthre, ce qui oblige à continuer le cathétérisme jusqu'à ce que la miction s'effectue normalement.

Lorsqu'il persiste des fistules rectales ou périnéales ne communiquant pas avec l'urèthre, elles rentrent dans la catégorie des fistules ano-rectales borgnes et doivent être traitées comme telles.

Quant aux fistules uréthro-périnéales et uréthro-rectales, j'en ai indiqué le traitement en décrivant les maladies de l'urèthre. Je n'y reviens pas.

Il est à noter que l'on peut faire l'antisepsie de l'urèthre chez ces malades ; il suffit d'employer le procédé que j'ai indiqué en décrivant le traitement de la troisième période de l'hypertrophie de la prostate.

Lorsqu'il existe des fistules multiples et communiquant avec l'urèthre, les injections intra-vésicales pratiquées sans sonde peuvent rendre de grands services : une partie du liquide antiseptique passe par ces fistules, les déterge et hâte leur guérison. Mais quand la vessie ne se vide pas complétement l'application de ce procédé est délicate. Si on ne le connaît pas très bien, il est prudent de n'y pas recourir.

Un mot pour terminer du *traitement préventif* de la

prostatite aiguë que l'on observe dans le cours de la blennorrhagie, variété de beaucoup la plus fréquente, ainsi que je l'ai dit. Pour éviter cette complication de l'uréthrite, il faut traiter celle-ci d'une façon rationnelle. On doit se rappeler que les formes graves de la prostatite aiguë, la prostatite suppurée surtout, ne s'observent guère que chez des malades qui ont fait des injections uréthrales en ayant recours au vieux procédé de la seringue ou chez lesquels on a pratiqué des instillations de nitrate d'argent. Ces deux procédés doivent donc être abandonnés et remplacés, je le répète, par les procédés simples, efficaces et inoffensifs que nous possédons depuis quelques années.

Telle est l'histoire résumée de la prostatite aiguë, que les médecins et les chirurgiens ont eu le tort d'étudier d'une façon incomplète, les premiers ne s'occupant que des formes non suppurées et les derniers ne décrivant que les abcès de la prostate, comme s'il s'agissait de deux affections différentes. Il appartenait aux cliniciens qui s'occupent tout spécialement de la pathologie des voies urinaires de montrer que c'était là une erreur regrettable au point de vue des études médicales. En réunissant, dès 1889, dans une seule description, l'étude médicale et chirurgicale de la prostatite aiguë, je crois avoir rendu service aux étudiants en médecine.

Article. II. — Prostatite chronique.

Je ne puis que répéter aujourd'hui ce que j'ai dit dans mes *Leçons* : la prostatite chronique, malgré le nombre considérable de travaux qui ont été publiés sur ce sujet, est une affection mal connue. Les récentes recherches de certains auteurs allemands ne me paraissent pas avoir beaucoup fait avancer la question. La plupart des symptômes de la prostatite chronique diffèrent peu en effet de ceux que l'on constate dans d'autres maladies des organes génito-urinaires. D'un autre côté, l'affection paraît exister bien rarement seule : l'urèthre postérieur, la vessie, les vésicules séminales, sont fréquemment atteintes en même temps que le tissu prostatique, d'où une confusion regrettable dans les symptômes indiqués par les différents auteurs. C'est ainsi par exemple que l'on trouve notés dans certaines descriptions de la prostatite chronique des symptômes qui appartiennent à la cystite ou à l'uréthrite postérieure. Enfin, les lésions que présente le tissu prostatique dans la forme chronique de l'inflammation de la prostate sont encore incomplétement connues. Comme l'a fait remarquer Furbringer, la prostatite chronique ne met pas directement en danger la vie du malade, de sorte que « l'étude anatomique de cette affection s'est un peu trouvée subordonnée aux effets du hasard. »

Anatomie pathologique. — Je ne parlerai pas des suppurations chroniques de la prostate avec destruction plus ou moins complète de la glande : elles ont été décrites dans l'article précédent (*forme insidieuse* des abcès de la prostate). J'y reviendrai du reste en étudiant les calculs prostatiques. Je ne ferai également que citer deux autopsies (Thompson, Le Dentu) dans lesquelles on a trouvé trois ou quatre petits abcès dont le volume ne dépassait pas celui d'un pois. Dans la véritable forme clinique de la prostatite chronique, il n'existe pas de collections purulentes ; cependant M. Thompson, l'un des auteurs qui ont le plus étudié cette question, a vu plusieurs fois l'utricule prostatique rempli de pus. Il ajoute que tantôt les dimensions de la prostate n'ont subi aucune modification, que tantôt le volume de la glande est plus considérable qu'à l'état normal et que tantôt le tissu prostatique présente au contraire un certain degré d'atrophie.

En étudiant la prostatite aiguë, j'ai dit que cette forme

se termine très rarement par l'induration de la glande. M. Thompson a trouvé en effet qu'en général le tissu prostatique, dans la prostatite chronique, présentait au contraire une diminution notable de consistance, une friabilité évidente en même temps qu'une certaine spongiosité. Les glandes seraient gorgées d'un liquide trouble, parfois strié de quelques filets de sang, que la pression des doigts chasse aisément des culs-de-sac glandulaires et des canaux excréteurs dilatés.

Dans presque tous les cas, il existe de l'uréthrite posterieure.

La prostatite chronique est en général exclusivement glandulaire. Parfois cependant elle devient interstitielle (Furbringer) et l'on constaterait des déformations.

Etiologie. — Tantôt la prostatite chronique succède à la forme aiguë, tantôt elle se développe d'emblée. Ses causes sont les mêmes que celles de la prostatite aiguë. Je rappelle que la blennorrhagie joue un rôle considérable dans cette étiologie. Il faut citer aussi les rétrécissements de l'urèthre. Bien que la prostatite chronique puisse coexister avec l'hypertrophie de la prostate, elle est fort rare chez le vieillard. On la rencontre surtout entre 20 et 40 ans.

Comme la forme aiguë, la prostatite chronique est due à *l'infection* de la prostate par divers microbes pathogènes.

Symptômes. — Les suintements ou écoulements uréthraux constituent un des symptômes les plus importants de la prostatite chronique ; mais on est loin de s'entendre sur la nature de ces écoulements. « Autant d'auteurs, autant d'opinions », dit M. Le Dentu.

Furbringer et d'autres auteurs donnent à ces écoulements le nom de *prostatorrhée*. J'y reviendrai.

M. Guyon a principalement insisté sur la *modalité de l'écoulement*, qui ne se fait pas par gouttelettes successives, mais qui arrive par une sorte de petite éjaculation, d'où les plus grandes dimensions des taches que l'on trouve sur la chemise des malades. Il rappelle, fait déjà noté par les auteurs, que c'est souvent *pendant les efforts de défécation* que le liquide apparaît au méat. La pression directe de la prostate avec le doigt introduit dans le rectum provoque également l'issue du liquide à l'extérieur. On peut alors recueillir cette sécrétion et l'examiner au microscope.

M. Thompson préfère recueillir le liquide pendant la miction en faisant uriner le malade dans deux verres, dont le premier ne contient que peu d'urine mélangée à la sécrétion pathologique située dans l'urèthre postérieur. Ce moyen est excellent, à condition de faire préalablement le lavage continu de l'urèthre antérieur.

Mais comme il existe presque toujours de l'uréthrite postérieure chez les malades atteints de prostatite chronique, on ne recueille ainsi, quel que soit le procédé employé, qu'un mélange des sécrétions uréthrales et prostatiques. Aussi Furbringer a-t-il soin de faire remarquer que la *prostatorrhée* produite par la prostatite chronique diffère de « l'écoulement du liquide prostatique *normal* », qui du reste a été mis en doute par Ch. Robin. C'est un écoulement *trouble*, *épais*, muqueux ou muco-purulent, qui ressemble, ajoute Furbringer, au point de vue macroscopique « à la sécrétion de la gonorrhée chronique. A *l'examen microscopique*, on trouve, à côté des éléments figurés du pus, des *granulations*, des molécules de *graisse* et du *pigment* jaune ; souvent on rencontre des hématies et dans une série de cas, comme éléments très importants, des *corpuscules amyloïdes stratifiés* et des débris d'épithélium *cylindrique*. »

Bien qu'il existe à la fois de l'uréthrite postérieure et de la prostatite chronique, on peut néanmoins, dans certains cas, isoler les sécrétions des glandes prostatiques. J'y reviendrai à propos du diagnostic.

Dans *l'urine*, le liquide apparaît sous forme de *filaments uréthraux*.

Habituellement, les malades se plaignent d'une sensation de plénitude, de gêne, parfois même de vives douleurs au périnée ou aux environs de l'anus, lesquelles peuvent être passagères ou permanentes, mais augmentent presque toujours sous l'influence de la marche, de la position assise prolongée et des secousses de la voiture.

La prostatite chronique produit bien rarement des troubles de la miction. Ceux-ci, quand ils existent, et les troubles de l'éjaculation sont ordinairement dus à des lésions concomitantes de l'urèthre postérieur, de la vessie et des vésicules séminales.

Quoi qu'en dise Furbringer, la défécation est rarement difficile et douloureuse.

Les fonctions génitales sont médiocres et les manifestations nerveuses et mentales sont variées. Les auteurs insistent sur l'influence fâcheuse qu'a cette affection sur le moral des malades.

Le *toucher rectal* permet de constater dans un certain nombre de cas que la pression au niveau de la prostate détermine une sensation douloureuse. On trouve encore parfois une augmentation de volume de la glande ; mais l'irrégularité dans sa forme est exceptionnelle (Thompson). On a noté quelquefois des zones indurées.

Marche. — Durée. — Terminaison. — La prostatite chronique a rarement un *début* bien caractérisé. En général, les troubles provoqués par cette affection se distinguent peu de ceux de la blennorrhée, qui l'a déterminée et qui persiste (Furbringer). Aussi la prostatite chronique serait-elle souvent méconnue, suivant certains auteurs.

Quand elle succède à la prostatite aiguë, il s'agit ordinairement d'une simple induration de la glande.

On a beaucoup insisté sur la *marche* irrégulière de l'affection, qui procéderait par poussées plus ou moins prolongées et rapprochées, poussées qui me paraissent dues
à des infections répétées et°non à de simples congestions,
comme le veulent les auteurs. Il faut néanmoins reconnaître qu'il est exceptionnel que ces poussées déterminent
une inflammation aiguë.

La *durée* est longue ; on admet que c'est une affection
tenace.

La *terminaison* serait toujours la guérison. Elle finit
toujours par disparaître, disent certains auteurs, mais
c'est parfois au bout d'un temps très long.

Pronostic. — La prostatite chronique, dit Furbringer,
est une affection des plus tenaces : « l'écoulement continu, intarissable, met les malades dans un état de dépression et de mélancolie, même s'ils n'étaient pas neurasthéniques auparavant. »

Ainsi que je l'ai fait remarquer dans mes *Leçons*, il est
possible en effet que certaines blennorrhées tenaces, aujourd'hui tout à fait exceptionnelles, soient entretenues
par une prostatite chronique même très légère, car les
blennorrhées en question se présentent toujours actuellement, grâce aux progrès réalisés dans le traitement de
l'uréthrite chronique, sous la forme bénigne que j'ai décrite en étudiant cette affection. L'infection de l'utricule
prostatique, par exemple, ne pourrait-elle pas expliquer
de légères recrudescences qui suivent immédiatement le
coït pratiqué dans des conditions qui ne permettent guère
de penser à une infection secondaire ? Une auto-infection
est bien plus admissible dans ces cas. La nature de l'écoulement, qui existe à peine, et celle des filaments semble
indiquer du reste qu'il ne s'agit pas exclusivement d'une
sécrétion uréthrale. On peut dire, il est vrai, que l'infection est due dans ces cas à une vésiculite, mais on n'en

trouve habituellement aucun symptôme. On peut encore objecter qu'il s'agit d'une tuberculose au début ; mais le fait n'est pas prouvé. Il faut cependant reconnaître que chez un sujet prédisposé la prostatite chronique favorise le développement de la tuberculose.

Tout en admettant avec M. Guyon que la prostatite chronique ne présente ordinairement de gravité que par les difficultés que l'on a pour la guérir et par les troubles nerveux et intellectuels qui l'accompagnent, il est bon cependant, on le voit, de faire quelques réserves au point de vue du pronostic de cette affection.

Diagnostic. — Le diagnostic de la prostatite chronique est difficile. Il s'appuie moins sur les sensations subjectives du malade que sur l'état de la prostate, que l'on peut apprécier par le toucher rectal, sur la quantité et la composition de l'écoulement et ses rapports avec la défécation (Furbringer). « Si en comprimant la prostate à travers le rectum, ajoute cet auteur, on voit apparaître au niveau du méat urinaire une sécrétion *liquide, laiteuse,* c'est-à-dire un liquide prostatique normal, ne contenant pas de leucocytes, on peut être certain qu'il *ne s'agit sûrement pas de prostatite.* Nous considérons ce procédé comme très important et très commode pour le diagnostic négatif. »

Pour éviter toutes chances d'erreur, Furbringer conseille de faire uriner préalablement les malades. On peut sans inconvénient faire plus dans ces cas ; on peut nettoyer complétement l'urèthre postérieur et la vessie en pratiquant des injections intra-vésicales sans sonde, car le réservoir urinaire se vide complétement chez presque tous ces malades.

Après avoir pris ces précautions, si le liquide prostatique contient un grand nombre de corpuscules de pus, c'est qu'il existe un catarrhe des canaux excréteurs des glandes prostatiques. La présence de nombreux corpuscules *amyloïdes*, de nombreuses *cellules cylindriques typiques* et surtout de « *cristaux spermatiques* » volumineux de Bœttcher a également une grande valeur au point de vue du diagnostic de la prostatite chronique, dit Furbringer, qui affirme que la base de ces cristaux est contenue dans le suc prostatique.

Paget et Clark ont également décrit une sécrétion particulière des follicules prostatiques : ce sont des cylindres hyalins avec terminaison en massue.

La présence de nombreuses cellules cylindriques ou de corpuscules amyloïdes stratifiés dans les *filaments uréthraux* témoigne de l'existence d'une prostatorrhée (Furbringer).

L'*hypersécrétion* des glandes de *Cowper* se distingue facilement de l'écoulement prostatique. C'est un liquide hyalin, très visqueux, qui s'étire comme du verre fondu. Au microscope, on constate qu'il ne contient aucun élément anatomique. Du reste, il s'écoule d'une manière continue et sous l'influence d'une excitation sexuelle.

Lorsqu'il existe de l'uréthrite postérieure, le diagnostic différentiel est très difficile avec l' « *azoospermatorrhée* », c'est-à-dire avec les pertes séminales compliquées d'azoospermie (Furbringer).

L'examen microscopique permettra de reconnaître facilement la *spermatorrhée*.

La *tuberculose de la prostate* se différencie aisément de la prostatite chronique ; mais si les deux affections existent simultanément il faudra chercher du côté des vésicules séminales et des épididymes pour voir s'il n'existe pas au niveau de ces organes des noyaux tuberculeux. On examinera encore à ce point de vue la vessie, les reins et surtout les poumons.

Les *états névropathiques* à localisations périnéales douloureuses seront reconnus à l'absence d'écoulement et de symptômes du côté de la prostate.

Lorsqu'il existe de la cystite, de l'uréthrite postérieure et de la prostatite chronique, on peut encore faire un diagnostic précis en prenant les précautions que je viens de rappeler. Mais, ainsi que le fait remarquer lui-même Furbringer, « les difficultés diagnostiques peuvent souvent être insurmontables », surtout en l'absence de tout changement de volume de la prostate.

Traitement. — Bien que les auteurs aient beaucoup écrit sur le traitement de la prostatite chronique, la *thérapeutique vraiment utile* de cette affection peut être résumée en quelques mots. Tous les auteurs compétents reconnaissent que le traitement basé sur l'étiologie de la prostatite chronique est celui qui mérite le plus de confiance (Furbringer). C'est donc le traitement de l'uréthrite postérieure qu'il faut appliquer. Après avoir fait uriner le malade, et avoir anesthésié la muqueuse uréthrale, on fait des injections intra-vésicales *sans sonde* avec une solution saturée d'acide borique un peu chaude. Comme il n'y a pas habituellement de rétention incomplète chez ces malades, on peut répéter aussi souvent que l'on veut ces injections. On peut également recourir aux solutions faibles de nitrate d'argent, ainsi que je l'ai dit en étudiant l'uréthrite, mais il ne faut pas employer les instillations de nitrate d'argent, qui pourraient aggraver l'état des malades.

Furbringer conseille le *massage* de la prostate, c'est-à-dire la compression de la glande à travers le rectum pour chasser dans l'urèthre postérieur les sécrétions qu'elle contient. On lave ensuite l'urèthre.

Il est permis de se demander si cette petite opération est bien inoffensive. Quoi qu'il en soit, si l'on veut y recourir, je crois qu'il est prudent de nettoyer préalablement la cavité uréthro-vésicale et de laisser dans la vessie une assez grande quantité d'une solution saturée d'acide borique, que le malade rendra après le massage de la prostate et qui chassera au dehors les sécrétions que l'on aura fait refluer dans l'urèthre postérieur.

On a encore conseillé l'électricité, parfois sous forme de courants induits, mais surtout sous forme de courants continus (Tripier). Le pôle négatif est appliqué dans le rectum, sur la face postérieure de la prostate, et le pôle positif sur le périnée. Le courant ne doit pas dépasser six à dix milliampères et durer plus de cinq à dix minutes.

Le traitement général varie suivant les cas. Les troubles de la nutrition générale, la dépression morale profonde, seront combattus suivant les règles générales de la thérapeutique. Il faut surtout rassurer ces malades, dont la plupart se croient gravement atteints, alors que le plus souvent il s'agit d'une affection bénigne mais en général d'assez longue durée.

CHAPITRE III

CALCULS ET CONCRÉTIONS DE LA PROSTATE

Avec Béraud, on peut admettre trois variétés de calculs de la prostate : la première comprend les calculs qui prennent naissance et se développent dans la glande, ce sont de véritables *concrétions*; la seconde comprend les calculs consécutifs à la taille périnéale, et la troisième, les calculs qui se développent dans une cavité prostatique.

PREMIÈRE VARIÉTÉ. — Comme les glandes salivaires, le pancréas, etc., la prostate peut donner naissance à des *concrétions calculeuses*, dont le nombre, la forme, la consistance, le volume sont très variables. Reconnues par la plupart des anatomistes, elles ont été signalées dès le seizième siècle; mais ce n'est qu'en 1762 que Morgagni, le premier, en donna une description assez complète. Cruveilhier y ajouta peu de chose; mais Ch. Robin fit reconnaître la composition intime de ces concrétions calculeuses. Parmi les nombreux auteurs qui se sont encore occupés de cette question, il faut citer Béraud, Civiale, Paulitzky, Thompson, Nélaton, Virchow, M. le professeur Le Fort, etc...

Les concrétions calculeuses de la prostate ont été considérées comme un produit normal (Ch. Robin). Elles sont presque constantes dans le tissu prostatique après la puberté, mais c'est principalement chez les vieillards qu'on les rencontre. Leur nombre et leur grosseur paraissent en effet s'accroître en proportion de l'âge des sujets. Il en est surtout ainsi lorsqu'il existe une hypertrophie de la prostate, mais ces concrétions ne jouent pas dans la pathogénie de cette affection le rôle important que leur a attribué M. Sappey. Les auteurs ont encore noté l'influence de la continence prolongée sur la production de ces concrétions. Voilà tout ce que l'on sait de *l'étiologie* des *calculs endoprostatiques.*

Ch. Robin a bien montré qu'il existe plusieurs sortes de ces concrétions endoprostatiques : les *concrétions azotées*, solides ou demi-solides et les *concrétions phosphatées*, pierreuses, sont du reste admises par tous les auteurs compétents.

Les *concrétions azotées* intéressent plus le physiologiste que le clinicien. Elles occupent les conduits excréteurs des glandes et assez souvent les culs-de-sac glandulaires; on les trouve aussi sous l'épithélium uréthral de chaque côté du verumontanum.

Le *nombre* de ces concrétions est variable, mais il est

souvent considérable. Dans un cas, M. Thompson en
compta plusieurs milliers qui étaient contenus dans les
canaux excréteurs distendus en cœcum. Parfois ces concrétions sont tellement nombreuses que « l'organe entier
en est en quelque sorte farci, qu'il en existe dans toutes les
ramifications canaliculées du système excréteur, ainsi que
dans les acini. »

Leur *volume* varie, disent la plupart des auteurs, d'un
centième de millimètre à 2 et même 3 millimètres de diamètre. Les plus volumineuses, dit M. Thompson, « ont
d'ordinaire la taille de grains de pavot. »

Leur *forme* est tantôt ovoïde, tantôt arrondie, parfois
prismatiques; souvent ces concrétions s'entassent et se
déforment les unes contre les autres en s'imprimant réciproquement des facettes, ce qui leur donne une apparence
polyédrique.

Leur *couleur* dépend en grande partie de leur volume.
Quand elles sont très petites, elles sont presque incolores
(Ch. Robin); plus grosses, elles ont une couleur qui varie
du jaune ambre au brun le plus sombre; aussi Morgagni
les avait-il comparées à des grains de tabac à priser et
d'autres auteurs à des graines de pavot.

Au microscope, la coloration est à peu près la même,
excepté pour les concrétions noirâtres, qui prennent alors
une teinte rouge.

Leur *structure* mérite d'être notée : on constate au microscope que ces concrétions sont ordinairement formées
de stratifications concentriques d'autant plus marquées
que le calcul est plus gros et qui rappellent celles que l'on
observe sur les grains d'amidon (Virchow). Le centre est
occupé par un petit noyau uni, facile à distinguer. Mais
lorsque ces concrétions sont très petites, elles sont souvent amorphes.

Ces concrétions calculeuses sont des *corps azotés* (Ch.

Robin). Leur opacité résulte d'une incrustation de phosphate et de carbonate de chaux ou de magnésie ; mais il est difficile de dire d'une façon précise en quoi consiste la partie azotée.

L'origine de ces concrétions présente encore quelques points obscurs. On sait qu'il s'agit d'un produit de sécrétion, que ce sont des *sympéxions* (Ch. Robin) ; mais tandis que M. Thompson admet que les noyaux de ces concrétions sont formés par l'agglomération de ces corps jaunes, de 5 à 10 millièmes de millimètre, d'apparence soit granuleuse, soit homogène, très réfringents, au point de simuler sous le champ du microscope des globules huileux et qui existent en très grand nombre dans le liquide prostatique, d'autres auteurs pensent que ce sont des cellules glandulaires ayant subi la dégénérescence amyloïde qui forment le noyau autour duquel viendront se placer les couches concentriques résultant des sécrétions de la glande. L'addition de sels terreux au sein de ces petites masses est généralement considérée comme le résultat de l'irritation qu'elles déterminent à leur périphérie.

Certains auteurs ont encore fait remarquer qu'il est parfois difficile de savoir si la poche qui contient ces concrétions a été formée aux dépens des conduits prostatiques ou des conduits éjaculateurs, si leur origine est dans le sperme ou dans le liquide prostatique.

Les *concrétions phosphatées*, véritables calculs, dérivent souvent des sympexions qui viennent d'être décrits et dont elles représentent le dernier degré d'incrustation calcaire. Dans d'autres cas, ces calculs endoprostatiques se forment d'emblée et il n'est pas rare alors de les constater chez des sujets jeunes, de 20, 22, 26, 27 ans. On les trouve également à un âge très avancé : l'un des malades observés par M. Thompson était âgé de 85 ans.

Les concrétions phosphatées sont beaucoup plus rares

que les concrétions azotées, mais elles intéressent à la fois le physiologiste et le clinicien. Bien étudiées dès la fin du dix-huitième siècle par les auteurs anglais : Livingston, Wollaston, Cheston, etc., elles furent ensuite l'objet de travaux plus ou moins importants de la part de Dupuytren, Brodie, Civiale, sir Henry Thompson, Nélaton, Demarquay, etc...

Les concrétions phosphatées occuperaient habituellement la partie inférieure de la prostate et parfois les orifices des conduits éjaculateurs. Au début, ces concrétions sont contenues dans des follicules distincts, mais bientôt elles déterminent l'atrophie, la disparition même des parois de ces follicules, d'où la formation d'une poche unique dans laquelle ces concrétions peuvent s'agglomérer pour ne plus former qu'un seul calcul. Dans d'autres cas, on en trouve plusieurs. Parfois ils s'enkystent; dans certains cas même la poche qui leur sert d'enveloppe contient une quantité assez notable de liquide (Thompson).

Parfois la prostate tout entière se convertit en une poche unique, remplie de calculs et de dimensions considérables.

Le *nombre* de ces concrétions phosphatées est parfois énorme; dans un cas, Cruveilhier ne put les compter : la prostate tout entière était convertie en un tissu spongieux dont les cellules, qui communiquaient toutes les unes avec les autres, étaient remplies de calculs. Les auteurs ont encore noté les chiffres de 200, 50, 29, 16 concrétions phosphatées chez le même sujet.

Leur *volume* varie habituellement de celui d'un grain d'orge perlé à celui d'un pois. On en aurait trouvé qui avaient le volume d'une fève, d'une noix (Bourdillat) et même d'un œuf de poule (Goyard); mais il s'agit de masses formées par une réunion de ces calculs (Thompson). On a vu ces masses, ajoute cet auteur, atteindre de 10 à 12 centimètres de longueur. Dans ces cas, elles s'étendent à l'intérieur et le long de l'urèthre, et même jusque dans la vessie.

La *forme* de ces calculs est très variable : arrondie, ovoïde ou polyédrique, à facettes leur permettant de se presser les uns contre les autres, parfois allongée, cylindrique ou arborescente.

Leur *couleur* est en général d'un gris blanchâtre ; dans le cas de Cruveilhier, on ne voyait qu'un sable brun.

Leur *surface*, rugueuse quand ces calculs sont isolés, est au contraire lisse, unie et comme vitrifiée quand ils sont multiples.

Leur *consistance*, surtout quand ils présentent ce dernier aspect, est dure et leur texture est si ferme qu'ils ressemblent à de la porcelaine (Barker).

Leur *structure* est analogue à celle des concrétions azotées : les stratifications successives sont souvent indiquées, quand on coupe le calcul, par des teintes différentes.

Leur *composition chimique* est variable ; mais l'élément constitutif essentiel, comme l'a montré Wallaston, en 1797, c'est le *phosphate de chaux*, qui existe tantôt seul (R. Leroy, d'Etiolles), tantôt mélangé à du carbonate de chaux et à de la matière animale, tantôt à du carbonate de chaux et à du phosphate ammoniaco-magnésien.

On n'aurait trouvé qu'une seule fois de l'oxalate de chaux et dans la partie centrale du calcul, de sorte que l'on s'est demandé s'il s'agissait bien dans ce cas d'une concrétion exclusivement endoprostatique.

La *pathogénie* de ces calculs est la même, dit M. Thompson, que celle des calculs que l'on observe dans les autres glandes. « C'est un fait bien connu maintenant, dit-il, que les membranes sécrétantes, dans toutes les parties du corps, tendent à déposer une matière terreuse opaque sous l'influence de certaines formes ou de certains degrés d'irritation ; dans tous les cas, ce produit consiste principalement en phosphate de chaux, avec une petite quantité de carbonate : c'est ainsi que la membrane sécrétante d'un follicule prostatique paraît produire un liquide d'où se précipitent des sels terreux qui enveloppent le noyau. »

Deuxième variété. — La deuxième variété des calculs prostatiques est aujourd'hui exceptionnelle. La *taille périnéale* est en effet très rarement employée actuellement pour extraire les calculs de la vessie. Autrefois, il n'était point rare au contraire de voir après cette opération un petit calcul ou des fragments de calculs vésicaux que la pression des tenettes avait morcelés pendant l'extraction rester entre les lèvres de la plaie de la prostate, s'y développer, s'y emprisonner même en s'isolant complétement des voies urinaires. Parfois la plaie faite à la prostate se cicatrisait du côté de l'urèthre et du périnée ; puis, au bout d'un temps variable, la plaie se rouvrait pour se fermer encore et finir par s'ouvrir définitivement. Dans ce cas, le calcul conservait à peu près la forme qu'il avait au moment où il s'était logé dans la prostate. Mais dans d'autres cas la plaie périnéale seule se cicatrisait complétement, la plaie uréthrale de la prostate ne se fermait que pour se rouvrir : le calcul se trouvant ainsi en contact avec l'urine, de nouvelles stratifications se formaient constamment à sa surface et on le voyait croître à la fois du côté du canal uréthral et du côté du périnée. Enfin, les deux plaies se fermaient parfois définitivement et le calcul se trouvait enfermé comme dans un kyste où il restait sans s'accroître et sans manifester sa présence (Nélaton).

Il faut ajouter qu'il était assez souvent question d'enfants dans les observations citées par les auteurs.

D'autre part, dès 1778, Louis avait fait remarquer qu'il était fréquent après la taille périnéale de voir des phosphates se déposer sur les lèvres du trajet lors même que l'urine ne faisait que le traverser. J'y reviendrai en étudiant la troisième variété des calculs de la prostate.

Le plus souvent, il n'existe qu'un seul calcul prostatique après la taille périnéale, mais parfois cependant on en rencontre plusieurs.

Le *volume* de ces calculs est variable. Quand il en existe plusieurs, ils ont parfois le volume d'une aveline (Louis) ; mais s'il n'y en a qu'un seul il peut atteindre le volume d'un œuf et même celui du poing (Gaigneau).

La composition chimique de ces calculs est la même que celle des calculs vésicaux (Nélaton), mais les auteurs ont noté que dans la plupart des cas ils sont presque entièrement formés de phosphate de chaux.

Troisième variété. — Les calculs de cette variété se développent dans une cavité prostatique artificielle. Parfois il s'agit d'une caverne tuberculeuse ; dans d'autres cas, elle est consécutive à l'évacuation d'un abcès de la prostate ou bien il s'agit d'une fistule uréthro-rectale ou uréthro-périnéale qui traverse la glande prostatique. Après la taille périnéale, par exemple, on peut voir se produire une fistule persistante ou bien une véritable cavité prostatique due à ce que la plaie périnéale seule s'est cicatrisée. Les autres causes citées par les auteurs sont plus rares. Il faut encore noter cependant une ulcération de la prostate chez certains rétrécis.

Quelle que soit la cause qui ait produit la cavité prostatique, l'urine y pénètre et les sédiments qu'elle contient peuvent s'y déposer, s'y conglomérer, donnant ainsi lieu à des calculs plus ou moins volumineux.

Mais il ne s'agit pas toujours de calculs *autochthones*. Parfois, c'est un calcul *migrateur*, rénal ou vésical, ou un fragment de calcul vésical qui pénètre dans la cavité prostatique et s'y développe.

Béraud et un grand nombre d'auteurs admettent qu'un petit calcul peut même se fixer dans l'urèthre postérieur normal, surtout chez l'enfant, particulièrement sur l'un des côtés du verumontanum, déprimer peu à peu la muqueuse uréthrale, l'ulcérer et se loger dans l'épaisseur du tissu prostatique, perdant quelquefois sa communication avec l'urèthre. Mais si la solution de continuité reste béante, le calcul augmente rapidement de volume.

Comme dans la variété précédente, le *nombre* et le *volume* de ces calculs sont variables.

Quelle que soit la variété des calculs prostatiques qui viennent d'être étudiés, lorsqu'ils sont volumineux, l'urèthre postérieur, qui communique très souvent à cette période avec la poche contenant le calcul, se dilate, dit Nélaton, « au point d'acquérir une capacité qui rappelle celle de la vessie; ce réservoir, au contraire, diminue de capacité; ses parois s'hypertrophient, tandis que les parois de la poche prostatique diminuent d'épaisseur en augmentant de dimension. Mais, en même temps que la concrétion calculeuse fait des progrès et qu'elle refoule le tissu de la prostate, on voit cette glande se détruire par un travail d'ulcération progressif, et le calcul finit par proéminer du côté du rectum et s'échappe quelquefois par cet intestin. »

Symptômes. — Les concrétions azotées passent le plus souvent inaperçues pendant la vie. Ainsi que le font remarquer les auteurs, elles doivent être regardées presque exclusivement comme une curiosité anatomique.

Les concrétions phosphatées et les calculs des deuxième et troisième variétés peuvent également rester longtemps ignorés, parce qu'ils ne déterminent aucun symptôme bien net. Cependant si les concrétions phosphatées, quoique petites, sont nombreuses et proéminent du côté de l'urèthre et de la vessie, elles peuvent donner lieu à la plupart des symptômes de l'hypertrophie de la prostate.

Lorsque les calculs prostatiques occupent le voisinage de la face rectale de la glande, ils causent de la gêne à ce niveau et les malades se plaignent également d'une sensation de pesanteur et même de douleur au périnée.

Lorsqu'ils siègent dans le voisinage des conduits éjaculateurs ou qu'ils sont volumineux, on a signalé parfois les éjaculations douloureuses et le priapisme (Blandin).

Les urines deviennent quelquefois sanguinolentes et lorsque les calculs sont volumineux, on peut observer non seulement de la dysurie mais encore des accidents de rétention d'urine complète ou incomplète. Cette rétention peut également être due à un spasme du sphincter uréthral (Reliquet).

Les symptômes des diverses variétés de calculs de la prostate sont d'ailleurs encore assez mal élucidés. Les manifestations cliniques sont variables. Les auteurs signalent comme très significatif un fait qui est noté dans la plupart des observations de calculs de la deuxième variété : c'est l'établissement d'une *fistule périnéale*. Dans la troisième variété, au contraire, il se produirait surtout une *fistule rectale*.

Marche. — Durée. — Terminaison. — La *marche* de cette affection est variable. Je répète que les sympexions augmentent en général avec l'âge et passent ordinairement inaperçus.

Les vrais calculs prostatiques ont également une évolution lente dans la plupart des cas. Ils sont souvent tolérés pendant plusieurs années. Ainsi la présence des calculs prostatiques consécutifs à la taille périnéale ne se manifeste pas en général immédiatement; ce n'est que longtemps après cette opération que l'on s'aperçoit de leur existence dans la glande. Souvent ils ne se montrent qu'après un an, deux ans, trois ans et même davantage.

Dans le cas de Millet, le calcul prostatique ne fut constaté qu'après 15 ans ; dans celui de M. Guyon, le malade ne se présenta à l'hôpital que 12 ans après la taille périnéale. La pierre, grosse comme un petit œuf, fut extraite du périnée.

Je dois faire une remarque au sujet de ce dernier cas. M. Guyon ne semble pas considérer cette variété de calculs comme de vrais calculs prostatiques. Voici en effet ce qu'il a écrit en 1888 (1) : « Je dirai qu'après vingt ans d'exercice dans cet hôpital et de pratique privée je n'ai pas encore rencontré une fois ce que l'on appelle un calcul de la prostate. Sans doute, j'ai vu, comme tous les chirurgiens des pierres dans l'urèthre prostatique, mais jamais, je le répète, des concrétions lithiques dans l'épaisseur de la glande. »

D'ans d'autres cas, la marche est au contraire assez rapide. Un enfant, dont Louis a rapporté l'observation, avait été taillé à 8 ans, et moins de deux ans après il portait sous la cicatrice une tumeur du volume d'une noix.

Tôt ou tard, disent les auteurs, les calculs de la prostate déterminent des poussées inflammatoires qui se traduisent habituellement par des douleurs très vives et sont séparées par des périodes de calme qui durent souvent un an et plus. Au bout d'un temps variable, en effet, la poche qui contient le calcul finit généralement par *s'infecter*, d'où une inflammation plus ou moins vive de la prostate. C'est alors que se produisent des suppurations chroniques, souvent de l'infiltration d'urine et qu'apparaissent des fistules périnéales ou rectales et parfois des fistules multiples.

La *durée* de l'affection, quelle qu'en soit la variété, est presque toujours longue. La durée des concrétions azotées

(1) Loc. cit., page 1091.

est du reste indéfinie, puisque ces concrétions seraient
constantes à partir de la puberté. Quant à la durée de l'affection dans les deux dernières variétés, elle est généralement longue et même parfois très longue : 25 ans (Louis),
50 ans (Gaigneau).

La *terminaison* serait souvent la guérison, soit après
une intervention chirurgicale, soit après la sortie spontanée du calcul par une ouverture fistuleuse ordinairement précédée d'un abcès plus ou moins volumineux
(Covillard, Gaigneau, Louis). Abandonnés à eux-mêmes,
disent les auteurs, les calculs prostatiques se font quelquefois jour spontanément soit par l'urèthre préalablement ulcéré, soit par le rectum ou par le périnée. Mais
lorsqu'on n'intervient pas, il n'est point rare également
de voir les malades mourir *d'infection générale*, de fièvre
urineuse. Du reste, une rétention complète d'urine, comme
l'a montré Civiale, peut obliger le malade à consulter
enfin un chirurgien, qui souvent intervient alors dans de
mauvaises conditions et ne réussit pas toujours à éviter
une terminaison fatale. D'autre part, la persistance d'une
fistule est à craindre après l'expulsion spontanée de la
pierre. La suppuration chronique qui accompagne ordinairement les calculs dans ces cas produit en effet des désordres en général considérables et parfois irréparables.
Si l'on intervient au contraire en temps opportun, on a
bien des chances aujourd'hui d'obtenir une guérison complète, grâce aux progrès qui ont été réalisés dans ces dernières années.

Diagnostic. — Le diagnostic des calculs et concrétions
prostatiques est habituellement difficile. Il est rare que
les concrétions, même les concrétions phosphatées, causent des troubles appréciables. Lorsque ces troubles existent et appellent l'attention, le toucher rectal permet de
constater dans certains cas des saillies au niveau de la

prostate et même parfois de la crépitation si les calculs
sont multiples, ce qui confirme le diagnostic. Civiale a
conseillé d'introduire le doigt dans le rectum après avoir
porté une sonde dans la vessie. « En palpant avec précaution, dit-il, on parvient quelquefois à s'assurer de la présence des corps étrangers, soit par une dureté spéciale et
circonscrite que présente le point correspondant, surtout
lorsqu'ils sont plus voisins de la partie de la glande tournée vers l'anus que de l'autre, soit par un bruit ou une
sensation de frottement résultant de leur collision, quand
il y en a plusieurs qui se touchent d'une manière immédiate. »

Il faut ajouter que la pression peut déterminer de la
douleur et une sensation rappelant celle d'une piqûre.

Si le calcul prostatique fait saillie dans l'urèthre postérieur une grosse bougie molle introduite dans le canal
peut rapporter l'empreinte du calcul. Civiale fit ainsi un
diagnostic précis dans un cas resté célèbre. Chez le
comte de W..., dit-il, le cathétérisme ordinaire n'avait
fourni aucun renseignement, bien que les explorations
eussent été faites par les premiers chirurgiens de l'Angleterre.

Lorsque le calcul siège dans une excavation de la prostate, M. Reliquet conseille d'employer une petite sonde
métallique coudée de Mercier à bec court. Avec cet instrument on explore la cavité prostatique comme le bas-
fond de la vessie et en maintenant le bec de la sonde
contre la surface du calcul pendant qu'on attire ou qu'on
pousse le pavillon, on a une idée du diamètre antéro-postérieur du calcul.

Quand il s'agit d'une pierre consécutive à la taille périnéale, si elle est volumineuse elle peut être reconnue à
travers l'intestin et le périnée.

Mais, comme l'a fait remarquer Nélaton, les calculs de

la prostate, même d'un certain volume, échappent parfois à l'examen le plus attentif. Vidal a cité un cas de calcul gros comme un œuf qui n'avait pas été reconnu.

Lorsqu'il persiste une fistule périnéale après la taille ou qu'il existe une fistule uréthro-rectale ancienne, il faut avoir soin d'examiner attentivement ces trajets fistuleux ainsi que la prostate et l'on évitera souvent ainsi les erreurs de diagnostic dont il s'agit.

Les calculs de la prostate ne doivent pas être confondus avec les calculs contenus dans l'urèthre postérieur et qui ont été étudiés avec les maladies de l'urèthre. Les antécédents, la marche de l'affection, la mobilité du calcul rendent en général ce diagnostic facile. Il ne faut pas oublier cependant que les concrétions prostatiques phosphatées viennent souvent se placer sur les côtés de la crête uréthrale et constituent alors de vrais calculs uréthraux. « On ignore pourquoi ces petites concrétions, dit Civiale, restent ainsi accolées au *verumontanum*, quoique rien ne s'oppose à ce qu'elles sortent avec l'urine. Plusieurs fois je n'ai eu qu'à les extraire pour faire cesser les accidents graves dont les malades se plaignaient depuis longtemps. » Il faut ajouter qu'une fois extraites on les reconnaît à leur aspect et à leur composition chimique.

D'un autre côté, il faut se rappeler que certains auteurs admettent qu'un petit calcul uréthral peut séjourner dans l'urèthre postérieur et se creuser une loge dans le tissu de la prostate, devenant ainsi un véritable calcul prostatique.

Les *calculs vésicaux* sont encore plus faciles à distinguer en général des calculs prostatiques que les calculs contenus dans l'urèthre postérieur, car on ne constate alors les signes physiques de la pierre que lorsque l'explorateur métallique a pénétré dans la cavité vésicale. Mais il est des cas complexes dans lesquels un diagnostic précis présente les plus grandes difficultés. Civiale en a cité plusieurs exemples. Dans un cas, il existait à la fois un rétrécissement de l'urèthre, des calculs uréthraux, une grosse pierre vésicale et 22 calculs, dont trois avaient le volume de grosses noisettes, « logés dans le lobe droit de la prostate sans empiéter sur celui du côté opposé. » Civiale ajoute : « En théorie, les explorations par le rectum auraient dû procurer des renseignements positifs, et cependant elles n'avaient fourni que des données approximatives insuffisantes. »

D'autres auteurs, Thaden, Marjolin, Blandin, ont observé des cas analogues.

Parfois la vessie, ainsi que l'a fait remarquer Nélaton, est petite alors qu'il existe une cavité prostatique dont les dimensions sont relativement considérables. Dans un cas de ce genre (thèse de Mélisson), Mallez put faire le diagnostic grâce à l'existence d'une *fistule rectale*. « La miction n'occasionnait que peu de douleurs, le jet était normal; mais 20 ou 30 grammes d'urine s'écoulaient par l'anus quelques secondes après les dernières gouttes du jet uréthral. Le chirurgien reconnut la présence d'une concrétion, tailla son malade et retira 6 calculs de la poche prostatique. »

La *tuberculose de la prostate* est en général facile à distinguer des calculs de cet organe. Les signes fournis par le toucher rectal sont assez caractéristiques dans la tuberculose prostatique et il existe presque toujours des tubercules dans d'autres organes, les vésicules séminales, les épididymes, les poumons, etc. Lorsque les tubercules prostatiques passent à l'état crétacé, on pourrait cependant croire à des calculs (Nélaton).

Le diagnostic des calculs endoprostatiques d'avec *l'hypertrophie de la prostate* présente quelquefois de réelles difficultés quand il s'agit d'un vieillard. Les signes fournis par le toucher rectal et par l'exploration de l'urèthre ne permettent pas toujours de différencier ces deux affections.

Les concrétions phosphatées endoprostatiques sont encore difficiles à distinguer des *phlébolithes*, qui sont fréquentes, surtout chez le vieillard (Denouvilliers), dans les veines prostatiques et tout particulièrement dans les plexus périprostatiques. Leur volume dépasse rarement celui d'un pois ; en général, il est même très petit. Dans un cas, l'examen chimique, fait par Ordonez, montra que ces concrétions étaient formées exclusivement « de carbonates et de phosphates calciques magnésiens. » Il faut ajouter que quelques auteurs se sont demandé si certains calculs de petites dimensions que l'on observe parfois entre la prostate et le rectum ne doivent pas être attribués à des phlébolithes.

Pronostic. — Le pronostic des concrétions azotées est bénin. Il en est souvent ainsi également du pronostic des concrétions phosphatées ; mais ces dernières peuvent quelquefois déterminer des accidents graves. Le pronostic des calculs prostatiques de la deuxième et de la troisième variété est encore plus sérieux. Cette affection, dit Nélaton, est fort grave, « à cause des symptômes qu'elle provoque, et des accidents qu'elle détermine. » Grâce aux moyens antiseptiques que nous possédons aujourd'hui, il est cependant possible de faire cesser actuellement la plupart de ces accidents et d'intervenir dans de meilleures conditions qu'autrefois, ce qui diminue la gravité du pronostic de ces deux variétés de calculs de la prostate.

Traitement. — Les concrétions azotées ne nécessitent aucun traitement. Il en est de même des concrétions phosphatées lorsqu'elles ne donnent lieu à aucun accident. Dans le cas contraire, il faut intervenir. La plupart des auteurs conseillent aujourd'hui de pratiquer le premier temps de la taille prérectale de Nélaton, de mettre à nu la surface prostatique, d'inciser la glande et d'extraire le calcul. « Il faut consacrer un soin spécial, dit M. Thompson, au temps de l'opération dans lequel on enlève les fragments logés dans la prostate, afin de ne point laisser de noyaux pouvant servir de centre à un nouveau dépôt. »

S'il existe des fistules qui conduisent sur le calcul, il faut bien entendu les utiliser; mais lors même que celui-ci proémine vers le rectum, il ne faut pas en général l'extraire par l'intestin, car il pourrait persister une fistule.

« Quant à la recherche des calculs de la prostate par le rectum, dit Nélaton, nous n'en sommes nullement partisan. »

Les calculs endoprostatiques qui proéminent vers l'urèthre, s'ils sont petits et engagés dans le canal, peuvent être extraits directement à l'aide des pinces spéciales qui servent dans les cas de calculs uréthraux. Béraud a vu deux calculs situés de chaque côté du verumontanum et se prolongeant par des branches jusque dans les conduits prostatiques. La muqueuse qui les recouvrait, dit cet auteur, était si mince que le moindre frottement aurait pu la rompre et rendre ces calculs libres dans l'urèthre par une de leurs surfaces, mais ils n'étaient point mobiles, car après l'incision de la muqueuse uréthrale les calculs restaient dans leur situation à cause de leurs prolongements. Cela explique pourquoi l'urine pendant la miction ne les chasse pas lorsque la muqueuse a été ulcérée, détruite. Mais avec une pince on peut les enlever par l'urèthre lorsqu'ils ont été diagnostiqués, ainsi que l'a montré Civiale. On peut aussi les broyer; mais parfois, si le calcul est un peu volumineux, par exemple, on sera encore obligé de recourir chez ces malades à l'incision du périnée et de la prostate.

Les calculs de la deuxième variété seront également extraits à l'aide de l'incision périnéale. On sera souvent

obligé de recourir encore à cette opération dans les cas de calculs de la troisième variété. S'il existe des trajets fistuleux, dans l'une ou l'autre variété, on les utilisera.

Parfois il sera possible de broyer un calcul dans une cavité prostatique. On se servira, dit M. Reliquet, du brise-pierre uréthral présentant le bec de Ségalas.

Dans d'autres cas, on sera obligé d'inciser l'urèthre, de pratiquer la boutonnière uréthrale. « Dans un cas, dit Nélaton, où un calcul assez volumineux était enclavé dans la prostate, nous nous sommes très bien trouvé en dilatant la région prostatique avec le dilatateur de Dolbeau pour la lithotritie périnéale, manœuvre qui a permis la bascule facile du calcul et son extraction avec la tenette. »

Comme il existe fréquemment une suppuration chronique de la prostate dans les cas qui nécessitent une intervention, il faudra avoir soin de faire une antisepsie rigoureuse. Si la cavité prostatique contenant le calcul communique avec l'urèthre, on fera des injections intra-vésicales *sans sonde* : une partie du liquide antiseptique pénétrera dans la cavité prostatique et reviendra par l'incision ou les fistules en entraînant au dehors le pus et les produits septiques contenus dans cette cavité.

CHAPITRE IV

LÉSIONS TRAUMATIQUES DE LA PROSTATE

Les traumatismes de la prostate purement accidentels sont rares. Située profondément au centre du petit bassin, cette glande est en effet très bien protégée par la ceinture osseuse qui la garantit en avant et sur les côtés.

Il n'existerait aucun exemple authentique de *contusion* de la prostate. Dans un cas, Velpeau aurait vu cependant le tissu prostatique criblé de petits grumeaux sanguins, mais il ajoute que les tissus voisins étaient le siège de déchirures étendues.

A côté de la contusion proprement dite, d'autres auteurs ont pensé qu'il faut admettre une *attrition légère* de la glande. Ne voit-on pas, disent-ils, un coup de pied au périnée (Harrison), un choc sur le pommeau de la selle (Dugas), être suivis à courte échéance d'abcès prostatiques? Comme les deux malades dont il s'agit étaient atteints de blennorrhagie, il est possible que les traumatismes en question aient favorisé *l'infection* de la prostate en produisant une légère attrition de cette glande, mais cette lésion ne paraît point absolument démontrée. La prostatite a très bien pu être produite chez ces malades par une autre cause.

Plaies. — Les plaies de la prostate ont été bien étudiées par Vidal (de Cassis). On les a divisées en plaies de dedans en dehors et en plaies de dehors en dedans.

Les *plaies de dedans en dehors* ont été presque toutes décrites avec les plaies de l'urèthre, auxquelles elles sont intimement liées. On sait que les fausses routes, par exemple, sont fréquentes dans l'urèthre postérieur ; or, chez certains malades atteints d'hypertrophie de la prostate, cette glande, disent les auteurs, en est comme criblée.

Parmi les plaies de dedans en dehors, il faut également citer les plaies chirurgicales dues au traitement radical de l'hypertrophie de la prostate, plaies qui ont été décrites avec ce traitement et sur lesquelles il est encore inutile de revenir. Je ne m'occuperai donc ici que des plaies de dehors en dedans ou *plaies externes* (Velpeau).

Etiologie. — Les *plaies accidentelles* et *externes* de la prostate peuvent être produites par des instruments piquants, tranchants, contondants ou par des projectiles de guerre.

Quelle que soit la nature de l'agent vulnérant, celui-ci peut atteindre la prostate par trois voies : par l'hypogastre, par le périnée et par le rectum.

Les plaies de la prostate s'observent parfois à la suite de coups d'épée, de coups de couteau intéressant l'hypogastre ou le périnée. Dans le premier cas, il existe ordinairement des lésions vésicales ou péritonéales concomitantes devant la gravité desquelles s'efface l'intérêt de la plaie de la prostate.

Cette glande peut encore être atteinte par le périnée dans des chutes de haut le périnée venant porter sur un corps pointu et résistant, comme un échalas (Velpeau), une branche d'arbre (Dugas). Velpeau a cité également un exemple de blessure de la prostate produite par un tranchet de cordonnier.

Dans les fractures du bassin, une esquille est parfois poussée jusque dans l'épaisseur de la prostate, d'où une plaie contuse plus ou moins grave de cette glande.

Les plaies faites à la prostate par la voie rectale sont ordinairement dues à des corps étrangers du rectum (noyaux de fruits, épingles, objets divers introduits dans un but de lubricité, etc.) : lorsque ceux-ci sont fragiles, on les a vus en effet se briser dans les efforts d'extraction et leurs fragments déchirer la glande après avoir déterminé une solution de continuité de la paroi antérieure du rectum.

Les blessures de la prostate par armes à feu sont assez rares. Elles se compliquent ordinairement de fractures des os du bassin, du pubis en particulier. Souvent on constate également que le projectile a lésé à la fois la prostate, les vésicules séminales et surtout le rectum. Enfin, dans des cas exceptionnels, on a vu le projectile s'arrêter dans l'épaisseur de la glande (Ricord, Otis).

Quant aux *plaies chirurgicales externes*, elles comprennent, disent les auteurs, les plaies de la prostate produites dans la taille périnéale, plaies qui seront décrites avec cette opération, et les plaies de la glande dues à une ponction vésicale sus-pubienne, dont il faut dire un mot ici. Lorsqu'on ponctionnait la vessie par le rectum, il n'était point rare également de constater que le trocart avait blessé la prostate. Aussi les auteurs ont-ils fait remarquer que la pointe d'une épée et le trocart dans les ponctions vésicales sont les instruments qui ont le plus souvent blessé cette glande par piqûre.

Anatomie pathologique. — Les solutions de continuité de la prostate se présentent sous des aspects variables : tantôt la plaie est nette, régulière ; tantôt elle est déchiquetée, compliquée de la contusion du tissu de la glande. Les unes traversent l'organe de part en part, les autres n'intéressent qu'une partie de son épaisseur, parfois même on trouve des parties de la glande complétement détachées (Nélaton). Lorsque les plaies externes de la prostate ouvrent les voies urinaires, certains auteurs leur ont donné le nom de *plaies pénétrantes* et ils ont désigné sous le nom de *plaies simples* celles qui n'intéressent que la glande.

Les auteurs ont fait remarquer que les bords de la plaie, quelles qu'en soient la nature et l'étendue, s'écartent fort peu et même restent en contact, ce qui tient à la structure de la prostate et à la disposition des plans fibreux qui l'entourent. Cette particularité mérite d'être retenue.

Symptômes. — Les symptômes varient suivant que l'urèthre est indemne ou qu'il est blessé.

Les *plaies simples* de la prostate sont rares ; on ne les constaterait guère qu'à la suite de l'extraction de certains corps étrangers du rectum. Une douleur plus ou moins vague et un écoulement de sang par la plaie rectale ou, ce qui est plus rare, par une plaie périnéale, si le traumatisme a suivi cette voie, sont ordinairement les seuls symptômes observés. L'hémorrhagie, même avec une plaie étroite de la paroi recto-prostatique, est parfois très abondante. Non seulement le sang s'écoule dans le rectum, mais il peut encore s'épancher facilement dans le tissu cellulaire péri-rectal.

Les *plaies pénétrantes* peuvent ne se traduire quelquefois par aucun symptôme, par exemple s'il s'agit d'une plaie produite par une aiguille ou un trocart capillaire ; mais habituellement il existe deux symptômes principaux : une *uréthrorrhagie* et un *écoulement d'urine* par la plaie extérieure au moment de la miction.

L'écoulement sanguin par l'urèthre est en général intermittent ; assez souvent, surtout lorsque le col vésical a été intéressé en même temps que la prostate, le sang reflue dans la vessie, où il s'accumule pour en être évacué au moment de la miction. Enfin, lorsque l'hémorrhagie est très abondante, ce qui arrive parfois, le sang s'écoule à la fois par l'urèthre et par la plaie extérieure.

L'issue de l'urine par l'orifice externe de la plaie est d'ordinaire intermittente et elle se manifeste au commencement de la miction. Parfois il existe une véritable incontinence d'urine par la plaie extérieure, ce qui est presque toujours dû à une lésion concomitante du col vésical. Enfin, dans quelques cas, il ne s'écoule pas une goutte d'urine par la plaie extérieure pendant la miction, ce qui tient à l'élasticité normale du tissu prostatique, laquelle maintient les lèvres de la plaie accolées.

Certains auteurs ont signalé l'écoulement du *sperme* et

du *liquide prostatique* par la plaie extérieure; mais on a fait remarquer que le premier indique une blessure des vésicules séminales et que la quantité de liquide prostatique sécrétée en dehors de l'orgasme vénérien est trop faible pour être cliniquement appréciable.

Marche. — Durée. — Terminaison. — Dans les plaies par instrument tranchant, dit Nélaton, la marche de l'affection est des plus simples, s'il n'y a pas de complication : « les blessés souffrent peu, les surfaces se gonflent, se rapprochent, se mettent en contact et l'urine ne peut plus s'échapper à travers la solution de continuité. » Mais parfois l'écoulement de l'urine, après avoir cessé vers le deuxième ou le troisième jour, reparaît ensuite, parce qu'il y a perte de substance par élimination des parties sectionnées et dilacérées, incapables de vivre.

Lorsque la plaie est tortueuse, déchiquetée et surtout quand il n'y a pas d'orifice cutané, par exemple lorsque la plaie est produite par un fragment osseux, le blessé est exposé à tous les dangers de *l'infiltration d'urine*. Si la plaie atteint la partie supérieure de la prostate, l'urine se dirige du côté du fascia sous-péritonéal; mais en général c'est dans la loge médiane de l'étage supérieur du périnée que se fait l'infiltration d'urine et ce liquide envahit aisément les fosses ischio-rectales.

Une autre *complication* fréquente des plaies accidentelles de la prostate, c'est *l'infection*, d'où souvent une *prostatite* et une *périprostatite suppurées* plus ou moins graves, de la *phlébite* et de *l'infection purulente*. La blessure des plexus périprostatiques; surtout chez le vieillard, expose encore à une *hémorrhagie primitive* considérable, mais qui cependant s'arrête ordinairement sans le secours de l'art (Nélaton).

La *durée* est variable. Lorsqu'il n'y a pas infection, les piqûres guérissent habituellement d'emblée et très rapidement. Les plaies régulières non infectées guérissent également en quelques jours dans la plupart des cas. Mais lorsqu'il s'agit de plaies irrégulières, lorsqu'il existe des complications, la durée peut au contraire être très longue.

La *terminaison* varie suivant les cas. La guérison est constante lorsque la plaie est simple et non infectée. Les plaies pénétrantes régulières, sans complication, guérissent encore très bien. Mais qu'il s'agisse d'une plaie simple ou pénétrante, s'il y a infection, si les plexus périprostatiques sont gravement lésés, la mort n'est point rare, surtout si le chirurgien n'est pas consulté au moment opportun. Dans d'autres cas, la mort est due à de graves lésions concomitantes du péritoine, de la vessie, de l'urèthre ou de l'intestin.

Lorsqu'il existe de l'infiltration d'urine, des plaies irrégulières, des suppurations diffuses, la guérison n'est parfois obtenue qu'au bout d'un temps assez long. Il peut même persister une fistule urinaire (Nélaton).

Diagnostic. — Les symptômes qui viennent d'être décrits ne permettent pas d'affirmer qu'il existe une plaie de la prostate. Le chirurgien, dit Nélaton, ne pourra diagnostiquer avec certitude une lésion de cette nature que lorsqu'il « pourra introduire le doigt dans la plaie et en toucher les lèvres. » On s'assure ainsi de la direction de la plaie et l'on sait si le fond du trajet aboutit un peu en avant du col de la vessie et à plus d'un centimètre en arrière du bulbe de l'urèthre. L'introduction d'une sonde métallique dans le canal et d'un stylet par la plaie permettra encore de reconnaître les lésions et de constater dans la plupart des cas si la plaie a atteint l'urèthre. Mais on a fait remarquer que cette *exploration directe* doit être pratiquée avec prudence et seulement dans les cas rares où il est urgent de connaître la direction du trajet ou lorsqu'on y soupçonne la présence de corps étrangers.

Le *toucher rectal* peut fournir des renseignements utiles, surtout dans les cas où la cause vulnérante a agi par le rectum. Il a permis de reconnaître la présence d'un projectile arrêté dans la prostate (Ricord). Il faut ajouter qu'il permet de suivre le développement des complications.

Les plaies pénétrantes de la prostate sont parfois très difficiles à différencier des plaies de la portion membraneuse de l'urèthre. Comme ce diagnostic nécessite l'exploration du trajet et que celle-ci présente des inconvénients sérieux, lorsqu'il n'y a pas urgence il faut s'abstenir, je le répète, de faire un diagnostic précis.

Pronostic. — On a fait remarquer qu'il existe un certain désaccord parmi les auteurs sur la gravité des plaies accidentelles de la prostate. Tandis que Velpeau, par exemple, affirme que les plaies de cette glande qui n'en dépassent pas les limites sont bénignes et guérissent très facilement, tout en reconnaissant cependant qu'elles exposent aux fistules urinaires, d'autres auteurs au contraire disent que d'une manière générale ces blessures sont graves. La question doit être envisagée à un point de vue tout différent. Le pronostic varie surtout suivant que la plaie est ou non infectée. Une simple piqûre de la prostate produite par le trocart dans la ponction sus-pubienne peut être suivie d'accidents très graves si cette plaie est infectée par certains microbes contenus parfois dans l'urine de la vessie, l'urobacillus septicus de Krogius, par exemple. Une plaie qui franchira même les limites de la glande guérira au contraire très facilement dans la plupart des cas si elle n'est pas infectée, témoin la facilité avec laquelle guérissent aujourd'hui les incisions de la taille périnéale, qui cependant peuvent dépasser les limites de la prostate. A ce point de vue, la possibilité d'une hémorrhagie immédiate abondante aggrave seule le pronostic de ces *plaies accidentelles* quand elles ne sont pas infectées.

La facilité avec laquelle peuvent s'infecter des plaies simples de la prostate produite par la voie rectale en rend au contraire le pronostic sérieux.

Les déchirures étendues et irrégulières, l'infiltration d'urine, sont certainement des complications qui aggravent aussi le pronostic ; mais ces complications seront d'autant plus redoutables que l'urine sera infectée. C'est dans ces cas surtout que les *fistules urinaires* sont à redouter.

La phlébite, la pyohémie, qui rendent le pronostic si grave, sont encore le résultat de l'infection de la plaie prostatique.

Un danger des plaies accidentelles de la prostate signalé par les auteurs, c'est la possibilité de la blessure des canaux éjaculateurs. Dans deux cas (Lapeyronie, Demarquay), la blessure de ces canaux suivie d'oblitération aurait entraîné l'atrophie du testicule correspondant.

Traitement. — On peut éviter de blesser la prostate dans la ponction vésicale sus-pubienne en donnant au trocart une direction convenable et en examinant la glande avec soin avant de pratiquer cette ponction. Du reste, comme on se sert aujourd'hui de trocarts ou d'aiguilles capillaires et aseptiques et que l'on a soin de faire l'antisepsie de la cavité vésicale, cette petite piqûre ne nécessite en général aucun traitement spécial ; la guérison en est rapide et spontanée.

Lorsque le traumatisme a respecté l'urèthre et qu'il n'y a pas de corps étrangers dans la plaie, il suffit de bien nettoyer celle-ci et les parties voisines et d'appliquer un pansement antiseptique. Si l'orifice de cette plaie se trouve dans le rectum, il faut bien nettoyer cette cavité avec des liquides antiseptiques et qui soient inoffensifs pour l'intestin et pour l'organisme.

S'il y a hémorrhagie légère, la compression suffit pour la faire cesser ; mais si l'écoulement sanguin est abondant et persiste malgré la compression, on ne doit pas hésiter à rechercher le vaisseau qui saigne et à appliquer sur ce vaisseau une pince de Péan.

Dans les cas de plaies pénétrantes, si le trajet est large et régulier, s'il permet un écoulement facile de l'urine, beaucoup d'auteurs conseillent de ne pas mettre de sonde à demeure. On se borne donc à faire des lavages antiseptiques de la plaie. Il ne faut pas craindre de recourir également aux injections intra-vésicales antiseptiques et chaudes, pratiquées *sans sonde*, afin de maintenir la cavité uréthro-vésicale aseptique et de faire pénétrer dans la plaie, si c'est possible, d'arrière en avant, le liquide de l'injection.

Si le trajet est au contraire étroit, anfractueux, on conseille d'employer la sonde à demeure ou de recourir au cathétérisme répété et pratiqué avec une sonde béquille en gomme. Parfois on est même obligé d'élargir et de régulariser la plaie par des débridements convenables après avoir pratiqué le premier temps de la taille prérectale de Nélaton.

Si la plaie tarde à se cicatriser, qu'elle ait tendance à rester fistuleuse, il faut recourir aux différents moyens que j'ai indiqués en décrivant le traitement des fistules urinaires de l'urèthre.

Le traitement des complications ne présente rien de spécial à noter. S'il existe de l'infiltration d'urine, par exemple, il faut se hâter d'inciser largement, de pratiquer des débridements suffisants pour évacuer l'urine infiltrée et rendre la plaie aussi directe que possible.

Lorsque les plaies par armes à feu se compliquent de la

présence d'un corps étranger dans la prostate, on doit l'extraire (Ricord), puis nettoyer le mieux possible la solution de continuité et agir comme dans les cas précédents.

CHAPITRE V

CANCER DE LA PROSTATE

Le terme cancer doit être considéré ici comme synonyme de tumeur maligne.

La première observation absolument authentique de cancer de la prostate serait due à Langstaff; elle a été publiée en 1817. La connaissance de cette affection est en effet de date récente. Après Langstaff, ce sont Civiale, Velpeau, Mercier, Gross, de Philadelphie, sir Henry Thompson, etc., qui en ont publié les premières observations authentiques.

Étiologie. — Primitif ou secondaire, le cancer de la prostate est une affection rare (Thompson). Le cancer secondaire serait même exceptionnel. Sur 45 cas réunis par Jolly (1), six fois seulement la glande avait été atteinte secondairement : deux fois la dégénérescence avait débuté dans les organes voisins et quatre fois elle avait eu pour point de départ un organe éloigné. L'estomac, l'œil, la surface cutanée, la dure-mère, auraient été les organes éloignés primitivement atteints dans la plupart des cas cités par les auteurs.

Trois fois seulement on aurait vu le cancer du rectum envahir le tissu prostatique.

Quant au cancer de la vessie, il serait également rare

____
(1) *Archives générales de Médecine*, 1869.

de le voir se propager à la prostate. Sur 62 cas de cancer de cette glande, on ne l'aurait trouvée que deux fois envahie par un cancer de la vessie.

On a fait remarquer avec raison qu'il ne faut accorder à ces chiffres qu'une valeur relative. On est surpris, par exemple, de voir que la propagation du cancer du rectum à la prostate n'est citée que trois fois. Beaucoup de cas ne sont pas publiés ou ne sont pas constatés. Quel intérêt clinique, en effet, peut présenter cette propagation, dans bien des cas, à la période ultime du cancer du rectum? Donc, ce qu'il faut retenir c'est que la véritable forme clinique du cancer de la prostate, celle qu'il faut surtout connaître, car elle est malheureusement moins rare qu'on ne le croyait autrefois, c'est la forme *primitive*.

Le cancer primitif de la prostate atteint de préférence les individus au-dessus de 50 ans. Sur 96 cas réunis par Engelbach, 62 fois les malades avaient dépassé 50 ans.

Un autre fait signalé dans cette statistique mérite encore d'être noté d'une façon spéciale, c'est la forte proportion des enfants : 9 malades étaient âgés de moins de 10 ans ; trois n'avaient même pas un an.

Parfois, dit M. Thompson, on méconnaît les caractères du cancer, parce que « la tumeur maligne prend naissance sur une prostate déjà affectée d'hypertrophie. »

L'hérédité de la diathèse, disent les auteurs, n'est notée dans aucune des observations publiées.

Anatomie pathologique. — Les deux formes habituelles des tumeurs malignes de la prostate sont le *cancer encéphaloïde* et le *sarcome embryonnaire*. Ce dernier se rencontre particulièrement chez l'enfant. A cet âge, c'est en effet le sarcome encéphaloïde ou embryonnaire que l'on trouve noté dans presque toutes les observations.

Il existe quelques faits de *squirrhe* de la glande; mais le *cancer colloïde* et le *cancer mélanique* sont deux variétés de *carcinome* que l'on rencontre exceptiommellement dans cet organe.

Socin aurait observé un cas de *sarcome ossifiant*.

Les caractères histologiques sont les mêmes que dans les autres organes. Les auteurs ne citent d'une façon spéciale que les fibres musculaires que l'on trouve souvent dans les travées du carcinome (Clado).

A l'autopsie, on constate en général que toute la glande est envahie par le néoplasme et que le volume de la tumeur est considérable, qu'il varie du volume d'un œuf de poule à celui d'une tête de fœtus.

Très souvent on trouve la muqueuse vésicale et la muqueuse rectale intactes, ce qui contraste avec la grande extension habituelle des tumeurs malignes de la prostate. Dans la plupart des cas, on constate en effet à l'autopsie que le cancer a franchi la loge aponévrotique de la glande et ne présente plus de limites appréciables : c'est une *carcinose prostato-pelvienne diffuse* (Guyon). Des *prolongements* de la tumeur se perdent du côté des échancrures sciatiques, d'autres envahissent et remplissent l'excavation sacrée, enfin il en est qui se dirigent vers la loge inférieure du périnée.

Les caractères macroscopiques de ces tumeurs varient avec leur nature. Ils ne présentent ici rien de spécial.

Les *ganglions lymphatiques pelviens* sont toujours pris. On sait qu'ils reçoivent les lymphatiques de la prostate. Ceux qui entourent les vaisseaux iliaques externes dégénèrent assez fréquemment; parfois les ganglions lombo-aortiques et même ceux du mésentère sont également envahis. Quant au gonflement des ganglions de l'aine, assez souvent noté, il ne s'observe que lorsque l'urèthre antérieur est envahi, ce qui n'est point rare. Les corps caverneux peuvent même être atteints.

Les vésicules séminales, les uretères, la vessie, le rectum, l'urèthre, sont déviés, comprimés, déformés ou envahis ; mais je répète que la muqueuse vésicale et la muqueuse rectale sont très souvent intactes.

Les propagations uréthrales existeraient dans le tiers des cas, dit M. Guyon, qui ajoute : « Ce fait n'a pas lieu de vous surprendre : la prostate est un organe qui fait partie, pour ainsi dire, de l'urèthre. La continuité des vaisseaux lymphatiques de la prostate et de l'urèthre est démontrée depuis longtemps. »

Bien que la tumeur puisse comprimer le plexus nerveux sacré, et surtout le grand sciatique, les nerfs, comme les vaisseaux, sont surtout atteints par les ganglions lymphatiques dégénérés ; mais ils participeraient rarement à la dégénérescence. Quoi qu'il en soit, comprimés ou dégénérés, les plexus nerveux sacré et lombaire sont souvent intéressés.

Les vaisseaux iliaques peuvent être fortement comprimés ; mais les thromboses, cancéreuses ou non, sont rares.

La généralisation serait assez fréquente ; mais on a fait remarquer que les observations ne sont pas assez explicites pour que l'on puisse affirmer que c'était bien la prostate qui était le premier organe atteint. Le rein, l'estomac, le foie, la colonne vertébrale, la dure-mère, la peau, le poumon et la plèvre sont, par ordre de fréquence, les organes que l'on a trouvés envahis en même temps que la prostate. Dans un cas, le cancer de cette glande s'était généralisé du côté du testicule (Simon).

On peut encore trouver à l'autopsie de ces malades des lésions des voies urinaires supérieures : dilatation, inflammation de ces organes. La cystite est également fréquente.

Symptômes. — Lorsqu'on lit attentivement un certain nombre d'observations de cancer de la prostate, même recueillies par des chirurgiens compétents, on est frappé de la grande variabilité que présentent les symptômes de cette affection. Aussi est-il difficile de résumer l'histoire clinique des tumeurs malignes de cette glande.

Le début de la maladie est ordinairement incertain : l'affection évolue dans ses premières phases d'une façon insidieuse. C'est là un fait qui paraît constant, surtout chez l'enfant. Dans certains cas, le cancer de la prostate reste même latent pendant la totalité de son évolution ; il ne donne lieu à aucun symptôme et il n'est découvert qu'à l'autopsie.

Dans des cas rares, l'affection ne se révèle qu'à la dernière période par un amaigrissement notable qui s'accompagne bientôt d'une teinte jaune paille de la peau.

Chez d'autres malades, ce sont des troubles du côté du rectum qui sont les premiers et parfois les seuls observés.

Mais le plus souvent le cancer de la prostate se traduit au bout d'un temps variable par des troubles de la miction, des douleurs, de l'hématurie, des troubles rectaux et une cachexie plus ou moins prononcée.

Les *troubles de la miction* sont ordinairement les premiers symptômes notés au début de l'affection. Ce sont, dit M. Thompson, « les mêmes symptômes que ceux d'une obstruction prostatique quelconque, mais ils se montrent en général avec une bien plus grande rapidité que dans les cas d'hypertrophie sénile. » Cependant la fréquence des mictions peut pendant plusieurs années être le seul symptôme observé. Dans un cas que j'ai publié et que je résumerai plus loin, le malade ne présenta pas d'autre symptôme pendant quinze ans. Il est vrai que je ne pus faire l'autopsie et que l'on pourrait penser qu'il s'agissait dans ce cas d'une tumeur de la vessie ayant envahi la prostate. Néanmoins les signes physiques étaient tels qu'aujourd'hui, on n'hésiterait pas à faire dans un cas semblable le diagnostic de cancer primitif de la prostate.

La *dysurie*, la rétention complète, qui peut être passagère et due au spasme du sphincter uréthral, la rétention incomplète, la distension de la vessie avec incontinence par regorgement, peuvent être observées comme dans l'hypertrophie de la prostate. On a constaté aussi dans certains cas l'incontinence vraie, la vessie étant vide.

La *douleur* s'observe dans la plupart des cas. Il est rare de voir les malades s'éteindre sans souffrir. Les douleurs irradiées le long des nerfs sciatiques sont les plus caractéristiques. Elles dessinent ordinairement le trajet du sciatique et de ses branches importantes. On les observe d'un seul côté ou des deux côtés à la fois. Parfois elles sont localisées à certaines parties de ce trajet. Dans d'autres cas, la douleur occupe exclusivement la région sacrée.

Quant aux douleurs signalées au niveau du périnée, de l'hypogastre, de la verge, etc., elles ont bien moins de valeur. Elles appartiennent en effet à un certain nombre d'affections des voies urinaires.

L'hématurie n'aurait été observée que dans le quart des cas environ chez l'adulte et elle serait exceptionnelle chez l'enfant (Engelbach). Elle apparaît dans les circonstances les plus diverses. La quantité de sang perdue est très variable; mais elle est rarement considérable. Un malade d'Armitage en perdit cependant 6 litres en 6 jours. Le sang est parfois expulsé au début de la miction ; dans certains cas c'est un caillot moulé dans l'urèthre qui est chassé par le premier jet d'urine.

L'hématurie n'a donc pas ici, à beaucoup près, la même importance que dans les tumeurs de la vessie. Dans le cancer de la prostate, les troubles de la miction et l'apparition des douleurs avec leurs diverses irradiations ont plus d'importance que l'hématurie.

Les *troubles du côté du rectum* sont très fréquents. On a noté du ténesme rectal, des hémorrhoïdes et surtout la constipation, qui croît à mesure que la tumeur augmente de volume. Parfois il se produit même une obstruction intestinale complète. Dans certains cas, il survient au contraire tout à coup une diarrhée incoercible.

Lorsqu'il n'y a pas de complications, l'urine est normale. Il est rare d'y trouver de petits fragments de la tumeur.

La *cachexie cancéreuse* ne se manifeste ordinairement que très tard, après une durée assez longue de l'affection.

A ces symptômes, il faut ajouter diverses *complications*. Une *paraplégie* due à l'envahissement du canal médullaire a été signalée par M. Thompson.

La *phlegmatia alba dolens* peut survenir comme dans les cas de cancer des autres organes ; mais il est plus fréquent d'observer un *œdème* unilatéral ou bilatéral dû à la compression des veines par les ganglions dégénérés de la fosse iliaque ou de l'aîne, ou encore à l'envahissement des veines iliaques (Guyon).

La *rupture de l'uretère* par compression ou envahissement de la portion inférieure de ce conduit est rare. Il en est de même du *gonflement des testicules* et des *bourses* par compression des veines spermatiques et scrotales (Adams).

Une *fistule* uréthro ou vésico-rectale et *l'hydronéphrose* sont également rares. *L'infection* des voies urinaires *(cystite, urétéro-pyélo-néphrite)* est au contraire assez fréquente.

Marche. — Durée. — Terminaison. — La marche du cancer de la prostate est très variable. Je rappelle que l'affection passe assez longtemps inaperçue dans la plupart des cas : lorsque les malades viennent consulter, il existe presque toujours des lésions considérables. Chez l'enfant, tous les auteurs notent que la rétention complète aiguë est le premier symptôme observé. Elle survient d'emblée chez un enfant ordinairement en état de santé parfaite selon toutes les apparences (Isambert).

Lorsque l'affection a été reconnue, on constate parfois une marche régulière, lente, mais progressive des principaux symptômes : la miction devient de plus en plus difficile, les douleurs augmentent peu à peu et acquièrent parfois une extrême violence, les garde-robes sont de plus en plus difficiles, l'hématurie devient plus abondante, la cachexie apparaît, elle fait des progrès plus ou moins rapides et le malade succombe.

Dans d'autres cas, on note des temps d'arrêt de plusieurs mois ou bien on constate au contraire des accélérations soit spontanées, soit dues aux complications qui viennent d'être énumérées. En résumé, marche tantôt *lente*, tantôt *subaiguë*, tantôt *rapide*. Enfin, variabilité extrême des symptômes au point de vue de leur intensité, de leur marche et même de leur existence.

La *durée* du cancer de la prostate est difficile à fixer, parce qu'il est impossible de dire d'une façon précise depuis combien de temps l'affection existe lorsqu'on est consulté par les malades ou leurs parents, s'il s'agit d'un enfant. Chez ce dernier, la durée paraît être courte ; la plus longue durée observée à cet âge après le diagnostic de l'affection serait de 7 mois.

Chez l'adulte, la durée après le diagnostic du cancer de la prostate n'aurait été parfois que de quelques jours. Dans d'autres cas, on a évalué la durée *totale* à 10 ou 12 mois. Enfin, dans certains cas à marche lente, elle aurait été de 2 ou 3 ans et parfois de 5 ans, 9 ans.

Dans le cas que j'ai publié et que je vais résumer, la

durée paraît avoir été de *vingt ans.* A l'âge de 44 ans, ce malade remarque qu'il est obligé de se lever plusieurs fois la nuit pour uriner. Le jour, les mictions sont également plus fréquentes qu'à l'état normal. Pas d'autres symptômes pendant *quinze ans.*

Cette fréquence des mictions augmente peu à peu et à l'âge de 59 ans survient spontanément une hématurie abondante accompagnée d'une rétention complète d'urine. Le malade se sonde pendant dix jours. Pendant quatre autres années, il ne se manifeste pas d'autres symptômes qu'une fréquence de plus en plus grande des mictions, surtout marquée la nuit.

A l'âge de 63 ans, 19 ans après le début de l'affection, nouvelle hématurie accompagnée de rétention d'urine, accidents qui disparaissent au bout de trois jours. Le malade urine alors toutes les heures jour et nuit, il maigrit et les téguments prennent une teinte jaune paille.

Lorsque ce malade vint me consulter à ma clinique, un an plus tard, *vingt ans* après l'apparition de la fréquence des mictions, il urinait du sang depuis trois mois et demi et il se sondait toutes les demi-heures environ jour et nuit. La cachexie cancéreuse était très nette et le toucher rectal permettait de constater les symptômes d'une véritable « *carcinose prostato-pelvienne diffuse* », suivant l'expression de M. Guyon. Il survint bientôt des douleurs vives sur le trajet du sciatique droit et le malade succomba deux mois plus tard.

N'ayant pu faire l'autopsie, je répète que je ne pus constater l'état exact des organes, de la vessie entre autres. Le néoplasme avait-il débuté dans cette cavité et envahi secondairement la prostate? Aujourd'hui, on admet que ces cas sont exceptionnels et que les malades présentent alors des symptômes sensiblement différents de ceux que je viens d'indiquer brièvement.

Quant à l'hypertrophie de la prostate qui aurait précédé le cancer de cet organe, comme M. Thompson en a
publié des observations, on ne peut s'y arrêter. Ce n'est
pas à 44 ans que débute l'hypertrophie prostatique.

La *terminaison* du cancer de la prostate est toujours
fatale. La mort peut survenir par les progrès de la cachexie ou bien être due à l'une des complications citées
plus haut. « Par ordre de fréquence, dit M. Guyon, nous
pouvons noter la rétention d'urine ou la compression des
uretères (résorption urinaire), la néphrite chirurgicale, la
généralisation du cancer..... Nous pouvons encore noter,
comme cause de mort rapide, les hémorrhagies répétées,
la péritonite, la perforation du rectum ou de la vessie, la
rupture des uretères, enfin l'obstruction intestinale par
compression du rectum.

« La création de fistules urinaires intéressant ou non
le rectum est encore une complication qui paraît accélérer
la terminaison fatale. »

Je ne ferai qu'une simple remarque. Après l'urémie,
M. Guyon cite la « néphrite chirurgicale ». C'est *l'infection
générale* consécutive à l'infection des voies urinaires qui
tue les malades dans les cas dont il s'agit.

Diagnostic. — Les symptômes fonctionnels ne permettent pas d'affirmer qu'il existe un cancer de la prostate. Aussi la plupart des auteurs s'accordent-ils à reconnaître que ce diagnostic est très difficile et même impossible
à la première période de cette affection. Cependant l'hématurie qui précède la miction, la dysurie et les irradiations douloureuses vers l'anus, le périnée et surtout le
long des sciatiques constituent une forte présomption en
faveur d'une affection maligne de la prostate ; la réunion
de ces symptômes a en effet une grande signification, dit
M. Guyon. C'est juste ; mais cette réunion de symptômes
ne s'observe qu'assez tard.

En général, lorsque les malades viennent consulter, le diagnostic est néanmoins possible, facile même dans beaucoup de cas, grâce aux *signes physiques* que l'on peut constater. C'est en effet le *toucher rectal* qui fournit les signes les plus pathognomoniques. On trouve presque toujours une prostate volumineuse, dont la surface est garnie de bosselures et d'une dureté plus ou moins *ligneuse*, dureté homogène et caractéristique (Nélaton).

Dans certains cas, le volume de la prostate est tellement considérable qu'il est impossible de la contourner entièrement, d'arriver, par exemple, aux limites postérosupérieures de la glande, qui est venue se loger dans la concavité du sacrum en comprimant le rectum. Sur les parties latérales, si le néoplasme s'insinue dans l'échancrure sciatique, il est impossible d'introduire l'index entre la paroi pelvienne et la tumeur, mais ces cas sont plus rares. En avant, le néoplasme, même peu volumineux, s'applique parfois aux branches ischio-pubiennes et semble y être solidement fixé.

Il est rare que le volume de la prostate soit assez peu volumineux pour que l'on puisse contourner facilement cet organe de toutes parts et il est exceptionnel que l'augmentation de volume frappe seulement un lobe de la prostate (Guyon).

La surface de la glande conserve très rarement son état lisse habituel, mais les bosselures qu'elle présente sont en général volumineuses. La prostate est non seulement lobulée mais aussi lobée (Guyon). Ces bosselures sont disséminées, dures, acuminées et ne s'isolent pas du reste de la tumeur.

La prostate, surtout au début, donne partout la sensation d'une dureté cartilagineuse ou fibreuse. Ce sont des bosselures dures qui, dans un cas où la glande présentait un petit volume relatif, permirent à Nélaton de poser un diagnostic précis.

A une période avancée de l'affection, il n'est point rare de voir le néoplasme se ramollir. En général, on trouve alors des bosselures d'une dureté cartilagineuse et d'autres molles, presque fluctuantes ; parfois toute une partie de la prostate donne cette sensation.

Si ces foyers ramollis s'ouvrent dans le rectum, le doigt peut y pénétrer : on constate alors qu'il s'agit de cavités remplies de bourgeons à parois friables et le doigt peut ramener des parcelles du néoplasme.

Les vésicules séminales et les canaux déférents ne sont reconnaissables qu'au début ; ensuite, on ne peut arriver à les distinguer au milieu de la masse morbide. Il est également très difficile de faire la part qui revient aux ganglions lymphatiques dégénérés.

Le toucher rectal aidé de la compression sur l'hypogastre peut permettre de constater parfois que le carcinome a envahi le plancher vésical. En explorant ainsi le bas-fond de la vessie on le trouve transformé en une sorte de paroi rigide et dure, bien différente de la paroi souple et mollasse de l'état normal (Guyon). Ce mode d'exploration permet encore de constater que le néoplasme dépasse parfois le pubis de plusieurs travers de doigt.

L'examen du périnée fera reconnaître s'il existe un prolongement du néoplasme à ce niveau. L'envahissement de cette région est parfois si rapide et la tumeur si molle que dans deux cas (Langstaff, Guyon) on crut à une infiltration d'urine et l'on fit une incision du périnée.

Lorsque les ganglions pelviens et iliaques sont dégénérés, on trouve dans l'une et souvent dans les deux fosses iliaques, des masses irrégulières, plus ou moins volumineuses, se continuant en dedans avec d'autres masses situées dans le petit bassin.

Dans certains cas, il existe une *adénopathie* inguinale facile à reconnaître.

Le *cathétérisme explorateur* doit être évité dans la plupart des cas. Il est inutile (Guyon). Du reste, les renseignements qu'il fournit sont analogues à ceux que l'on obtient dans l'hypertrophie de la prostate.

Le diagnostic est en général fait depuis longtemps dans les cas rares où l'on trouve des fragments de néoplasme expulsés pendant la miction ; ce symptôme présente alors peu d'intérêt.

Au point de vue du *diagnostic différentiel*, quatre affections surtout méritent de fixer l'attention :

L'hypertrophie de la prostate, quand il s'agit d'un vieillard, ne peut créer des difficultés qu'au début et surtout dans les cas où les deux affections coïncident (Thompson). L'existence de bosselures d'une dureté *ligneuse* permettront dans ces cas de reconnaître le cancer (Nélaton).

Le diagnostic du cancer de la prostate d'avec les *tumeurs de la vessie* est facile, dit M. Guyon. L'hématurie monotone, continue, que provoquent ces dernières est bien différente, ajoute-t-il, de l'uréthrorrhagie capricieuse de la carcinose prostatique. Du reste un bon signe négatif pour le diagnostic de la tumeur vésicale, c'est l'intégrité de la prostate. Lorsque la tumeur vésicale et la prostate paraissent en continuité, c'est au-delà de l'ogive pubienne que l'on sent le néoplasme et non entre les branches osseuses du bassin, où s'inscrit toujours tout ou partie de la prostate dégénérée ; enfin ce qui est augmenté de volume, c'est la vessie et non la prostate, ce qui est toujours facile à constater.

Tout cela est exact ; mais lorsque le malade n'est examiné qu'à la dernière période, il est parfois difficile de dire dans quel état se trouve la vessie et même de savoir dans certains cas quel a été l'organe primitivement atteint. J'y reviendrai en étudiant les néoplasmes vésicaux, dont l'histoire *clinique* est loin d'être complétement élucidée, quoi qu'en disent certains auteurs.

Les *calculs vésicaux* ne sauraient créer de grandes difficultés au point de vue du diagnostic, mais ils peuvent coïncider avec un cancer de la prostate (Civiale).

La *tuberculose prostatique* est également facile à différencier du cancer de la glande. Les saillies arrondies, dures, que l'on trouve dans cette affection dépassent rarement le volume d'un haricot et elles sont ordinairement entourées de tissu souple. Enfin, il existe des tubercules dans les vésicules séminales, les épididymes ou d'autres organes.

Je citerai encore les calculs *intra-prostatiques*, qui peuvent créer au début quelques difficultés de diagnostic, mais dont la marche, bien différente de celle du cancer, lève bientôt tous les doutes.

Le *fibrome* de la prostate est facile à reconnaître grâce à son volume, à la régularité de sa surface et à l'absence de dégénérescence ganglionnaire (Guyon).

Il suffit d'examiner avec soin les malades pour ne pas confondre un cancer de la prostate avec un *rétrécissement de l'urèthre* ou un *anévrysme de l'artère iliaque*.

Pronostic. — Il est inutile d'insister sur la gravité du cancer de la prostate, affection toujours mortelle. Chez l'enfant, la mort survient en général très rapidement. Chez l'adulte, la durée est ordinairement beaucoup plus longue ; l'observation que je viens de résumer semble même prouver que cette durée peut quelquefois être très longue.

Traitement. — Le traitement ne peut être que palliatif. On calmera les douleurs à l'aide de lavements au chloral, au laudanum, de suppositoires à base d'opium, de belladone, etc... et surtout à l'aide d'injections sous-cutanées de morphine. On sondera les malades avec une sonde molle ou une sonde béquille en gomme, si la vessie se vide incomplétement. Lorsque le cathétérisme est impossible, il faut créer une fistule permanente sus-pubienne, comme dans l'hypertrophie de la prostate ; mais il est bien rare qu'une pareille intervention soit indiquée. J'en dirai autant de la colotomie soit lombaire soit iliaque (Oswald, Fenwick) dans les cas d'obstruction rectale complète. En général, les lavements et les purgatifs suffisent.

Quant au traitement curatif, il paraît peu réalisable. Tentée sans succès par Demarquay et Spanton, l'ablation du cancer de la prostate a été également pratiquée par Billroth. Le malade de ce dernier chirurgien survécut 14 mois ; il mourut, paraît-il, d'une récidive dans la cicatrice. Même en pratiquant la section de la symphyse pubienne, conseillée par Glück, Küchler, Billroth et Létiévant, l'ablation totale de la prostate paraît en effet douteuse. D'un autre côté, la dégénérescence précoce des ganglions lymphatiques, la diffusion rapide dans le bassin ou même dans l'abdomen et la prompte généralisation du néoplasme paraissent être la règle. Il en résulte, comme le font remarquer les auteurs, que l'intervention opératoire est toujours trop tardive, alors même qu'elle aurait lieu dans les périodes initiales du cancer de la prostate, qui d'ailleurs passent habituellement inaperçues.

CHAPITRE VI

TUBERCULES DE LA PROSTATE

L'étude des tubercules de la prostate appartient à l'histoire plus générale de la tuberculose des organes génito-urinaires, dont la *pathogénie* sera discutée en décrivant la cystite tuberculeuse, qui, au point de vue clinique, présente beaucoup plus d'intérêt que la tuberculose prostatique.

Bien que les tubercules de la prostate soient loin d'être rares, cette affection a été jusqu'à ces derniers temps assez mal connue. A peine indiquée par Bayle, en 1808, signalée par Louis, Dupuytren, Ammon, mieux étudiée par Rayer, elle a été bien décrite, en 1854, par un élève de Ricord, Ch. Dufour, dans une thèse qui a fait époque.

Etiologie. — Exceptionnels chez le vieillard et chez le jeune enfant (Verneuil), les tubercules de la prostate ne s'observent en général qu'après la puberté, surtout de 20 à 40 ans. Ils seraient encore assez fréquents de 50 à 60 ans.

Les *causes* citées par les auteurs sont les mêmes que dans les cas de tuberculose des autres organes. On aurait trouvé notée la tuberculose chez les ascendants 16 fois sur 35 cas. L'uréthrite *postérieure* blennorrhagique favorisant l'infection de l'urèthre rétro-sphinctérien par le bacille de la tuberculose constitue une cause prédisposante de l'infection de la prostate par ce microorganisme. Il en est de même de l'irritation de l'urèthre postérieur produite par la cantharidine, mais cette cause a beaucoup moins d'influence que la précédente sur le développement des tubercules de la prostate.

Anatomie pathologique. — Les tubercules évoluent dans la prostate comme dans les autres organes. On y a rencontré en effet toutes les variétés de tubercules : granulations grises demi-transparentes (Vidal, Cruveilhier, Virchow, Rindfleisch, Cornil et Ranvier), granulations jaunes, masses caséeuses, collections puriformes, cavernes et même la transformation crétacée (Broca). Les dépôts tuberculeux, dit M. Thompson, « semblent affecter

de préférence l'extérieur plutôt que les parties centrales
de la glande et se rencontrent surtout dans les lobes latéraux. L'examen microscopique montre que le tubercule
se développe d'abord dans les éléments glandulaires et
non dans le stroma fibreux de l'organe. »

Les lésions sont habituellement *bi-latérales* avec inéga-
lité de développement dans les deux lobes (Reclus).

Les lésions tuberculeuses que l'on rencontre à l'autopsie
sont très variables, parce qu'il s'agit d'une *infection générale spéciale* et que la tuberculose prostatique n'est
presque jamais la seule manifestation locale de cette infection. Les vésicules séminales, les épididymes, l'urèthre
postérieur, la vessie, les reins, sont les organes dans
lesquels on trouve également des tubercules chez ces malades lorsque l'appareil génito-urinaire est seul atteint. Il
semble bien du reste, comme l'a dit Cohnheim, que la
tuberculose uro-génitale soit « une maladie d'excrétion » :
c'est le rein qui est l'organe primitivement atteint (Cayla).
Les bacilles contenus dans l'urine infectent l'urèthre postérieur et les glandes prostatiques. Lorsqu'on examine
avec soin l'urine chez ces malades, on y trouve presque
toujours du pus. J'en ai cité des cas très intéressants à
ce point de vue. Récemment encore, j'ai observé dans le
service de mon maître M. Péan un malade chez lequel la
lésion prostatique était très limitée et dont les urines paraissaient absolument normales : un examen attentif a
prouvé qu'elles contenaient une certaine quantité de pus.
Il n'est pas aussi facile d'y trouver des bacilles.

Dans quelques autopsies, on n'aurait pas rencontré cependant de lésions tuberculeuses dans les reins. J'y reviendrai en étudiant la cystite tuberculeuse.

Mais les tubercules ne sont pas toujours limités à l'appareil génito-urinaire. Très souvent les poumons en sont
atteints et l'on en trouve également dans d'autres organes.

Dans certaines autopsies, on a constaté que l'abcès tuberculeux s'était ouvert dans la vessie en ulcérant le trigone, mais c'est ordinairement dans l'urèthre que ces abcès se vident (Thompson). On a trouvé aussi parfois des fistules périnéales, sus-pubiennes, abdominales, rectales, anales. Ricord a beaucoup insisté sur ces dernières. Pour cet auteur, beaucoup des fistules de la région anale chez les tuberculeux auraient cette origine, affirmation considérée par la plupart des chirurgiens comme exagérée.

Symptômes. — La symptomatologie des tubercules de la prostate est assez obscure. La plupart des symptômes indiqués par les auteurs appartiennent à des affections tuberculeuses concomitantes, surtout à l'uréthro-cystite tuberculeuse.

Si les tubercules se développent au centre même de la glande, ils restent en général absolument latents pendant les premières périodes, à moins qu'ils ne forment une tumeur assez volumineuse, ce qui est rare. Dans ce cas, on a les symptômes ordinaires d'une tumeur prostatique : *dysurie, rétention d'urine* complète ou incomplète, etc.

Lorsque les tubercules ont envahi particulièrement la face rectale de la prostate, ils passent encore longtemps inaperçus dans beaucoup de cas. On admet cependant qu'ils peuvent rendre la *défécation douloureuse* et causer de la *constipation*.

Si les tubercules siègent au contraire dans le voisinage de l'urèthre, ils peuvent déterminer de bonne heure de la dysurie et de la rétention d'urine en comprimant et en déformant le canal uréthral. Quant aux *écoulements uréthraux*, à *l'hématurie*, à la *douleur des mictions*, dont parlent les auteurs, ils sont dus presque toujours à une uréthrite postérieure tuberculeuse concomitante. Ricord avait du reste donné le nom de *blennorrhagie tuberculeuse* aux cas dont il s'agit. Ce n'est que plus tard, à la période des abcès tuberculeux de la prostate, lorsque ceux-ci s'ouvrent dans l'urèthre, que l'on constate des écoulements purulents réellement dus à la tuberculose prostatique et présentant les caractères qui ont été décrits en étudiant les abcès chauds de la prostate. Il est possible qu'il se produise également à cette période une légère hémorrhagie et un peu de douleur pendant les mictions.

Le *spasme* du *sphincter uréthral*, assez souvent noté par les auteurs, est surtout dû à la tuberculose de l'urèthre postérieur.

Les *éjaculations sanglantes*, parfois citées dans les observations, paraissent dues à des lésions des vésicules séminales.

Marche. — Durée. — Terminaison. — La marche de la tuberculose prostatique est le plus ordinairement lente (Nélaton). Peu à peu les granulations tuberculeuses se réunissent en petites masses qui en général finissent elles-mêmes par se confondre de manière à envahir une partie ou la totalité de la glande. Plus tard, ces masses se ramollissent et forment tantôt de petits abcès isolés, parfois au nombre de 20 à 30, tantôt une seule collection purulente. Dans ce dernier cas, la prostate se trouve parfois réduite à sa coque fibreuse et l'abcès, chez certains malades, acquiert un volume considérable. Le pus s'échappe ensuite au dehors ou s'épanche dans les tissus voisins. Si les tubercules se trouvent plutôt du côté de la face rectale, dit Nélaton, leur évolution est insidieuse et l'on constate parfois des fistules uréthro-rectales survenues sans douleur. Comme le néoplasme tuberculeux, ajoute cet auteur, se développe principalement dans les glandules prostatiques, c'est probablement un tubercule superficiel qui s'ouvre dans le rectum et fait communiquer l'intestin avec l'urèthre.

Mais « cette marche à froid », qui explique comment on trouve des lésions tuberculeuses de la prostate chez des sujets qui ne se sont jamais plaints, n'est pas la seule que l'on observe. Souvent on constate au contraire une *marche à forme aiguë* amenant rapidement le ramollissement des tubercules et la formation de vastes abcès tuberculeux.

Ces deux formes, lente et rapide, peuvent se compliquer d'accidents inflammatoires qui viennent modifier la marche de la tuberculose prostatique (Nélaton). Il importe de distinguer, disent d'autres auteurs, la *tuberculose de la prostate* de la *prostatite tuberculeuse* : la première reste longtemps latente jusqu'à ce qu'un élément inflammatoire se développe autour de la production tuberculeuse.

Pendant l'évolution de cette affection, il se produit en effet assez souvent des infections secondaires de la prostate analogues à celles que j'ai signalées dans le cours de la cystite tuberculeuse, en 1893, au *Congrès français de chirurgie* (1). C'est la bactérie urinaire, le *bacterium coli commune* que l'on rencontre ordinairement dans ces infections secondaires, mais on peut y trouver également d'autres microorganismes, surtout lorsqu'il existe des fistules multiples.

La *durée* varie avec la marche que présente l'affection, suivant que les infections secondaires sont plus ou moins tardives et surtout suivant l'état des autres organes. Parfois c'est à la période ultime d'une tuberculose pulmonaire ou autre que la prostate est atteinte, ou dans des cas de tuberculose généralisée rapidement mortelle. Dans d'autres cas, les lésions rénales ou vésicales sont tellement considérables lorsque la prostate est infectée que les tubercules n'ont pas encore le temps d'évoluer dans cet

(1) *Chirurgie contemporaine des organes génito-urinaires*, mai 1893.

organo. Lorsque la glande prostatique paraît le seul organe atteint ou le principal atteint, dans la forme en apparence primitive, la durée peut au contraire être très longue.

La *terminaison* est parfois la guérison complète de la tuberculose prostatique par régression des produits tuberculeux. La guérison par crétification n'est peut-être pas aussi exceptionnelle qu'on pourrait le croire, dit Nélaton, car ce processus doit échapper souvent à l'attention de l'anatomo-pathologiste : « On rencontre en effet des malades, ajoute-t-il, chez lesquels on porte le diagnostic de tubercules de la prostate et lorsque, plusieurs années après, on les examine, on constate que tous les accidents fonctionnels ont disparu et l'exploration de la prostate fait reconnaître une prostate un peu plus dure, comme ratatinée. »

Mais la transformation purulente est très fréquente et en général le pus ne tarde pas à s'échapper au dehors. Je rappelle que ces abcès tuberculeux se vident habituellement dans l'urèthre. S'il en existe plusieurs, l'évacuation peut être successive pour chaque foyer. Il survient, dit Ricord, un malaise général et de légers frissons, puis « un écoulement uréthral, purulent d'emblée, qui diminue peu à peu de lui-même et cesse au bout de 20 à 30 jours, mais pour réapparaître au bout d'un certain temps dans les mêmes conditions. » Ces petits foyers peuvent très bien se cicatriser ; mais parfois la cicatrisation n'a pas lieu d'emblée et certains écoulements purulents sont dus à la réouverture d'un foyer ancien incomplètement cicatrisé.

Dans d'autres cas, les abcès se vident dans le rectum.

Assez souvent, l'élimination se fait en masse soit par l'intestin, soit par la vessie, soit surtout par l'urèthre et l'on a parfois alors ces vastes cavernes prostatiques sur lesquelles Velpeau a appelé l'attention. Dans un cas observé par cet auteur la poche purulente aurait pu contenïr un œuf de poule. La guérison est dans ces cas presque impossible. Les plans fibreux qui limitent la loge prostatique ne permettent pas aux parois de ces vastes cavernes de revenir sur elles-mêmes. Elles restent donc en général béantes, l'urine y pénètre et y séjourne, elles deviennent le siège d'infections secondaires et il en résulte des suppurations chroniques qui causent souvent des fistules multiples; enfin les malades finissent par succomber dans un état cachectique, résultat d'une infection générale mixte, c'est-à-dire à la fois tuberculeuse et urinaire.

J'ai déjà dit que Nélaton pensait que certaines *fistules* uréthro-rectales pouvaient être dues à l'ouverture dans le rectum d'un petit noyau tuberculeux superficiel en rapport avec les conduits excréteurs des glandules prostatiques. Ricord, de son côté, a insisté sur la possibilité de voir les abcès tuberculeux de la prostate, même peu volumineux, donner lieu à des fistules anales. Pour cet auteur ce sont, je le répète, ces fistules qui ont contribué à établir la coïncidence de la fistule anale et de la tuberculose pulmonaire.

Dans d'autres cas, le pus suit le canal déférent et vient se faire jour au niveau de l'arcade de Falloppe (Nélaton). On a encore observé des fistules sus-pubiennes, abdominales et surtout des fistules périnéales, qu'il y ait ou non un orifice uréthral.

Ces trajets fistuleux sont cicatrisables, dit Dolbeau, si leurs parois ne sont pas parsemées de tubercules. Il est à noter cependant que même dans les cas où l'abcès qui a donné lieu à ces fistules est dû en grande partie à une infection locale secondaire, les trajets uréthro-périnéaux ou rectaux sont fréquemment sinueux et présentent des clapiers, des cavités à parois indurées et épaissies, qui en rendent la guérison difficile.

Enfin, il ne faut pas oublier que la guérison des tubercules de la prostate n'est souvent qu'apparente. On peut voir reparaître les accidents au bout de plusieurs mois et même de plusieurs années.

D'un autre côté, la mort est rarement due aux lésions de la prostate. Le plus souvent elle est causée par une tuberculose des voies urinaires concomitantes ou en apparence consécutive à la néoplasie prostatique. Dans d'autres cas, les malades meurent d'une tuberculose généralisée ou d'une autre tuberculose locale, surtout de tuberculose pulmonaire.

Diagnostic. — L'exploration de la prostate est indispensable pour diagnostiquer les tubercules de cet organe. Il n'existe pas en effet de signe fonctionnel pathognomonique de la tuberculose prostatique (Nélaton, Thompson).

Le *toucher rectal* permet de constater les particularités suivantes. Habituellement on trouve la prostate peu augmentée de volume, plus ou moins douloureuse à la pression et renfermant dans son parenchyme, surtout au niveau de l'un des lobes latéraux, des nodules indurés, très distincts du tissu qui les entoure et formant des saillies arrondies, dures, ordinairement petites. Il est rare de trouver des noyaux tuberculeux dépassant le volume d'un haricot. Parfois on ne sent même que des rugosités : on constate des noyaux d'induration disséminés comme un semis de grains de plomb (Nélaton).

Plus tard, lorsqu'il existe un ou plusieurs foyers purulents, il n'est pas rare de trouver la prostate doublée de volume. Parfois ce volume est même considérable. Dans ce dernier cas, la fluctuation est manifeste s'il s'agit d'une collection purulente unique ; mais habituellement la consistance de la glande est inégale et le doigt retrouve la sensation que donne un foyer purulent profond (Nélaton).

Après l'évacuation du pus, s'il existe un clapier, une

caverne communiquant avec l'urèthre, la pression du doigt refoule dans le canal le liquide purulent contenu dans ces cavités et le fait sourdre au méat.

Enfin, après l'élimination de l'abcès et la rétraction cicatricielle, on trouve une prostate plus ou moins atrophiée (Dufour, Béraud); parfois elle est un peu plus dure et comme ratatinée (Nélaton).

Mais lorsque les tubercules sont peu volumineux et occupent le centre de la glande, le toucher rectal ne permet pas de les diagnostiquer. Il en est de même lorsqu'ils siègent dans le voisinage de l'urèthre; mais ceux-ci peuvent être reconnus en explorant l'urèthre postérieur, s'ils sont assez volumineux pour déformer le canal, ce qui serait, il est vrai, exceptionnel. Les abcès tuberculeux de cette région seraient eux-mêmes rarement volumineux, car en général, disent les auteurs, ils ulcèrent rapidement la paroi uréthrale et se vident dans le canal.

L'exploration de l'urèthre peut encore permettre de reconnaître une caverne prostatique et le cathétérisme simple montre s'il existe ou non une rétention d'urine incomplète. Néanmoins l'exploration de l'urèthre doit être rarement pratiquée, dit-on, parce qu'elle est douloureuse et parfois atrocement douloureuse. De plus, le spasme du sphincter uréthral rend cette exploration difficile. C'est exact et cela tient à ce qu'il existe presque toujours de l'uréthrite postérieure; mais chez un grand nombre de ces malades, on peut pratiquer sans inconvénient l'anesthésie directe de la muqueuse uréthrale et éviter ainsi les difficultés et les douleurs violentes dont il s'agit. Il faut reconnaître cependant que l'exploration de l'urèthre fournit en général peu de renseignements et que le toucher rectal suffit dans la plupart des cas pour diagnostiquer les tubercules de la prostate. C'est encore le toucher rectal qui permet de reconnaître si les vésicules séminales sont envahies. M. Guyon admet même qu'elles sont toujours atteintes avant la prostate. On y trouve des bosselures et des nodosités, mais les vésicules sont généralement moins dures que la prostate ; on dirait qu'elles sont injectées au suif (A. Richet).

L'examen bactériologique du pus, au moment de l'évacuation des abcès tuberculeux de la prostate, permet d'y constater la présence du bacille de Koch.

On aura encore soin d'examiner les épididymes, les testicules, l'appareil urinaire, les poumons, etc., afin de se rendre compte de l'étendue et de l'importance des lésions tuberculeuses que peut présenter le malade.

Le cancer de la prostate, les calculs prostatiques, la prostatite chronique, l'hypertrophie de la prostate seront faciles à différencier de la tuberculose de cette glande à l'aide des symptômes propres à ces affections et grâce à l'absence de toute tuberculose locale chez ces malades.

Dans la *cystite* et dans *l'uréthrite postérieure*, l'exploration de la prostate est négative et l'on constate les symptômes propres à ces affections, qu'elles soient tuberculeuses ou non. Ces mêmes symptômes permettent de les reconnaître si elles existent en même temps que la tuberculose prostatique.

La *syphilis de la prostate* paraît exceptionnelle. On n'en connaîtrait qu'une seule observation publiée par M. Reliquet. Chez le malade en question, « la prostate était volumineuse, d'une consistance moins dure que la normale et présentait une masse plus saillante du côté droit ; les testicules étaient gros, les épididymes indurés.... le malade était sujet à un écoulement chronique de l'urèthre datant de plusieurs années ; il rendait en urinant, comme il le disait, des petits crachats blancs, parfaitement homogènes, consistants et présentant souvent un centre jaune. »

Un traitement antisyphilitique fit disparaître tous les accidents.

Les abcès de la marge de l'anus qui n'ont pas une évolution franchement aiguë et les fistules de cette région chez les malades atteints de tuberculose pulmonaire doivent faire penser à la tuberculose de la prostate. Assez souvent l'examen de cette glande permet de constater qu'elle est en effet le siège de tubercules, qui ont été le point de départ de tous les accidents (Ricord). On peut éviter ainsi une erreur de diagnostic.

Pronostic. — Les tubercules de la prostate, disent les auteurs, comportent en général un pronostic grave. Les cas de guérison complète sont peu nombreux, il est vrai ; mais il est également rare de voir des malades mourir d'une tuberculose prostatique. Grâce à l'antisepsie directe des voies urinaires inférieures, les infections secondaires de la prostate, si fréquentes pendant l'évolution de cette affection, présentent même peu de gravité actuellement, au moins dans la plupart des cas. Les abcès, les fistules guérissent assez souvent : les vastes cavernes consécutives à l'évacuation de ces abcès tuberculeux sont en effet rares. Ce n'est donc pas la tuberculose prostatique qui est habituellement grave, mais la tuberculose génito-urinaire, dont elle n'est qu'une manifestation. Il est exceptionnel, je le répète, de voir la tuberculose limitée à la prostate. Dans beaucoup de cas, a dit M. Thompson, le tubercule débute dans le rein. Enfin, il ne faut pas oublier qu'il s'agit d'une *infection générale spéciale*, que c'est encore la tuberculose pulmonaire qui souvent emporte les malades.

Traitement. — Le traitement des tubercules de la prostate comprend le traitement général et le traitement local. Le premier est de beaucoup le plus important. Il ne présente ici rien de particulier ; il est le même que dans les autres variétés de tuberculose.

Les préparations calmantes, opiacées, belladonées, etc... sont rarement indiquées, car les tubercules de la prostate sont en général peu douloureux.

A propos du traitement local, il est à noter que beaucoup d'auteurs confondent le traitement de l'uréthrite postérieure tuberculeuse avec celui des tubercules de la prostate, le seul dont il doive être question ici et qui exige la plus grande prudence. Ainsi que l'ont fait remarquer les auteurs, la chirurgie doit intervenir le moins possible dans cette affection. Tant qu'il n'existe pas d'abcès tuberculeux, il faut s'abstenir de toute intervention, à moins qu'il n'y ait de la rétention d'urine. Dans ce cas, il faut sonder les malades après avoir pratiqué l'anesthésie et l'antisepsie directes de l'urèthre. Le cathétérisme est en général facile à cette période après l'anesthésie de la muqueuse uréthrale. Mais lorsqu'il existe une vaste caverne prostatique, il est parfois impossible de faire pénétrer la sonde dans la vessie.

Si de petits abcès tuberculeux s'ouvrent dans le canal, il faut pratiquer le lavage de l'urèthre antérieur avec une solution saturée d'acide borique et s'il existe en même temps de l'uréthrite postérieure et de la cystite tuberculeuses, on doit recourir aux injections intra-vésicales pratiquées sans sonde après avoir fait uriner le malade, avoir lavé l'urèthre antérieur et anesthésié la muqueuse uréthro-vésicale.

Lorsqu'il existe des infections secondaires de la prostate, il faut employer de temps en temps pour ces lavages une solution de nitrate d'argent au millième. On évite ainsi les accidents urinaires et il n'est pas rare de voir ces petits abcès prostatiques se cicatriser assez rapidement.

Si l'abcès s'ouvre dans le rectum, il faut employer des

lavements antiseptiques, comme dans les cas d'abcès chauds de la prostate. Lorsqu'il existe de la constipation, on prescrit des purgatifs doux, de simples laxatifs.

Si l'on constate l'existence d'un abcès tuberculeux volumineux, qui souvent comprime le canal et détermine une rétention d'urine, il faut s'empresser de l'ouvrir, comme s'il s'agissait d'un abcès simple de la glande.

Si l'état général des malades est assez bon et qu'il existe de vastes cavernes prostatiques avec des fistules multiples, certains auteurs ont conseillé de débrider largement ces trajets, d'employer le raclage et les cautérisations faites avec le thermocautère. Dans un cas où il s'était produit une fistule anale en bissac, la guérison aurait été ainsi obtenue en deux mois (Nélaton); mais le plus souvent on n'obtient qu'une amélioration plus ou moins notable de l'état des malades et parfois même il y a aggravation de cet état (Verneuil). Il faut ajouter que les injections intra-vésicales pratiquées sans sonde permettent de nettoyer ces trajets fistuleux et d'en obtenir parfois la guérison.

Dans ces dernières années, on a appliqué aux tubercules de la prostate la méthode sclérogène de M. le professeur Lannelongue. Mon regretté maître Horteloup incisait le périnée et injectait les noyaux tuberculeux avec une solution de chlorure de zinc. Il aurait vu ces noyaux s'indurer et s'atrophier. D'autres auteurs, au contraire, ont déterminé ainsi des abcès et par suite n'ont fait qu'aggraver l'état des malades. Il semble donc logique de s'en tenir à la pratique des anciens chirurgiens à cette période de la tuberculose prostatique, de soumettre simplement les malades au traitement général. D'ailleurs, il ne faut pas oublier que la tuberculose de la prostate n'est presque jamais isolée et que ce n'est pas en général cette lésion qui va causer la mort du malade, mais des lésions tuberculeuses concomitantes des voies urinaires, du rein en particulier, et souvent la tuberculose pulmonaire.

CHAPITRE VII

KYSTES DE LA PROSTATE

Si l'on élimine les cavités contenant à la fois des concrétions ou des calculs et une petite quantité de liquide, kystes péricalculeux (Planty-Mauxion) dont il a été question en étudiant les calculs prostatiques, on constate qu'il n'y a qu'une seule variété de kystes de la prostate dont l'existence soit bien établie : ce sont les kystes dus à une simple dilatation des follicules glandulaires ou *kystes séreux*.

« Il est douteux, dit M. Thompson, qu'on ait jamais rencontré des kystes hydatiques dans la prostate. » Il est probable en effet que dans les cas cités par les auteurs (Lowdell, Mallez, Butruille, Tillaux), il s'agissait de kystes hydatiques qui s'étaient développés dans le tissu cellulaire sous-péritonéal situé entre le rectum et la vessie, variété qui a été observée un assez grand nombre de fois. Les malades de Mallez et de M. Tillaux ont guéri. Dans les deux autres cas, il y a eu autopsie, mais les résultats de ces deux examens anatomo-pathologiques ne sont pas concluants. Lowdell lui-même exprime des doutes sur le siège exact du kyste ; il pense « qu'il est bon de ne donner cette opinion que sous toutes réserves. »

Dans le cas de Mallez, il existait du côté gauche de l'hypogastre une saillie « de la grosseur d'une tête de fœtus de sept mois. Par le toucher rectal, on ne pouvait limiter la prostate. »

Les vrais kystes de la prostate, les *kystes glandulaires*, sont également désignés par beaucoup d'auteurs sous le nom de kystes *par rétention.* « Cette expression, dit Jullien, n'exprime qu'une hypothèse séduisante, mais tout au moins incomplète ; car il ne suffit pas de lier le conduit d'une glande pour en obtenir la dilatation kystique ; très souvent, au contraire, c'est l'atrophie qui survient. »

Les kystes glandulaires de la prostate s'observent ordinairement chez des vieillards et particulièrement chez ceux qui sont atteints d'hypertrophie prostatique. En étudiant l'anatomie pathologique de cette dernière affection, je vous ai dit que parfois on trouve dans l'épaisseur des lobes altérés des cavités multiples dont les dimensions dépassent à peine celles d'un petit pois et sont souvent plus petites, cavités remplies d'un liquide épais et jaunâtre. Or, dans certains cas, ces tumeurs liquides sont plus volumineuses et constituent les vrais kystes séreux de la prostate étudiés par les auteurs.

Parfois ces tumeurs, absolument enkystées, ne dépassent pas le volume d'un grain de raisin et se sont développées dans l'épaisseur du lobe moyen, dans un point très rapproché de la muqueuse uréthro-vésicale. On les a rencontrées de chaque côté du verumontanum (Dolbeau), au-dessous de l'orifice vésical de l'urèthre (Le Dentu), faisant à la fois saillie dans le canal et du côté de la vessie ou située complètement en arrière de la lèvre inférieure du col vésical. Le liquide contenu dans ces cavités serait ordinairement fluide, lactescent et présenterait l'aspect extérieur ainsi que les caractères histologiques du liquide prostatique. Il s'agirait donc de follicules prostatiques distendus.

Dans d'autres cas, on trouve, surtout chez le nouveau-né (English), une tumeur liquide résultant de l'oblitération de l'utricule prostatique, « qui tantôt soulève seulement le verumontanum, tantôt occasionne une saillie de la prostate du côté du rectum. »

Enfin, dans certains cas (Cruveilhier, Le Dentu, Desnos, Brault), on a trouvé des tumeurs liquides beaucoup plus volumineuses qui paraissaient être de véritables kystes et non « des abcès enkystés dans la loge prostatique. » Ces tumeurs présentaient le volume d'une mandarine et contenaient un liquide purulent. La poche n'était pas absolument close ; elle communiquait avec l'urèthre postérieur « par une dizaine de petits pertuis indépendants des orifices des canaux éjaculateurs et des vésicules » et par lesquels une pression légère pouvait faire sortir une partie du liquide contenu dans la cavité.

L'histoire clinique des kystes de la prostate, ainsi que le font remarquer les auteurs, se réduit à un petit nombre de notions précises. Il s'agit en effet d'une affection rare et qui peut échapper entièrement au malade lui-même et au chirurgien. En effet, la dysurie qu'ils occasionnent ordinairement et qui est due à la compression de l'urèthre ne diffère pas de celle qui est produite par l'hypertrophie de la prostate, affection qui existe presque toujours chez ces malades. D'un autre côté, le toucher rectal ne fournit en général aucun renseignement précis, parce que la poche est petite, non saillante du côté du rectum. Si les caractères ordinaires des abcès faisaient défaut et si l'on percevait de la fluctuation ou si l'on constatait l'existence d'une tumeur lisse, arrondie, rénitente, on serait mis sur la voie du diagnostic ; mais comment distinguer, même dans ces cas, un kyste intra-prostatique d'un kyste développé entre la vessie et le rectum et refoulant la prostate en haut ? Il est vrai que dans ce dernier cas, le traitement est le même et qu'un diagnostic précis ne présente pas ici de grands avantages.

Lorsqu'il existe de la rétention d'urine chez un enfant

nouveau-né, on peut penser à la distension kystique de l'utricule prostatique. Le cathétérisme renseignera alors sur le siège de l'obstacle et pourra même amener parfois la rupture de la petite poche utriculaire.

Lorsque le kyste communique avec l'urèthre, il peut être infecté par divers microorganismes et l'on s'est demandé si dans certains cas d'abcès latents de la prostate, abcès sur lesquels Civiale a insisté, il ne s'agissait pas de kystes suppurés de cet organe.

Quoi qu'il en soit, le *traitement* est le même dans les deux cas.. Si le kyste est diagnostiqué avant toute complication inflammatoire, il faut encore intervenir comme dans les cas d'abcès chauds de la prostate ; cependant on doit dans ces cas commencer par pratiquer une ponction, qui confirme le diagnostic et peut être en même temps curative. Il est vrai que la guérison n'a été ainsi obtenue que dans un cas de kyste hydatique (Mallez) ; il s'agissait donc probablement d'un kyste extra-prostatique. Dans un cas analogue, M. Tillaux incisa le kyste par le rectum et en obtint la guérison. L'antisepsie serait plus facile si l'on ouvrait le kyste après avoir pratiqué le premier temps de la taille prérectale de Nélaton.

Il ne faut pas oublier que ces énormes kystes hydatiques peuvent communiquer avec l'urèthre. Dans le cas de Lowdell, par exemple, il existait de nombreuses fausses routes ; aussi le cathétérisme était-il parfois impraticable.

Les petits kystes de la prostate ne nécessitent pas d'autre traitement que celui de l'hypertrophie de la glande. Du reste, ils ne sont jamais diagnostiqués d'une façon certaine qu'à l'autopsie.

CHAPITRE VIII

LÉSIONS DIVERSES DE LA PROSTATE

Certains auteurs ont décrit comme des affections spéciales de la prostate *l'atrophie* de cette glande, les *ulcérations*, les *cavernes* et les *fistules* de la prostate. Civiale a même consacré dans cette partie de son ouvrage sur les maladies des voies urinaires un chapitre aux *lésions de la crête uréthrale*. Ainsi qu'on l'a fait remarquer, c'est là « un fâcheux abus de langage »; car on décrit ainsi des altérations d'un ordre tout différent, qui n'ont souvent entre elles aucun rapport. Je vais cependant dire un mot de ces différentes lésions.

Sous le nom *d'atrophie de la prostate*, dit M. Thompson, « on doit comprendre une diminution dans la masse et le poids de l'organe par disparition graduelle de quelques-uns des tissus qui la composent. En n'envisageant que les résultats de cette action, on peut la considérer comme l'inverse de l'hypertrophie. »

Cet auteur admet cinq formes d'atrophie de la prostate :

1° L'atrophie *par épuisement*, à la suite d'une maladie générale ;

2° L'atrophie *sénile* ;

3° L'atrophie *par compression* ;

4° L'atrophie *par maladie* de la prostate même ;

5° L'atrophie *congénitale*.

On a fait remarquer que cette dernière forme constitue un *vice de conformation*. Il ne s'agit pas là en effet d'une véritable atrophie de la prostate, mais d'un développement incomplet de cet organe. M. Thompson lui-même a soin de le constater.

L'atrophie *par épuisement* n'est pas non plus admise par certains auteurs, qui pensent qu'il s'agit d'un développement incomplet de la glande méconnu jusqu'à la mort, c'est-à-dire d'un vice de conformation. Civiale, comme M. Thompson, admet au contraire, que l'atrophie de la prostate peut être observée, entre autres, dans le cours de la phtisie pulmonaire sans lésions tuberculeuses de la glande.

L'atrophie *par compression* s'observe lorsqu'une tumeur liquide ou solide (un kyste hydatique, un cancer du rectum, etc.) se développe dans le voisinage très proche de la glande. Un calcul vésical (Civiale, Thompson) pourrait aussi causer parfois cette atrophie. Civiale croit également que chez les enfants un calcul vésical peut empêcher le développement normal de la prostate. « Les exemples en sont trop nombreux, dit-il, pour qu'on puisse contester cet effet de la présence de la pierre chez certains individus. »

La prostatite, les tubercules de la prostate, sont les principales affections de la glande qui parfois en déterminent l'atrophie. Après la guérison d'un abcès prostatique, on constate quelquefois que la glande est réduite à un état presque rudimentaire, parfois à un noyau fort petit, mais très dur (Civiale).

On aurait constaté l'atrophie de la prostate chez un calculeux à qui l'on avait enlevé les deux testicules « pour le guérir de deux hernies » et l'on avait conclu que cette atrophie était due à la castration complète. Sans contester l'influence de cette opération, Civiale fit remarquer que la présence d'un calcul dans la vessie suffisait pour expliquer cette atrophie. On peut encore se demander si elle n'était pas congénitale.

L'atrophie sénile « se rencontre dans un peu plus de 5,5 pour 100 des cas chez les individus de soixante ans et au-dessus », dit M. Thompson, qui fait également remarquer que dans l'atrophie sénile « le tissu glandulaire semble plus atrophié que le stroma fibro-musculaire de l'organe. »

L'atrophie simple de la prostate sans complication ne se manifeste par aucun symptôme ; mais le toucher rectal permet de constater l'amoindrissement de volume de cette glande. Cette atrophie rend également plus facile le cathétérisme avec des instruments se rapprochant de la forme rectiligne, parce qu'elle produit un effacement partiel de la courbe de l'urèthre. « Au lieu d'être dévié en haut, dit Civiale, l'orifice vésical est en quelque sorte porté en bas et se trouve plus rapproché de l'arcade pubienne ; la partie prostatique de l'urèthre étant très courte est en général fort dilatée et l'urine commence à couler aussitôt que les yeux de la sonde ont dépassé la courbure..... Lorsque la sonde a franchi la courbure de l'urèthre, elle paraît entrer subitement dans la vessie et le doigt porté dans le rectum peut suivre distinctement sa marche. »

L'art, ajoute cet auteur, ne possède aucun moyen de remédier à ces sortes de lésions. Mais dans les cas de compression de la prostate, on peut arrêter la marche de cette atrophie en faisant disparaître la cause de la compression de l'organe : kyste, rétrécissement de l'urèthre, etc... Chez un rétréci, j'ai même constaté une impuissance complète, qui disparut lorsqu'on eut rendu au canal un certain calibre (1).

Si l'on consacre un chapitre aux *ulcérations*, aux *cavernes* et aux *fistules* de la prostate, je répète que c'est uniquement par tradition. Ces lésions représentent en effet des conséquences ordinaires d'affections déjà décrites.

(1) Nollet, thèse, Paris 1893, n° 291.

Comme le dit M. Thompson, il n'y a pas de forme particulière *d'ulcère* de la prostate; rien de spécial à cet organe, comme à l'estomac, par exemple. « Point de raison pour en faire le sujet d'une ulcération chancreuse spécifique, sauf dans les cas très rares où cette affection s'est propagée tout le long de l'urèthre et même dans l'intérieur de la vessie. »

Du reste, ce que décrivent la plupart des auteurs ce sont des ulcérations de l'urèthre postérieur et non de la prostate, surtout des ulcérations tuberculeuses, ou des ulcérations dues au séjour trop longtemps prolongé d'une sonde à demeure, etc... Il est donc inutile d'insister sur ce sujet.

Je ne dirai également qu'un mot des *cavernes*, qui ont été décrites en étudiant les abcès de la prostate, les tubercules, les calculs, etc. de cet organe. Je rappellerai que ces cavernes peuvent être diagnostiquées avec une sonde métallique coudée. Le bec de cet instrument pénètre dans une cavité irrégulière, où il peut tourner dans divers sens, mais bien moins facilement que s'il était dans la vessie. Il est difficile d'ailleurs et souvent impossible de faire pénétrer la sonde jusque dans la cavité vésicale.

Quant au *traitement*, qui a été déjà indiqué et qui comprend des lavages, des incisions, des débridements, etc..., il n'a habituellement une réelle efficacité que dans les cas de destruction par un abcès non tuberculeux.

Les *fistules prostatiques* ont été étudiées avec les fistules urinaires de l'urèthre, les abcès, les tubercules de la prostate, etc..... Il est donc inutile d'y revenir. Je rappellerai simplement que les cautérisations pratiquées avec le galvano-cautère peuvent rendre de réels services dans le traitement de certaines de ces fistules.

Civiale a montré que la *crête uréthrale* peut être le siège de *lésions diverses*, dont quelques-unes, *ulcérations*, *atrophies, excavations,* etc., s'observent parfois dans le cours d'une affection prostatique, surtout dans les cas d'abcès de la prostate. Mais on sait aujourd'hui, grâce à l'uréthroscopie, que les lésions les plus fréquentes du verumontanum sont des lésions inflammatoires dues à la blennorrhagie (Grünfeld). Je les ai indiquées en étudiant l'anatomie pathologique de cette affection.

On a également cité des cicatrices au niveau de la crête uréthrale, une induration très marquée de cette crête et de véritables tumeurs dues au développement anormal du verumontanum.

On ne connaît pas encore très bien les symptômes propres à ces diverses lésions. Dans le cas cité par Lapeyronie, lorsque le malade exerçait le coït, le sperme sortait lentement, à mesure que l'érection diminuait et surtout lorsque le malade pressait sur la verge. Il y avait « une cicatrice sur la partie du *verumontanum* qui regardait la vessie. »

Lorsqu'il existe une tuméfaction notable de la crête uréthrale, elle peut causer de la dysurie.

Civiale a conseillé d'intervenir dans les cas de tumeur du verumontanum comme dans les cas de tumeurs siégeant au niveau du col vésical; mais ces faits sont exceptionnels.

Les inflammations de la crête uréthrale dues à l'uréthrite postérieure seront traitées comme cette dernière affection. Les cautérisations directes pratiquées à l'aide de l'uréthroscope et conseillées par divers auteurs ne doivent plus être employées : elles peuvent causer des accidents, entre autres de l'orchite ; de plus, elles sont actuellement inutiles.

CHAPITRE IX

VICES DE CONFORMATION DE LA PROSTATE

Les vices de conformation de la prostate sont très rares et ils ne présentent qu'un bien faible intérêt au point de vue chirurgical.

La prostate est parfois si peu développée qu'on l'aurait trouvée réduite à une simple lamelle accolée à la face postérieure de la vessie et reconnaissable seulement à l'aide du microscope (Campenon). Mais *l'absence* complète de cet organe n'existerait pas en dehors d'une malformation profonde de l'appareil génito-urinaire. Dans les cas cités par Littre et Chopart, il existait une extrophie de la vessie. Dans le cas rapporté par Gandon et Deville, les autres organes étaient cependant normaux, mais ce fait est contesté par certains auteurs.

Il n'existe pas d'exemple de *prostate double*. Dans les quelques cas cités par les auteurs, il ne s'agissait que de *l'indépendance* absolue ou partielle *des deux lobes primitifs* (Vrolit) due à ce qu'un arrêt de développement avait empêché la réunion des deux portions latérales de la prostate. Dans ces cas, il existait encore une extrophie de la vessie.

L'inversion de la prostate est excessivement rare. Le professeur A. Richet en a cité un cas fort intéressant : la glande presque tout entière était située en avant du canal.

Dans un cas de Luschka, le lobe antérieur de la prostate reposait immédiatement sur les corps caverneux revêtus de leur albuginée et communiquait par quatre conduits avec un trajet fistuleux ouvert à la face dorsale du pénis.

L'ectopie des conduits excréteurs de la prostate et les *rapports anormaux* de cette glande avec les *conduits éjaculateurs* ont été déjà signalés en étudiant les vices de conformation de l'urèthre. Je dois ajouter ici que parfois les canaux éjaculateurs ne traversent pas la glande, mais s'accolent seulement à sa surface pour aller s'aboucher plus bas dans l'urèthre (Picard) et même près de la couronne du gland (Cruveilhier). Dans d'autres cas, ils se fusionnent au contraire par convergence au sein de la prostate (Quatrefages). Enfin, dans un cas, Dolbeau les a vus s'ouvrir dans l'utricule prostatique.

TROISIÈME PARTIE

MALADIES DE LA VESSIE

CHAPITRE PREMIER

CYSTITE

L'inflammation de la vessie a reçu différentes dénominations. Linné l'a décrite sous le nom de *glaire* de la vessie et Lieutaud lui a donné celui de *catarrhe* ou fluxion catarrhale, dénomination acceptée par Chopart, qui la considère comme désignant « une fluxion d'humeur muqueuse avec engorgement ou phlogose des tuniques de ce viscère. » Boyer au contraire réserve la dénomination de *catarrhe* à l'inflammation chronique de la vessie et il donne le nom de *cystite aiguë* à l'inflammation aiguë de cet organe; mais il a soin de faire remarquer que dans les formes chroniques de la phlegmasie vésicale les lésions atteignent assez souvent les tuniques autres que la muqueuse et sortent ainsi du cadre du catarrhe proprement dit; il y a inflammation totale, *cystiphlogie*, suivant l'expression de Meyzerey, *cystitie*, comme disait Sauvages.

Plus tard, Ferrus décrit sous le nom de *cystite* toutes les formes, aiguës ou chroniques, de l'inflammation vésicale; pour cet auteur, le catarrhe n'en est qu'une variété, c'est la *cystite muqueuse*, variété du reste de beaucoup la plus commune et la plus importante au point de vue clinique.

M. Thompson a encore restreint le sens de cette expression *catarrhe de la vessie*. « C'est une de ces appellations malheureuses, dit-il, qui conduisent fatalement à des erreurs pratiques. Ici le mucus est très gluant et lorsqu'on veut transvaser l'urine du malade, on voit d'abord s'écouler l'urine proprement dite, puis suivre un magma glaireux et collant qui finit par s'ébranler en masse........ *Le catarrhe vésical n'est donc qu'une cystite suppurée avec fermentation alcaline de l'urine....* » C'est un *symptôme*, qui persiste quelquefois pendant des mois, ajoute cet auteur, mais il ne s'agit pas d'une « affection essentielle. »

Cette opinion est aujourd'hui admise par tous les auteurs compétents et l'on désigne sous le nom de *cystite* l'inflammation de la vessie, quelles qu'en soient la nature et l'étendue. Si l'on veut préciser le siège de l'inflammation, on dit : *cystite muqueuse* ou *proprement dite, cystite interstitielle, péricystite.*

L'inflammation de la vessie se présente sous des aspects très variés, qui ont été classés de différentes façons par les auteurs qui se sont occupés de cette affection. Pour éviter des redites inutiles, je n'imiterai point les auteurs qui consacrent d'abord une description spéciale à chacune des principales variétés de la cystite, puis font une étude d'ensemble de cette affection. Je ne décrirai pas non plus à part la forme *aiguë* et la forme *chronique*, car ce serait encore s'exposer à des redites sans donner plus de clarté à la description. D'un autre côté, le traitement est aujourd'hui sensiblement le même dans les deux cas, point capital, qui doit être bien mis en évidence. Grâce aux recherches que j'ai faites sur le *lavage de la vessie sans sonde* et sur *l'anesthésie directe de la muqueuse uréthro-vésicale*, ce traitement est même actuellement d'une extrême simplicité. Je me bornerai donc à la description générale de la cystite, mais j'aurai soin, chemin faisant, d'indiquer les particularités qui caractérisent chacune de ses principales variétés.

Etiologie. — La cystite est la plus fréquente des affections vésicales. C'est une maladie que l'on rencontre souvent dans la pratique. Elle atteint surtout les individus d'âge moyen et les vieillards; elle est plus fréquente chez l'homme que chez la femme.

Si l'on s'en rapportait aux auteurs anciens et même à certains ouvrages récents, les *causes* de la cystite seraient innombrables. Il faudrait citer : 1°. Les *traumatismes* : contusions, plaies, violences dues à un cathétérisme difficile ou maladroit ou à l'endoscopie vésicale moderne (Furbringer), séjour permanent des sondes, opérations chirurgicales, traitement irrationel des uréthrites, froissement de la vessie pendant le travail de l'accouchement et dans les cas de tumeurs pelviennes, introduction de corps étrangers dans le réservoir urinaire, etc....;

2° Certaines *substances irritantes* : cantharidine, balsamiques, térébenthine, sulfate de quinine, iodure de potassium, diurétiques irritants, applications de thapsia, de sinapismes, augmentation des éléments *normaux* de l'urine (acide urique, phosphates, etc.), ingestion de vin acide, des bières mal fermentées, de cresson, d'asperges, de poivre, etc...;

3° Certaines *lésions* de *l'appareil urinaire* : rétrécissements de l'urèthre, calculs et corps étrangers de la vessie, hypertrophie de la prostate, tubercules de la vessie, néoplasmes vésicaux; distension exagérée du réservoir urinaire, stagnation de l'urine, rétention aiguë, évacuation trop rapide de la vessie; paralysie et parésie vésicales consécutives à des lésions cérébrales et médullaires, etc....;

4° La *propagation* à la vessie de *phlegmasies d'organes voisins* : blennorrhagie, pyélite, néphrite, abcès périvésicaux ouverts dans la vessie, inflammation du rectum, du vagin, de l'utérus, du péritoine, etc....;

5° Certaines *maladies générales* et certaines *inflammations d'organes éloignés* : pyohémie, variole, fièvre typhoïde, fièvre puerpérale, choléra, dysenterie, diabète, goutte, rhumatisme articulaire, etc....;

6° Toutes les causes de *congestion* de la vessie : constipation, hémorrhoïdes, excès de coït, refroidissement subit, habitudes sédentaires, abus des boissons alcooliques, brûlures étendues, suppression brusque des menstrues, grossesse, ménopause, équitation, abus de la bicyclette, contention habituelle d'esprit, etc....

Pathogénie. — Inutile de dire que la cystite dite *idiopathique* n'est plus admise et que la plupart des causes qui viennent d'être énumérées ne sont que des causes *prédisposantes*; l'influence de certaines d'entre elles est même fort douteuse. Cependant on ne saurait nier que la cystite puisse être produite par la présence dans l'urine d'une substance *irritante aseptique* : la cantharidine, la térébenthine, par exemple. La cystite cantharidienne surtout est bien connue depuis d'assez longues années.

D'un autre côté, dans certains cas de cystite membraneuse, il paraît s'agir d'une véritable gangrène de la paroi vésicale. Mais dans l'immense majorité des cas, la cystite est due à une *infection* de la vessie. Au point de vue de sa *pathogénie*, l'étude de cette affection appartient donc presque tout entière à l'histoire plus générale des infections locales des voies urinaires, dont je m'occuperai plus tard.

Bien que le rôle prépondérant des microbes dans l'étiologie de la cystite ait été signalé par Traube dès 1866, bien que M. le professeur Bouchard ait appelé également l'attention sur ce point en 1877, les chirurgiens qui s'occupent spécialement des affections des voies urinaires ont tenu peu compte de cette opinion jusque dans ces dernières années. M. Guyon, entre autres, écrivait encore *en 1888, un an* environ après la publication de mes deux mémoires dans les *Archives générales de médecine*, ce qui suit (1) : « Ces troubles aboutissent à la *congestion*. Ils « précèdent souvent, pendant un temps fort long, l'apparition de la cystite. L'inflammation en est tôt ou tard « la conséquence, surtout lorsque survient la *rétention ;* « encore est-il que la façon dont elle s'établit a une influence décisive sur le moment de son apparition.

« Si la rétention est aiguë, complète et par cela même « douloureuse, la cystite ne tarde pas à se montrer; elle « peut au contraire, après de longues semaines, après des « mois de réplétion, ne s'être manifestée par aucun indice. Dans ce second cas, elle est nécessairement incomplète et non douloureuse par suite de l'inertie du « muscle vésical. Ainsi l'état douloureux joue lui aussi « un rôle actif dans la production de l'inflammation, rôle « qui n'est explicable que par la suractivité que la douleur imprime à la circulation locale...... Et comme tout « un ensemble de faits témoigne que la sensibilité développée par la tension et entretenue par la rétention ou « la résistance trop prolongée au besoin d'uriner détermine l'afflux sanguin et la congestion qui en est le corollaire, vous n'êtes plus surpris de constater par l'observation que la rétention aiguë et complète soit une « cause si souvent déterminante de la cystite. Vous cessez « en même temps de vous étonner que ces grandes accumulations d'urine qui s'observent dans la forme torpide du prostatisme ne provoquent pas plus tôt l'éclosion d'une inflammation. La sensibilité de la vessie ne « se manifeste, en effet, que lorsque ses fibres muscu-

(1) Loc. cit. 1888, page 879.

« laires entrent en contraction active sous l'influence de
« la tension, car l'envie d'uriner n'est, après tout, qu'une
« colique vésicale. Dans la catégorie de malades aux-
« quels je fais allusion, la fibre musculaire a perdu son
« pouvoir contractile. Il ne peut donc y avoir de sensibi-
« lité et, par suite, ce surcroît dans l'activité congestive
« qui bientôt fait franchir à la congestion la limite qui la
« sépare de l'inflammation ne se produisant pas, l'appa-
« rition de la cystite est retardée.

« Elle n'en est pas moins prête à se manifester et sou-
« vent dans des conditions redoutables. Mais ici des ad-
« juvants nouveaux, des causes occasionnelles sont né-
« cessaires. Une fatigue, un écart de régime surviennent
« et la cystite est faite. L'action du refroidissement est
« surtout efficace. »

On le voit, c'est la théorie de la *congestion* dans tous
ses détails. Il est vraiment regrettable que M. Guyon ne
s'en soit pas souvenu quatre ans plus tard, au sixième
Congrès français de chirurgie......; mais je n'insisterai
pas, je tiens à rester sur le terrain scientifique.

Le contraste que signale cet auteur entre l'influence de
la rétention complète aiguë et celle de la rétention incomplète chronique sur le développement de la cystite est facile à expliquer. Dans le premier cas, on a sondé les malades en négligeant de prendre les précautions antiseptiques nécessaires, tandis que dans le second cas on n'a
pas pratiqué le cathétérisme. Quoi qu'en disent des auteurs en général intéressés et habituellement incompétents, *l'infection spontanée* de la vessie chez l'homme, en
dehors de la blennorrhagie et de la tuberculose, est rare
et presque toujours tardive. Dans la grande majorité des
cas, c'est un instrument introduit dans la vessie qui *infecte* cette cavité.

Chez la femme au contraire, l'infection de la vessie par

suite de la pénétration spontanée des microbes pathogènes dans l'urèthre puis dans le réservoir urinaire, est assez fréquente. Il est bien inutile d'invoquer dans la plupart de ces cas une pénétration des microorganismes dans la cavité vésicale à travers les parois de la vessie. En dehors des cas d'abcès périvésicaux ouverts dans le réservoir urinaire ou d'abcès dans l'épaisseur des parois de la vessie, ce mode de pénétration des microbes dans la cavité vésicale est en effet très discutable. Dans les cas d'endométrite, de salpingite, etc..., il est bien plus logique d'admettre que l'infection se produit par l'intermédiaire du vagin et de l'urèthre.

L'infection de la vessie par la voie rénale et urétérale est incontestable dans les cas d'infection des voies urinaires supérieures. Mais si les reins et les uretères restent sains, il est bien rare que la vessie soit infectée. Lorsqu'on observe de la cystite chez des malades atteints de fièvre typhoïde, de fièvres éruptives, etc., on constate presque toujours des symptômes de néphrite infectieuse et dans la plupart des cas on apprend que les malades ont été sondés. Théoriquement on peut admettre qu'une urine contenant une grande quantité de poisons microbiens puisse causer une cystite analogue à la cystite cantharidienne, mais il est douteux que les reins dans ces conditions résistent à l'action irritante de ces poisons, que l'on n'ait pas en même temps des symptômes de néphrite. Quant à la possibilité pour les microbes de traverser *chez l'homme* le rein non infecté, admise par certains auteurs, elle est rejetée par d'autres. J'y reviendrai plus tard ; mais je dois dire dès maintenant que les quelques faits cliniques qui ont été cités à l'appui de ce mode d'infection de la vessie ne sont nullement probants.

L'infection de la vessie par la voie de la circulation générale paraît devoir être négligée. Cependant on aurait observé dans la pyohémie de la cystite interstitielle suppurée. Dans un travail récent, un auteur allemand admet également la cystite par infection sanguine directe.

Je n'insisterai pas ici sur les divers microbes qui peuvent causer l'inflammation de la vessie. Je rappellerai simplement que le plus fréquemment observé est la *bactérie urinaire*, découverte par Traube, décrite par M. le professeur Bouchard, Clado et bien d'autres auteurs et qui, d'après les intéressantes recherches de Achard, Renault et Krogius, ne serait que le *bacterium coli commune*.

Je me bornerai également à faire remarquer qu'il ne suffit pas en général que des microbes pathogènes pénètrent dans la cavité vésicale pour qu'il se produise une cystite. Il faut encore que ces microorganismes s'y trouvent dans les conditions nécessaires à leur pullulation : stagnation d'urine, diminution de la résistance de l'épithélium vésical, etc... Je reviendrai sur toutes ces particularités en étudiant d'une façon générale les accidents infectieux chez les urinaires. Je dois cependant noter ici que des expériences toute récentes faites sur le lapin auraient prouvé que l'infection microbienne seule peut suffire à faire naître la cystite. Avec le coli-bacille, l'auteur allemand que je viens de citer aurait toujours réussi, sans ligature ni rétention, à produire une cystite.

La *cystite interstitielle* est habituellement consécutive à l'infection de la muqueuse vésicale. Parfois au contraire elle est causée par une péricystite ; mais il est exceptionnel qu'elle existe isolément, dans la pyohémie par exemple.

La *péricystite* est parfois consécutive à une infection muqueuse et interstitielle, mais souvent elle se rattache à une phlegmasie d'un organe voisin. Elle sera étudiée dans un chapitre spécial.

En terminant, j'insiste de nouveau sur ce fait, qui, au

point de vue pratique, domine toute l'étiologie et la pathogénie de la cystite, c'est que l'inflammation de la vessie, en dehors de la blennorrhagie et de la tuberculose, est causée dans la grande majorité des cas par un cathétérisme pratiqué avec des précautions antiseptiques insuffisantes.

Anatomie pathologique. — Dans la grande majorité des cas, la muqueuse vésicale est le siège unique des altérations inflammatoires. Parfois cependant le tissu conjonctif sous-muqueux et la couche musculaire participent à l'inflammation. Cette limite peut même être franchie : dans quelques cas, le péritoine et le tissu cellulaire périvésical sont atteints par le processus inflammatoire.

Les lésions doivent être étudiées successivement dans la *forme aiguë* et dans la *forme chronique*.

Quelques examens nécroscopiques ont permis de constater que les lésions sont habituellement peu accusées dans la *cystite aiguë* : il existe de la rougeur, de la tuméfaction et du ramollissement de la muqueuse, surtout au niveau du col vésical, du trigone et du bas-fond et spécialement, suivant certains auteurs, autour des orifices des uretères. Les mêmes lésions existent *toujours* dans l'urèthre postérieur (Guyon), de sorte qu'il s'agit en réalité d'une *uréthro-cystite*. Dans ces points, il existe parfois des ecchymoses d'un rouge vif au centre, moins accentué à la périphérie, ecchymoses punctiformes ou étalées sur une surface plus ou moins étendue.

Les cellules épithéliales de la vessie se gonflent, présentent une multiplication de leurs noyaux et tombent dans la cavité vésicale; aussi la muqueuse est-elle bientôt recouverte dans ses parties déclives d'une substance que l'on a cru longtemps être du mucus. Ensuite, on y trouve du pus.

Parfois il existerait au niveau du trigone et autour du

col vésical des vésicules saillantes (Cornil et Ranvier).

Suivant quelques auteurs, la couche celluleuse sous-muqueuse et la tunique musculeuse seraient hypérémiées.

En résumé, lésions épithéliales et sous-épithéliales microbiennes peu graves; aussi ne persiste-t-il aucune altération après la guérison.

Dans quelques cas, la muqueuse est recouverte partiellement ou dans sa totalité de fausses membranes ressemblant parfois à la couenne d'un caillot sanguin (Vidal, de Cassis). En général, elle offre alors les traces d'une violente inflammation; elle ressemble à la conjonctive dans l'ophthalmie blennorrhagique (Vidal).

Mais les lésions de la cystite aiguë peuvent être, dans certains cas, beaucoup plus étendues que dans les formes précédentes et elles peuvent alors aboutir à des altérations persistantes. Il y a une infiltration de cellules embryonnaires dans la muqueuse et dans la tunique musculaire, la séreuse elle-même peut-être altérée : d'où une augmentation notable de l'épaisseur des parois vésicales.

Il peut encore se former de petits abcès vésiculeux superficiels qui, après s'être vidés dans la cavité vésicale, laissent à leur place de petites exulcérations ou des ulcérations assez étendues par suite du voisinage de plusieurs de ces abcès.

L'état villeux de la muqueuse a été noté dans quelques observations.

Dans des cas qui paraissent exceptionnels, il existe entre les différentes tuniques du réservoir urinaire de véritables abcès circonscrits ou étalés en nappe. On a même noté dans certains cas d'inflammation très intense de la vessie les lésions propres aux phlegmons et abcès de la cavité de Retzius.

Les plaques gangréneuses sont rares dans la cystite

aiguë. On ne les observe guère qu'après l'accouchement, lorsque la tête fœtale a été retenue longtemps dans l'excavation pelvienne.

Les lésions de la *cystite chronique* sont depuis longtemps assez bien connues. Autrefois surtout on avait malheureusement de fréquentes occasions d'examiner à l'amphithéâtre des vessies atteintes d'inflammation chronique.

Comme dans la cystite aiguë, la muqueuse vésicale est le siège principal et souvent exclusif des lésions, ce qui explique la facilité avec laquelle on obtient aujourd'hui la guérison de cette affection dans la plupart des cas, si l'on sait appliquer un traitement local convenable.

La cystite chronique, comme la cystite aiguë, est également toujours accompagnée de l'inflammation de *l'urèthre postérieur*, particularité très importante à retenir au point de vue du traitement. Elle permet de comprendre en effet l'un des avantages les plus sérieux que présente le *lavage de la vessie sans sonde* sur l'ancien procédé dans le traitement direct du *catarrhe vésical.*

Dans la cystite chronique, la coloration de la muqueuse est en général brun rouge ou ardoisée. Au milieu de cette coloration uniforme, on constate l'existence de plaques noirâtres dues à la transformation des suffusions sanguines sous-muqueuses et de plaques rouges ecchymotiques, disséminées les unes et les autres de distance en distance mais siégeant surtout au niveau du trigone et du bas-fond, principalement autour des orifices des uretères. Les veines sont souvent dilatées.

Dans des cas plus rares, la muqueuse est d'un rouge qui varie du sombre au clair. On y trouve de nombreuses arborisations vasculaires. Enfin, parfois la coloration de la muqueuse est presque normale.

La muqueuse vésicale est ordinairement épaissie,

comme boursouflée, villeuse, peu adhérente à la couche sous-jacente, molle, friable, se laissant facilement déchirer par l'ongle ou racler par un instrument demi-tranchant.

Après évacuation de l'urine, qui est toujours trouble et qui contient de nombreux microbes, on trouve la surface de la muqueuse recouverte d'une couche plus ou moins épaisse de pus jaunâtre.

Au microscope, on constate que l'épithélium des couches superficielles est tombé, mais qu'en général les couches profondes sont respectées. Des cellules embryonnaires peuvent infiltrer le chorion. Des vaisseaux à parois plus ou moins hypertrophiées se rencontrent en abondance.

Telles sont les lésions que l'on rencontre ordinairement dans la cystite chronique; mais je dois ajouter que souvent il existe en même temps d'autres altérations vésicales, dont quelques-unes ont été déjà décrites, et qui sont dues à une affection des voies urinaires ayant précédé la cystite : rétrécissement de l'urèthre, hypertrophie de la prostate, etc....

Dans d'autres cas, aux lésions ordinaires de la muqueuse vésicale s'ajoutent des fausses membranes ou des granulations, des villosités, des excroissances, soit des ulcérations, de la gangrène.

Les *granulations* siègent habituellement au niveau du trigone et du bas-fond et elles donnent à la muqueuse l'aspect de peau de chagrin (Guyon); mais parfois elles sont plus grosses, elles atteignent le volume d'un grain de chénevis.

Les *villosités*, assez rares, se montrent ordinairement dans la cystite blennorrhagique sous forme de filaments grêles de quelques millimètres de longueur réunis par ilots. Parfois on en trouve d'isolées.

Les *excroissances* fongo-vasculaires sont très rares. C'est une sorte de saillie vasculaire coiffée par la muqueuse. On les trouve surtout dans les cystites chroniques de longue durée et elles peuvent contribuer à expliquer les hématuries que l'on observe parfois dans ces cas (Guyon).

Les *fausses membranes* apparaissent habituellement pendant la recrudescence d'une cystite chronique. Il s'agit d'un exsudat fibrineux qui est tantôt disséminé en petits ilots et tantôt forme de larges plaques à bords plus ou moins réguliers. Parfois les fausses membranes recouvrent même la muqueuse entière d'une couche uniforme, constituant un sac entier, une sorte de vessie membraneuse incluse dans le réservoir urinaire et offrant l'apparence de la muqueuse séparée des couches sous-jacentes. Enfin, ces fausses membranes peuvent exister en même temps dans les uretères, les bassinets, les calices, l'urèthre. On en a même observé sur la muqueuse du vagin après la taille vésico-vaginale; en un mot, elles peuvent exister sur toutes les parties qui sont en contact avec l'urine.

Jaunâtres au début, avec parfois quelques points rosés, comme dans un cas que j'ai observé à l'hôpital Saint-Louis et qui a été publié, les fausses membranes deviennent bientôt d'un gris jaunâtre et parfois d'un gris ardoisé ou verdâtre.

Leur consistance, leur épaisseur et leur adhérence sont très variables. Dans un autre cas que j'ai observé à l'hôpital Saint-Louis, les fausses membranes ressemblaient à des lambeaux de tissu cellulaire sphacélé. Au microscope on n'y trouva cependant « aucune trace de la muqueuse vésicale » (M. Nicolle).

L'infiltration « de dépôts phosphatiques et calcaires » n'est pas constante, comme le croit M. Guyon. Elle manquait dans l'un des cas que j'ai observés. Elle n'existe sans doute que dans les cas où l'urine est ammoniacale. Chez ma malade, il s'agissait d'une « fausse membrane fibrineuse » dans laquelle on ne trouva que des globules rouges et des globules de pus (M. Nicolle).

Dans les cas de cystite cantharidienne expérimentale, dit Furbringer, « les coagulums, d'après Maas et Stüler, sont constitués en majeure partie par de l'épithélium pavimenteux. »

Les *ulcérations* sont rares en dehors de la cystite tuberculeuse. Le plus souvent il s'agit de simples exulcérations consécutives à ces petits foyers vésiculaires qui soulèvent l'épithélium et dont il a été question dans la forme aiguë.

Les ulcérations tuberculeuses sont consécutives au ramollissement et à l'évacuation des tubercules. Dans des cas rares, on trouve la muqueuse vésicale criblée de petits pertuis plus ou moins profonds ; mais habituellement ces ulcérations, qui siègent surtout au niveau du trigone, au voisinage de l'embouchure des uretères, au pourtour du col et même dans l'urèthre postérieur, offrent des dimensions qui varient de celles d'une pièce de 20 centimes à celles d'une pièce de 5 francs en argent. Leurs bords sont presque toujours taillés à pic, comme à l'emporte-pièce. Leur fond est parfois rosé, mais ordinairement il est jaunâtre.

La profondeur de ces ulcérations est variable ; souvent elles sont très superficielles et offrent l'apparence des ulcérations de l'herpès génital. Dans d'autres cas, elles sont plus profondes ; elles peuvent même dépasser l'épaisseur de la muqueuse.

La *gangrène* de la muqueuse vésicale s'observe parfois lorsque certaine urine ammoniacale stagne dans un point de la vessie ; mais dans la plupart des cas, il s'agit d'une véri-

table *cystite membraneuse*, d'une mortification gangréneuse déterminant l'élimination de la muqueuse vésicale.
Tantôt ce sont de simples lambeaux membraneux irréguliers, à bords déchiquetés, dont l'une des faces est lisse,
tandis que l'autre est creusée d'aréoles; tantôt ce sont
des sacs entiers formés par la muqueuse vésicale. Ces
lésions ne s'observent guère que chez la femme, dans les
cas de rétroversion de l'utérus gravide ou à la suite d'un
accouchement laborieux.

Voilà quelles sont les lésions que l'on peut observer
dans la *cystite muqueuse chronique*, forme habituelle de
l'inflammation chronique de la vessie. Mais assez fréquemment à ces lésions s'ajoutent des altérations plus ou
moins graves des couches sous-jacentes. Celles-ci sont
le siège d'une infiltration cellulaire et d'un épaississement hyperplasique. Les parois vésicales peuvent atteindre plus d'un centimètre d'épaisseur. Il est vrai que dans
la plupart de ces cas, la *cystite interstitielle* n'est pas la
seule cause de l'épaississement des parois vésicales. Il
existe aussi une hypertrophie des fibres musculaires, qui
pourrait être due dans certains cas, suivant les auteurs, à
des contractions vésicales très fréquentes, mais qui est
presque toujours la conséquence d'une affection primitive
des voies urinaires inférieures, un rétrécissement de l'u-
rèthre par exemple.

Dans d'autres cas, il s'agit en même temps d'une infiltration tuberculeuse interstitielle.

La capacité vésicale est tellement diminuée par suite
de la rétraction des parois ainsi altérées que la vessie
arrive parfois à ne contenir qu'une très faible quantité de
liquide, à peine 20 grammes dans certains cas.

Inutile de dire que chez les prostatiques la cystite interstitielle diminuant la puissance contractile de la vessie

rend encore plus précaire le fonctionnement du réservoir urinaire.

Mais ce ne sont pas les seules lésions que l'on peut rencontrer dans la *cystite chronique interstitielle*. Il peut encore se former des collections purulentes sous la muqueuse, dans l'épaisseur de la couche musculaire et même en dehors d'elle. Civiale a montré que ces abcès se développent surtout dans la région antéro-supérieure de la vessie. Le plus souvent ils sont petits; leur volume est même parfois microscopique. Il est exceptionnel de les voir atteindre le volume du pouce. Parfois ce sont de véritables abcès en bouton de chemise : la muqueuse est décollée par une collection purulente qui communique avec une autre collection sous-séreuse. Enfin, on aurait noté dans quelques cas une infiltration purulente de la paroi vésicale.

A ces lésions il faut aussi ajouter des granulations interstitielles, des ulcérations profondes et la gangrène de la paroi vésicale.

Les *granulations*, dit Furbringer, sont « analogues à des ganglions lymphatiques élémentaires et ces accumulations de tissu lymphatique peuvent provoquer la dégénérescence graisseuse et l'ulcération. »

Ces *ulcérations* sont parfois très profondes; la paroi vésicale peut être même complétement détruite. Dans ce dernier cas, l'ulcération est ordinairement unique et présente une certaine analogie avec l'ulcère simple de l'estomac, d'où son nom *d'ulcère perforant chronique* de la vessie. Mercier, qui a signalé le premier ces perforations spontanées de la vessie, les a trouvées surtout au niveau de cellules vésicales et chez des malades dont les urines étaient ammoniacales. Peut-être s'agit-il dans ces cas exceptionnels d'une infection des parois de la vessie par l'urobacillus septicus de Krogius, qui peut causer la gan--

grène des tissus. D'autres auteurs croient que ces graves ulcérations succèdent à l'ouverture d'un abcès interstitiel dans la cavité vésicale. Il est rare que la tuberculose donne lieu à des ulcérations aussi profondes. Il est également exceptionnel qu'une ulcération du bas-fond de la vessie due à une sonde à demeure perfore la paroi vésicale.

La *gangrène* peut frapper toutes les couches qui constituent la paroi vésicale. Dans quelques cas, la membrane détachée comprenait toute l'épaisseur de cette paroi y compris le péritoine. C'est chez la femme que l'on observe ces graves lésions. J'y reviendrai.

Telles sont les lésions de *cystite interstitielle* qui peuvent accompagner la cystite muqueuse chronique. Quant à la *péricystite*, je répète qu'elle sera étudiée plus tard. Je ferai cependant remarquer ici que souvent elle n'est pas suppurée. On trouve surtout des adhérences entre la vessie et les organes voisins, adhérences qui peuvent diminuer la capacité de l'organe et gêner ses contractions, l'empêcher de se vider complètement.

En terminant, je ferai également remarquer que dans le cours de la cystite chronique on observe assez fréquemment des poussées inflammatoires aiguës, dont les lésions s'ajoutent aux lésions préexistantes.

Il est encore bon de rappeler qu'à l'autopsie des malades atteints de cystite chronique on trouve très souvent au niveau des voies urinaires supérieures des lésions analogues à celles que présente la vessie. Dès que cette cavité est infectée, les voies urinaires supérieures sont en effet menacées. Il n'est donc point surprenant qu'elles soient si souvent envahies, chez les malades atteints de cystite chronique, par les microorganismes contenus dans la cavité vésicale.

Symptômes. — Qu'il s'agisse de la forme *aiguë* ou de

la forme *chronique*, on constate dans la *cystite muqueuse* ou *cystite proprement dite* trois symptômes principaux : la fréquence des mictions, la douleur, la présence du pus dans l'urine.

Les *besoins d'uriner* sont ordinairement *fréquents* et *impérieux* chez les malades atteints de cystite ; mais, la fréquence des mictions est très variable suivant les cas. Certains malades urinent toutes les cinq minutes, tandis que chez d'autres le nombre des mictions n'est pas sensiblement augmenté. Entre ces deux extrêmes, on peut également constater un grand nombre d'états intermédiaires.

J'en dirai autant du besoin impérieux d'uriner, parfois à peine appréciable tandis que dans d'autres cas les malades ne peuvent pas retenir leur urine même pendant quelques secondes ; mais ce n'est là qu'une fausse incontinence, qu'il ne faut pas confondre avec l'incontinence vraie.

La *douleur* présente également de très grandes variations. Les malades éprouvent ordinairement une sensation plus ou moins pénible au-dessus du pubis, sensation qui est surtout marquée immédiatement avant la miction. Cette douleur peut irradier vers le périnée, les aines, la région des reins. Pendant la miction, elle irradie surtout le long de la verge et jusqu'à l'extrémité du gland. La miction une fois accomplie, le malade est soulagé parfois ; mais en général l'émission des dernières gouttes d'urine est douloureuse et cette douleur se prolonge un temps plus ou moins long après la miction. Elle peut être extrêmement violente, se compliquer de contractions anales et d'efforts violents. Ces crises se répètent parfois à chaque instant et rendent intolérable la situation des malades.

Divers auteurs, Civiale entre autres, ont noté que dans

certains cas de cystite chronique, lorsque l'urine est très ammoniacale, la miction peut pendant toute sa durée être très douloureuse lorsque les malades expulsent des dépôts glaireux, c'est-à-dire dans les cas de *catarrhe vésical*. Civiale ajoute que chez ces malades on ne constate pas toujours une grande fréquence des mictions, particularité qui mérite en effet d'être signalée, car, abstraction faite des nerveux et des polyuriques, la douleur est habituellement en relation exacte avec la fréquence des mictions.

Enfin, la cystite chronique, comme la cystite aiguë, est parfois à peu près complétement indolente. La douleur *spontanée*, je le répète, est très variable dans ces deux formes cliniques.

La *douleur provoquée* est un symptôme de grande valeur, considéré même par M. Guyon comme absolument pathognomonique, ce qui est un peu exagéré, car ce symptôme peut tromper chez certains *neurasthéniques urinaires*.

La sensibilité de la vessie peut être étudiée à l'aide de la palpation hypogastrique isolée ou combinée au toucher vaginal chez la femme et au toucher rectal chez l'homme. Elle peut l'être encore par l'injection d'un liquide tiède dans sa cavité ou par l'intermédiaire d'un instrument, qui montre par l'attouchement de sa surface interne le degré de sa sensibilité au contact.

La *palpation hypogastrique* isolée détermine assez souvent une douleur vive, qui, dans certains cas, aurait pu faire croire, suivant les auteurs, à l'existence d'une péritonite. Mais chez un certain nombre de malades on ne détermine ainsi une véritable douleur qu'en retirant brusquement la main après avoir exercé une pression aussi profonde que possible.

Le *toucher vaginal* ou *rectal* isolé ou mieux combiné à

la *palpation hypogastrique* est un meilleur moyen d'explorer la sensibilité de la vessie. On presse avec le doigt à différents degrés sur la face inférieure du réservoir urinaire. On recourbe au besoin le doigt en crochet et l'on comprime la vessie derrière le pubis. On cause ainsi habituellement chez les malades atteints de cystite une douleur plus ou moins vive, tandis que lorsque la vessie est normale on ne détermine en général aucune douleur mais souvent un besoin d'uriner. Cependant chez certains neurasthéniques urinaires, je le répète, ce mode d'exploration cause parfois une douleur assez vive bien que la vessie soit normale.

Je me hâte d'ajouter qu'il est inutile d'insister sur la recherche du degré exact de cette sensibilité. Ces manœuvres ne sont pas en effet sans inconvénients. Il est même bon de ne jamais recourir à la distension vésicale ni à l'introduction d'un instrument dans la vessie pour rechercher sa sensibilité au contact. L'introduction seule d'une sonde est ordinairement très douloureuse chez ces malades, ainsi que l'ont fait remarquer entre autres Civiale et Nélaton. Quoi qu'en dise M. Guyon, on peut aggraver ainsi notablement l'état des malades. Enfin, la précision dans l'étude de ce symptôme est aujourd'hui complétement inutile. On sait en effet qu'il est actuellement facile de guérir la cystite *dite douloureuse* sans recourir à la taille.

La *présence du pus dans l'urine* est le troisième symptôme important de la cystite. Je dois ajouter que c'est un symptôme constant. Dans la forme aiguë, on trouve souvent, il est vrai, peu de pus au début des accidents inflammatoires; les urines laissées au repos pendant quelque temps montrent surtout un dépôt floconneux plus ou moins trouble, qui peut atteindre plusieurs centimètres de hauteur dans le vase qui les contient et que l'on dési-

-gne en clinique sous le nom de *mucus*, bien que l'on sache aujourd'hui que la *mucine* n'existe pas dans les urines (Méhu). Mais bientôt elles laissent déposer d'emblée une couche blanchâtre assez épaisse formée de pus ou de muco-pus.

Furbringer admet, comme les auteurs français, que l'urine contient toujours du pus chez les malades atteints de cystite. « Toujours nous avons rencontré dans l'urine, dit-il, à côté du mucus, des globules muqueux et des épithéliums vésicaux à formes multiples où cependant dominaient les grosses cellules plates et la caractéristique du catarrhe, c'est-à-dire des *corpuscules de pus* en nombre fort respectable. Quelquefois ces corpuscules sont animés de mouvements amiboïdes. »

Si l'on recueille l'urine dans trois verres pendant la miction, on constate que ce liquide ne contient pas la même quantité de pus au commencement, au milieu ou à la fin de l'émission de l'urine. Parfois le pus n'existe même en quantité appréciable qu'au commencement de la miction ou au commencement et à la fin de l'émission de l'urine.

La quantité de pus contenu dans l'urine est très variable. Parfois elle est très faible ; dans d'autres cas au contraire, surtout dans la cystite chronique, cette quantité est assez grande ; mais ce n'est que dans les cas où il existe en même temps une inflammation des voies urinaires supérieures que la quantité de pus est réellement considérable, qu'elle occupe par exemple la moitié de la masse liquide totale.

Les caractères que présente l'urine, l'aspect des dépôts qui se forment au fond des vases qui la renferment ont été minutieusement étudiés par les anciens auteurs, entre autres par Mercier et Civiale. S'il n'existe que de la cystite, la masse de l'urine reposée est habituellement claire ;

si elle reste trouble et lactescente c'est qu'il existe en même temps une inflammation des voies urinaires supérieures (Guyon). Parfois ce trouble très marqué et persistant de l'urine, même après le dépôt du sédiment, est dû à la présence des bactéries (Furbringer).

Quant à l'aspect du pus dans les urines, il s'agit parfois d'un nuage léger suspendu au milieu du liquide ou formant de petits filaments : c'est du muco-pus. Dans d'autres cas, c'est un dépôt d'aspect laiteux qui se mêle à l'urine par l'agitation ; mais ce qui a le plus frappé les auteurs, ce sont ces masses gluantes, visqueuses, tellement adhérentes aux parois du vase que l'on a parfois de la peine à les en détacher même en renversant le vase, en un mot c'est le *catarrhe vésical*.

On sait depuis Rayer que cette matière visqueuse est due à la transformation du pus que sécrète la muqueuse vésicale par l'action de l'ammoniaque. Cet auteur français fit remarquer en effet que les urines glaireuses sont toujours ammoniacales au moment de l'émission ; que les urines purulentes acides au moment de la miction prennent de la viscosité en devenant ammoniacales par suite de leur exposition à l'air libre ; qu'enfin on peut transformer immédiatement une urine purulente en urine glaireuse en y ajoutant une certaine quantité d'ammoniaque.

Pour que cette matière visqueuse se produise dans la vessie, il faut donc que cette cavité contienne des sécrétions albuminoïdes, qui sont le fait de la cystite, et que l'urine contienne une certaine quantité d'urée, c'est-à-dire de matériaux décomposables ; aussi manque-t-elle parfois, dit M. Guyon, dans certains cas de cystite grave accomgnée de polyurie, bien que l'on sache que cette transformation glaireuse est en général en rapport avec l'intensité des phénomènes inflammatoires. C'est juste ; mais là encore M. Guyon n'accorde pas à la cause principale de ces phénomènes la valeur qu'elle a réellement. M. Pasteur a démontré que la transformation de l'urée en carbonate d'ammoniaque est due à un ferment qui est fourni par un microbe spécial, le *micrococcus ureæ* (torula de Pasteur). Lépine et Roux sont arrivés à produire à coup sûr la fermentation ammoniacale de l'urine et même la *cystite* et la *néphrite* en injectant des cultures pures de *micrococcus ureæ* dans l'urèthre de cobayes sains et en pratiquant l'occlusion de l'urèthre. Chez le chien, Cohnheim a déterminé également la fermentation ammoniacale de l'urine dans la vessie saine, mais il a eu soin de produire la *stagnation de l'urine* par la ligature du canal de l'urèthre. Il est vrai que chez l'homme plusieurs auteurs ne considèrent pas le *micrococcus ureæ* comme un microbe urinaire pathogène, mais personne ne conteste à ce micro-organisme la propriété qu'il possède, même *chez l'homme*, de produire la transformation ammoniacale de l'urine contenue dans la vessie. Le fait signalé par M. Pasteur reste donc entier.

Leube et Graser ont décrit divers microorganismes qui auraient la même propriété que le *micrococcus ureæ*, dont ils différeraient peu du reste.

Mais il en est un qui possède également cette propriété et qui est en même temps l'un des microbes les plus redoutables de l'infection urinaire, c'est l'*urobacillus liquefaciens septicus* de Krogius, qui serait peu pyogène mais qui peut causer rapidement des accidents gangréneux et de la fièvre urineuse. C'est là un fait très important sur lequel j'insiste, car M. Guyon et ses élèves ont cru longtemps que toutes les urines ammoniacales étaient des urines à peu près inoffensives, bien que certains faits cliniques fussent en contradiction avec cette manière de voir.

La bactérie urinaire, le bacterium coli, ne ferait pas au contraire fermenter l'urée.

En résumé, dans la cystite, les urines purulentes même les plus septiques sont le plus souvent acides au moment de l'émission. Elles sont même « fortement acides » dans beaucoup de ces cas, dit Furbringer. Elles contiennent alors différents microbes, surtout la bactérie urinaire, le bacterium coli commune. L'urine fraîche, encore chaude, dit cet auteur, renferme « des *bactéries* en abondance ».

Dans d'autres cas, au contraire, l'urine est ammoniacale et le pus donne lieu à ces masses glaireuses, à cette matière gluante, visqueuse, sur laquelle les auteurs ont tant insisté et qui caractérise le *catarrhe vésical*. Dans ces cas, l'urine contient des microbes spéciaux, entre autres le *micrococcus ureæ* ou l'*urobacillus* de Krogius. Ceci explique pourquoi il est si facile aujourd'hui de faire disparaître le catarrhe vésical. On agit directement sur la muqueuse vésicale d'une façon si simple, si rapide, si inoffensive, qu'il suffit parfois d'un jour ou deux pour obtenir ce résultat. Les lavages répétés de la cavité uréthro-vésicale pratiqués avec une solution saturée et bouillie d'acide borique ne présentent en effet aucun inconvénient, parce qu'il s'agit d'une solution non irritante. Or, on sait que M. Pasteur a montré que l'acide borique est une excellente substance pour combattre la fermentation alcaline de l'urine.

Tels sont les trois principaux symptômes de la cystite. Aucun d'eux n'a par lui-même de valeur pathognomonique, mais leur association ne permet pas ou ne permet guère l'erreur.

Parmi les symptômes secondaires, qu'il faut maintenant étudier, je citerai d'abord l'*hématurie*, qui est assez fréquente. Elle est bien rarement abondante et elle se produit habituellement à la fin de la miction, pendant les efforts excessifs que détermine le double ténesme vésico-anal. Les dernières gouttes expulsées sont parfois constituées par du sang pur.

L'*albumine* que l'on trouve dans l'urine est due à la présence du pus ou du sang.

Les *fausses membranes* sont rares dans l'urine des malades atteints de cystite. J'y reviendrai. J'en dirai autant de l'*exfoliation* de la muqueuse vésicale.

La *pneumaturie* ne s'observe que lorsqu'il existe une communication anormale de la vessie avec l'intestin (Pichler, Quiquerez) ou chez certains diabétiques atteints de catarrhe vésical (W. Müller).

La *rétention d'urine* est quelquefois produite par des masses glaireuses ou par des fausses membranes, mais ordinairement elle est due à un spasme du sphincter uréthral ou à une complication : la prostatite. La rétention complète est du reste rare. Quant à la parésie ou à la paralysie des fibres musculaires due à l'inflammation de la muqueuse vésicale, elle n'est guère admise aujourd'hui.

L'*incontinence* vraie est exceptionnelle et due à une complication.

Inutile de dire que l'*endoscopie vésicale* est non seulement inutile mais encore dangereuse chez les malades atteints de cystite. Ce n'est que dans des cas exceptionnels qu'il est permis d'y avoir recours, pour rechercher par exemple la cause de certaines cystites tenaces dues à une suppuration périvésicale.

Les *symptômes généraux* sont souvent nuls dans la cystite. Cette affection *ne s'accompagne jamais de fièvre*, même lorsqu'elle présente la plus grande intensité, dit M. Guyon, qui ajoute que lorsque l'on constate une élévation de température on peut être sûr qu'il est survenu une complication. Ce n'est pas absolument exact. Si la température reste normale chez la plupart de ces malades, même dans des cas où l'urine vésicale contient un nombre considérable de microbes pathogènes et une quantité de poisons microbiens qui serait suffisante pour tuer les malades, cela tient à ce que la muqueuse vésicale même enflammée absorbe peu. Tous ces produits septiques contenus dans le réservoir urinaire sont en réalité situés en dehors de l'organisme ; ils en sont isolés par un épithélium spécial, l'épithélium vésical. Mais qu'il se produise un traumatisme chez ces malades, qu'un calcul par exemple détermine une solution de continuité au niveau de la muqueuse vésicale et la fièvre apparaîtra, parce que ces produits septiques passeront alors dans le torrent circulatoire. Ainsi que je l'ai montré *le premier* cliniquement (1), c'est en effet à cette cause qu'est due la fièvre urineuse. Mais cette fièvre ne doit pas être considérée comme une complication de la cystite, puisqu'elle en est directement la conséquence. Est-ce que la fièvre que l'on observe dans la pneumonie, par exemple, est considérée comme une complication de cette affection ?

L'absence de la fièvre chez certains malades atteints de cystite peut être due encore à une véritable immunité acquise (2), à certaines infections peut-être ou à la grande fréquence des mictions. Je reviendrai sur tous ces faits en étudiant d'une façon générale les accidents infectieux chez les urinaires.

La soif, l'inappétence, l'abattement, l'insomnie, la dépression des forces, l'amaigrissement, sont ordinairement peu accusés ; la cystite dite *douloureuse* a cependant un retentissement très marqué sur l'économie.

Lorsque la *cystite muqueuse* ou cystite *proprement dite* s'accompagne de *cystite interstitielle*, la *douleur* est ordi-

---

(1) Lavaux, *Congrès français de chirurgie*, 1892, page 104.
(2) Lavaux, Loc. cit., Page 107.

nairement plus vive, ce qui est dû à une contraction excessive de tout le muscle vésical, à de véritables *contractures musculaires*. Les *mictions* sont également plus *fréquentes*; la diminution de la capacité vésicale est non-seulement physiologique ici mais encore anatomique. Je rappelle que parfois le réservoir urinaire peut à peine contenir 20 grammes de liquide.

Lorsque la cystite interstitielle se termine par suppuration, on note parfois simplement des frissons légers et une fièvre persistante; mais dans d'autres cas on constate des élévations considérables de température interrompues par des frissons irréguliers et un état typhique ou pyémique.

Les symptômes de la *péricystite* seront décrits plus tard. Passons à l'étude des *variétés* de la cystite.

Cystite chez les rétrécis. — On sait aujourd'hui que l'apparition de la cystite chez les rétrécis est un phénomène tardif, à condition que la vessie se vide complétement et qu'il n'y ait pas de tentatives de cathétérisme. Un rétrécissement même considérable, à dit Civiale, peut persister longtemps sans être compliqué de cystite si les contractions vésicales sont assez énergiques pour chasser complétement l'urine. Mais lorsque la vessie, ajoute cet auteur, au lieu de s'hypertrophier, reste dans les conditions ordinaires, surtout quand ses parois s'affaiblissent, la cystite ne tarde pas à apparaître par suite du séjour prolongé de l'urine.

C'est également l'avis de M. Guyon, qui n'a eu qu'un tort, c'est de rééditer à ce sujet, *toujours en 1888* (1), la théorie de la *congestion*. Cette cystite, dit-il, « peut avoir « lieu sans aucune cause occasionnelle ou déterminante,

(1) Loc. cit., page 717.

« et sous la seule influence des modifications survenues
« dans l'état physiologique de la vessie, dans la vascula-
« risation de ses parois, par le fait de l'obstacle à l'écou-
« lement des urines...... Elle peut d'ailleurs apparaître
« avant que la vessie devienne insuffisante, avant qu'il y
« ait rétention incomplète. Alors l'état congestif entre-
« tenu par les efforts de la miction est toujours la grande
« cause prédisposante. Mais, pour produire la poussée in-
« flammatoire, l'addition d'une cause déterminante, qu'il
« est ordinairement facile de surprendre, est presque tou-
« jours nécessaire. C'est ainsi qu'on peut très nettement
« constater l'influence d'un refroidissement, d'un excès
« de boisson ou de femme, d'un simple cathétérisme.......
« Je crois devoir signaler particulièrement l'influence du
« contact des instruments avec la muqueuse urétrale ou
« vésicale. Ce contact, alors même qu'il est effectué avec
« la plus grande modération, peut être cause de cystite,
« mais le nombre des mauvaises chances augmente à
« mesure que ce contact est prolongé ou forcé..... Il suffit
« de vouloir introduire un numéro un peu trop serré pour
« provoquer une poussée de cystite..... Toute rétention
« étant cause de congestion est merveilleusement apte à
« transformer en inflammation un état congestif préexis-
« tant. »

Autant d'affirmations, autant d'erreurs. C'est invrai-
semblable! Comment M. Guyon a-t-il pu écrire ces lignes
en 1888? Dans un travail publié le 1er mars 1887, dans les
Archives générales de médecine, je montrai, en citant une
observation fort instructive à ce sujet, observation recueillie en 1886, à l'hôpital Saint-Antoine, que le simple
contact et même le contact forcé d'un instrument avec la
muqueuse uréthrale ou vésicale ne déterminent point de
cystite chez les rétrécis, si l'on a soin de prendre des
précautions antiseptiques suffisantes. Le travail que je

lus à *l'Académie de médecine*, en octobre 1887, travail qui fut remis à M. Guyon comme rapporteur de la commission chargée d'examiner ce mémoire, contenait également une série d'observations très probantes à ce point de vue, observations recueillies à l'hôpital de la Pitié. Mais il est inutile d'insister : cette erreur est aujourd'hui trop évidente.

On sait encore qu'il existe presque toujours de l'uréthrite en arrière des rétrécissements très serrés. Il est donc possible que cette infection s'étende jusqu'à la vessie, surtout quand il existe de la rétention chez ces rétrécis. Cependant je dois faire remarquer qu'en interrogeant ces malades on apprend presque toujours que la cystite a été précédée de cathétérismes ou de tentatives de cathétérisme et qu'aucune précaution antiseptique n'a été prise. Mais quelle que soit la fréquence de la cystite *spontanée* chez les rétrécis, elle est bien due à *l'infection* et non à la *congestion*.

Au point de vue de la *symptomatologie*, on a fait remarquer que chez la plupart des rétrécis atteints de cystite le premier jet d'urine contient beaucoup de pus, ce qui est dû à la dilatation et à l'inflammation de l'urèthre en arrière de la stricture uréthrale.

On a également noté que la transformation ammoniacale des urines est assez fréquente dans cette variété de cystite, ce qui prouve que le cathétérisme est encore souvent pratiqué avec des précautions antiseptiques insuffisantes.

La cystite est en général bénigne chez les rétrécis. Souvent, dit Civiale, l'affection disparaît d'elle-même aussitôt que le rétrécissement est dilaté. C'est juste; mais elle rend le traitement de la stricture uréthrale singulièrement dangereux si l'on ne sait pas appliquer un procédé convenable et pratiquer *l'antisepsie directe des voies uri-*

naires inférieures chez les rétrécis. Il suffit de lire certaines observations publiées par M. Guyon et quelques-uns de ses élèves, même des observations toute récentes, pour se rendre compte de la gravité de cette complication des rétrécissements de l'urèthre. Plusieurs fois ces chirurgiens ont vu leurs malades succomber avec une rapidité effrayante pendant le traitement de ces strictures uréthrales. Il est vrai que c'était la faute de ces chirurgiens, car il est très facile aujourd'hui d'éviter de pareilles catastrophes; mais il n'existe qu'un moyen pour obtenir ce résultat : c'est de recourir au lavage de l'urèthre et au *lavage de la vessie sans sonde*, qui permettent, même dans des cas de rétrécissements très serrés, de débarrasser la cavité uréthro-vésicale des produits septiques qu'elle contient. Ces procédés sont en effet les seuls qui permettent de réaliser chez ces malades l'antisepsie directe des voies urinaires inférieures avant toute intervention chirurgicale. C'est donc assumer une grave responsabilité que de s'entêter ainsi à ne vouloir pas employer des procédés si simples, si efficaces et si inoffensifs, ainsi que l'ont démontré les nombreuses observations que j'ai publiées. La preuve est faite depuis trop longtemps pour que l'on puisse excuser les chirurgiens dont il s'agit. Tout le monde sait aujourd'hui que c'est là le progrès le plus important qui ait été réalisé depuis bien des années dans le traitement curatif des rétrécissements organiques de l'urèthre, progrès qui a rendu le pronostic de la cystite chez les rétrécis extrêmement bénin.

Cystite chez les malades atteints d'hypertrophie de la prostate. — Cette variété de cystite a été déjà en partie décrite en étudiant les complications et le traitement de l'hypertrophie de la prostate. Je rappelle que j'ai montré, dès 1887, qu'elle est due à l'infection de la vessie, qu'elle peut être évitée en prenant des précautions antiseptiques *suffisantes* lorsqu'on est obligé de sonder ces malades, que chez eux *l'infection spontanée* du réservoir urinaire est en général tardive, même lorsqu'il existe une rétention d'urine incomplète. Dans l'immense majorité des cas, c'est en effet un cathétérisme pratiqué avec des précautions antiseptiques *insuffisantes* qui cause la cystite chez les prostatiques. Or, on sait que le cathétérisme s'impose chez ces malades dès que le réservoir urinaire est devenu impuissant à se débarrasser de son contenu. D'un autre côté, les microbes pathogènes trouvent dans cette stagnation de l'urine un milieu d'autant plus favorable à leur développement, à leur pullulation, que l'épithélium vésical n'a pas habituellement dans ces cas sa résistance normale, par suite des altérations fréquentes que présente chez les prostatiques la paroi vésicale. Il n'est donc point surprenant que la cystite soit si fréquente chez les malades atteints d'hypertrophie de la prostate et qu'elle soit en général une complication précoce de cette affection, car les malades oublient bien vite de prendre les précautions antiseptiques qui leur ont été indiquées.

Ce que j'ai dit de l'influence d'un rétrécissement de l'urèthre sur la marche des accidents que l'on observe chez les malades atteints d'hypertrophie de la prostate s'applique parfaitement à la cystite. Si la stricture uréthrale s'est manifestée longtemps avant l'affection prostatique, elle retarde la rétentiou incomplète chez ces malades, et l'infection de la vessie, si elle se produit, a moins de chances d'évoluer. Mais si le rétrécissement uréthral apparaît au contraire chez un sujet âgé, déjà atteint d'hypertrophie de la prostate, il aggrave son état, il hâte l'apparition de la rétention incomplète et par suite favorise l'infection de la vessie. Il en est de même de toutes les causes qui peuvent déterminer une rétention d'urine.

Je rappelle que cette variété de cystite débute le plus souvent par des symptômes peu accusés, qu'elle est pour ainsi dire chronique d'emblée, qu'elle se traduit surtout par le trouble des urines, qui en général ne tardent pas à subir la transformation ammoniacale. C'est principalement chez les malades atteints d'hypertrophie de la prostate que l'on observe en effet le *catarrhe vésical*. Il se produit alors fréquemment des concrétions phosphatiques, des calculs secondaires, qui impriment bientôt une recrudescence plus ou moins marquée à l'inflammation de la vessie et à tout l'ensemble de ses manifestations.

Assez souvent le début est au contraire brusque et la cystite présente bientôt une grande intensité, puis elle s'amende peu à peu et souvent elle passe à l'état chronique.

Les poussées aiguës sont également fréquentes dans la forme chronique, qu'elle soit secondaire ou chronique d'emblée. Les auteurs, Civiale et M. Guyon entre autres, ont beaucoup insisté sur la gravité de ces poussées aiguës lorsqu'elles sont consécutives à l'évacuation de la vessie distendue. Mais, ainsi que je l'ai dit en étudiant le traitement de la troisième période de l'hypertrophie de la prostate, il s'agit là d'une erreur d'interprétation. Ce n'est pas la cystite qui tue les malades dans ces cas; c'est l'*infection générale* concomitante, la *fièvre urineuse*, qu'il faut savoir éviter.

Quant à la cystite chronique dite *douloureuse*, elle est exceptionnelle chez les malades atteints d'hypertrophie de la prostate.

Il est rare, dit M. Guyon, que la guérison complète de la cystite soit obtenue chez les prostatiques. « Presque « toujours, ajoute-t-il, la maladie passe à l'état chronique « et se perpétue quels que soient les moyens qu'on mette « en œuvre. Elle s'éternise aussi parce que, je le répète,

« elle s'installe sur des tissus dégénérés dont les lésions
« préexistantes affectent naturellement une marche non
« régressive, mais progressive. »

A la première période, la guérison complète de la cystite est actuellement très facile à obtenir. Si le chirurgien
sait appliquer un traitement convenable, il peut encore
obtenir très simplement la guérison de la cystite à la troisième période de l'hypertrophie de la prostate, à condition de ne pas laisser le malade se sonder lui-même pendant les quelques jours que dure le traitement. La
remarque de l'auteur que je viens de citer ne s'applique
donc aujourd'hui qu'à la cystite qui se manifeste à la
deuxième période de l'hypertrohie prostatique. Mais si
l'inflammation de la vessie est si tenace, si difficile à
guérir à cette période, cela tient surtout à une cause que
n'indique pas M. Guyon, au cathétérisme répété et pratiqué par les malades, qui ne prennent pas des précautions antiseptiques suffisantes. En effet, qu'arrive-t-il en
général dans ces cas ? Le chirurgien est appelé, il indique
toutes les précautions qu'il faut prendre, il traite la cystite et habituellement, quoi qu'on en dise, il en obtient la
guérison ; mais au bout d'un temps variable le malade
cesse de prendre les précautions antiseptiques qui lui ont
été indiquées, il infecte de nouveau la vessie et l'on constate la réapparition de tous les symptômes. Quelques-
uns, il est vrai, continuent à suivre rigoureusement ces
prescriptions et restent guéris, heureuses exceptions qui
confirment la règle.

Le *pronostic* de la cystite des prostatiques n'est donc
grave que parce que la vessie est continuellement exposée
à une nouvelle infection, la cause principale, le cathétérisme, ne pouvant être supprimée à la deuxième période de l'hypertrophie de la prostate. C'est la ténacité
de cette variété de cystite chronique, la fréquence de la

transformation ammoniacale des urines chez ces malades, qui font que l'expression *catarrhe vésical* inspire tant de terreur aux malades, qui la considèrent comme synonyme d'affection incurable.

Il est, cependant certains prostatiques chez lesquels le *catarrhe vésical* est rare et facile à faire disparaître lorsqu'il se manifeste : ce sont des malades *primitivement calculeux* et devenus ensuite prostatiques. J'ai été frappé de l'immunité dont paraissent jouir certains de ces malades à urines fortement acides. Il en est que je suis depuis plus de cinq ans, qui se sondent tous les jours en ne prenant que des précautions antiseptiques insuffisantes et dont les urines restent normales. Chez d'autres, il survient parfois un peu de cystite, mais on en obtient facilement la guérison. Je reviendrai sur ces faits.

Cystite blennorrhagique. — La cystite, suivant M. le professeur Fournier, est un accident très commun de la blennorrhagie aiguë ; mais elle ne se manifeste jamais dans les premiers jours de l'écoulement si les malades sont soumis exclusivement au traitement médical. Je dois ajouter qu'il en est de même lorsqu'on a recours au *traitement abortif* que j'ai décrit il y a plusieurs années et que j'ai rappelé en étudiant le traitement de la blennorrhagie aiguë. La cystite blennorrhagique ne s'observe donc que chez les malades qui n'ont pas été soumis à ce traitement abortif ou chez lesquels il a échoué. Dans ces cas, si l'on a recours au traitement médical à la période aiguë de l'affection, la cystite n'apparaît qu'après deux ou trois semaines au plus tôt, souvent à une époque plus éloignée du début et même dans le cours d'écoulements déjà chroniques (Fournier).

Mais il est des cas dans lesquels la cystite apparaît dès les premiers jours de la blennorrhagie, c'est lorsque les malades ont eu recours dès le début aux injections faites suivant le vieux procédé classique de la seringue ou lorsqu'on a pratiqué chez eux le cathétérisme sans prendre les précautions antiseptiques nécessaires.

M. Guyon a surtout insisté sur la fréquence relative de la cystite blennorrhagique consécutive à la blennorrhée, celle-ci datant parfois de plusieurs années. Il est également assez fréquent, dit-il, de voir cette variété de cystite reconnaître pour cause une uréthrite postérieure latente. C'est en effet la cause la plus fréquente de la cystite dite *idiopathique*, dont l'étiologie a été longtemps obscure.

Dans la majorité des cas, la cystite blennorrhagique se développe *sans provocation aucune* (Fournier), mais elle est favorisée par toutes les causes que j'ai citées en étudiant l'étiologie de la prostatite blennorrhagique : *excitations diverses de l'urèthre, fatigues générales*, etc......... et surtout par le *cathétérisme* et les *injections* uréthrales pratiquées suivant l'ancien procédé de la seringue.

Mon regretté maître Horteloup croyait que le cathétérisme était inoffensif chez ces malades. Je l'ai vu quelquefois, il est vrai, à l'hôpital du Midi, aujourd'hui hôpital Ricord, sonder un malade atteint de blennorrhagie aiguë et qui avait une rétention complète d'urine sans prendre aucune précaution antiseptique et ne point causer de cystite. Mais dans ces cas la rétention était due à un spasme du sphincter uréthral ; dès que la sonde avait franchi ce sphincter l'urine s'écoulait à la fois par l'algalie et par l'urèthre. On comprend que l'infection de la vessie puisse n'avoir pas lieu dans ces conditions. Il est prudent cependant de ne pas s'y fier et de pratiquer le lavage continu de l'urèthre antérieur avec une solution antiseptique avant de sonder ces malades.

Horteloup plaçait au contraire les injections uréthrales

au premier rang des causes qui peuvent provoquer la cystite blennorrhagique. En général, ces injections sont en effet mal pratiquées par les malades. Aussi cette cause est-elle considérée comme une des plus importantes par tous les auteurs compétents.

Les « tempéraments scrofuleux et lymphatiques sont un terrain de prédilection » pour cette complication de la blennorrhagie, dit M. Guyon, qui ajoute que le rhumatisme et la tuberculose doivent cependant, au point de vue de cette prédisposition, être placés au premier rang. On a encore cité le froid et l'humidité.

La *pathogénie* de la cystite blennorrhagique n'est pas encore complétement élucidée. Jusque dans ces dernières années, les auteurs faisaient simplement remarquer qu'il s'agissait d'une propagation de l'inflammation uréthrale à la muqueuse de la vessie. On sait, disaient-ils, que la blennorrhagie s'étend successivement de la fosse naviculaire au cul-de-sac du bulbe, où elle est arrêtée dans la plupart des cas par le sphincter uréthral ; mais parfois elle franchit la région sphinctérienne, et lorsqu'elle a envahi l'urèthre postérieur il est bien rare que la vessie ne soit pas atteinte.

C'est exact, mais insuffisant. On sait actuellement qu'il s'agit d'une infection vésicale, mais cette infection est-elle la même que celle de l'urèthre ? On avait d'abord pensé que le *gonococcus* de Neisser était le microbe spécial de la blennorrhagie et de la cystite blennorrhagique ; mais aujourd'hui le premier point est discuté et d'un autre côté il semble bien que le gonocoque ne puisse suivre ni la voie vésicale, ni la voie lymphatique, ni la voie sanguine. La cystite blennorrhagique, dit Furbringer, « est due probablement à une *infection mixte* (Bumm, Finger). Le mécanisme en est sans doute le suivant : le gonococcus prépare les tissus à l'immigration d'un second micro-organisme venu à sa suite; notamment le staphylococcus pyogène. Il faut donc nous représenter les microbes pyogènes de la cystite comme trouvant un excellent terrain dans le pus qui baigne l'urèthre atteint de gonorrhée...... Les gonocoques se trouvent alors débordés : dans la cystite blennorrhagique, en effet, le nombre des microbes gonorrhéiques est infiniment plus petit que celui des autres schizomycètes. Cependant nous avons rencontré des exceptions assez nombreuses pour être forcé d'admettre qu'il peut exister une cystite blennorrhagique causée directement par les gonocoques de la blennorrhagie.»

Comme Fürbringer considère que la division du canal en urèthre antérieur et urèthre postérieur ne présente aucun intérêt et qu'il ne pratique point le lavage de cette cavité, il est probable que les gonocoques qu'il a trouvés venaient surtout et peut-être exclusivement de l'urèthre antérieur. Je dois néanmoins ajouter qu'un autre auteur allemand aurait observé récemment deux cas de cystite blennorrhagique à gonocoques purs. La question reste donc controversée.

On a beaucoup discuté autrefois sur la *nature* de l'affction désignée sous le nom de *cystite blennorrhagique*. Pour les uns, il s'agissait d'une simple *cystalgie;* d'autres au contraire affirmaient que les accidents étaient de nature inflammatoire. Dès 1886, j'ai montré, à l'hôpital Saint-Antoine, qu'il s'agissait d'une véritable cystite. En effet, si l'on fait uriner le malade dans deux ou trois verres *après avoir pratiqué le lavage continu de l'urèthre antérieur,* on trouve toujours dans le premier verre une quantité notable de pus.

Mais, a dit Leprévost, la cystite blennorrhagique n'est qu'une uréthrite postérieure. Si l'on ne trouvait du pus que dans le premier verre et en petite quantité, il serait évidemment difficile de savoir si l'inflammation est limitée

à l'urèthre postérieur ou s'il s'agit d'une *uréthro-cystite*;
mais très souvent on trouve du pus dans l'urine des trois
verres, ce qui prouve en même temps qu'il ne s'agit pas
toujours exclusivement d'une cystite du col, comme on
l'a cru longtemps. L'anatomie pathologique a montré cependant que les lésions sont surtout accusées au niveau
du col, du trigone et du bas-fond. Je dois ajouter que cette
question de la *localisation exacte de la maladie* a perdu
actuellement toute son importance. Qu'il s'agisse en effet
d'une cystite du col, d'une cystite du corps de la vessie
ou d'une simple uréthrite postérieure, le traitement est
aujourd'hui à peu près le même. Il est donc inutile d'insister sur cette discussion de la localisation des lésions,
que j'ai du reste développée dans mes *Leçons*.

Faute d'autopsies, les *lésions récentes* de la cystite
blennorrhagique ne sont pas encore connues; mais il n'est
pas douteux qu'il existe des lésions épithéliales et sous-
épithéliales microbiennes de la paroi vésicale, comme
dans les autres variétés de cystite.

Dans les cas *anciens*, les *lésions* sont parfois considérables ; elles montrent que cette variété de cystite peut
atteindre un degré extrême si l'on ne sait pas appliquer
pour la combattre un traitement rationnel.

Certains auteurs, M. Guyon entre autres, ont insisté
sur ce fait qu'il existe fréquemment des végétations. On
a vu la région du col, le trigone et le bas-fond tapissés de
petites végétations fongueuses et rougeâtres, très nombreuses, pressées les unes contre les autres et formant
une sorte de gazon touffu qui masquait les orifices des
uretères sans les obstruer.

Au point de vue *symptomatique*, la cystite blennorrhagique présente dans la plupart des cas une intensité
moyenne. Chacun des symptômes, sans être très accentué, s'accuse nettement et presque d'emblée, c'est-à-dire

dans l'espace de quelques heures à partir du début. Les mictions sont fréquentes, impérieuses et douloureuses; la douleur se manifeste à *l'instant où les dernières gouttes sont évacuées.* Il se produit alors une sorte d'épreinte convulsive des plus pénibles et très souvent le malade expulse quelques gouttes de sang pur. Tous les auteurs insistent sur la fréquence de cette hémorrhagie terminale ; mais l'hématurie est rarement abondante dans cette variété de cystite. Parfois cependant le sang paraît mélangé à la presque totalité de l'urine et en assez grande quantité, mais ce sont toujours, même dans ces cas, les dernières gouttes qui en sont le plus chargées. « Nous ne reconnaissons pas volontiers à cette hématurie, dit Fürbringer, une origine principalement uréthrale (Horovitz) ; cependant dans certaines formes gonorrhéiques nous devons avouer que c'est le canal de l'urèthre qu'il faut surtout mettre en cause. » Il n'est pas douteux que dans certains cas le sang vient, au moins en partie, de l'urèthre postérieur et même de la région périnéo-bulbaire du canal. Il est dû à la déchirure de nombreux vaisseaux sanguins de la muqueuse, déchirure produite par des contractions violentes des muscles périuréthraux à la fin de la miction.

C'est surtout au début de la cystite blennorrhagique que l'on trouve dans l'urine ce que l'on désigne sous le nom de *mucus.* Tantôt il s'agit d'un nuage léger suspendu au milieu du liquide, ou bien c'est un dépôt floconneux plus ou moins trouble. Ensuite, l'urine présente les caractères qui ont été indiqués par les auteurs : le premier jet est trouble, puis l'urine s'écoule claire, enfin elle se trouble de nouveau et les dernières gouttes sont constituées par un liquide laiteux, blanc jaunâtre souvent mêlé de sang (Fournier).

Dans la forme chronique, la totalité de l'urine est ordinairement chargée de pus en proportions plus ou moins fortes, comme dans les autres variétés de cystite, et souvent il n'y a plus alors d'hématurie terminale.

Pour bien étudier ces sécrétions, il faut, après avoir pratiqué le lavage de l'urèthre antérieur, faire uriner le malade dans trois verres en ayant soin de recueillir le premier jet et la fin de la miction. C'est ainsi que l'on se rend bien compte qu'au début la cystite blennorrhagique est surtout une cystite du col, mais que peu à peu l'inflammation envahit le corps de la vessie. Si l'on examine l'urine au microscope, on trouve bientôt du pus dans le deuxième verre chez la plupart des malades.

Telle est la forme la plus fréquente de la cystite blennorrhagique. Il est d'autres cas tellement bénins qu'ils peuvent passer inaperçus si l'on n'examine pas méthodiquement l'urine après avoir pratiqué le lavage continu de l'urèthre antérieur. Enfin, on constate au contraire chez certains malades tous les symptômes de la cystite dite douloureuse. Il faut avoir observé un de ces cas pour avoir une idée exacte des souffrances atroces qu'éprouvent ces malheureux patients. J'y reviendrai.

La *rétention d'urine*, que l'on observe parfois dans la cystite blennorrhagique, est due tantôt à une prostatite concomitante, tantôt à un spasme du sphincter uréthral.

Dans d'autres cas, au contraire, il existe une parésie de ce sphincter et les besoins d'uriner sont parfois tellement impérieux que l'urine s'échappe malgré les efforts que font les malades pour la retenir : c'est une *fausse incontinence*. Je rappelle que c'est chez des malades atteints de cystite blennorrhagique que j'ai trouvé la plus faible résistance du sphincter uréthral.

Les *phénomènes généraux* que l'on observe parfois dans cette variété de cystite sont ordinairement dus à la douleur, à l'excitation nerveuse et à l'insomnie.

La *marche* est variable. Parfois la cystite blénnorrhagique n'a qu'une durée éphémère; elle disparaît au bout de quelques jours. Assez souvent, elle dure une quinzaine de jours (Fournier) et il n'est point rare, si l'on n'applique pas un traitement convenable, de la voir passer à l'état chronique et présenter une ténacité désespérante. Enfin, ainsi que je l'ai dit, elle se présente quelquefois sous la forme à laquelle on a donné le nom de *cystite douloureuse*. Elle peut alors causer la mort si l'on ne se hâte pas de recourir à un traitement rationnel.

Le *pronostic* de cette affection, dit M. Guyon, est donc sérieux, non seulement en raison de la facilité des récidives, du passage à l'état chronique et de la difficulté d'obtenir dans ces cas une guérison bien radicale, mais encore par l'intensité que présentent les symptômes chez certains malades.

Tout cela heureusement est aujourd'hui en grande partie inexact. Grâce aux progrès que j'ai réalisés dans le traitement de l'inflammation vésicale, le pronostic de la cystite blennorrhagique est actuellement bénin dans presque tous les cas, *si l'on applique dès le début un traitement convenable*. Si l'on n'est consulté qu'à la période chronique, on obtient encore un soulagement rapide chez presque tous les malades, quelles que soient l'intensité et l'ancienneté de cette variété de cystite. Mais on ne saurait nier qu'il s'agit parfois d'une *infection* tenace de la vessie. Aussi ne doit-on cesser le traitement qu'après s'être rendu compte que la guérison est bien complète.

L'intensité de *l'uréthrite* concomitante mérite encore d'être notée au point de vue du *pronostic* de la cystite blennorrhagique, parce qu'elle peut gêner le traitement de l'infection vésicale. Mais l'uréthrite disparaît pendant la cystite, disent certains auteurs. C'est une erreur : M. Fournier a montré que cette disparition n'est qu'apparente ; l'écoulement uréthral reparaît ordinairement avec son abondance première dès que les mictions deviennent moins fréquentes. En étudiant le traitement de la cystite blennorrhagique, je montrerai que le pronostic de cette affection est bien plus bénin lorsqu'elle survient à la période de déclin de la blennorrhagie que lorsqu'elle apparaît à la période aiguë de cette variété d'uréthrite.

Nélaton a fait également remarquer que lorsque la cystite blennorrhagique atteint un vieillard ayant une grosse prostate, les douleurs deviennent parfois effrayantes et donnent à la maladie une véritable gravité.

Suivant les auteurs, la blennorrhagie n'influencerait pas au contraire d'une façon particulière la vessie des rétrécis. C'est possible; mais je trouve que la cystite blennorrhagique constitue néanmoins une complication sérieuse chez un malade atteint d'un rétrécissement serré de l'urèthre. Cette variété d'infection de la cavité uréthro-vésicale rend en effet délicat le traitement de la stricture uréthrale.

Cystite tuberculeuse. — La tuberculose vésicale est une maladie relativement fréquente. Après la blennorrhagie, c'est la cause la plus fréquente de la cystite chez les adolescents et les adultes.

Ainsi que je l'ai dit en étudiant les tubercules de la prostate, la tuberculose vésicale, dont l'étude appartient à l'histoire plus générale de la tuberculose des organes génito-urinaires, présente au point de vue clinique un grand intérêt. C'est peut-être, à ce point de vue, la plus importante des localisations tuberculeuses que puissent observer les chirurgiens qui s'occupent tout particulièrement des affections des voies urinaires. Du reste, on sait que la tuberculose vésicale est parmi les tuberculoses locales connues une des premières en date. Mentionnée puis très bien étudiée à divers points de vue par Bayle (an XI),

Laënnec (1819), John Howship, Larchier, Ammond, de Dresde, Bermond, de Montpellier, Boyer, Cruveilhier, Rayer, Barthez et Rilliet, Andral, Louis, Ch. Dufour, Lebert, Liouville, Virchow, Lancereaux, Guyon, Tapret, Guébhard, Verneuil, Derville, Cayla, etc..., cette affection est aujourd'hui assez bien connue. Les quelques points de son histoire qui n'ont pas encore été complétement élucidés seront indiqués dans le cours de la description.

Les granulations tuberculeuses se manifestent ordinairement chez des sujets dont la vessie était primitivement saine ; mais il n'est point rare de les voir également apparaître dans le cours d'une inflammation du réservoir urinaire, d'une cystite blennorrhagique ou cantharidienne, par exemple. Dans le premier cas, on pourrait dire qu'il s'agit d'une cystite tuberculeuse *primitive* et dans le second groupe de faits, d'une cystite tuberculeuse *secondaire;* mais ce n'est point ordinairement le sens que l'on donne à ces expressions. Pour les auteurs, la cystite tuberculeuse *primitive* est celle qui constitue l'unique, la première ou la principale manifestation de la tuberculose et la cystite tuberculeuse *secondaire,* celle qui survient comme une complication plus ou moins tardive chez des sujets déjà tuberculeux. Or, je montrerai bientôt que la tuberculose vésicale n'est presque jamais et peut-être même jamais l'unique manifestation locale de l'*infection tuberculeuse.*

La tuberculose de la vessie, dit M. Guyon, est exceptionnelle chez les vrais phthisiques, chez les malades atteints de tuberculose pulmonaire. C'est une erreur. Ainsi que je l'ai fait remarquer, c'est dans les services de médecine que l'on peut le mieux étudier cette question. Or, j'ai constaté, en 1887, à l'hôpital de la Pitié, que l'on rencontre assez fréquemment la cystite tuberculeuse dans les cas de phtisie pulmonaire, si l'on examine avec soin les malades ; mais je dois reconnaître que chez eux les symptômes sont souvent peu accusés. Néanmoins il est des cas dans lesquels la douleur atteint une grande intensité. J'en ai publié entre autres une observation très intéressante recueillie dès 1886, à l'hôpital Saint-Antoine.

Bien souvent, au contraire, ajoute M. Guyon, ces malades présentent comme manifestation antérieure ou concomitante, guérie ou non, quelque affection osseuse, articulaire ou autre de nature tuberculeuse. Comme ces derniers malades vont habituellement consulter en chirurgie, on conçoit qu'ils aient été remarqués ; mais sont-ils plus nombreux que les phtisiques ? Il est bien difficile de le dire.

L'auteur que je viens de citer est au contraire dans le vrai lorsqu'il fait remarquer que dans la très grande majorité des cas, lorsque se produisent les premiers symptômes du côté de la vessie, il est déjà possible de rencontrer des tubercules dans un autre point de l'appareil génito-urinaire. Il est également exact qu'un certain nombre de ces malades qui viennent consulter dans les services spéciaux sont des sujets dont la constitution est robuste et chez lesquels très souvent la tuberculose urinaire évolue complétement sans offrir aucune tendance à la généralisation. Mais M. Guyon a tort, je crois, d'ajouter : « La grande loi qu'avait énoncée Louis, à savoir : qu'il n'y a jamais de tubercules dans un organe, après l'âge de quinze ans, sans qu'il y en ait aussi dans le poumon, se trouve donc ainsi nettement infirmée. » Sur quel *texte* s'appuie-t-il pour parler ainsi ? J'ai eu l'honneur d'être l'élève de deux anciens internes du grand clinicien français et j'ajoute le bonheur, car ces deux Maîtres ont beaucoup contribué à me faire aimer passionnément les études médicales. Or, je leur ai souvent entendu répéter que Louis, en formulant la loi dont il s'agit, avait fait exception pour la tuberculose de l'appareil génito-urinaire.

La cystite tuberculeuse apparaît le plus souvent de 15 à 40 ans, c'est-à-dire dans l'adolescence et l'âge adulte ; mais on l'a observée chez des enfants de 10 ans (Lannelongue), de 5 ans, 4 ans, 3 ans et demi (Ammon). Elle est au contraire exceptionnelle dans la vieillesse. Dans un cas, le malade était cependant âgé de 97 ans.

Elle est plus fréquente chez l'homme que chez la femme : la proportion serait de 3/2.

Les causes prédisposantes de la cystite tuberculeuse sont les mêmes que celles de la tuberculose en général. Il faut donc tenir compte des antécédents personnels ou héréditaires. Il faut encore se rappeler que l'infection tuberculeuse de la vessie est singulièrement favorisée par l'inflammation de cet organe chez les sujets en puissance du bacille de Koch. La cystite cantharidienne et surtout la cystite blennorrhagique sont assez souvent, je le répète, suivies de cystite tuberculeuse, ce qui a fait dire à certains auteurs que la blennorrhagie peut être considérée comme une *pierre de touche* pour beaucoup d'organismes. Mais très souvent la tuberculose vésicale survient spontanément, c'est-à-dire en l'absence de toutes les causes habituelles de cystite. Parfois on ne constate même cliniquement aucun symptôme d'une autre tuberculose; à peine peut-on noter les influences banales citées dans les descriptions de toutes les variétés de tuberculose locale. D'où vient alors le bacille de Koch ? Quelle est la porte d'entrée de ce microbe ? Ceci nous conduit à étudier la *pathogénie* de la *tuberculose de l'appareil génito-urinaire.*

Depuis que les démonstrations expérimentales de Villemin et la découverte du bacille de Koch ont prouvé que la tuberculose est une maladie infectieuse, on s'est efforcé de préciser la pathogénie de la tuberculose des órganes génito-urinaires, car elle a une importance considérable au point de vue du traitement, surtout du traitement de la cystite tuberculeuse.

Conheim a émis le premier l'idée que l'infection tuberculeuse pouvait se transmettre par les voies génitales et urinaires. « Il est au moins admissible, a-t-il dit, qu'un homme puisse pendant le coït avec une femme atteinte de tuberculose utérine contracter lui-même une tuberculose uréthrale et c'est assurément, a-t-il ajouté, une question qui mérite d'être étudiée que celle qui consiste à rechercher si un homme atteint d'une tuberculose du poumon ou de tout autre organe ne peut pas par l'intermédiaire du sperme..... transmettre la maladie à la muqueuse génitale de la femme. »

Cette théorie de l'infection directe par le coït a été brillamment défendue, en 1883, par M. le professeur Verneuil. Ainsi que l'a fait observer Cayla (1), « il ne répugne pas à l'idée d'admettre qu'un malade tuberculeux urinaire puisse, dans les rapports sexuels, amener des bacilles tuberculeux dans le vagin et l'utérus, où ils pourront s'inoculer. Il est démontré que le sperme peut contenir des bacilles et ils peuvent trouver dans le vagin ou l'utérus les conditions nécessaires à une inoculation, la chaleur, le contact suffisamment prolongé. »

Il est au contraire permis de douter qu'un homme puisse pendant le coït avec une femme atteinte de tuberculose utérine contracter une tuberculose uréthrale, qui envahirait ensuite la vessie. En effet, le bacille de Koch s'inocule difficilement sur la muqueuse de l'urèthre antérieur; de plus, balayé constamment par l'urine il lui manque les conditions que l'on observe dans tous les points de l'organisme où l'inoculation se produit, le contact prolongé.

(1) Thèse, Paris 1887.

L'anatomie pathologique montre également que la tuberculose de l'urèthre antérieur est rare chez les malades
atteints de *cystite* et d'*uréthrite postérieure tuberculeuses*.
Enfin, cette pathogénie ne peut être invoquée lorsqu'il
s'agit d'enfants en très bas âge, objection qui s'applique
aux deux sexes. M. Guyon a observé huit fois la tuberculose vésicale chez de très jeunes filles (1).

Comme l'a dit lui-même Conheim, la tuberculose vésicale paraît être surtout « une maladie d'excrétion ». La
muqueuse uro-génitale ne doit être qu'exceptionnellement
la porte d'entrée du bacille de Koch. C'est principalement
par les voies respiratoires ou digestives, entre autres, que
doit pénétrer ce bacille. Le sang le transporte au rein, qui
peut-être l'élimine sans être lui-même infecté. Il n'est pas
encore démontré en effet que les microbes peuvent, *chez
l'homme*, passer par le rein sans y laisser de trace. Si les
bacilles passent dans l'urine et qu'ils ne trouvent pas
dans les voies urinaires les conditions nécessaires à leur
développement, à leur pullulation, ils n'y produisent aucune lésion. Ils sont expulsés de l'organisme avec le liquide urinaire. Mais si la vessie est enflammée, elle devient le « *locus minoris resistentiæ* », l'organe prédisposé
à la localisation de l'infection tuberculeuse. L'auto-inocu-
lation peut alors se produire comme dans l'expérience si
souvent citée de Max Schuller. Ainsi s'expliqueraient des
cas exceptionnels dans lesquels on a trouvé à l'autopsie
les lésions tuberculeuses limitées à la vessie. Dans l'observation publiée par M. Cornil, on ne trouva que dans le
réservoir urinaire des granulations tuberculeuses miliaires
récentes ; mais les *reins étaient très congestionnés*, surtout au niveau des *glomérules*. Le savant professeur
ajoute que cette localisation était probablement due à de
la cystite ancienne.

(1) Thèse de Boursier, Paris, 1886.

Dans d'autres cas, également exceptionnels, la vessie, l'urèthre postérieur, la prostate, les vésicules séminales et même les épididymes étaient atteints de lésions tuberculeuses tandis que les voies urinaires supérieures et les reins ne présentaient pas de lésions appréciables.

Mais dans la grande majorité des cas, on trouve à l'autopsie des lésions tuberculeuses des reins coïncidant avec celles de la vessie. « Après la lecture de plus de 100 autopsies que nous avons recueillies, dit Cayla (1), dans les diverses publications, principalement dans les bulletins de la Société Anatomique depuis 1830, nous sommes resté convaincu que les lésions de la tuberculose génito-urinaire débutaient par les parties supérieures du système, par le rein. » D'un autre côté, le Dr Raymond Durand-Fardel (2) a prouvé que l'on peut trouver des bacilles dans le bouquet vasculaire du glomérule, *alors même que les lésions anatomiques n'y sont pas encore apparentes* et il a insisté sur ce fait que le glomérule est infecté par le vaisseau afférent. Cet auteur et Baumgarten ont signalé également la présence des bacilles dans les tubes urinifères. Dans ces cas de néphrite tuberculeuse, le passage des bacilles dans l'urine n'est donc plus douteux. On sait aujourd'hui qu'il faut y ajouter les produits de leurs sécrétions. Tous les points des voies urinaires dans lesquels l'urine séjourne et stagne le plus volontiers sont donc très exposés dans ces cas à l'infection tuberculeuse. Les calices, les bassinets, les uretères, la vessie, et même l'urèthre postérieur sont en effet très souvent atteints tandis que dans la région sphinctérienne et dans l'urèthre antérieur, l'absence de lésions tuberculeuses est un fait presque constant. C'est surtout chez ces malades que la

(1) Loc. cit.
(2) Thèse, Paris, 1886.

cystite cantharidienne ou blennorrhagique favorise l'infection de la vessie par le bacille de Koch.

De l'urèthre postérieur, l'infection peut s'étendre à la prostate, aux vésicules séminales, aux épididymes, aux testicules. Mais je n'insisterai pas sur ce dernier point, qui appartient surtout à l'étude de la tuberculose des organes génitaux.

Un autre fait anatomo-pathologique très important qui me paraît confirmer cette opinion de Conheim que la tuberculose des voies urinaires est bien une maladie d'excrétion, que l'infection bacillaire, comme l'a dit Cayla, suit le courant de l'urine, c'est que les lésions sont à l'origine superficielles et restent superficielles pendant toutes les premières périodes de l'évolution tuberculeuse (Clado). Le siège du tubercule, a dit cet auteur, est au début dans la muqueuse elle-même et non dans le tissu sous-muqueux.

M. Guyon a également beaucoup insisté sur ce fait : « Les granulations grises ont pour origine, dit-il, ainsi que le démontrent les recherches de Clado, la muqueuse elle-même et particulièrement..... les couches les plus superficielles. » Aussi ai-je été surpris de voir cet auteur émettre ensuite l'affirmation suivante (1) : « Je dois toutefois vous faire observer, dit-il, que la maladie affecte beaucoup plus souvent la vessie que le rein et que celui-ci est rarement le siège initial des lésions. » M. Guyon partage donc l'opinion des auteurs de plus en plus rares, et parmi lesquels on ne trouve presque plus d'anatomo-pathologistes, qui croient que l'infection tuberculeuse des voies urinaires suit presque toujours une marche ascendante. Mais dans une question de ce genre, il ne suffit pas d'affirmer, comme le fait l'auteur en question, surtout

____

(1) Loc. cit , 1888, page 658.

lorsqu'on a presque tous les anatomo-pathologistes contre soi, il faut discuter, il faut prouver. Les rares partisans de la théorie de l'infection tuberculeuse primitive de la vessie s'étendant ensuite aux uretères, puis aux reins, disent que « *c'est par la circulation que le tubercule envahit la vessie.* » C'est possible ; mais il me semble que le siège superficiel des lésions, la localisation primitive des tubercules au niveau du bas-fond, du trigone et du col, dans la plupart des cas, s'expliquent bien mieux avec la théorie de l'infection tuberculeuse descendante, c'est-à-dire par l'urine. D'ailleurs, ne trouve-t-on pas quelquefois les tubercules limités aux reins et aux uretères, et parfois même à l'embouchure de l'uretère correspondant au seul rein atteint de tuberculose (Cayla) ?

Peut-on également baser la question de l'antériorité d'une lésion tuberculeuse sur l'aspect qu'elle présente à l'autopsie, comme le veulent les rares partisans de l'opinion que soutient M. Guyon ? « Nous croyons, dit Cayla, que dans le plus grand nombre des cas cela est impossible. Nous estimons que l'on ne peut que rarement, sur la table d'autopsie, comparer l'âge de deux lésions tuberculeuses d'après leur aspect. Si le tubercule une fois développé suivait une marche régulière et fatale identique dans tous les organes, cette comparaison serait possible ; or, il n'en est rien. »

Enfin, peut-on suivre la marche de l'affection tuberculeuse des voies urinaires en s'appuyant sur les seules données de la clinique ? Evidemment non. Les cliniciens qui admettent que la tuberculose du rein est consécutive à celle de la vessie reconnaissent eux-mêmes que le diagnostic de « la tuberculose rénale n'est pas chose facile. » Or, s'il en est ainsi lorsqu'il s'agit de lésions tuberculeuses rénales assez étendues, qu'adviendra-t-il s'il n'existe que quelques rares granulations dans le rein, suffisantes cependant pour infecter la vessie ? Il n'est pas douteux que le malade pourra présenter tous les symptômes de la cystite tuberculeuse avant que l'existence de la tuberculose rénale puisse même être soupçonnée. On doit cependant reconnaître que la *polyurie* est fréquente chez ces malades ; mais il est certain qu'au début la tuberculose rénale ne s'accusera souvent que par des signes vagues sur lesquels on ne pourra s'appuyer pour établir le diagnostic.

On le voit, l'opinion que soutient M. Guyon n'est guère admissible.

D'autres auteurs veulent faire naître le tubercule dans le testicule et l'épididyme. De là, les bacilles se propageraient aux vésicules séminales, à la prostate, à l'urèthre postérieur, à la vessie et aux reins. L'anatomie pa- -thologique ne permet pas d'admettre cette opinion. Dans le système génito-urinaire, dit Cayla, c'est l'appareil urinaire qui est le premier envahi par la tuberculose ; de l'urèthre postérieur « l'infection tuberculeuse remonte le cours du sperme. »

On peut enfin se demander si la pathogénie de la tuberculose dite *primitive* de l'appareil génito-urinaire n'est pas complexe, au moins dans certains cas, si l'infection tuberculeuse ne peut pas se produire à la fois par l'urine et directement par la circulation. Ce dernier mode d'infection n'est peut-être pas rare au niveau des épididymes, des vésicules séminales, etc.; mais je répète que je ne puis insister sur la pathogénie de la tuberculose des organes génitaux.

En résumé, au point de vue de la *pathogénie* de l'infection tuberculeuse des *voies urinaires*, on peut dire que l'infection directe de la muqueuse uréthrale pendant le coït par le bacille de Koch doit être exceptionnelle, qu'elle est même douteuse ; que c'est par d'autres voies (voies respiratoires ou digestives entre autres) que pénètre ce bacille ; que l'infection des voies urinaires se fait par le courant sanguin ; que dans l'immense majorité des cas, c'est le rein qui est le premier organe atteint ; qu'ensuite l'infection tuberculeuse suit le courant de l'urine, mais qu'elle ne franchit qu'exceptionnellement le sphincter uréthral pour atteindre l'urèthre antérieur.

Les *lésions* tuberculeuses de la vessie sont les mêmes que dans les autres organes. Ce sont d'abord des granulations grises, qui donnent au doigt promené à leur niveau la sensation d'une surface grenue, parce qu'elles siègent, je le répète, dans les couches les plus superficielles de la muqueuse. Ensuite, ces granulations évoluent comme partout ailleurs : les tubercules se ramollissent, s'évacuent et laissent à leur place des *ulcérations*, qui ont été déjà décrites et sur lesquelles je ne reviens pas. Je rappelle seulement qu'elles siègent surtout au pourtour du col, sur le trigone et souvent au niveau de l'urèthre postérieur, mais qu'elles peuvent occuper toute une moitié de la vessie ; qu'elles sont ordinairement peu profondes, qu'il est exceptionnel de voir toutes les tuniques perforées.

Dans d'autres points, la muqueuse vésicale présente l'aspect qui a été décrit en étudiant l'anatomie pathologique de la cystite : sa teinte est grisâtre, ardoisée, parfois rouge dans certains endroits, vascularisée ou même d'apparence ecchymotique.

A l'autopsie, on constate ordinairement que la tunique musculaire est épaissie et rétractée, de sorte que la vessie est petite, ratatinée derrière le pubis et parfois réduite au volume d'un œuf (Guyon).

Il est très rare au contraire de trouver des trajets fistuleux consécutifs à de véritables phlegmons qui se sont formés autour de la vessie et ont fusé soit vers l'ombilic en suivant la cavité de Retzius, soit vers le rectum ou le vagin ou vers le périnée.

Je dois faire remarquer que dans la plupart des cas, les lésions que l'on constate à l'autopsie ne sont pas dues exclusivement à la tuberculose, au bacille de Koch, mais aussi à des *infections secondaires*, sur lesquelles j'ai insisté au dernier Congrès français de chirurgie (1). Il n'est point rare en effet de trouver dans l'urine non seulement le bacille de Koch, mais encore une ou plusieurs autres variétés de microbes, surtout la bactérie urinaire, le bacterium coli commune. C'est là un fait très important sur lequel je reviendrai bientôt en étudiant les symptômes et le traitement de la cystite tuberculeuse.

D'après certains auteurs, les *symptômes* de la tuberculose vésicale varieraient au début suivant les cas. Si la vessie est déjà enflammée lorsque se produit l'infection tuberculeuse de cet organe, s'il existe une cystite blennorhagique par exemple, ce début passe inaperçu : le malade présente d'emblée les symptômes ordinaires de l'inflammation vésicale.

Si l'infection tuberculeuse de la vessie survient au contraire chez un sujet dont le réservoir urinaire était primitivement sain, les symptômes de la cystite manquent au début, dit M. Guyon, qui, au point de vue symptomatique, admet deux périodes principales dans cette forme de tuberculose vésicale : 1° une *période initiale* ou *prémonitoire*; 2° une *période d'état* ou *confirmée*.

A la *première période*, dit-il, comme il n'existe que des granulations grises et une congestion plus ou moins intense de la muqueuse vésicale, en un mot une simple *tuberculose de la vessie*, l'urine ne contient pas de pus ; celui-ci n'apparaît qu'à la *deuxième période*, lorsque les

____

(1) Lavaux, *septième session*, Paris, 1893, page 716.

granulations ramollies se sont ouvertes et ont provoqué des accidents inflammatoires, c'est-à-dire lorsqu'il existe une véritable *cystite tuberculeuse*. C'est peut-être exact au point de vue théorique ; mais je ne l'ai jamais constaté cliniquement. En examinant d'une façon méthodique l'urine de ces malades, j'y ai toujours trouvé du pus au début clinique de l'affection. Je ne tiendrai donc aucun compte de cette division en *deux périodes* dans la description de la symptomatologie de la tuberculose vésicale, que je considérerai, au point de vue clinique, comme synonyme de cystite tuberculeuse.

Dans la plupart des cas, la *fréquence de la miction* est le premier symptôme observé. Ces envies fréquentes d'uriner sont tout aussi prononcées la nuit que le jour et souvent même davantage. Elles paraissent en effet augmenter par le décubitus horizontal, par la chaleur du lit et le sommeil. Divers mouvements peuvent également provoquer les envies d'uriner : celles-ci surviennent par exemple lorsque le malade quitte la position horizontale pour la verticale, lorsqu'il se penche en avant ou lorsqu'il marche.

Cette fréquence est variable. Certains malades n'urinent que toutes les deux heures, toutes les heures ; on en rencontre d'autres au contraire chez lesquels ce symptôme isolé cependant de toute autre manifestation appréciable pour le malade acquiert une intensité incroyable et ne laisse goûter aucun repos aux malheureux patients.

Les besoins d'uriner sont également impérieux et parfois très impérieux. Chez les enfants, cette fausse incontinence peut tromper ; elle peut faire croire à l'incontinence nocturne essentielle ou *infantile*.

L'*hématurie* est encore un symptôme que l'on observe fréquemment dès le début de l'affection, mais elle est toujours précédée ou accompagnée des envies fréquentes d'uriner. Elle est souvent précoce, *prémonitoire*, spontanée, dit M. Guyon.

L'hématurie est ordinairement peu abondante : parfois elle consiste simplement en quelques gouttes de sang qui sont rendues à la fin de la miction ; dans d'autres cas, le sang donne à l'urine pendant toute la durée de son émission une teinte rosée ou rougeâtre ; mais il est exceptionnel de voir se former dans la vessie des caillots assez abondants pour apporter obstacle à la miction.

Un autre caractère important que présentent ces hématuries et sur lequel les auteurs ont beaucoup insisté, c'est qu'elles ne relèvent d'aucune cause appréciable ; elles s'observent tout aussi bien la nuit que sous l'influence des fatigues physiques, une marche, une course en voiture. Si le mouvement ne paraît pas avoir d'influence sur leur apparition, d'autre part le repos absolu n'en favorise guère la suppression. Ces hématuries se prolongent souvent, disent les auteurs, quoi qu'on fasse, plusieurs jours ou plusieurs semaines. M. Guyon ajoute qu'elles diminuent dans leur fréquence et leur durée à mesure que la maladie progresse, de telle sorte qu'il n'est pas rare de les voir disparaître complétement à une période avancée de l'affection, bien que ce soit alors qu'existent les ulcérations les plus larges et les plus profondes.

La *douleur* peut apparaître de bonne heure ; mais au début elle est souvent peu accusée. Plus tard, elle augmente d'intensité et parfois elle devient extrêmement vive. C'est en effet la cystite tuberculeuse et la cystite blennorrhagique qui présentent le plus souvent la forme *dite douloureuse*. Il faut cependant reconnaître que ces grands états douloureux sont exceptionnels et ne s'observent en général que chez les malades qui n'ont pas été soumis à un traitement rationnel.

La douleur se manifeste habituellement chez ces malades avant la miction, puis le premier jet d'urine cause une sorte de déchirement auquel succède pendant tout le reste de l'évacuation une sensation de brûlure dans tout l'urèthre. Parfois cette sensation est plus accentuée au niveau du gland. La douleur, comme dans les autres variétés de cystite, arrive au paroxysme au moment où la miction se termine. C'est alors que se produisent parfois ces crises extrêmement douloureuses dont je viens de parler.

Dans certains cas la douleur disparaît complétement dans l'intervalle des mictions ; mais souvent, bien qu'elle se calme encore peu à peu, il reste derrière le pubis une sensation de gêne, de pesanteur ou de brûlure qui irradie fréquemment vers le périnée, l'anus, l'ombilic, sensation qui s'accentue sous l'influence des mouvements brusques, d'une course en voiture par exemple et parfois simplement par la marche où même la station verticale, comme s'il existait un calcul vésical.

Quant à la recherche de la *douleur provoquée*, elle présente ici plus d'inconvénients que dans n'importe quelle autre variété de cystite. Le cathétérisme surtout doit être proscrit. C'est à la suite de ces manœuvres que l'on a vu quelquefois l'affection présenter la forme dite douloureuse. Tous les auteurs reconnaissent que l'introduction d'un instrument provoque habituellement chez ces malades une vive douleur dans la traversée prostatique et surtout au col vésical.

Au début, la quantité de *pus* contenue dans l'urine est ordinairement si faible qu'elle passerait inaperçue si l'on n'examinait pas avec soin et méthodiquement le liquide urinaire. L'expérience des trois verres est très utile dans ces cas. Quelques heures après la miction, la présence du pus est facile à constater, surtout dans l'urine du premier verre.

Lorsque la tuberculose vésicale apparaît dans le cours d'une cystite blennorrhagique ou autre, la quantité de pus varie surtout à cette période suivant l'intensité de l'inflammation vésicale préexistante.

Bien que la tuberculose vésicale ne soit pas précédée de cystite, la quantité de pus contenue dans l'urine peut être encore assez considérable dès le début de l'affection s'il existe chez ces malades une tuberculose rénale avancée et assez étendue, ou s'il se produit une *infection secondaire* de la vessie. Il suffit en effet d'un cathétérisme pratiqué à cette période avec des précautions antiseptiques insuffisantes pour voir quelquefois les symptômes prendre rapidement une grande intensité. Il est également à noter, ainsi que je l'ai fait remarquer au septième Congrès français de chirurgie, que chez la femme ces infections secondaires se produisent parfois spontanément et sont dues le plus souvent à la *bactérie urinaire*, au bacterium coli commune.

En dehors des circonstances qui viennent d'être rappelées, le pus augmente peu à peu dans la cystite tuberculeuse, mais en général il n'est abondant qu'au moment où les reins, les bassinets et même les uretères présentent des lésions avancées et très étendues. Il se dépose au fond du vase ou sur les parois, ainsi qu'on l'a fait remarquer, sous la forme de traînées onduleuses. Souvent on distingue au milieu de ce dépôt des stries sanguinolentes.

Le *catarrhe vésical* est rare, disent les auteurs, chez les malades atteints de tuberculose de la vessie, et M. Guyon ajoute que si l'urine subit rarement la fermentation ammoniacale, cela tient à ce que ces malades n'éliminent, « comme tous les affaiblis chez lesquels la nutrition est « languissante, qu'une faible quantité d'urée. »

« La proportion d'urée, dit-il encore, est d'autant plus « faible d'ailleurs que, chez la plupart de ces malades, la

« polyurie est habituelle.... Elle se montre soit au début,
« avec des urines claires, pâles, limpides, soit à une
« période avancée avec des urines troubles, jaunâtres,
« que j'ai depuis longtemps désignées sous le nom *d'urines*
« *rénales*, parce que le rein est alors lésé. »

Mais il est presque toujours lésé le rein chez les malades atteints de cystite tuberculeuse, puisque c'est le premier organe de l'appareil urinaire qui est atteint de tuberculose dans la grande majorité des cas. La *polyurie*, que présentent presque tous ces malades, en est la preuve, qu'elle soit claire ou trouble. Cette différence dans l'aspect de l'urine est due à la quantité plus ou moins considérable de pus qu'elle contient. La *polyurie trouble* marque simplement un degré avancé des lésions rénales. Lorsqu'il n'y a encore que des granulations grises et quelques granulations jaunes qui se sont ramollies et qui s'éliminent, on constate une *polyurie claire*, bien que *l'urine contienne déjà du pus*. On ne peut admettre avec M. Guyon que la polyurie claire est due exclusivement à « l'irritation réflexe que provoquent du côté du rein les lésions de la muqueuse vésicale et la fréquence des mictions. » Sans nier cette irritation réflexe, il me paraît logique de ne la placer qu'au second rang. Ce qui le prouve, c'est que plus tard les lésions rénales deviennent manifestes, comme cet auteur le reconnaît lui-même.

Quant à la fermentation alcaline de l'urine, si elle manque fréquemment, cela ne tient pas exclusivement à ce que ce liquide contient peu d'urée, mais encore à une cause que n'indique pas M. Guyon, à l'absence fréquente d'une *infection secondaire spéciale* de la vessie, c'est-à-dire par le *micrococcus ureæ* (torula de Pasteur) ou *l'urobacillus* de Krogius, par exemple.

Si l'on examine au microscope le dépôt contenu dans l'urine des malades atteints de cystite tuberculeuse, on y trouve des globules de pus et souvent des globules rouges. On peut y trouver encore des cellules épithéliales des reins, des uretères ou de la vessie et des tubes rénaux.

L'examen bactériologique de ce dépôt peut faire constater la présence dans l'urine du bacille de Koch et, dans les cas *d'infection vésicale secondaire*, la présence de divers autres microbes, la bactérie urinaire surtout.

La recherche du bacille de Koch dans l'urine est habituellement longue. Il arrive souvent qu'on ne trouve quelques-uns de ces microorganismes dans une lamelle qu'après en avoir examiné un grand nombre. Il faut examiner surtout le dépôt qui se forme dans l'urine des derniers jets, c'est-à-dire dans l'urine du dernier verre (De Gennes.)

La difficulté que l'on éprouve souvent à trouver le bacille de Koch dans l'urine mérite d'être retenue, car elle montre que l'absence de ce bacille ne permet nullement de conclure qu'il ne s'agit pas d'une cystite tuberculeuse.

Je dois ajouter que dans certains cas on trouve facilement des bacilles dans l'urine et en grand nombre. Je me rappelle un malade de l'hôpital de la Pitié chez lequel cette recherche était bien facile. On en voyait un nombre considérable en examinant une seule lamelle. A l'autopsie, les deux reins présentaient de très graves lésions tuberculeuses.

La *rétention d'urine* n'est pas rare chez les malades atteints de cystite tuberculeuse. Elle est produite par le *spasme du sphincter uréthral*, très fréquent chez ces malades et dû aux lésions du col et de l'urèthre postérieur, qui le déterminent par action réflexe. Parfois la dysurie causée par ce spasme est peu accusée ; dans d'autres cas, la miction exige de violents efforts, enfin chez certains malades la rétention est complète.

M. Guyon aurait constaté exceptionnellement de la rétention incomplète avec distension de la vessie et incontinence par regorgement. Il existait probablement dans ces cas une tuméfaction de la prostate causée par des lésions tuberculeuses de cet organe.

L'*incontinence vraie*, assez rare, est ordinairement due à des lésions tuberculeuses concomitantes de la prostate, à une destruction ulcérative de la région cervicale et prostatique.

Inutile de dire que les *excroissances polypiformes* que l'on observe parfois chez la femme au niveau du méat n'ont aucun rapport avec la tuberculose urinaire, contrairement à ce qu'avaient pensé certains auteurs. Elles ont d'ailleurs été décrites en étudiant les maladies de l'urèthre.

Quant à la « *blennorrhagie tuberculeuse* », sur laquelle Ricord a beaucoup insisté, elle accompagnerait rarement, suivant M. Guyon, la tuberculose vésicale. Les lésions tuberculeuses de l'urèthre antérieur paraissent en effet exceptionnelles; mais on constate parfois des écoulements intermittents chez les malades atteints de cystite tuberculeuse, ce qui est dû à la grande fréquence de l'uréthrite postérieure tuberculeuse concomitante. Cet écoulement purulent a lieu par petites masses simulant des éjaculations avortées ; dans certains cas, il se produit principalement lorsque les malades vont à la garde-robe.

La *marche* de la cystite tuberculeuse varie surtout suivant qu'elle évolue chez un malade déjà atteint ou non de tuberculose pulmonaire. Si l'appareil urinaire est seul atteint, il s'agit fréquemment au début de sujets paraissant jouir d'une excellente santé. La maladie peut alors rester longtemps stationnaire ; parfois elle se prolonge un grand nombre d'années sans exercer un retentissement très fâcheux sur l'état général et l'on a observé des cas où la durée totale de l'affection a été de 5, 10, 15 et même

20 ans (Guyon). On constate en effet chez ces malades, sous l'influence d'un traitement rationnel, des rémissions multiples, des périodes d'accalmie qui leur donnent l'illusion de la guérison et peuvent tromper même leur médecin s'il ne connaît pas dans tous ses détails l'évolution de cette grave affection. Mais au bout d'un temps variable les troubles vésicaux et rénaux reparaissent : la polyurie, entre autres, reparaît et peut atteindre trois et même trois litres et demi ; les mictions peuvent redevenir très douloureuses ; les lésions tuberculeuses s'étendent de plus en plus et la maladie finit en général par causer plus ou moins rapidement la cachexie urinaire : les forces diminuent peu à peu, l'amaigrissement augmente, les reins se désorganisent et la mort survient soit par épuisement, soit par urémie.

Parfois il se produit des infections secondaires de la vessie qui s'étendent aux voies urinaires supérieures et accélèrent la marche de l'affection, si l'on ne s'empresse pas de les combattre à l'aide d'un traitement rationnel. Ces infections secondaires sont quelquefois favorisées par des fistules dues à une propagation de la tuberculose aux organes voisins : prostate, épididyme, etc...

Dans d'autres cas, il survient de l'infection générale, de la fièvre urineuse, qui emporte les malades. Quant à la mort par phthisie pulmonaire, elle est considérée comme exceptionnelle dans cette forme de l'affection.

Lorsque la cystite tuberculeuse est au contraire précédée de la tuberculose pulmonaire, la marche est ordinairement beaucoup plus rapide que dans le cas précédent. Les symptômes vésicaux aggravent en effet l'état souvent précaire des malades et il n'est point rare de les voir succomber avant que les lésions tuberculeuses de l'appareil urinaire aient présenté une grande étendue. Dans ces cas, la mort est surtout due à la phthisie pulmonaire. Si l'on applique dès le début un traitement rationnel, les symptômes pénibles peuvent même disparaître très vite, de sorte que la mort ne paraît pas quelquefois sensiblement hâtée par cette complication. Ces formes légères de la cystite tuberculeuse, ainsi que je l'ai déjà dit, sont assez fréquentes dans le cours de la phthisie pulmonaire.

Le *pronostic* de la cystite tuberculeuse est grave, puisque les malades qui en sont atteints sont voués à une mort plus ou moins rapide, même dans les cas où l'appareil urinaire est le premier infecté par le bacille de Koch. Si de longues accalmies sont possibles dans cette dernière variété, si la durée de l'affection peut être relativement considérable, on ne peut guère compter en effet sur une guérison définitive. En analysant dans mes *Leçons* les rares observations des malades considérés comme guéris, j'ai montré qu'aucune n'était probante. On peut se demander, il est vrai, s'il ne s'agit pas quelquefois d'infections répétées de la vessie, si quelques rémissions ne sont pas de véritables guérisons non seulement de tuberculose vésicale, mais encore de tuberculose urinaire. Je viens d'observer un fait très instructif à ce point de vue : *J'ai vu l'urine redevenir absolument normale*. Mais ne reste-t-il pas dans le rein ou dans la vessie quelques granulations grises qui ne se révèlent par aucun symptôme ? Je le crains bien. Il ne répugne pas à l'idée d'admettre cependant que, manifestation locale d'une *infection primitivement générale*, la tuberculose urinaire, la cystite tuberculeuse en particulier puisse guérir. Malheureusement la preuve est difficile à faire, puisque tôt ou tard de nouveaux symptômes se manifestent et que les malades finissent par mourir non pas de cystite tuberculeuse, mais de tuberculose rénale ou pulmonaire. Après avoir obtenu la guérison apparente de la tuberculose je ne dis pas vésicale mais urinaire, il faudrait pouvoir placer ces ma-

lades dans un milieu où l'on eût la certitude qu'il n'y a
pas de bacilles de Koch. Il faudrait encore être sûr que
ce bacille n'existe pas dans un autre point de l'économie.
L'anatomie pathologique, dans certains cas de mort survenue accidentellement pendant une période de rémission
complète, pourrait encore rendre de grands services à ce
point de vue. Mais revenons à la clinique.

Au point de vue du *pronostic*, je dois redire un mot de
la *polyurie claire*. M. Guyon ne croit pas que ce soit un
symptôme grave. La quantité d'urine, dit-il, est variable;
elle se modifie d'un moment à l'autre et peut atteindre
trois et trois litres et demi. Elle se présente ordinairement par crises plus ou moins durables. Elle peut durer
plusieurs mois de suite. On peut la rencontrer à toutes
les périodes de la maladie; elle est fréquente, mais plus
ou moins passagère, contrairement à ce qui s'observe chez
les rénaux.

Je trouve, je le répète, M. Guyon beaucoup trop opti-
miste. Je crois qu'il faut craindre une tuberculose rénale
concomitante chez ces malades et en tenir compte au
point de vue du pronostic.

Le pronostic peut encore être aggravé par l'intensité
de la *douleur*. Lorsque la cystite tuberculeuse affecte la
forme *dite douloureuse*, elle peut causer rapidément la
mort si l'on ne se hâte pas d'appliquer un traitement rationnel. Je m'empresse d'ajouter qu'il est inutile aujour-
d'hui de recourir à la taille pour soulager ces malheureux
patients. Grâce aux progrès que j'ai réalisés dans le traitement de l'inflammation vésicale, ces douleurs atroces
peuvent être actuellement calmées presque instantanément. A ce point de vue, le pronostic de la cystite tuberculeuse, si l'on a soin d'employer un traitement convenable, a donc perdu aujourd'hui toute sa gravité.

Cystite chez les calculeux. — La cystite que l'on observe chez les calculeux est tantôt *primitive* et tantôt *secondaire.*

Dans le premier cas, il s'agit presque toujours d'une cystite chronique sous l'influence de laquelle s'est formé un calcul de nature phosphatique. « Dans l'urine, disent Neubauer et Vogel, nous trouvons le phosphate de chaux et le phosphate de magnésie en dissolution, et il est vrai à la faveur de l'acide libre ou des sels acides renfermés dans ce liquide. Mais si nous neutralisons l'urine avec de l'ammoniaque, le phosphate de chaux se précipite sans avoir éprouvé de modification, mais le phosphate de magnésie se combine avec l'ammoniaque et paraît dans le précipité sous forme de phosphate ammoniaco-magnésien.

« C'est sur cette réaction que repose la formation de ces combinaisons qui se rencontrent sous forme de sédiments dans l'urine alcaline. La réaction alcaline d'une urine provient dans la plupart des cas de carbonate d'ammoniaque qui prend naissance par suite de la décomposition de l'urée ; mais aussitôt que ce corps s'est formé, la réaction acide de l'urine disparaît et les phosphates terreux ne peuvent plus être maintenus en dissolution. Alors le phosphate de chaux se sépare le plus souvent à l'état amorphe, mais le phosphate de magnésie se dépose en beaux cristaux sous forme de phosphate ammoniaco-magnésien. »

C'est donc dans les cas de *catarrhe vésical* que se forment les calculs dont il s'agit. Les phosphates précipités sont agglutinés par cette matière visqueuse, glaireuse dont j'ai parlé en étudiant les symptômes de la cystite et l'augmentation de volume de ces calculs se fait souvent avec une rapidité surprenante. Parfois le noyau de ces calculs descend tout formé des voies urinaires supérieures.

Il est à noter que parmi les variétés de l'inflammation vésicale qui favorisent le plus la production de ces calculs, c'est la cystite que l'on observe à la deuxième période de l'hypertrophie de la prostate qui occupe le premier rang.

Mais la forme la plus importante de la *cystite calculeuse*, c'est la forme *secondaire*. Dans ce cas, le calcul vésical constitue l'affection primitive ; il est d'origine rénale et il sera décrit plus tard.

Certains auteurs avaient pensé que la cystite était la conséquence obligée, inévitable de la présence d'un calcul dans la vessie. Civiale fit remarquer que l'on « voit des sujets n'offrir aucune trace de catarrhe vésical, même à la dernière période de l'affection calculeuse, lorsque la pierre a pris un grand volume ou qu'il y en a plusieurs et que la santé générale a déjà reçu de fortes atteintes. »

Sur 28 malades, M. Guyon n'en a trouvé que 9 qui avaient de la cystite et cette affection, dit-il, était bénigne chez sept de ces malades. Il ajoute que « les calculs de la vessie ne déterminent que des poussées de cystite tardives, légères et d'abord de courte durée. »

L'opinion soutenue par ces deux auteurs est aujourd'hui admise par tous les chirurgiens compétents. Si les calculeux ne sont pas sondés, l'inflammation de la vessie manque dans la majorité des cas ; en un mot, *l'infection spontanée* de la cavité vésicale est rare chez ces malades et habituellement tardive. Il faut reconnaître cependant que la présence d'un calcul dans le réservoir urinaire est une cause prédisposante très active de cystite. Toutes les circonstances qui provoquent la locomotion de ce corps étranger causent un véritable traumatisme de la paroi vésicale. Aussi les auteurs insistent-ils sur l'influence fâcheuse d'une trop longue marche, d'une course prolongée en voiture.

Inutile de dire que le *cathétérisme explorateur* ne déterhe point de cystite chez les calculeux s'il est pratiqué avec des précautions antiseptiques *suffisantes*. Si des microbes pathogènes sont au contraire introduits dans le réservoir urinaire, il constitue une cause prédisposante incontestable. Ainsi qu'on l'a fait remarquer, il agit par l'exagération du contact, comme un vrai traumatisme.

« La pierre étant reconnue, dit M. Guyon (1), on peut « provoquer la cystite en procédant à la *préparation du* « *canal*. Vous n'êtes pas sans savoir qu'il est de règle, « depuis Civiale, de préparer le canal au passage des ins- « truments. Peu de temps avant l'opération on fait quel- « ques séances de cathétérisme à intervalles de 48 heures, « avec des bougies coniques à bout olivaire. Il n'est pas « très rare, surtout lorsque la vessie est depuis longtemps « calculeuse, de voir la cystite survenir sous la seule in- « fluence de cette légère cause occasionnelle. Aussi la « préparation du canal doit elle être faite avec de très « grandes précautions et pour peu que le canal soit per- « méable, j'ai, depuis quelques années, pris l'habitude d'y « renoncer. »

Si M. Guyon savait faire une antisepsie rigoureuse des voies urinaires inférieures chez les calculeux, il ne verrait point survenir de cystite chez ces malades pendant la préparation du canal. C'est là un fait aujourd'hui indiscutable et sur lequel il est bon d'insister, car cette question de la préparation du canal présente une réelle importance. Il est toujours avantageux de pouvoir introduire, pour broyer le calcul, un lithotriteur d'un certain calibre. Or, si l'urèthre est rétréci, on est bien obligé de dilater préalablement ce rétrécissement. Il faut donc savoir que cette dilatation ne présente aucun inconvénient, si l'on a soin de prendre des *précautions antiseptiques suffisantes.*

(1) Loc. cit., 1888, page 697.

« Mais ce sont les *tentatives de préparation de la vessie,*
« ajoute M. Guyon, qui sont le mieux faites pour aller au
« devant de cette complication. Certains chirurgiens, en
« effet, trouvant la vessie trop revenue sur elle-même, ont
« voulu la dilater progressivement par des injections,
« dans le but de rendre plus faciles, au moment de l'opé-
« ration, les manœuvres intra-vésicales. Je ne sais si l'on
« a pu souvent se livrer impunément à de semblables
« tentatives. Ce qu'il y a de certain, c'est que j'ai eu de
« sérieux échecs et que j'ai rencontré, pour ma part, plu-
« sieurs malades sur lesquels ces injections faites par
« d'autres chirurgiens avaient déterminé des accidents
« graves et de longue durée, et entraîné par suite un
« ajournement très regrettable de l'opération. Si vous
« n'avez pas oublié tout ce que nous avons appris au su-
« jet de la sensibilité de la vessie à la distension, vous
« n'aurez aucune peine à comprendre en vertu de quel
« mécanisme ces injections préparatoires de la vessie
« provoquent la cystite. La vessie, lorsqu'elle a besoin
« d'être préparée, ne peut l'être que par le repos et les
« calmants, à moins que l'on n'ait affaire à des malades
« qui depuis longtemps n'évacuent pas bien leur réser-
« voir urinaire.

« C'est de la même manière qu'agit la *rétention d'urine*
« lorsqu'elle survient chez les calculeux. Or, elle peut se
« produire sous diverses influences : longue course en
« voiture, refroidissement, engagement d'un gravier dans
« le canal. De même que les injections forcées, elle amène
« un surcroît de congestion qui suffit, dans ces vessies
« prédisposées, pour faire éclater une poussée plus ou
« moins intense de cystite. »

Il aurait été difficile d'accumuler plus d'erreurs en si
peu de lignes. On y retrouve d'abord la théorie erronée
de la *congestion,* si chère à M. Guyon, qui ne paraît lui

avoir été infidèle qu'une seule fois, à la *sixième session du Congrès français de chirurgie*.

Inutile de dire que chez les calculeux, comme chez les autres malades, la *rétention aiguë* n'est suivie de cystite que lorsqu'on a pratiqué le cathétérisme évacuateur sans prendre les précautions antiseptiques nécessaires, en un mot lorsqu'on a *infecté* la vessie.

Si la cavité vésicale n'est pas *infectée*, les injections forcées ne peuvent pas non plus causer de cystite ; mais une irritabilité de la vessie peut en être la conséquence. Aussi doivent-elles être proscrites.

D'autre part, M. Guyon a tort de croire que l'on ne peut pas pratiquer des injections intra-vésicales chez les calculeux sans distendre la vessie. Grâce aux procédés que j'ai décrits, cette distension est aujourd'hui bien facile à éviter. Les accidents graves dont parle cet auteur ne sont donc plus à craindre.

Lorsque la vessie a besoin d'être préparée, elle ne peut l'être, dit cet auteur, que par le repos et les calmants. C'est une erreur absolue ; les injections intra-vésicales peuvent rendre de très grands services. Elles peuvent même réussir dans des cas où le repos et les calmants en question ont échoué. C'est là un fait de la plus haute importance au point de vue du traitement des calculs vésicaux. Lorsque, chez les calculeux, la capacité physiologique de la vessie est très faible, il existe presque toujours de la cystite. Or, le meilleur moyen de rendre dans ces cas au réservoir urinaire sa capacité physiologique normale, c'est de le désinfecter, de guérir l'inflammation de la muqueuse vésicale. Le lavage de la vessie sans sonde permet d'obtenir ce résultat, ainsi que le prouvent les observations que j'ai publiées (1). Les injections intra-

(1) *Chirurgie contemporaine des org. gén.-urinaires*, 1892.

vésicales, si elles sont pratiquées à l'aide d'un procédé rationnel, sont donc inoffensives chez les calculeux. De plus, elles permettent souvent de réaliser la *préparation de la vessie*, surtout lorsqu'il existe de la cystite. Je répète que la série d'observations que j'ai publiées en 1892 le prouve d'une façon irréfutable. Je dois ajouter que j'ai recours en même temps, chez presque tous mes malades, à l'anesthésie directe de la muqueuse uréthro-vésicale.

Les manœuvres opératoires de la *lithotritie* étaient autrefois une cause assez fréquente de cette variété de cystite. Aujourd'hui, au contraire, tous les auteurs s'accordent à reconnaître que cette complication est exceptionnelle, grâce aux précautions antiseptiques que l'on prend et aux heureuses modifications apportées à la lithotritie par un élève de Civiale, Bigelow.

La *symptomatologie* de la cystite que l'on observe chez les calculeux présente quelques particularités qui méritent d'être notées.

La miction s'accompagne chez un certain nombre de ces malades de *poussées du côté du rectum*. Ces efforts sont parfois si violents et si douloureux, disent les auteurs, qu'ils pourraient faire croire à une affection de l'anus ou du rectum.

Il est encore à noter que cette variété de cystite peut acquérir une excessive intensité. Si la plupart des calculs vésicaux sont en effet faciles à supporter avant l'apparition de la cystite, il n'en est plus de même dès qu'il existe une inflammation de la vessie. Les calculs sont alors très irritants pour cet organe et les souffrances deviennent parfois atroces au moindre mouvement. Les urines sont souvent ammoniacales et des fausses membranes sont quelquefois expulsées. Les hématuries ne sont point rares; elles se montrent ordinairement sous l'influence des mouvements, mais parfois elles sont causées par de violentes contractions vésicales.

La *fièvre* est fréquente dans cette variété de cystite. Je rappelle qu'elle est due au traumatisme de la muqueuse vésicale produit par le calcul, traumatisme qui rend possible l'absorption des principes septiques contenus dans la vessie. C'est la *fièvre urineuse*, ainsi que je l'ai fait remarquer en étudiant les symptômes de la cystite muqueuse. Je répète que M. Guyon a tort de ne pas citer la fièvre parmi les symptômes de la cystite calculeuse, de la considérer comme une *complication*. La pathogénie, aujourd'hui bien connue, de la fièvre urineuse ne permet pas d'admettre cette opinion. Les voies urinaires supérieures et les reins sont souvent intacts chez ces malades, contrairement à ce que l'on croyait autrefois; mais il suffit parfois d'un accès de fièvre urineuse pour que ces organes soient *infectés* secondairement, c'est-à-dire par la voie sanguine, puisque cette fièvre est due à une *infection générale*.

La *marche* de la cystite chez les calculeux est variable. « Tantôt, dit Civiale, ce n'est qu'accidentellement et par « crises plus ou moins éloignées que l'urine entraîne pen- « dant quelques jours, des mucosités ; tantôt, au contraire « et surtout lorsque la maladie est ancienne, le liquide « se montre habituellement catarrhal. Dans l'un et l'autre « cas, la quantité, la couleur, la consistance et la nature « du dépôt présentent des différences à l'infini. »

Cette variété de cystite, dit M. Guyon, procède surtout par *crises*, par *accès*, comme d'ailleurs les symptômes propres aux calculs et ces accès se montrent sous l'influence de tout ce qui peut être cause de locomotion rapide et répétée du corps étranger. Les symptômes s'atténuent au contraire sous l'influence du repos. Certains calculeux, dit l'auteur en question, après une simple course en voiture, présentent des poussées aiguës de cystite avec ammoniurie tellement accusée que les urines abandonnent au fond du vase un dépôt glaireux, filant, très adhérent et souvent très considérable. Et malgré ce violent orage, ajoute-t-il, il suffit parfois de quelques jours de repos et d'un traitement calmant, sans destruction du calcul, pour ramener les urines à l'acidité. Ce n'est qu'à une période avancée et lorsque déjà le calcul a pris un volume considérable que la cystite augmente chaque jour d'intensité alors même que le malade observe un repos complet.

Il n'est pas douteux, comme je l'ai déjà fait remarquer, que chez beaucoup de calculeux, l'urine contenue dans la vessie constitue un milieu de culture peu favorable au développement et à la pullulation du *micrococcus ureæ* (torula de Pasteur), microbe auquel est dû habituellement la transformation ammoniacale des urines, le *catarrhe vésical*. Mais sous l'influence du mouvement, il se produit souvent de l'hématurie et le milieu devient alors bien plus favorable au développement des divers microbes urinaires. Ainsi s'explique cette tendance de la cystite calculeuse à s'améliorer ou à s'aggraver sous l'influence du repos et du mouvement.

Je dois faire remarquer que M. Guyon combattait encore à cette époque la théorie de Pasteur (1). Il était heureux de rappeler qu'il avait été jusqu'à dire que « la cys- « tite jouait le rôle que la théorie nouvelle (celle de « M. Pasteur) réserve au petit ferment ammoniacal de « l'urée. » Ainsi, pour cet auteur, c'était la cystite qui causait la fermentation alcaline de l'urine et la cause de la cystite, c'était la *congestion !* Et 4 ans plus tard....... n'insistons pas.

(1) Loc. cit. 1888, page 706.

Voilà pour la forme *secondaire* de la cystite calculeuse. Lorsqu'il s'agit de la forme *primitive*, à peine formées, les concrétions phosphatiques impriment à l'inflammation vésicale une recrudescence notable. De plus, aux symptômes de la cystite s'ajoutent ceux du calcul. Les grands mouvements deviennent de plus en plus pénibles. La fin de la miction s'accompagne de poussées violentes du côté du rectum. Par le fait des mouvements il survient des hématuries. Si le malade est également atteint d'une hypertrophie de la prostate ayant déterminé une rétention d'urine, forme la plus fréquente de la cystite primitive des calculeux, il est obligé de se sonder beaucoup plus souvent. Lorsqu'il retire la sonde, il ressent ordinairement une douleur plus ou moins vive. Ces symptômes s'accentuent en général de plus en plus, car le calcul, ainsi que je l'ai dit, augmente rapidement de volume et l'on sait qu'il s'accroît avec d'autant plus de rapidité que la cystite est plus intense.

Le *pronostic* varie suivant qu'il s'agit de la forme primitive ou de la forme secondaire. Dans le premier cas, on a fait remarquer que la cystite persiste bien souvent après la destruction du calcul. Cela se conçoit ; le pronostic, dans ces cas, dépend en effet bien moins de la présence d'un corps étranger dans la vessie que de la cause qui a déterminé et qui entretient la cystite.

Le *pronostic* de la cystite calculeuse secondaire, disent les auteurs, n'offre pas habituellement de gravité ; la cystite, dans beaucoup de cas, tend à guérir spontanément et en peu de jours après la destruction ou l'extraction du calcul. Il faut ajouter qu'aujourd'hui, grâce aux progrès que j'ai réalisés dans le traitement de l'inflammation de la muqueuse vésicale, cette guérison est encore plus fréquente et plus rapide. A ce point de vue le pronostic est évidemment bénin. Mais si l'urine, chez un grand nombre de calculeux, semble jouer le rôle d'un véritable antiseptique physiologique, elle ne peut cependant pas empêcher l'infection de la vessie et cette *infection locale*, avant la destruction ou l'extraction de la pierre, doit être considérée comme une complication redoutable. En effet, ces malades sont alors exposés à l'*infection générale*, à la fièvre urineuse, qui peut se manifester chaque fois que la locomotion du calcul cause un véritable traumatisme de la muqueuse vésicale. Or, on sait que l'on a vu dans le service de M. Guyon un malade mourir de fièvre urineuse *douze heures* après le début de cette infection générale.

Il faut encore se rappeler que les reins et les voies urinaires supérieures peuvent être *infectés* pendant ces accès de fièvre urineuse : c'est l'urétéro-pyélo-néphrite *descendante*, sur la gravité de laquelle il est inutile d'insister, surtout s'il existe des calculs dans la partie supérieure de l'appareil urinaire.

Enfin, si la cystite est intense, elle peut contre-indiquer la lithotritie et la taille elle-même présente alors quelque gravité. Aussi, à moins qu'il n'y ait urgence à intervenir, faut-il avoir soin de guérir ou d'améliorer notablement la cystite avant de s'occuper du traitement du calcul vésical.

Lorsqu'on envisage la question dans son ensemble, on voit que le *pronostic* de la cystite calculeuse secondaire est loin d'être aussi bénin que semblent le croire certains auteurs.

Cystite chez les malades atteints de tumeurs de la vessie. — Cette variété de cystite, désignée aussi sous le nom de *cystite des néoplasiques*, a été surtout décrite par Civiale et par M. Guyon.

Parmi les causes qui favorisent l'*infection* de la vessie chez ces malades, il faut citer : la rétention d'urine, l'hématurie et la diminution de la résistance de l'épithélium vésical.

Ainsi que je l'ai fait remarquer en 1891, dans une communication faite à l'Académie de médecine sur les néoplasmes vésicaux (1), la rétention d'urine incomplète est beaucoup plus fréquente chez ces malades qu'on ne le croyait autrefois. C'est donc une cause prédisposante qui mérite d'être notée.

L'*hématurie* est une cause prédisposante encore plus importante. On sait en effet combien elle est fréquente et tenace chez les malades atteints de tumeurs de la vessie, ce qui serait dû à une congestion plus ou moins intense de toute la muqueuse vésicale (Guyon).

Quant à la diminution de la résistance de l'épithélium vésical, elle est trop évidente pour qu'il soit utile d'insister sur cette cause prédisposante de l'infection de la vessie. Elle permet d'expliquer pourquoi M. Thompson paraît avoir remarqué que les malades atteints de cancers de la vessie sont plus prédisposés à la cystite que ceux atteints d'une tumeur bénigne de cet organe.

L'*ulcération* de la tumeur vésicale est très rare (Guyon); c'est donc une cause prédisposante peu importante.

Civiale a fait remarquer que la cystite ne se manifeste en général que lorsque la maladie organique primitive a pris un grand développement. C'est exact, si les malades ne sont pas sondés ; l'infection spontanée de la vessie est en effet tardive. Mais un cathétérisme pratiqué avec des précautions antiseptiques insuffisantes peut causer la cystite dès les premières périodes de l'évolution du néoplasme. C'est du reste presque toujours ainsi que la vessie est infectée chez ces malades. Il est pourtant bien facile actuellement d'éviter cette grave complication des néoplasmes vésicaux. Les injections intra-vésicales très

(1) *Chirurgie contemporaine des org. gén.-urinaires*, 1892.

chaudes d'une solution saturée d'acide borique, si utiles pour faire cesser les hématuries, ainsi que je l'ai prouvé dans ma communication à l'Académie de Médecine, rendent encore à ce point de vue de très grands services. Si les autres précautions antiseptiques sont prises, la cystite n'est point à craindre. C'est un fait aujourd'hui indiscutable et sur lequel on ne saurait trop insister. Si les chirurgiens ont vu, jusque dans ces dernières années, de violentes poussées de cystite succéder parfois chez ces malades à l'exploration vésicale la plus simple et en apparence la plus inoffensive, c'est parce qu'ils n'avaient pris que des précautions antiseptiques insuffisantes.

La cystite que l'on observe chez les malades atteints d'une tumeur vésicale présente au point de vue symptomatique plusieurs particularités importantes. Suivant les auteurs, son début est en général brusque, surtout après un cathétérisme, et elle atteint rapidement, dans la plupart des cas, une très grande intensité. La douleur est extrêmement vive et ne présente pas de rémission ; les mictions sont très fréquentes et la pyurie est abondante. Quant à l'hématurie, elle est variable. Elle paraît due presque exclusivement au néoplasme ; mais il n'est pas douteux que dans certains cas elle est également causée par la cystite.

Chez d'autres malades, beaucoup moins nombreux, la cystite débute par des symptômes légers, qui s'accusent ensuite peu à peu, mais sans présenter une grande intensité.

Un autre caractère important de cette variété de cystite, ajoutent les auteurs, c'est sa tendance à persister indéfiniment sans aucune atténuation et même en s'aggravant. Certains malades éprouvent des souffrances telles qu'ils en arrivent aux idées de suicide ; ces douleurs sont d'ailleurs incompatibles avec une longue survie. Pourtant il n'est pas rare, surtout chez les hommes relativement jeunes et vigoureux, de voir les accidents même les plus atrocement douloureux se prolonger plusieurs mois.

Les urines présentent des altérations particulières. D'abord, la transformation ammoniacale est en général rapide et plus tard les urines ont une odeur extrêmement fétide. Le dépôt devient en général très abondant, très épais, tandis que le liquide est au contraire en petite-quantité. C'est alors surtout que l'on peut observer cette odeur repoussante qui rend insupportable l'habitation des lieux où on laisse séjourner l'urine. C'est une odeur particulièrement fétide, qui rappelle celle des macérations de pièces anatomiques.

Je m'empresse d'ajouter que si l'on sait appliquer un traitement convenable, il est aujourd'hui souvent possible d'éviter cette forme grave de la cystite des néoplasiques, ainsi que le prouvent les observations que j'ai publiées. J'observe actuellement un cas fort intéressant à ce point de vue. Le malade est à la période ultime de l'affection néoplasique. Il a présenté tous les symptômes de la rétention incomplète avec distension énorme de la vessie ; il se sonde lui-même depuis quelques mois quatre fois par jour et il ne souffre pas. Il a cependant infecté sa vessie ; ses urines sont purulentes, mais grâce à des soins rationnels il a pu éviter les accidents graves dont parlent les auteurs. Ce sont là des faits sur lesquels il est bon d'insister. Qu'arrive-t-il, surtout dans les hôpitaux, lorsqu'il s'agit de ces malades ? On les divise en deux catégories : les opérables et les non opérables. On s'occupe des premiers et, sur la foi des auteurs, on abandonne les seconds à leur triste sort. On oublie que le devoir du chirurgien ne consiste pas seulement à opérer, mais encore à soulager les malades atteints d'une affection incurable, à leur éviter les souffrances atroces que je viens de rappeler. Il faut donc savoir que l'évolution de la cystite des néoplasiques dont parlent les auteurs n'est point fatale, que l'on peut épargner à ces malades, au moins dans certains cas, les douleurs violentes qui ont été signalées si l'on a recours à un traitement rationnel.

Le *pronostic* de la cystite des néoplasique est variable. Si l'on peut enlever la tumeur vésicale, a dit Civiale, la cystite ne présente aucune gravité : elle disparaît d'elle-même. Si la lésion organique persiste au contraire, la la cystite suit ordinairement toutes les variations qu'entraînent les différentes phases du néoplasme ; elle s'aggrave d'une façon progressive et parfois si rapidement qu'elle compromet de suite l'existence des malades par l'excessive intensité de la douleur.

Lorsque cette cystite est compatible avec la vie, dit M. Guyon, elle passe à l'état chronique, mais au lieu d'être indolente, comme on l'observe en général chez les prostatiques, elle ne cesse presque jamais d'être fort douloureuse.

Dans ce dernier cas, les néoplasiques meurent habituellement d'infection générale. La fièvre urineuse apparaît en effet de bonne heure chez la plupart de ces malades, parce que les lésions de la muqueuse vésicale dues au néoplasme permettent souvent l'absortion des produits septiques contenus dans la vessie. De plus, l'infection de cette cavité s'étend plus ou moins vite aux voies urinaires supérieures.

Mais, je répète que, grâce aux progrès que j'ai réalisés dans ces dernières années dans le traitement de cette variété de cystite, le pronostic est beaucoup moins grave qu'autrefois. Même dans les cas où le néoplasme vésical est inopérable, la guérison de la cystite est la règle si une rétention d'urine n'oblige pas les malades à se sonder. Lorsqu'ils sont obligés de pratiquer le cathétérisme, ils peuvent encore, en prenant des précautions antiseptiques, éviter, au moins dans certains cas, les violentes douleurs sur lesquelles les auteurs ont tant insisté.

Cystite causée par certaines substances aseptiques irritantes. — Cystite cantharidienne. — En étudiant l'étiologie de la cystite, j'ai énuméré les différentes substances qui, suivant les auteurs, pourraient causer cette variété de cystite. L'action de certaines d'entre elles est fort douteuse. Il est même probable, ainsi qu'on l'a fait remarquer, que la plupart n'agissent que chez des sujets doués d'une susceptibilité toute particulière. C'est en somme une variété de cystite rare. Si la *concentration des principes solubles* de l'urine, par exemple, produit sur la vessie une irritation incontestable, il est exceptionnel qu'elle produise une véritable cystite. Chez les morphinomanes, qui rendent parfois à peine cent grammes d'urine en 24 heures, on peut observer des mictions douloureuses, fréquentes et impérieuses (Reliquet), mais on ne constate presque jamais de cystite. Cette question a cependant été diversement envisagée par les auteurs, qui l'ont surtout discutée en étudiant le rôle du rhumatisme, de la goutte et de l'arthritisme dans l'étiologie de la cystite. « Les uratiques, dit M. Guyon, sont peu disposés à « l'inflammation vésicale. J'ai cependant rencontré chez « un petit nombre de goutteux des cystites évidemment « liées à des accès aigus ; elles naissaient avec eux et s'a- « mendaient aussitôt que s'était constituée une franche « détermination articulaire. »

M. Thompson croit que ces cas, s'ils existent, sont extrêmement rares. « Il peut bien se faire, ma foi, que vous « soyez obligés vous aussi, dit-il, de vous rabattre sur la « diathèse goutteuse...... Messieurs, défiez-vous de la « *goutte* et surtout de la *goutte rentrée*, vrai refuge, dans

« les cas embarrassants, pour les praticiens d'une faible
« puissance diagnostique. »

Il est bien rare, en effet, ainsi que j'ai eu moi-même
l'occasion de le constater, de ne pas trouver chez ces malades les symptômes d'une infection chronique de l'urèthre
postérieur.

Les observations de cystite causée par des cantharides,
l'essence de térébenthine, les balsamiques, les injections
intra-vésicales de solution de sublimé, d'acide phénique,
etc...., sont au contraire incontestables et la *cystite cantharidienne* est le type clinique de cette variété d'inflammation de la muqueuse vésicale.

Les préparations de cantharides agissent sur les voies
urinaires par la cantharidine qu'elles contiennent. Autrefois, elles ont été dans quelques cas injectées directement dans la vessie ; mais aujourd'hui la cantharidine
n'arrive dans les voies urinaires qu'indirectement : elle
pénètre dans le torrent circulatoire par la peau ou par
l'appareil digestif et elle est éliminée par les reins. L'ingestion des cantharides est surtout fréquente en Orient,
tandis que nous n'observons guère que l'absorption par la
peau à la suite de l'application d'un vésicatoire.

Indiquée, en 1710, par Baglivi, bien démontrée, en 1844,
par Morel-Lavallée, la cystite cantharidienne a été encore
étudiée, entre autres, par Andral, Bouillaud et Nélaton.
C'est une variété rare, disent la plupart des auteurs.
M. Landrieux, au contraire, l'aurait observée dans la proportion d'une fois sur onze applications de vésicatoire.
Mais tous les auteurs reconnaissent que certains sujets
présentent à ce point de vue une susceptibilité des plus
caractérisées.

Le siège du vésicatoire ne paraît pas avoir d'influence
bien manifeste sur le développement de cette affection,
mais il est probable, comme l'a dit Nélaton, que l'inten-

sité de l'inflammation, à part toutefois la prédisposition individuelle ou l'existence d'une solution de continuité de la surface cutanée, de scarifications, qui favorisent l'absorption, est en rapport avec la largeur de l'exutoire.

Bien qu'on ait vu parfois la cystite éclater quelques heures après l'application d'un vésicatoire, ce n'est ordinairement qu'après un séjour plus ou moins prolongé de l'emplâtre vésicant que débute l'affection vésicale : 4 à 8 heures, dit-on. Suivant Gubler, la cystite débute en moyenne 18 heures après l'application du vésicatoire et parfois ce n'est que 26 heures après cette application que l'on observe les premiers symptômes de l'inflammation de la vessie.

Ces *symptômes* présentent une intensité variable. Lorsque l'inflammation est légère, les malades éprouvent des envies fréquentes d'uriner, ils ressentent une légère douleur au méat immédiatement après l'expulsion de la dernière goutte d'urine et ce liquide contient quelques leucocytes ; ordinairement on y trouve aussi de l'albumine et de petites boulettes molles constituées par des pseudo-membranes. La cystite cantharidienne est en effet une cystite essentiellement pseudo-membraneuse. Dans leurs expériences sur les animaux, Maas et Stüler ont constaté que ces coagulums sont constitués en majeure partie par de l'épithélium pavimenteux.

Quant à l'albumine, elle est la conséquence de l'irritation des reins. On sait depuis Bouillaud que la cantharidine n'exerce pas son action irritante exclusivement sur la muqueuse vésicale ; les voies urinaires supérieures sont également le siège d'une inflammation plus ou moins vive, il existe de la néphrite. L'absence de fièvre dans presque tous les cas ne prouve point, contrairement à ce qu'ont écrit certains auteurs, que les reins ne sont pas atteints. Il ne s'agit pas d'une infection ici mais d'une simple irritation produite par une substance chimique, aseptique. La fièvre ne peut se produire qu'indirectement chez ces malades, par suite d'un trouble considérable dans les fonctions des reins et de la non élimination de certaines substances pyrétogènes contenues dans l'organisme.

Dans une seconde forme, plus grave, les accidents sont les mêmes, mais beaucoup plus intenses : les malades accusent des épreintes au périnée, une douleur très vive au méat urinaire, des envies extrêmement fréquentes de rendre l'urine, qui ne sort qu'en très petite quantité et à intervalles très rapprochés ; la douleur de l'extrémité de l'urèthre cesse dès que la vessie est vide pour reparaître aussitôt que cet organe contient quelques gouttes d'urine; les fausses membranes qui sortent avec l'urine forment parfois une masse assez volumineuse pour agir comme corps étranger, distendre l'urèthre et même rester engagées dans le canal ; dans ce dernier cas, on trouve quelquefois au méat l'extrémité du rouleau constitué par la pseudo-membrane ; il y a de la fièvre, de l'agitation (Nélaton).

Les leucocytes sont également beaucoup plus nombreux dans l'urine et il y a assez souvent une hématurie plus ou moins abondante et prolongée.

L'évolution de la cystite cantharidienne est en général rapide : son *début* est brusque, sa *marche* essentiellement aiguë, sa *durée* très courte : 12 à 14 heures en moyenne (Gubler), mais elle peut se prolonger plusieurs jours dans les cas très aigus, une légère fréquence des mictions peut même persister plusieurs semaines.

Si l'empoisonnement cantharidien se répète, il peut survenir des accidents formidables ; les malades peuvent même succomber ; mais ce sont alors les lésions rénales et les accidents généraux qui causent la mort des malades.

Le *pronostic* est ordinairement bénin, parce que la cause est presque toujours un vésicatoire, que l'on s'empresse d'enlever aussitôt que l'on est prévenu des accidents. Mais on doit se rappeler que c'est parfois à la suite d'une cystite cantharidienne que se manifestent les symptômes d'une cystite tuberculeuse, ce qui semble bien prouver que l'infection tuberculeuse de la muqueuse vésicale est due à des bacilles contenus dans l'urine et qui viennent des voies urinaires supérieures.

Le cantharidisme favorise également l'infection de la vessie par les divers microbes urinaires, surtout chez les prostatiques et les néoplasiques. De même qu'une poussée de cystite peut être observée à la suite d'un accès de goutte chez un malade atteint d'une uréthrite postérieure chronique plus ou moins latente, de même on peut encore observer chez ces malades l'infection de la vessie à la suite du cantharidisme. Le fait aurait été quelquefois observé.

Lorsque la cystite est due à une substance irritante aseptique autre que la cantharidine, l'essence de térébenthine par exemple, les accidents sont les mêmes, mais ils sont ordinairement moins accusés.

Lorsqu'il s'agit d'une substance injectée dans la vessie, une solution de sublimé par exemple, les symptômes sont encore les mêmes, mais ils sont plus ou moins accusés suivant que la solution employée est plus ou moins forte. J'ai constaté les symptômes d'une cystite intense, avec fausses membranes et hématurie, à la suite de l'usage d'une solution faible de sublimé.

Dans un autre cas, il s'agissait d'un malade qui, sur le conseil d'un ami, s'était envoyé dans la vessie une solution de sublimé au millième en pratiquant une injection uréthrale après un coït suspect : il eut des accidents formidables. Au bout de trois semaines de traitement, l'inflammation de la muqueuse uréthro-vésicale provoquée par cette dangereuse substance n'était pas encore complétement disparue.

Ce sont des faits fort instructifs. Sous prétexte de pratiquer l'antisepsie des voies urinaires dans des cas très bénins et parfois même dans des cas où l'infection est des plus douteuses, on détermine une inflammation, aseptique j'en conviens, mais beaucoup plus grave que celle due à l'infection que l'on se proposait de combattre. On ne saurait trop répéter que le sublimé et l'acide phénique sont des substances qui doivent être bannies de la thérapeutique des *infections* des voies urinaires inférieures.

Cystite pseudo-membraneuse et cystite membraneuse. — En étudiant l'anatomie pathologique de la cystite, j'ai décrit les *exsudats fibrineux* et les *lambeaux membraneux* observés dans certains cas d'inflammation de la vessie, dont la plupart sont classés par les auteurs allemands dans la « forme *croupale* et *diphtéritique* de la cystite. » En décrivant l'inflammation de la muqueuse vésicale causée par certaines substances aseptiques irritantes, j'ai eu soin de faire remarquer également que la cystite cantharidienne, entre autres, est une cystite essentiellement pseudo-membraneuse. Il est bon cependant de revenir sur ces faits et de compléter l'étude de ces deux variétés de l'inflammation de la vessie.

Il faut bien convenir que les descriptions des auteurs allemands manquent un peu de clarté. Cette dénomination de cystite *croupale* et *diphtéritique* ne paraît pas heureuse. Ce sont là des expressions qui ont en France un sens très précis et qui ne s'appliquent nullement à la cystite *pseudo-membraneuse*. D'un autre côté, la *cystite exfoliatrice* de ces auteurs ne comprend pas tous les cas de *cystite membraneuse*. On peut reprocher, il est vrai, aux auteurs français d'employer, pour désigner les mêmes faits cliniques, des dénominations vagues, ce qui est exact. Néanmoins, je crois qu'elles doivent être conservées.

La cystite *pseudo-membraneuse* est donc essentiellement caractérisée par la formation à la face interne de la muqueuse vésicale d'un produit de sécrétion, d'un *exsudat fibrineux* plus ou moins comparable à celui des fausses membranes que l'on observe souvent dans les inflammations des séreuses. Cet exsudat englobe des leucocytes, des cellules épithéliales de la vessie et parfois divers cristaux ainsi que divers microbes. On n'y trouve ni fibres musculaires, ni fibres élastiques, ni vaisseaux. Dans la cystite cantharidienne, les coagulums seraient constitués surtout par de l'épithélium pavimenteux (Maas et Stuler). « Dans un cas, dit Fürbringer, nous avons vu la plus « grande partie de la muqueuse vésicale tapissée d'un re- « vêtement aisé à détacher et ressemblant à s'y méprendre « à du papier ciré ; il était formé uniquement de cellules « épithéliales pavimenteuses et de quelques rares cristaux « de cholestérine. »

Parfois la muqueuse vésicale est incrustée de phosphates et elle ressemble à du parchemin. Dans certains cas, on a trouvé de véritables coques calcaires d'ablation facile.

La *cystite membraneuse* est au contraire caractérisée par la séparation dans la cavité de la vessie d'une couche plus ou moins épaisse, plus ou moins étendue de sa propre paroi frappée de gangrène partielle ou totale (Guyon). Parfois il s'agit d'une nécrose assez limitée de la muqueuse ; dans d'autres cas, la plus grande partie ou la totalité de cette membrane est gangrenée ; enfin la mortification gangréneuse peut déterminer l'élimination de la muqueuse vésicale avec une partie ou la totalité de la tunique musculaire. On a même vu les lambeaux membraneux contenir jusqu'au revêtement péritonéal.

Parmi les *causes* qui peuvent produire la cystite pseudo-membraneuse, il faut citer les substances aseptiques irritantes qui ont été indiquées dans le chapitre précédent : cantharidine, sublimé, acide phénique, etc...

Dans d'autres cas, il s'agit de malades présentant depuis un temps variable les symptômes d'une cystite plus ou moins intense et qui tout à coup voient leur cystite passer à un état plus aigu et s'accompagner bientôt de l'expulsion plus ou moins pénible de lambeaux membraneux de dimensions variables. La nature de cette cystite antérieure varie ; mais le plus souvent il s'agit de prostatiques, de calculeux, de malades qui ne vident pas complétement leur vessie. La *rétention* et le *passage à l'état ammoniacal*, voilà cliniquement, dit M. Guyon, les conditions les plus ordinaires de la formation des pseudo-membranes dans la vessie ; ce sont à peu près les seules que l'on observe chez l'homme et chez la femme en dehors de la grossesse et de l'accouchement.

La transformation ammoniacale des urines prouve que dans ces cas il s'est produit ou développé une nouvelle *infection* de la vessie. On sait que l'urobacillus de Krogius, par exemple, peut même produire la gangrène des tissus. S'il y a chez ces malades stagnation de l'urine, on peut observer la nécrose de la muqueuse vésicale et parfois des tissus sous-jacents.

C'est principalement chez la femme en état de *grossesse*, du troisième au cinquième mois, lorsqu'il y a *rétroversion de l'utérus*, que l'on constate la *cystite membraneuse*. On l'observe encore à la suite *d'accouchements laborieux*, lorsque la tête fœtale est restée longtemps arrêtée dans l'excavation. Dans ce dernier cas, les accidents paraissent dus à la compression exercée sur les artères qui se distribuent à la vessie et qui toutes sont obligées de passer entre la tête fœtale et la paroi osseuse du bassin (Pinard et Varnier). Mais le même mécanisme admis par ces auteurs pour expliquer la formation des membranes liées à la rétroversion de l'utérus gravide est au contraire rejeté dans ces cas par la majorité des chirurgiens compétents. Il me paraît logique d'admettre cependant que ce mécanisme peut encore jouer un certain rôle chez ces malades. La compression exercée par l'utérus gravide rétroversé sur les vaisseaux de la vessie doit être fréquente et grave, ainsi qu'on l'a fait remarquer, « en vertu de leurs rapports avec la paroi osseuse de l'excavation pelvienne et de leur mode de distribution. » Mais il faut bien reconnaître que dans ces cas les phénomènes inflammatoires présentent une intensité extrême (Guyon); aussi Dolbeau leur accordait-il un rôle prépondérant. L'inflammation s'établit dans le tissu cellulaire sous-muqueux, dit-il, la membrane interne se trouve ainsi soulevée et privée de ses éléments de nutrition, et bientôt la chute de cette portion de muqueuse succède au décollement et à une mortification partielle.

Schatz, s'appuyant sur un fait constaté dans une autopsie, expliquait le décollement de la muqueuse vésicale par un épanchement sanguin situé entre cette muqueuse et le reste de la paroi de la vessie.

Ces deux dernières théories, il est vrai, ne s'appliquent pas, ainsi qu'on l'a fait remarquer, aux faits dans lesquels la membrane détachée comprenait toute l'épaisseur de la paroi vésicale y compris le péritoine.

D'un autre côté, des cas de cystite membraneuse ont été constatés *chez l'homme*. On en a observé également des cas chez la femme *en dehors de la grossesse*. Il est donc impossible d'admettre comme constante, dans le mécanisme des accidents, l'influence exercée par la compression due à l'utérus gravide en rétroversion ou à la tête fœtale.

Enfin, dans certains cas de rétroversion de l'utérus gravide ou à la suite d'accouchements laborieux, on n'observe pas la forme membraneuse, mais simplement la forme pseudo-membraneuse.

Que conclure de ces faits en apparence contradictoires? C'est que l'*infection* joue le principal rôle dans la plupart des cas, qu'il s'agisse de la forme membraneuse ou de la forme pseudo-membraneuse. Je répète que certains microbes urinaires, l'urobacillus de Krogius surtout, peuvent causer des désordres considérables. La rétention d'urine favorise le développement et la pullulation de ces microbes et la compression des artères vésicales en troublant la nutrition de la vessie, en affaiblissant la vitalité de ses parois, rend plus efficace et plus rapide leur destruction par ces microorganismes et les produits de leurs sécrétions. D'ailleurs, la compression des artères de la vessie suffit peut-être pour produire dans certains cas la gangrène des parois vésicales.

La *symptomatologie* de ces deux variétés de cystite est variable. Lorsque la cystite pseudo-membraneuse est due à une substance aseptique irritante, la cantharidine par exemple, elle présente les symptômes qui ont été étudiés dans le chapitre précédent et sur lesquels il est inutile de revenir.

Mais, dans la plupart des cas, la cystite pseudo-membraneuse et la cystite membraneuse n'ont de symptomatologie propre que lorsque les membranes détachées obstruent l'urèthre ou la sonde et surtout lorsqu'elles sont expulsées. Cependant une fétidité particulière des urines peut servir de signe de présomption (Guyon).

Dans certains cas, il se produit des hématuries plus ou moins abondantes qui reparaissent à chaque miction pendant un ou plusieurs jours; mais ces hématuries sont rares, même dans la forme membraneuse. La muqueuse vésicale et toute l'épaisseur de la paroi de la vessie peuvent se détacher sans qu'il se produise aucune hémorrhagie.

Les urines sont très chargées de pus et elles subissent au plus haut point, suivant les auteurs, la transformation ammoniacale. Elles exhalent, disent-ils, une *forte odeur de macération anatomique*, et à leur contact on voit les sondes d'argent noircir comme au contact des émanations sulfureuses.

Dans un des cas que j'ai observés à l'hôpital Saint-Louis, cette odeur fétide de l'urine manquait complétement ainsi que la transformation ammoniacale.

Parfois les muqueuses exposées au contact de l'urine, celle du vagin, par exemple, dans certains cas où l'on a pratiqué la taille vésico-vaginale, sont recouvertes d'un exsudat blanchâtre pseudo-membraneux.

Mais c'est l'expulsion des membranes ou des fausses membranes avec les urines qui constitue le symptôme le plus caractéristique de ces deux variétés de cystite. Il suffit pour établir le diagnostic. Parfois ce sont des pellicules très minces, peu étendues : d'autres fois, ce sont des lambeaux épais et larges ; il peut même arriver que ce soit un sac entier qui se trouve rejeté en bloc.

Ces membranes rendent la miction difficile ; parfois elles déterminent de la rétention d'urine. Lorsqu'elles offrent une certaine largeur, elles ne peuvent plus en effet traverser l'urèthre qu'en s'enroulant en cylindre ou en fuseau, ce qui n'a pas toujours lieu. Si elles forment un peloton trop volumineux, le jet d'urine qui les entraîne est brusquement interrompu ; il ne reprend que si les débris membraneux se déplacent, sous l'influence d'un changement de position du malade par exemple. Lorsque les membranes se sont engagées dans l'urèthre par une extrémité relativement amincie, tandis que leur partie principale forme dans la vessie une masse volumineuse, le canal est obstrué et la rétention est en général complète. On peut quelquefois extraire ces membranes chez la femme à l'aide de tractions modérées. Si elles adhèrent au niveau du col, elles peuvent n'être expulsées qu'au bout d'un ou de plusieurs jours.

Dans ces cas de rétention, le cathétérisme ne permet souvent de retirer que peu d'urine, parce que le bec de la sonde se coiffe bientôt de débris membraneux qui ne permettent pas au liquide de passer; si un jet se produit, il ne tarde pas à être brusquement arrêté. Chez d'autres malades, l'urine ne s'écoule pas, ce qui tient à ce que la sonde s'insinue entre le sac et la paroi vésicale.

Quelle que soit la cause de la rétention, lorsque la cystite est due à l'*infection* et non à une substance aseptique irritante, on observe bientôt tous les symptômes de la fièvre urineuse. Chez ces malades, l'infection générale, surtout dans la forme membraneuse, ne tarde pas en effet à se manifester par suite de l'absorption des produits septiques contenus dans la vessie. C'est la cause principale de la mort dans ces deux variétés de cystite lorsque la *terminaison* est fatale, ce qui serait assez fréquent, surtout dans la forme membraneuse.

Dans d'autres cas, il y a rupture de la vessie et la mort est précédée d'une péritonite suraiguë.

Parfois on trouve également à l'autopsie de ces malades des lésions inflammatoires graves des voies urinaires supérieures, lésions qui ont précédé ou suivi l'infection générale.

Enfin, il peut se créer des communications anormales avec l'intestin (Fürbringer).

Si l'on sait appliquer un traitement rationnel et si l'on

intervient en temps opportun, la guérison est cependant
la règle. On l'a observée même dans des cas où il existait
sur la membrane expulsée un vaste lambeau de péritoine
(Frankenhaüser, Madurowicz) : chez ces malades, l'infection de la cavité péritonéale ne s'était pas produite, parce
qu'il existait sans doute de solides adhérences vésico-intestinales et que la paroi de l'intestin avait remplacé ainsi
la partie gangrénée de la paroi vésicale. Si l'expulsion
des fausses membranes ou des membranes se fait facilement, soit en une seule fois, soit en plusieurs jours, par
fragments plus ou moins volumineux, la guérison est en
effet presque constante et elle peut être rapidement obtenue. Les auteurs ne signalent qu'un seul cas de mort
après l'expulsion des membranes, mais dans ce cas les
lésions étaient considérables : le lambeau comprenait une
large surface péritonéale.

Parfois il y a un retour passager des accidents dus à
ce que de nouveaux lambeaux se sont détachés ; mais
leur expulsion est bientôt suivie d'une guérison définitive.

Certains auteurs auraient vu la cystite pseudo-membraneuse être suivie de la formation d'un calcul vésical.

Le *pronostic* de ces deux variétés de cystite est grave,
surtout lorsqu'il s'agit de la forme membraneuse ; les
lésions peuvent être en effet dans ces cas extrêmement
étendues. Si l'expulsion spontanée des produits membraneux a lieu, si l'on intervient en temps opportun d'une
façon énergique et rationnelle, la guérison, je le répète,
est néanmoins très souvent obtenue.

Inutile de dire que la forme pseudo-membraneuse due
à une substance aseptique irritante est en général bien
moins grave que celle qui est causée par l'*infection* ; mais
malheureusement c'est cette dernière qui est de beaucoup la plus fréquente.

Cystite chez la femme. — La cystite est plus rare chez la femme que chez l'homme; mais Civiale a fait remarquer que cette variété de l'inflammation de la vessie est cependant assez fréquente. « On s'est peu occupé, dit-il, « du catarrhe vésical chez les femmes..... Cependant les « femmes y sont plus sujettes qu'on ne le pense généra- « lement. Cette affection a même quelquefois chez elles « un caractère désespérant d'opiniâtreté. Je l'ai observée « à tous les âges et dans toutes les conditions de la vie « sociale. »

Cette opinion est aujourd'hui admise par tous les auteurs compétents. Si la femme, ainsi qu'on l'a fait remarquer, a le précieux avantage de ne point avoir de prostate et d'être par conséquent à l'abri de tous les troubles urinaires dont cette glande est la cause dans le sexe masculin, si elle échappe presque complétement aux rétrécissements de l'urèthre et à leurs conséquences, elle possède, en revanche, un utérus, dont les nombreuses variations physiologiques ou pathologiques retentissent de la façon la plus manifeste sur les fonctions vésicales. De plus, la femme est exposée également à la cystite tuberculeuse, à la cystite néoplasique, à la cystite calculeuse, à la cystite due à une substance aseptique irritante, etc......

L'*étiologie* présente dans cette variété de cystite plusieurs particularités qui méritent d'être notées. La cause sur laquelle les auteurs ont le plus insisté, c'est la congestion de la vessie liée à des états physiologiques ou pathologiques de l'utérus. On a rappelé les étroites connexions que les artères utérines ont avec celles du réservoir urinaire, les unes et les autres provenant des hypogastriques. On a fait également remarquer que Gillette a démontré que le système veineux de la vessie, très développé chez la femme, présente des communications

multiples avec celui de l'utérus. Il n'est donc point surprenant, a-t-on dit, que des connexions anatomiques aussi
étroites, portant à la fois sur les artères et sur les veines,
aient parfois une influence manifeste sur la physiologie
et la pathologie de ces deux organes. Mais tandis que la
matrice paraît ne subir qu'assez faiblement l'influence de
la vessie, celle-ci au contraire est souvent très influencée
par l'état de l'utérus. Les envies d'uriner ne sont-elles
pas en effet notablement plus fréquentes et parfois un peu
douloureuses au début des époques menstruelles ? Dans
certains cas, ces phénomènes ne sont-ils pas même pré-
curseurs ? N'annoncent-ils pas la prochaine apparition des
règles (Eug. Monod) ? Toutes choses égales, ces troubles
vésicaux, variables avec les femmes, ne sont-ils pas plus
accusés chez les multipares et surtout chez les multipares
dont l'utérus est resté gros, en état plus ou moins marqué de subinvolution, c'est-à-dire dans les cas où la congestion de l'utérus est plus prononcée (Chenet) ?

La ménopause, a-t-on ajouté, exerce une influence comparable à celle des règles. On sait qu'il peut se produire
à ce moment des phénomènes congestifs dans toutes les
régions du corps, phénomènes qui sont beaucoup plus
fréquents et plus prononcés dans les organes périutérins
que partout ailleurs. Mais c'est surtout pendant la grossesse, ont dit les auteurs, que l'on constate ce retentissement de l'utérus sur la vessie, parce que les vaisseaux
artériels et veineux de l'utérus, de ses annexes et même
des organes voisins acquièrent alors un développement
énorme. Aussi, voit-on souvent survenir des envies fréquentes d'uriner dans les premières semaines de la con-
ception, longtemps avant que le développement de l'u-
térus puisse devenir une cause de compression pour la
vessie. Parfois à la fréquence des mictions s'ajoute de la
dysurie ou de la douleur. Ces troubles vésicaux existe-

raient au début de la grossesse dans un quart des cas (Eug. Monod).

« Chez les jeunes femmes, a dit Civiale, les rapports « conjugaux, l'abus du coït...... agissent quelquefois sur « la vessie de manière à y favoriser, si ce n'est à y pro- « voquer, le développement d'une phlegmasie chroni- « que.... »

Tous ces faits sont incontestables ; mais il ne s'agit là que de *causes prédisposantes.*

Dans d'autres cas, on a fait remarquer que c'est méca- niquement que le réservoir urinaire se trouve influencé. Il y a compression de cet organe et cette compression peut déterminer jusqu'à du sphacèle, ainsi que je l'ai dit dans le chapitre précédent, dans les cas de dystocie par exemple, qu'il y ait ou non application de forceps. Mais en général la compression cause simplement de la réten- tion d'urine. Dans les cas de rétroversion ou de rétro- flexion de l'utérus, par exemple, le corps de la matrice bascule en arrière, du côté du rectum, tandis que le col, dirigé vers la symphyse pubienne, aplatit ou dévie le canal uréthral, d'où rétention d'urine. Bien que ces phé- nomènes puissent survenir dans le cas de vacuité de l'u- térus, on les observe surtout pendant la grossesse et presque toujours vers le troisième ou le quatrième mois.

La rétention n'est pas toujours complète. Parfois on constate cette forme lente, insidieuse, souvent méconnue, de la rétention incomplète qui a été décrite en étudiant les symptômes de la deuxième période de l'hypertrophie de la prostate. Cette rétention incomplète peut s'accom- pagner de la distension de la vessie, qui, dans certains cas, remonte jusqu'à l'ombilic et au-dessus. On a vu se produire chez ces malades de l'incontinence par regorge- ment, mais ce n'est qu'exceptionnellement que l'on a constaté la rupture de la vessie.

La rétention d'urine manque même très souvent dans les cas de compression de la vessie. Ainsi l'antéversion et l'antéflexion de l'utérus sont habituellement des causes de compression sans rétention. Il en est encore ainsi ordinairement lorsque la compression est produite par une affection utérine déterminant une augmentation de volume considérable de cet organe : tumeurs fibreuses, sarcomes volumineux de l'utérus. Enfin, on observe surtout la compression sans rétention pendant les derniers mois de la grossesse.

Parmi les causes de cystite chez la femme, les auteurs ont encore cité tout particulièrement les affections inflammatoires de l'utérus ; mais ils pensaient que ces affections agissaient en déterminant des phénomènes congestifs du côté de la vessie. Voici du reste comment M. Guyon a résumé, *en 1888* (1), ces différentes nctions étiologiques. « *En dehors de la grossesse*, l'afflux sanguin qui se pro-
« duit dans tous les organes de l'excavation pelvienne,
« soit au moment des règles, soit à la ménopause, soit
« dans le cours des affections inflammatoires de l'utérus,
« place la vessie en imminence morbide. Dans ces con-
« ditions, que l'une des causes plus ou moins banales
« dont nous avons maintes fois, chez l'homme, constaté
« l'influence, intervienne, le froid par exemple, ou bien
« des excès de boisson, de coït, une rétention accidentelle
« et la cystite pourra se produire. Souvent même on la
« voit survenir en dehors de toute cause occasionnelle et
« on ne peut incriminer que les conditions prédispo-
« santes. »

Voilà pour cet auteur les « *causes déterminantes* » ; c'est ce qu'il appelle « préciser comment et dans quelles con-
« ditions la congestion aboutit à l'inflammation. »

(1) Loc. cit., 1888, page 786.

On le voit, chez la femme comme chez l'homme, c'était la théorie de la *congestion* que soutenait encore, en 1888, M. Guyon pour expliquer la pathogénie de la cystite. Inutile de dire que cette théorie est absolument fausse. Toutes les causes qui viennent d'être citées ne sont que des causes prédisposantes plus ou moins importantes. La rétention d'urine mérite surtout d'être notée. Mais la vraie cause déterminante, c'est l'*infection*. La briéveté de l'urèthre chez la femme facilite singulièrement la pénétration directe, spontanée, des microbes pathogènes dans la vessie. Si ces microorganismes y trouvent les conditions nécessaires à leur développement et à leur pullulation, la cystite est la conséquence de cette infection de la cavité vésicale.

Lorsque des phlegmons périutérins immobilisent la matrice et l'appliquent plus ou moins intimement contre la face postérieure de la vessie, dans les cas d'endométrite, de salpingite, on a invoqué la pénétration des microorganismes dans la cavité vésicale à travers les parois de la vessie. En dehors des cas d'abcès périvésicaux ouverts dans le réservoir urinaire ou d'abcès dans l'épaisseur des parois de la vessie, ce mode de pénétration des microbes dans la cavité vésicale n'est guère admissible. Lorsque le cathétérisme n'a pas été pratiqué chez ces malades, comme l'utérus est toujours infecté dans les cas dont il s'agit, il est bien plus logique d'admettre que l'infection s'est produite par l'intermédiaire du vagin et de l'urèthre.

Lorsque la cystite apparaît dans les premiers temps de la grossesse, il faut rechercher s'il n'existe pas une vaginite granuleuse. Des observations que j'ai recueillies à l'hôpital de la Pitié, en 1887, et qui ont été publiées, montrent le rôle que peut jouer cette vaginite dans l'étiologie de la cystite.

Vers le troisième ou le quatrième mois de la grossesse, lorsqu'il y a rétroversion de l'utérus, le cathétérisme doit souvent être incriminé. Comme les malades ont de la rétention, si on ne les sonde pas en prenant des précautions antiseptiques suffisantes, on infecte leur vessie. Mais je n'insiste pas ; la pathogénie de cette variété de cystite a été étudiée lorsque je me suis occupé de la cystite membraneuse.

Lorsque la cystite apparaît vers la fin de la grossesse, elle est au contraire presque toujours due à une infection spontanée de la vessie.

Quant à la cystite post-puerpérale (Eug. Monod) ou postpartum (Boissard), elle peut apparaître après un accouchement parfaitement normal ou après un avortement à marche régulière. On sait aujourd'hui que la cause de cette variété de cystite, comme l'avait avancé M. Hervieux, c'est encore l'*infection*, qu'elle soit spontanée ou due au cathétérisme. L'infection *spontanée* de la cavité vésicale peut être favorisée dans ces cas par le tamponnement du vagin (Bar, Lavaux).

Parmi les microbes qui peuvent causer cette variété de cystite, on a cité un diplocoque (Bumm) analogue à celui qui a été signalé dans les lochies (Doléris). Mais le fait le plus important à noter, *au point de vue clinique*, c'est le rôle considérable que joue dans l'étiologie de cette variété de cystite, je ne dis pas la *blennorrhagie*, mais la *blennorrhée*. Dans un article publié, en 1891, dans la *Revue générale de clinique et de thérapeutique* (1) et, en 1892, dans la *Chirurgie contemporaine des organes génito-urinaires*, j'ai montré, l'un des premiers, le rôle important que joue dans l'étiologie de l'inflammation des organes génito-urinaires chez la femme la blennorrhée du mari.

(1) Lavaux, *Blennorrhée et Mariage*.

« On s'est beaucoup occupé de la syphilis à ce point de vue, disais-je, mais on me paraît avoir singulièrement négligé la blennorrhée. Pour beaucoup de malades et même pour la majorité des médecins, la blennorrhée est une affection « inoffensive », banale et tellement fréquente qu'on ne saurait s'y arrêter. Banale cette affection, et elle pourra être cause qu'une jeune femme deviendra infirme et sera condamnée à passer les plus belles années de sa vie sur un lit et sur une chaise longue! »

De malheureuses jeunes femmes peuvent même avoir, dans ces cas, des accidents infectieux aigus qui mettent leur vie en danger après un accouchement parfaitement normal. Il est vrai que chez ces malades l'infection vésicale n'a ordinairement qu'une importance tout à fait secondaire. Ce sont les lésions de l'appareil génital qui prédominent.

L'évolution de cette variété d'infection des organes génito-urinaires chez la femme est des plus insidieuses en dehors de la grossesse et de l'accouchement. Parmi les observations que j'ai recueillies dans ces dernières années, en voici une qui présente quelque intérêt. Le mariage avait eu lieu *neuf ans* après le début de la blennorrhagie, qui n'avait pas complétement guéri. La femme de ce malade ne remarque rien d'anormal pendant les premières années. Elle a trois enfants. Douze ans après son mariage, il y a trois ans, elle vient me consulter accompagnée de son mari. Je constate les symptômes d'une cystite et d'une endométrite. La cystite guérit très rapidement. Je conseille à la malade de se faire soigner pour son endométrite et je ne la revois que deux ans plus tard. Son endométrite était un peu plus intense qu'au moment de mon premier examen et..... elle avait infecté son mari. Celui-ci avait une blennorrhagie très intense qui avait débuté après un coït pratiqué à la fin des règles.

Toutes les fois que l'on se trouve, chez la femme, en présence de troubles urinaires dont la pathogénie semble obscure, a dit Barnes, il faut diriger ses recherches du côté de l'utérus. C'est juste ; mais il faut ajouter que l'on doit en même temps se demander s'il ne s'agit pas d'une infection d'origine blennorrhagique causée par une blennorrhée du mari.

Au point de vue *symptomatique*, la cystite que l'on observe chez la femme ne diffère pas sensiblement de celle que l'on constate chez l'homme. Elle présente cependant quelques particularités cliniques importantes qui ont trait surtout à son évolution, à sa durée, à sa terminaison.

La *douleur* irradie assez souvent du côté de la vulve. Parfois les malades éprouvent une sensation de brûlure constante au niveau du méat.

La cystite est fréquemment influencée par les règles. Elle devient plus aiguë à ce moment pour revenir ensuite à son état antérieur. Cette recrudescence, qui se traduit surtout par une augmentation du nombre des mictions et de la douleur, s'observe particulièrement dans les différentes formes de cystite chronique, qu'elles qu'en soient les causes et la nature. Signalé par West, ce fait clinique a été bien mis en évidence par Laugier et par son élève Bernardet.

La ménopause exerce également une influence fâcheuse sur la cystite, qui présenterait alors une très grande ténacité. « Ces sortes de catarrhes, dit Civiale, généralement « chroniques, mais quelquefois aussi plus ou moins aigus, « présentent beaucoup de variétés. Ce qui les distingue « surtout, c'est la résistance qu'ils opposent à tous les « moyens indirects de traitement. »

Lorsque la cystite apparaît pendant la grossesse, au début surtout, c'est généralement, disent certains auteurs, une affection bénigne, qui ne s'accompagne pas d'accidents très pénibles, mais qui peut cependant devenir une cause d'avortement. Si celui-ci survient, provoqué ou non par la cystite, la guérison est bientôt obtenue.

Il y a d'assez nombreuses exceptions à cette règle formulée par les auteurs. Il suffit de lire certaines observations pour constater que la cystite, même au début de la grossesse, peut présenter une grande ténacité. On peut même rencontrer pendant la grossesse la variété de cystite dite douloureuse. J'en ai publié une observation remarquable dans ma thèse.

Lorsque la cystite débute après l'accouchement, disent les auteurs, elle offre ordinairement beaucoup plus de gravité, même quand il s'agit d'une cystite consécutive à un accouchement normal. « Non seulement la cystite « postpartum est plus aiguë, dit M. Guyon, plus pénible « par tout l'ensemble de ses manifestations, mais elle a « beaucoup plus de tendance à passer à l'état chronique « et à persister avec une ténacité désespérante. Quel- « quefois elle empêche la marche et entrave complète- « ment la vie active des malades.... On observe donc « chez la femme des cystites infiniment plus rebelles et « plus graves que celles que l'on rencontre dans l'autre « sexe. »

Il est bon de rappeler, en effet, que c'est surtout chez la femme que l'on observe la véritable cystite membraneuse et que les lésions sont parfois très étendues dans ces cas.

Le *pronostic* de la cystite chez la femme était donc considéré jusque dans ces dernières années comme étant en général grave. Pour les auteurs, c'était une affection habituellement très tenace et parfois excessivement intense, douloureuse. On faisait également remarquer, avec raison du reste, que la cystite muqueuse s'accompagne assez souvent de cystite *interstitielle* et de *péricystite* dans les cas d'inflammation périutérine compliquant une *infection* de l'utérus et de ses annexes. Parfois des adhérences dues à de la péricystite agglutinent en effet dans une masse commune la vessie, l'utérus, les annexes de l'utérus et les autres organes pelviens et dans certains de ces cas on peut voir l'air pénétrer dans la vessie pendant le cathétérisme lorsqu'on retire brusquement la main après avoir comprimé l'hypogastre (Le Dentu). Dans d'autres cas, il semble que la vessie ne puisse plus se distendre, qu'elle se trouve limitée par des adhérences qui la fixent aux organes voisins et même à la paroi abdominale (Lavaux).

Mais ces cas sont rares ; aussi ne faut-il point se hâter de diagnostiquer une cystite interstitielle ou une péricystite lorsqu'on se trouve en présence d'une cystite chronique chez la femme. J'ai publié dans mes *Leçons* une observation fort intéressante à ce point de vue. Cette malade, qui souffrait depuis quatre ans et urinait toutes les dix minutes, guérit complétement.

Si l'on sait appliquer chez la femme un traitement rationnel, le *pronostic* de la cystite ne présente plus aujourd'hui chez elle la gravité signalée par les auteurs. Dans l'immense majorité des cas, ce pronostic est même bénin. J'ai montré en effet que chez la femme le lavage de la vessie sans sonde est en général très facile, les difficultés qu'il m'a fallu vaincre chez l'homme n'existant pas habituellement chez elle. J'ai pu même obtenir des succès dans des cas très complexes et en apparence désespérés. Le fait que j'ai signalé dans mes *Leçons* en décrivant la physiologie de l'urèthre prouve combien est puissant le traitement actuel de la cystite chez la femme et par suite combien est en général peu grave le pronostic de cette variété de l'inflammation vésicale.

Cystite chez les enfants. — Cette variété de cystite n'a guère été étudiée que par Civiale. « Le catarrhe vésical, dit-il, a été moins étudié encore chez les enfants que chez les femmes. Cependant il n'est pas rare aux premiers âges de la vie......

« C'est surtout chez les enfants scrofuleux et rachitiques que j'ai observé le catarrhe chronique.... Quant aux caractères de la phlegmasie, ils ne m'ont rien offert de spécial. J'ai seulement remarqué que la maladie était fort insidieuse, en ce sens que ses symptômes avaient, la plupart du temps, peu d'intensité, surtout au début. Peut-être cause-t-elle moins de douleurs qu'aux autres époques de la vie. Les mucosités sont moins abondantes et leur passage à travers l'urèthre paraît occasionner des cuissons moins vives. Quelquefois, la phlegmasie persiste pendant plusieurs années sans que l'urine devienne puriforme. Cependant il arrive une époque où ce liquide prend une couleur lactescente et dépose une matière granuleuse, de couleur grise. Alors, la constitution du sujet a déjà reçu de profondes atteintes et le dépérissement est rapide......

« Dans l'enfance, comme aux autres époques de la vie, la phlegmasie vésicale est souvent provoquée, entretenue, exasparée par l'irritation du rectum et surtout par la présence des vers. C'est une circonstance à laquelle le praticien doit avoir égard..... A cet âge, la nature a plus de ressources; aussi n'est-il pas rare de voir revenir à la santé des malades qui semblaient voués à une mort certaine. Cependant il arrive que toutes les ressources de l'art échouent, même employées de la manière la plus méthodique et alors les enfants succombent dans un état complet de marasme. »

Il semble que ce soit principalement la cystite tuberculeuse que Civiale a observée chez les enfants. Lorsque la vessie ne contient pas de calcul et que la cystite n'a pas été provoquée par un cathétérisme pratiqué avec des précautions antiseptiques insuffisantes, il ne faut pas en effet trop se hâter d'admettre qu'il s'agit d'une cystite spontanée due à une cause banale, la vulvite, par exemple, chez les petites filles ou le phimosis chez les petits garçons. Il n'est pas douteux que le phimosis peut favoriser l'infection de la vessie chez les enfants ; mais dans ces cas il s'agit habituellement d'une cystite bénigne, qui disparaît peu de temps après l'opération sous l'influence d'un traitement rationnel, ainsi que j'ai pu le constater dans quelques cas. Parfois au contraire il s'agit d'une simple coïncidence ou d'une infection secondaire, favorisée par le phimosis, chez un enfant atteint de cystite tuberculeuse. J'ai observé un fait très instructif à ce point de vue. Un enfant de trois ans me fut adressé, en 1892, par un de mes Maîtres pour l'opérer d'un phimosis très accusé. Il avait en même temps une cystite intense. Après l'opération, sous l'influence d'un traitemeut assez énergique, la cystite s'améliora notablement mais elle ne disparut pas. Neuf mois plus tard, il survint une nouvelle poussée aiguë de cystite, des accidents du côté des poumons et le médecin de la famille m'apprit que le petit malade était mort de tuberculose pulmonaire au bout de quelques semaines.

Les faits signalés par Civiale doivent donc être retenus. Il est bon de se rappeler que si l'on peut observer chez les enfants diverses variétés de cystite plus ou moins bénignes, la cystite tuberculeuse est peut-être plus fréquente à cet âge que ne l'admettent la plupart des auteurs.

Cystite douloureuse. — La dénomination de *cystite douloureuse*, ainsi que je l'ai fait remarquer dès 1888 dans ma thèse, ne s'applique pas à une variété de cystite bien nette, bien précise. La douleur est en effet un symptôme ordinaire, banal, de l'inflammation de la muqueuse vésicale. En 1892, Fürbringer a bien voulu reconnaître que cette remarque était très juste, puisqu'il considère que « cette distinction est superflue. » Voici d'ailleurs la définition extrêmement vague que M. Guyon a donnée de cette variété de cystite :

« Ce qui caractérise la cystite douloureuse, a-t-il dit, ce n'est pas seulement l'exagération du symptôme douleur, c'est sa longue durée, sa continuité sans la moindre accalmie sérieuse, sa résistance à tous les moyens classiques de traitement. Ce qui la caractérise encore, c'est la rétraction douloureuse de la vessie, rétraction, il est vrai, purement physiologique, par simple contracture du muscle vésical, et non pas anatomique, mais entraînant cependant au plus haut point l'intolérance fonctionnelle de l'organe. Dans ces conditions d'intensité et de durée, la douleur domine complétement la situation, elle laisse bien loin derrière elle toutes les considérations étiologiques et réclame impérieusement des moyens spéciaux de traitement. En un mot, c'est un être à part, c'est une véritable entité morbide, malgré la multiplicité de ses origines. Tandis que pour l'excès du pus, du sang ou pour la transformation ammoniacale, c'est la maladie avant tout que nous avons à soigner, ici, en présence de l'exagération du symptôme douleur, c'est moins la maladie que sa manifestation que nous devons avoir en vue. Il ne suffit pas, en effet, d'instituer le traitement que réclament la nature et la cause de la maladie. Il est de toute nécessité d'agir en outre par des moyens spéciaux contre l'élément douleur. »

Si la cystite douloureuse nécessitait, comme le croit M. Guyon, une thérapeutique spéciale, il conviendra lui-même que l'on serait fort embarrassé dans la pratique avec une définition aussi peu précise, d'autant plus que lorsqu'on lit attentivement les observations publiées par cet auteur ou par ses élèves, l'embarras ne fait qu'augmenter. Dans certaines de ces observations, il est dit en effet que la miction n'était pas spécialement douloureuse.

Quant à la division en *cas moyens* et en *grands cas*, elle n'est pas plus précise. « On observe des malades, a dit M. Guyon, qui offrent la plupart des caractères précédemment indiqués, dont les douleurs sont intenses mais non excessives, et surtout qui finissent par s'améliorer progressivement et guérir sans traitement opératoire. C'est ce que j'appelle les *cas moyens*. Il y en a d'autres au contraire qui ne présentent jamais aucune accalmie et même dont l'intensité augmente à mesure que vous vous efforcez d'en poursuivre l'atténuation. Ce sont là les *grands cas*. Ils ne sont justiciables que d'une opération. »

Mais si les *cas moyens* guérissent par les procédés classiques de traitement, sans opération, ils n'appartiennent plus, par définition même, à la variété de cystite dite douloureuse. Il faut bien reconnaître que tout ceci est un peu confus. Si l'on veut admettre cette variété de cystite, il me paraît beaucoup plus logique de la considérer comme étant essentiellement caractérisée par l'exagération de la douleur.

Cette exagération du symptôme douleur peut être observée dans toutes les variétés de cystite ; mais elle est particulièrement à redouter dans la cystite tuberculeuse, dans la forme chronique de la cystite blennorrhagique et dans la cystite des néoplasiques.

Les auteurs ont beaucoup insisté sur le nervosisme comme cause prédisposante. C'est en effet chez les neurasthéniques surtout que l'on observe cette variété de cystite, qui est peut-être plus fréquente chez la femme que chez l'homme (Guyon).

Mais la cause la plus importante, c'est l'application d'un traitement insuffisant ou irrationnel, surtout dans les variétés de cystite qui viennent d'être rappelées. M. Guyon reconnaît lui-même que dans certains cas ce sont des *instillations* de nitrate d'argent ou de sublimé qui ont aggravé l'état des malades. Le simple cathétérisme présente des inconvénients. Quant au lavage de la vessie pratiqué suivant l'ancien procédé de la sonde et de la seringue, il constitue une cause puissante d'aggravation de l'état douloureux chez certains malades atteints de cystite (Guyon). Avec ce procédé, on distend en effet très souvent la vessie et l'on a en plus l'irritation produite par le contact de la sonde avec l'urèthre postérieur et le col vésical. Aussi est-il prudent de ne pas recourir à ces divers modes de traitement, de leur substituer les procédés simples, efficaces et inoffensifs que j'ai indiqués il y a plusieurs années et qui seront décrits dans l'un des chapitres suivants.

Les auteurs ont fait remarquer il y a déjà bien longtemps que l'état douloureux de la vessie est parfois manifestement sous la dépendance de lésions rénales. Parfois il s'agit alors de douleurs vésicales réflexes, d'une simple cystalgie, mais dans d'autres cas il existe une inflammation de la vessie ; souvent c'est même la cystite qui a été le point de départ des accidents. Dans ces cas plus ou moins complexes, il faut donc toujours rechercher avec soin quel est l'état de la vessie et agir sur cet organe s'il est enflammé.

Certains auteurs ont décrit des altérations du muscle vésical « *caractéristiques de la cystite douloureuse.* » Ce muscle, disent-ils, est presque toujours hypertrophié et les parois vésicales mesurent 2, 3 et même 4 centimètres.

Il y a *cystite interstitielle* répartie dans toutes les régions de la vessie et surtout accusée au niveau du corps de cet organe.

C'est là une exagération évidente. Habituellement, il s'agit d'une simple cystite muqueuse, d'une rétraction purement physiologique de la vessie. Aussi obtient-on aujourd'hui la guérison complète dans la plupart de ces cas.

Parfois cependant la cystite interstitielle est incontestable chez ces malades : J'en ai publié quelques observations ; mais les lésions sont variables et complexes. Dans quelques cas, il s'agit d'une infiltration tuberculeuse de la paroi vésicale. Chez d'autres malades, l'hypertrophie des fibres musculaires est très nette, mais l'épaississement de la paroi du réservoir urinaire est surtout due à une infiltration cellulaire, à une hyperplasie conjonctive et l'hypertrophie musculaire est causée probablement par la gêne apportée au fonctionnement du muscle vésical par la présence des îlots scléreux. Enfin, il est possible que dans certains cas on ait surtout noté une hypertrophie du muscle vésical.

Il faut encore ajouter que souvent ces mêmes lésions existent sans qu'il y ait exagération notable du symptôme douleur. Ainsi, chez les rétrécis atteints de cystite, le muscle vésical est très souvent hypertrophié et cependant la cystite dite douloureuse est rare chez les rétrécis.

Les auteurs que je viens de citer ont donc tort de décrire une *anatomie pathologique* spéciale à la cystite dite douloureuse.

Au point de vue *symptomatique*, je répète que cette variété de cystite doit être considérée comme étant essentiellement caractérisée par l'exagération de la douleur. Celle-ci se montre particulièrement pendant les mictions et elle acquiert sa plus grande acuité au moment où sont expulsées les dernières gouttes d'urine. Que la vessie soit ou non complétement évacuée, elle devient le siège de contractions violentes et involontaires excessivement pénibles et ce ténesme s'étend souvent au rectum. Pendant ce temps, la verge devient turgescente, elle entre en demi-érection. Quant au patient, il ne peut dissimuler ses angoisses ; il a la face rouge, gonflée, ses traits se crispent, souvent même il pousse malgré lui des gémissements. La douleur se prolonge après l'émission de l'urine et elle ne se calme que très lentement. Or, les mictions se renouvellent en général souvent ; la fréquence atteint quelquefois même des proportions invraisemblables ; la miction a lieu toutes les cinq minutes et parfois à des intervalles plus rapprochés encore, ce qui entraîne la privation complète de sommeil. La douleur s'élève dans certains cas à une telle intensité et les mictions sont si fréquentes que les malades, ne pouvant être calmés, ne craignaient pas autrefois d'aller au-devant d'une opération sanglante pour obtenir quelque soulagement.

Chez la femme, ces douleurs violentes irradient souvent vers l'hypogastre et surtout du côté de la vulve. C'est ordinairement une sensation de brûlure qui devient parfois tellement vive à la fin de la miction qu'elle arrache des cris à la malade. Dans certains cas, le méat serait le point le plus douloureux.

La douleur, quoique très intense au repos complet, est toujours augmentée par les mouvements, par la marche ou la voiture, par la simple station verticale. Ces malades marchent courbés en deux, comme des vieillards, ce qui pourrait faire croire à un calcul vésical.

« Mais ce n'est pas seulement la douleur spontanée pen-
« dant les mictions ou dans leurs intervalles que nous
« avons à considérer, dit M. Guyon, nous avons aussi à

« étudier la *douleur provoquée*. C'est à l'aide de l'analyse
« de ces provocations que vous arriverez à un diagnostic
« précis. »

Je rappelle que cette recherche de la douleur provoquée
aggrave presque toujours l'état du malade et que les indications qu'elle fournit ne peuvent plus servir aujour-
d'hui au traitement de cette variété de cystite. Elle doit
donc être rigoureusement proscrite.

Si la cystite douloureuse n'est pas soumise à un traitement rationnel, elle persiste au même degré des semaines
et des mois. Il n'y a pas d'accalmie sérieuse ; il se produit même de temps en temps des *crises* pendant lesquelles tous les symptômes s'exagèrent et prennent une
extrême intensité. Aussi ces souffrances ne tardent-elles
pas à avoir un retentissement sur l'état général : les malades maigrissent rapidement et ils finissent par succomber.

Le *pronostic* de cette variété de cystite était donc très
grave avant les progrès que j'ai réalisés dans le traitement de l'inflammation vésicale. Les douleurs étaient
telles que certains malades avaient tenté de se suicider.
Quant à l'intervention chirurgicale, elle n'avait donné,
ainsi que je l'ai montré dans ma thèse, que de bien médiocres résultats. Aujourd'hui au contraire, la douleur
peut être calmée très rapidement dans l'immense majorité des cas et la guérison de l'inflammation de la vessie
est elle-même obtenue chez presque tous ces malades à
l'aide de moyens fort simples. Le pronostic de la cystite
douloureuse a donc perdu actuellement toute sa gravité.
Je dois faire remarquer cependant que dans les cas, heureusement rares, dans lesquels il existe une véritable
cystite interstitielle, le retour à l'état normal, ainsi que je
l'ai montré, n'est plus possible. La douleur disparaît, l'u-
rine redevient claire, mais les mictions restent fréquentes,

parce que la vessie n'a plus et ne peut plus avoir sa capacité anatomique normale.

Diagnostic de la cystite.

Le diagnostic de la cystite est très facile dans l'immense majorité des cas. Quand on constate la réunion des trois symptômes principaux : fréquence des mictions, douleur en urinant, purulence des urines contenues dans la vessie et que la douleur provoquée par une pression méthodique au niveau du réservoir urinaire vide est bien nette, on peut en général affirmer que la vessie est enflammée. Ce n'est que dans des cas exceptionnels, chez certains neurasthéniques, que cet ensemble symptomatique peut être observé alors que le pus vient exclusivement des voies urinaires supérieures, d'un organe voisin ou de l'urèthre postérieur. D'ailleurs, même dans ces cas, la vessie ne tarde pas ordinairement à s'enflammer, de sorte que dans la pratique courante, on peut, sans grande crainte de se tromper, considérer la réunion de ces quatre symptômes comme pathognomonique.

Mais il faut bien se garder de faire ce diagnostic en ne se basant que sur un seul symptôme. Les besoins fréquents d'uriner, par exemple, peuvent s'observer chez des malades absolument indemnes d'une inflammation de la vessie. Quant à la douleur spontanée, elle existe dans la cystalgie ou névralgie vésicale et le pus contenu dans l'urine peut venir soit de l'urèthre postérieur, soit d'un abcès de voisinage ouvert dans les voies urinaires inférieures, soit des voies urinaires supérieures. « Mais la douleur provoquée par un examen méthodique, dit M. Guyon, ne se rencontre que dans la cystite ; cette recherche assurera toujours le diagnostic dans les cas douteux. »

C'est une erreur : ainsi que je l'ai déjà fait remarquer,

ce symptôme peut être observé chez certains neurasthéniques dont la vessie est absolument normale.

La cystite ou plutôt *l'uréthro-cystite*, puisque l'urèthre postérieur est presque toujours et peut-être même toujours enflammé en même temps que la vessie, est parfois difficile à différencier de *l'uréthrite postérieure*. Je rappelle que Leprévost avait soutenu dans son intéressante thèse que la cystite blennorrhagique n'était souvent qu'une uréthrite postérieure.

« L'observation, a dit M. Guyon, nous a depuis longtemps appris que l'uréthrite postérieure avait une physionomie clinique très distincte de celle qui caractérise la cystite. Il me paraît donc difficile d'attribuer à l'uréthrite postérieure les symptômes de l'inflammation de la vessie.

« L'uréthrite postérieure, alors même qu'elle est franchement aiguë, ne donne pas lieu aux symptômes si particuliers qui caractérisent la cystite blennorrhagique. Toutes les fois que nous voyons une orchite ou une prostatite compliquer la blennorrhagie, nous avons cliniquement la preuve qu'il existe une uréthrite postérieure plus ou moins aiguë. Cependant nous savons bien que ces complications ne s'accompagnent pas des troubles fonctionnels habituels à ce que nous désignons sous le nom de cystite blennorrhagique. C'est à peine si on note passagèrement des envies d'uriner un peu plus fréquentes; et encore ce signe fait-il défaut dans un très grand nombre de cas. La propagation de la blennorrhagie à l'urèthre postérieur peut même être à ce point silencieuse que souvent elle passe inaperçue jusqu'à ce qu'elle soit mise en évidence..... »

Ces remarques sont justes; mais il faut reconnaître que chez certains malades la propagation de *l'infection* uréthrale à la vessie est également silencieuse. Aussi, pour faire un diagnostic précis dans les cas difficiles, le mieux est-il d'examiner méthodiquement les sécrétions contenues dans l'urine. On pratique d'abord le lavage continu de l'urèthre antérieur, afin d'enlever toutes les sécrétions contenues dans cette région. On fait ensuite uriner le malade dans trois verres en ayant soin de ne recueillir dans le premier verre que peu d'urine, le premier jet seulement. S'il existe de la cystite, on trouve presque toujours du pus dans l'urine des trois verres ou dans l'urine du premier et du dernier verre. Si l'on ne trouve du pus que dans le premier verre et en petite quantité, il est probable qu'il n'existe que de l'uréthrite postérieure.

Je répète que ce diagnostic précis a perdu actuellement toute son importance. Qu'il s'agisse d'une uréthrite postérieure ou d'une uréthro-cystite, le traitement est aujourd'hui à peu près le même. Il est donc inutile d'insister sur ce diagnostic différentiel.

Le diagnostic du siège principal des lésions peut être fait approximativement en ayant recours, comme dans le cas précédent, à l'expérience des trois verres ; mais c'est encore là un diagnostic qui, au point de vue thérapeutique, présente aujourd'hui bien peu d'importance.

Les *varices du col de la vessie*, affection excessivement rare, peuvent déterminer des envies fréquentes d'uriner, de l'hématurie et de temps en temps une grande difficulté de la miction qui peut aller jusqu'à la rétention (Tillaux) ; mais l'urine ne contient pas de pus. Il ne s'agit donc pas d'une *cystite* et la dénomination de *cystite variqueuse du col de la vessie* est inexacte ; elle doit être abandonnée.

Il faut encore différencier la cystite, dit Fürbringer, « de la *bactériurie*, signalée notamment par Roberts. Dans celle-ci, l'urine fraîchement émise a une odeur piquante désagréable ; les bactéries y pullulent. En revanche, non seulement elle n'offre aucune tendance, ni dans la vessie ni au dehors, à entrer en fermentation ammoniacale; mais au contraire, elle conserve très longtemps une réaction acide fort prononcée. Le nombre des cellules rondes renfermées dans le sédiment est très insignifiant. Cette affection, dont nous avons observé nous-même des exemples, avec les variantes et les transitions vers le catarrhe vrai les plus multiples, est d'ailleurs caractérisée par une durée de plusieurs années avec des rémissions; en outre, elle s'accompagne d'une irritation vésicale (strangurie) médiocre. Quant aux schyzomicètes ils appartiennent, paraît-il, au groupe du bacterium termo. »

J'ai observé, chez l'homme et chez la femme, quelques cas analogues ; mais j'ai toujours trouvé dans l'urine de ces malades un peu de pus et reconnu la cause de *l'infection*. Aussi me semble-t-il plus logique de considérer cette bactériurie comme une simple variété de la cystite.

Pour diagnostiquer le *degré d'intensité* de la cystite, il faut étudier chacun des principaux symptômes que présente cette affection. En général, la fréquence et la douleur des mictions sont d'autant plus accusées que l'inflammation est plus aiguë. Ces symptômes sont aussi parfois très marqués dans certains cas de cystite chronique, par exemple chez les tuberculeux, chez les prostatiques. Mais on n'observe ordinairement cette grande intensité que sous forme d'accès, de crises plus ou moins longues.

La purulence des urines au contraire n'a aucune valeur à ce point de vue. Elle peut être insignifiante dans certains cas de cystite très aiguë, tandis qu'elle est beaucoup plus marquée en général dans la cystite chronique, surtout lorsque celle-ci s'accompagne de lésions inflammatoires de la partie supérieure de l'appareil urinaire.

L'apparition de la transformation ammoniacale dans le

-cours d'une cystite est l'indice d'une nouvelle infection de la vessie ou du développement d'une infection jusque-là restée latente. Aussi indique-t-elle souvent — on a même dit toujours — le passage à un état plus aigu ; mais elle s'installe définitivement dans ce que l'on a appelé le catarrhe chronique de la vessie (Guyon).

Le mélange de stries sanguinolentes au dépôt de l'urine, les hématuries à la fin de la miction, s'observent fréquemment dans les cas aigus ; mais il n'est point rare de les constater lorsqu'il s'agit d'une cystite subaiguë ou chronique.

La douleur provoquée, a dit M. Guyon, a une grande valeur. « Elle vous servira de critérium, ajoute-t-il, pour juger de l'intensité réelle des lésions et de la valeur de manifestations spontanées qui peuvent varier avec chaque individualité. »

J'ai déjà montré que c'est là une exagération, que ce symptôme peut tromper et que dans les cas de cystite intense la recherche de la douleur provoquée peut aggraver l'état des malades. Il faut donc y recourir le moins possible, d'autant plus que cette précision dans le diagnostic n'est aujourd'hui d'aucune utilité pour le traitement.

Le *diagnostic des variétés* que peut présenter l'inflammation vésicale est en général facile. On peut cependant rencontrer de grandes difficultés dans certains cas.

Lorsque la *cystite* complique *l'hypertrophie de la prostate*, on a tous les signes qui ont été indiqués dans la description de cette affection. De plus, en interrogeant le malade, on apprend que ces symptômes ont précédé ceux de la cystite.

L'ordre dans lequel se sont succédé les symptômes permet également de reconnaître la *cystite des rétrécis*. Mais il ne suffit pas de constater l'existence d'un rétré-cissement de l'urèthre, il faut encore s'assurer que la cystite n'a pas été produite par une autre cause : tuberculose, blennorrhagie, etc. Il faut aussi avoir soin de rechercher les symptômes habituels de la cystite, car l'urine du premier verre contient parfois une quantité notable de pus dû exclusivement à une inflammation de la région de l'urèthre située en arrière du rétrécissement, région plus ou moins dilatée.

Enfin, il est des cas complexes dans lesquels il existe à la fois un rétrécissement de l'urèthre et une hypertrophie de la prostate. Un examen attentif du malade permettra de reconnaître ces deux affections.

Le diagnostic de la *cystite blennorrhagique* est ordinairement très facile. Lorsque l'inflammation n'apparaît que longtemps après le début de la blennorrhagie, alors que l'écoulement paraît supprimé, l'hésitation est cependant permise et l'embarras est même grand si l'on constate des signes de tuberculose dans un point de l'organisme, des symptômes de phthisie pulmonaire, par exemple. Mais on a fait remarquer que dans ces cas on peut trouver dans l'évolution de la maladie, dans la manière dont les symptômes se succèdent quelques indices utiles à recueillir. Ainsi, un début franchement aigu, à grand fracas, est assez habituel à la cystite blennorrhagique : du jour au lendemain, les malades sont tourmentés par une fréquence excessive de la miction, une douleur très vive au moment où elle s'achève et par des hématuries terminales. On constate encore de bonne heure la présence dans l'urine d'une assez grande quantité de pus. La cystite tuberculeuse, au contraire, s'installe sournoisement ; elle s'annonce surtout par de la fréquence des mictions et de l'hématurie. Au début, l'urine contient ordinairement peu de pus.

L'examen bactériologique du dépôt qui se forme au fond des vases dans lesquels l'urine est contenue ne donne en général, dans les cas dont il s'agit, aucun renseignement précis au point de vue du diagnostic différentiel. On sait, d'une part, que le *gonococcus* de Neisser n'est plus considéré comme le microbe spécial, exclusif, de la blennorrhagie et que, d'autre part, il semble que ce microorganisme ne puisse suivre la voie vésicale. On ne le trouve presque jamais — certains auteurs disent même jamais — dans l'urine de la vessie, surtout dans les cas dont nous nous occupons.

D'un autre côté, il ne faut pas oublier qu'il est ordinairement difficile, dans les cas de cystite tuberculeuse, de trouver dans l'urine le bacille de Koch. L'absence de ce bacille dans l'urine ne permet donc pas de conclure que la cystite n'est point d'origine tuberculeuse.

Enfin, la présence dans l'urine des divers microbes urinaires, le bacterium coli commune par exemple, n'autorise pas non plus à éliminer l'hypothèse d'une tuberculose vésicale. Ces *infections secondaires*, ainsi que je l'ai fait remarquer au septième *Congrès français de chirurgie* (1), ne sont point rares dans le cours de la cystite tuberculeuse.

Pour trancher la question du diagnostic dans ces cas difficiles, le plus sûr moyen est de recourir à un traitement local rationnel. S'il s'agit d'une cystite blennorrhagique, la guérison est en général facile et rapide, tandis que dans les cas de cystite tuberculeuse il est bien rare que le pus disparaisse complétement, que l'urine redevienne normale.

Le cas choisi d'une cystite blennorrhagique tardive et chez un tuberculeux est le plus difficile que l'on puisse rencontrer. Mais parfois les difficultés sont également assez grandes lorsqu'il n'existe de manifestation tuber-

____

(1) Paris, 1893, page 716.

culeuse dans aucun organe. Ce n'est que par un examen attentif du malade et un traitement local rationnel que l'on arrive encore à faire dans ces cas un diagnostic précis.

Le diagnostic de la *cystite tuberculeuse* est en général moins facile que le diagnostic de la cystite blennorrhagique. Ce n'est que dans les cas assez rares où l'on trouve facilement dans l'urine le bacille de Koch que ce diagnostic présente une réelle facilité et encore faut-il avoir bien soin de s'assurer que des erreurs diverses n'ont pas été commises au laboratoire. Il est en effet de ces erreurs qui sont aujourd'hui célèbres. J'en dirai autant des résultats fournis par les inoculations aux animaux. Aussi faut-il toujours s'efforcer de faire le diagnostic au lit du malade, par le seul examen clinique.

Il faut se rappeler que toute cystite survenue sans cause appréciable ou suffisante est suspecte. Si l'on constate en même temps des lésions tuberculeuses dans un point de l'économie, il est très probable qu'il s'agit d'une cystite tuberculeuse et si la tuberculose a envahi les organes génitaux on peut affirmer, suivant certains auteurs, que l'inflammation de la vessie est due à la même cause.

Il est incontestable que l'absence de causes appréciables de cystite a dans ces cas une valeur considérable. Il est prudent cependant de faire quelques réserves et de n'affirmer l'existence de la cystite tuberculeuse qu'après avoir observé le malade quelque temps et avoir constaté qu'un traitement local rationnel ne permet pas d'obtenir une guérison *complète, définitive*. L'épreuve du traitement doit en effet être considérée comme indispensable pour éviter une erreur de diagnostic ; mais la réunion de ces trois circonstances : absence de causes appréciables de cystite, existence de lésions tuberculeuses dans un point de l'économie, surtout dans les organes génitaux, et guérison incomplète de la cystite après l'emploi prolongé d'un traitement local rationnel, peut être considérée comme étant presque pathognomonique.

Mais le diagnostic de la cystite tuberculeuse est surtout difficile lorsque la tuberculose vésicale débute dans le cours d'une cystite blennorrhagique, qui a favorisé l'infection de la vessie par le bacille de Koch. S'il s'agit d'une tuberculose urinaire primitive, si les lésions rénales tuberculeuses sont peu accusées et par suite d'un diaggnostic impossible, on ne pourra soupçonner la tuberculose vésicale dans ces « *cas limites* » (Guyon) qu'en voyant les phénomènes inflammatoires se prolonger sans motif, en constatant qu'un traitement local rationnel ne permet pas d'obtenir la guérison complète de la cystite primitivement d'origine blennorrhagique.

Il est d'autres cas complexes dans lesquels le diagnostic présente parfois de grandes difficultés. Ainsi la cystite tuberculeuse peut se montrer chez un rétréci. Il faut alors noter avec soin la marche qu'ont suivie les troubles urinaires et se rappeler que la cystite des rétrécis est ordinairement très bénigne. Le traitement permettra donc encore dans ces cas de soupçonner de bonne heure la tuberculose vésicale et bientôt on ne tardera pas à découvrir de nouveaux symptômes, qui permettront de faire le diagnostic.

L'erreur inverse pourrait être commise. On sait que le spasme de l'urèthre est fréquent dans la cystite tuberculeuse. On pourrait donc croire à un rétrécissement organique de l'urèthre et par suite à une cystite chez un rétréci. Mais l'exploration méthodique du canal uréthral permettra d'éviter facilement cette erreur de diagnostic.

Chez *la femme*, le diagnostic de la cystite tuberculeuse est encore moins facile en général que chez l'homme. Ainsi l'infection spontanée de la vessie par divers microbes, la bactérie urinaire surtout, n'est point rare chez la femme. Il est vrai que l'on constate presque toujours dans ces cas une lésion inflammatoire de l'appareil génital. D'autre part, la tuberculose génitale est moins fréquente et surtout bien moins apparente chez la femme que chez l'homme. Voilà donc deux circonstances défavorables au point de vue du diagnostic de la cystite tuberculeuse chez la femme.

Je rappelle que *chez les enfants* non calculeux toute cystite spontanée est suspecte. S'il existe, chez les petites filles, une vulvite et chez les petits garçons, un phimosis et que la cystite persiste avec la même intensité quelque temps après la guérison de ces affections, malgré l'application d'un traitement rationnel, il s'agit très probablement d'une cystite tuberculeuse.

Lorsque la tuberculose vésicale en est encore à la *période prémonitoire*, disent certains auteurs, elle peut être confondue avec l'hypertrophie de la prostate, les rétrécissements de l'urèthre, les calculs vésicaux, les néoplasmes de la vessie, certaines lésions rénales et, chez la femme, avec une cystocèle vaginale, une affection de l'utérus ou de ses annexes. Tout ceci est théorique : ainsi que je l'ai déjà fait remarquer en décrivant les symptômes de la cystite tuberculeuse, cette période prémonitoire n'est jamais ou presque jamais observée en clinique. Si l'on examine méthodiquement l'urine, on y trouve toujours du pus chez ces malades, ce qui permet d'affirmer qu'il s'agit bien d'une cystite. Il ne reste donc plus qu'à en rechercher la cause en suivant la marche qui vient d'être indiquée.

Le diagnostic de la *cystite calculeuse* ne présente ordinairement aucune difficulté. Lorsque la cystite apparaît, le malade avait déjà depuis longtemps, en général, des symptômes de calcul vésical. Il est donc facile de rattacher la cystite à sa véritable cause.

Le diagnostic de la cystite calculeuse *primitive* se fait à l'aide des commémoratifs et du diagnostic du *calcul secondaire*. On doit soupçonner l'existence de ce calcul lorsque, dans le cours d'une cystite chronique, on voit apparaître des hématuries, des souffrances beaucoup plus vives, exaspérées par les mouvements, du ténesme, des efforts violents du côté du rectum, une douleur spéciale ou un frottement au moment où le malade retire la sonde qu'il emploie pour vider la vessie. L'exploration de la cavité vésicale permet alors de reconnaître le calcul et de rapporter à sa véritable cause la persistance de la cystite.

Le diagnostic de la *cystite des néoplasiques* est facile dans la majorité des cas, parce que les phénomènes inflammatoires n'ouvrent pas généralement la série des accidents. En interrogeant les malades, on apprend que la cystite a été précédée des symptômes ordinaires des tumeurs vésicales : hématuries spontanées, prolongées, rebelles, etc... et l'exploration de la vessie permet de lever tous les doutes.

Lorsque la cystite n'a été précédée d'aucun symptôme de néoplasme de la vessie, le diagnostic ne pourra être fait qu'à l'aide d'un examen attentif du malade et de l'exploration vésicale. Ce diagnostic peut présenter d'ailleurs de grandes difficultés, qui proviennent, ainsi qu'on l'a fait remarquer, de ce que certains cas de cystite blennorrhagique chronique ou de cystite tuberculeuse peuvent offrir les hématuries et la sensation d'épaississements plus ou moins localisés qui sont les meilleurs signes distinctifs de la cystite des néoplasiques. « Parfois les difficultés sont telles, dit M. Guyon, que toute la sagacité clinique que peut donner une longue expérience peut être mise en défaut. »

Le diagnostic de la cystite causée par certaines substances *aseptiques irritantes* est en général très facile.

Il suffit de savoir qu'on a pratiqué une injection intra-
vésicale avec une solution de sublimé ou d'acide phénique,
par exemple, ou qu'un vésicatoire a été appliqué, etc.,
pour être fixé sur la nature de l'inflammation de la vessie.
Les fausses membranes que l'on constate dans l'urine et
le début brusque de l'affection permettront encore de reconnaître la cystite cantharidienne dans les cas où la
cantharide aurait été introduite dans l'estomac par erreur
ou pour un motif que le malade ou les personnes qui
l'entourent tiennent à cacher.

Si la tuberculose vésicale se manifeste après une cystite causée par la cantharidine ou une autre substance
aseptique irritante, le diagnostic sera fait facilement par
la marche de l'affection, qui, au lieu de disparaître au bout
de très peu de temps, comme on le constate ordinairement, deviendra chronique et prendra toutes les allures
de la cystite tuberculeuse.

Le diagnostic de la *cystite pseudo-membraneuse* et de la
cystite membraneuse est le plus souvent facile, parce que
l'on trouve dans l'urine des fausses membranes ou des
membranes qui suffisent pour caractériser ces deux variétés de l'inflammation vésicale. L'examen microscopique
permet également de différencier ces deux variétés de
cystite. Dans la forme pseudo-membraneuse, il s'agit de
fausses membranes fibrineuses souvent infiltrées de cristaux et de bactéries, tandis que dans la forme membraneuse, l'examen histologique permet de retrouver tous
les éléments constitutifs de la muqueuse doublée ou non
des autres tuniques de la vessie. Mais les auteurs ont fait
remarquer avec raison qu'il ne suffit pas de rencontrer
dans l'urine quelques fibres élastiques ou conjonctives
pour diagnostiquer une cystite membraneuse ; il faut que
ces éléments soient réunis de manière à constituer un
véritable tissu.

Le diagnostic de ces deux variétés de cystite offre au contraire d'assez grandes difficultés lorsque l'urine ne contient pas de produits membraneux ou pseudo-membraneux. Cependant, lorsqu'il n'existe pas de symptômes de tumeur vésicale, l'altération profonde de l'urine, surtout son extrême fétidité, et les accidents de rétention d'urine qui ne peuvent être vaincus par l'introduction de la sonde dans la vessie permettent en général de faire dans ces cas le diagnostic, mais sans pouvoir préciser s'il s'agit de la forme pseudo-membraneuse ou de la forme membraneuse, à moins qu'en retirant la sonde on ne trouve dans l'œil des débris dont l'examen histologique lève tous les doutes. Les irrégularités de l'évacuation par le cathétérisme, soit de l'urine, soit de liquides injectés, sont parfois tellement caractéristiques qu'elles imposent le diagnostic (Guyon).

Il est bon de rappeler que la cystite produite par certaines substances aseptiques irritantes est souvent une cystite pseudo-membraneuse.

Le diagnostic de la *cystite chez la femme*, quelle qu'en soit la variété, présente une particularité qui doit être signalée ; le pus contenu dans l'urine peut venir du vagin ou de la vulve. Si l'on ne veut pas pratiquer le cathétérisme pour recueillir l'urine directement dans le réservoir urinaire, il faudra donc avoir soin, avant de faire uriner la malade, de laver le vagin et la vulve. C'est en prenant ces précautions que l'on pourra facilement diagnostiquer la cystite de la cystocèle vaginale, par exemple, qui s'accompagnerait souvent d'envies fréquentes d'uriner (Guyon).

Le diagnostic de la *cystite* dite *douloureuse* sera fait en se basant sur les particularités qui ont été indiquées en étudiant la symptomatologie de cette variété de cystite.

Quant à la distinction en *cas moyens* et en *grands cas*, elle n'a pas, surtout aujourd'hui, sa raison d'être. Cette variété de cystite ne doit comprendre que les grands cas douloureux des anciens auteurs, bien que le traitement opératoire ne soit plus nécessaire pour obtenir la guérison de ces malades.

La cystite douloureuse ne doit pas être confondue avec la *cystalgie* ou *névralgie vésicale*. Dans cette dernière affection, la vessie n'est pas enflammée ; l'urine ne contient pas de pus.

Les auteurs ajoutent que la douleur provoquée n'existe pas. Je répète que ce n'est point toujours exact, que parfois, chez certains neurasthéniques, la douleur provoquée est incontestable, bien que la muqueuse vésicale ne soit pas enflammée. On peut donc l'observer dans les cas de *cystalgie*. J'y reviendrai du reste en étudiant cette affection.

Je dois encore faire quelques remarques au point de vue du *diagnostic étiologique*. Certains auteurs ont pensé que l'on pouvait diagnostiquer cliniquement la cystite due à une infection descendante des voies urinaires. Ce diagnostic est en effet possible dans quelques cas, lorsque la cystite est due, par exemple, à un abcès qui s'est ouvert dans les voies urinaires supérieures ou lorsqu'elle est causée par une néphrite infectieuse. Mais si les voies urinaires supérieures et les reins ne sont pas infectés, il me paraît bien difficile de diagnostiquer une cystite due au passage de microbes pathogènes à travers le rein normal. Du reste, les quelques faits qui ont été cités ne sont nullement probants, ainsi que je l'ai dit en étudiant la pathogénie de la cystite. Il est très probable que la véritable cause a été méconnue dans les cas dont il s'agit.

Chez la femme, il faut se rappeler que la cystite est plus souvent qu'on ne l'a cru autrefois d'origine blennorrhagique. On doit donc s'efforcer de diagnostiquer cette variété pour en obtenir plus rapidement la guérison et surtout pour éviter les récidives.

Mais il ne suffit pas de diagnostiquer la cystite et ses variétés, il faut encore rechercher s'il n'existe pas des *complications. L'infection des voies urinaires supérieures* est la complication qui offre le plus d'importance. Dans les cas bénins, elle est difficile à diagnostiquer ; mais lorsque la suppuration est abondante, qu'il existe de la polyurie trouble et des troubles digestifs spéciaux (Guyon), il n'est pas douteux que l'infection n'est plus limitée à la vessie, qu'elle a envahi les voies urinaires supérieures.

La *fièvre* doit-elle être considérée comme une complication de la cystite? Oui, ont répondu les auteurs. J'ai soutenu l'opinion contraire en décrivant les symptômes de la *cystite muqueuse*: mais il faut s'entendre. Il est incontestable que la fièvre manque habituellement dans la cystite ordinaire ou cystite muqueuse et j'en ai indiqué les raisons en étudiant sa symptomatologie. Si donc on entendait dire par *complication* qu'il s'est produit un fait, un accident nouveau, je m'empresserais d'accepter l'opinion des anciens auteurs ; mais dans leur pensée ce mot complication avait un tout autre sens : il indiquait une affection d'un autre organe, une *néphrite*. Avant mes recherches sur la *pathogénie* de la *fièvre urineuse*, on croyait en effet que la fièvre était due chez les malades atteints de cystite à l'inflammation des reins consécutive à l'inflammation ascendante des voies urinaires supérieures, ce qui est complétement inexact. Les voies urinaires supérieures et les reins peuvent être absolument sains chez ces malades. C'est la vraie *fièvre urineuse* que l'on observe dans ces cas, c'est-à-dire une infection générale, une fièvre due au passage dans le torrent circulatoire des produits septiques contenus dans la vessie infectée. A l'infection locale de cet organe s'est ajoutée une infection générale qui est la conséquence directe de la première et non le résultat d'une inflammation d'un organe plus ou moins éloigné de la vessie. On comprend combien cette distinction est importante au point de vue du traitement. La vie du malade en dépend parfois. Qu'arrivait-il en effet autrefois dans ces cas ? C'est que l'on n'osait pas intervenir. Quoi faire contre cette « néphrite chirurgicale », disait-on ? On ne peut avoir recours qu'à une thérapeutique symptomatique ; il faut surtout bien se garder de toucher à la vessie, ajoutait-on, car on aggraverait la néphrite. C'était le triomphe de la fameuse « expectation armée »... du sulfate de quinine, c'est-à-dire fort mal armée, car il n'était point rare de voir les malades succomber et parfois très rapidement. On a vu, entre autres, un malade de M. Guyon mourir *douze heures* après le début de cette fièvre.

Il faut ajouter qu'à l'autopsie on ne trouvait parfois aucune lésion. Dans certaines observations, il est dit que les voies urinaires supérieures étaient normales et que les reins étaient simplement congestionnés. C'est ce que j'avais fait remarquer, dès 1887, dans l'une de mes premières publications, où je préconisais le véritable traitement pathogénique de la fièvre urineuse et recommandais, contrairement aux auteurs, une intervention énergique. Il faut se hâter de désinfecter la vessie, cause de tous les accidents, disais-je, et les observations que je publiais dès cette époque prouvèrent que la vérité était de mon côté. Aussi les opinions que j'ai émises sur cette question sont-elles aujourd'hui universellement admises par les chirurgiens compétents et indépendants.

Je ferai encore remarquer que les troubles digestifs spéciaux signalés par les auteurs comme un symptôme d'urétéro-pyélo-néphrite paraissent surtout dus à l'infection générale.

En résumé, la *fièvre* n'est pas un symptôme ordinaire de la cystite muqueuse. Quand elle se manifeste, il s'est produit un fait nouveau, une *infection générale*, mais cette infection est directement la conséquence de la cystite. Elle ne constitue donc pas une véritable *complication*. Elle est facile à diagnostiquer, car elle présente tous les caractères de la fièvre urineuse.

Les mêmes remarques peuvent s'appliquer, dans la plupart des cas, à la *cystite interstitielle*, qui n'accompagne pas habituellement la cystite muqueuse, mais dont elle est ordinairement la conséquence lorsqu'elle existe. Parfois au contraire, il s'agit d'une véritable *complication :* elle est consécutive à une inflammation périvésicale.

La cystite interstitielle est en général très difficile à reconnaître au début. Plus tard, lorsque la cystite muqueuse a disparu, si la fréquence des mictions persiste et qu'elle ne soit pas due à une cystocèle ou à une lésion périvésicale, on a peu de chances de se tromper en diagnostiquant une cystite interstitielle, surtout si l'on reconnaît un épaississement notable des parois vésicales.

Lorsque la cystite interstitielle se termine par suppuration, le diagnostic présente en général de grandes difficultés : la fièvre, les vomissements, l'agitation, le délire, l'insomnie, etc., sur lesquels insistent les auteurs, peuvent être observés dans la fièvre urineuse et dans d'autres affections des voies urinaires. Parfois on constate « des accidents fébriles avec élévations considérables de la température interrompues par des frissons irréguliers et un état typhique ou pyémique », dit Fürbringer, qui ajoute que le « muscle détruseur perd la plus grande partie de sa contractilité », d'où une grande difficulté de la miction et de la rétention d'urine. Celle-ci peut encore être due à ce que l'orifice du canal de l'urèthre est oblitéré par la saillie que fait à ce niveau un abcès interstitiel. Parfois l'orifice des uretères est également oblitéré par ces abcès, qui peuvent causer ainsi l'urémie.

« Un signe important, dit Fürbringer, c'est la constatation par le palper, par les touchers rectal et vaginal d'une tumeur à développement aigu et d'une sensibilité extrême dans la région correspondant au siège de la vessie. En cas de besoin, on peut venir en aide au diagnostic avec la ponction exploratrice pratiquée avec une canule fine. Mais, même en ce cas, on ne peut pas toujours éviter la coufusion avec la péricystite phlegmoneuse. Au reste, les perforations fournissent presque toujours des signes caractéristiques. »

La *péricystite* sera diagnostiquée à l'aide des symptômes propres à cette affection, symptômes qui serout étudiés dans l'un des chapitres suivants.

Pronostic de la cystite.

Le pronostic de la cystite est très variable. Il a été indiqué en grande partie dans la description des variétés que présente cette affection. On a vu qu'il est surtout grave lorsque certaines causes prédisposantes ne peuvent être supprimées : cancer, myélite, hypertrophie considérable de la prostate, etc... Le traitement des rétrécissements de l'urèthre et des calculs vésicaux est au contraire si simple aujourd'hui, dans la grande majorité des cas, que la cystite qui accompagne ces affections présente en général une grande bénignité si l'on sait appliquer un traitement rationnel.

« Dans les cas de rétroflexion de l'utérus gravide, dit Krukenberg, avec le cathétérisme pratiqué avant le 6e jour on n'a jamais observé d'expulsion de lambeaux pariétaux de la vessie et il n'y a pas à craindre de perforation en commençant à sonder avant le 10e jour. »

Le pronostic de la cystite interstitielle est ordinairement grave : il en résulte souvent une diminution permanente, définitive, de la capacité anatomique de la vessie. Quant à la forme suppurée de la cystite interstitielle, elle présente une gravité sur laquelle il est inutile d'insister.

Bien que certains malades puissent vivre longtemps avec une cystite chronique accompagnée d'une infection des voies urinaires supérieures, *l'urétéro-pyélo-néphrite* doit être considérée comme une complication qui aggrave singulièrement le pronostic de l'inflammation vésicale. L'urine contenue dans la vessie est en effet constamment infectée chez ces malades, puisqu'il est impossible de la rendre aseptique à l'aide d'un traitement interne. Grâce à un traitement local rationnel, on obtient encore une amélioration rapide de la cystite ; mais celle-ci ne peut guérir complétement et la guérison ne peut être durable que lorsque l'infection des voies urinaires supérieures a disparu.

Mais c'est la fièvre urineuse surtout, l'infection générale, qui est à craindre. Tant que les produits septiques contenus dans la vessie sont isolés de l'organisme par l'épithélium vésical, il s'agit d'une infection exclusivement locale et dans la plupart des cas relativement bénigne. Mais si un traumatisme quelconque vient léser cet épithélium et permettre la pénétration dans le torrent circulatoire des microbes et des poisons microbiens contenus dans l'urine, la fièvre urineuse ne tarde pas en général à se manifester et il peut se produire alors des accidents foudroyants. Envisagée à ce point de vue, la cystite doit donc être considérée en général comme une *infection locale* extrêmement grave. C'est là un fait très important, sur lequel on ne saurait trop insister et que j'ai signalé, le premier, en 1887, en publiant les premiers résultats de mes recherches sur la pathogénie de la fièvre urineuse.

Envisagée au contraire comme une simple inflammation de la vessie, la cystite muqueuse a perdu actuellement même dans les cas les plus intenses, toute sa gravité, grâce aux progrès que j'ai réalisés dans le traitement de cette affection. Bien que sa *marche*, sa *durée* et sa *terminaison* soient variables, ainsi que je l'ai indiqué, en étudiant les diverses variétés que peut présenter l'inflammation vésicale, on peut dire en effet d'une façon générale que la guérison est aujourd'hui obtenue très rapidement chez la plupart des malades non seulement dans la *forme aiguë*, mais encore dans la *forme chronique* de la cystite muqueuse. Quant au *catarrhe vésical*, qui inspirait autrefois tant de terreur aux malades, on sait que, dans la grande majorité des cas, on peut actuellement en obtenir la disparition en quelques jours et parfois en quelques heures.

Traitement de la cystite. — Le traitement de la cystite est surtout un traitement chirurgical. Il comprend le traitement *préventif* et le traitement *curatif*.

Pour *prévenir la cystite*, il faut supprimer les *causes prédisposantes* qui ont été indiquées en étudiant l'étiologie de cette affection ou tout au moins en diminuer l'influence. Ainsi on ne laissera pas un calculeux continuer à porter sa pierre, on dilatera un rétrécissement serré de l'urèthre, etc...; mais le point capital dans le *traitement préventif*, c'est d'éviter les *causes déterminantes*. Ainsi on aura soin de ne jamais injecter dans la vessie des solutions de sublimé ni d'acide phénique, par exemple. En appliquant un vésicatoire, on prendra certaines précautions qui seront indiquées plus loin pour éviter l'absorption de la cantharidine, etc... Mais on se rappellera surtout que dans l'immense majorité des cas la cystite est due à *l'infection*, ainsi que je l'ai montré en étudiant la pathogénie de l'inflammation de la vessie. Le véritable traitement préventif de la cystite consiste donc principalement à éviter *l'infection* de la cavité vésicale. Pour obtenir ce résultat, il faut prendre les précautions antiseptiques les plus rigoureuses toutes les fois qu'une intervention s'impose sur les voies urinaires inférieures. Si l'urèthre antérieur est infecté, par exemple, il ne suffit pas, ainsi que je l'ai montré dès 1887, d'employer pour sonder le malade une sonde aseptique, il faut encore, avant de l'introduire dans la vessie, recourir au lavage continu de l'urèthre antérieur pratiqué avec une solution antiseptique convenablement choisie. C'est en prenant toutes ces précautions antiseptiques, que M. Guyon considérait comme des « *superfluités* », que je pus obtenir, dès 1887, chez des prostatiques arrivés à la troisième période et dont l'état général était extrêmement grave, les résultats merveilleux que l'on connaît.

Si l'urèthre postérieur est infecté, il faut, après avoir fait le lavage continu de l'urèthre antérieur, recourir aux injections antiseptiques pratiquées sans sonde et prendre les précautions que j'ai indiquées dans mes travaux sur *l'antisepsie directe des voies urinaires inférieures.*

Le *traitement curatif* de la cystite est resté complexe jusque dans ces dernières années. Ce n'est que depuis mes recherches sur le *lavage de la vessie sans sonde* et sur *l'anesthésie directe de la muqueuse uréthro-vésicale* que ce traitement est devenu d'une extrême simplicité. Qu'il s'agisse de la forme aiguë ou de la forme chronique, d'une cystite chez l'homme ou chez la femme, ce traitement est aujourd'hui sensiblement le même dans tous les cas : il est essentiellement chirurgical. Il varie un peu cependant suivant les formes cliniques de l'inflammation vésicale ; mais les moyens thérapeutiques d'ordre médical n'ont actuellement, dans la grande majorité des cas, qu'une importance secondaire. Je vais néanmoins décrire dans son ensemble le traitement curatif de la cystite.

Ce traitement comprend :

1° Le régime alimentaire { a Aliments
b Boissons

2° Une hygiène spéciale ;

3° Le traitement proprement dit, qui se subdivise
en { a traitement médical
b traitement chirurgical

Les malades atteints de cystite doivent être soumis à
un *régime* d'autant plus sévère que l'affection est plus intense. Ils doivent éviter avec soin tout ce qui peut être
excitant comme *aliments solides* : mets relevés, sauces,
poivre, truffes, gibier, foie gras, etc...., ainsi que les asperges, l'oseille, les tomates, les haricots verts, les fruits
acides, etc....

Ils éviteront également ce qui peut être excitant comme
aliments liquides : la bière est particulièrement nuisible à
ces malades ; le café, le thé, les liqueurs, le vin pur, doivent en général être supprimés. Aux repas, l'eau rougie ou
le lait sont les meilleurs liquides à conseiller dans cette
affection.

Il est bon en général de recommander aux malades
d'absorber une assez grande quantité de liquide aqueux
dans les 24 heures, de manière à diluer l'urine, qui est
irritante lorsqu'elle est concentrée. Dans l'intervalle des
repas, les malades peuvent donc prendre un litre de lait
environ ou, s'ils le préfèrent, une tisane de queues de
cerises, de stigmates de maïs, d'orge, de réglisse, de
chiendent, de pariétaire, de graines de lin, etc. On peut y
ajouter du sirop d'orgeat ou du sirop de gomme.

Les malades atteints de cystite doivent être soumis à
une *hygiène sévère*. Ils éviteront toutes les causes de refroidissement, la constipation, toutes les circonstances
qui peuvent les empêcher de satisfaire à temps les besoins
d'uriner, toute excitation génésique, les veilles, les fati-

gues. Lorsque l'inflammation est intense, on doit même conseiller aux malades le repos au lit.

Le *traitement médical proprement dit* est peu employé aujourd'hui. Dans la grande majorité des cas, on a recours au *traitement chirurgical*, qui a sur la médication interne l'immense avantage d'agir directement sur l'organe malade et de ne point troubler inutilement les fonctions des reins et de l'appareil digestif. Le traitement médical de la cystite n'est pas en effet un traitement inoffensif. Si la plupart des nombreuses substances qui ont été conseillées pour obtenir la guérison de l'inflammation de la vessie sont en général peu efficaces, il en est peu au contraire qui n'exercent point une influence fâcheuse sur l'appareil digestif. Or, il est très important de ménager la nutrition des malades atteints de cystite, surtout lorsqu'il s'agit de tuberculeux ou de vieillards affaiblis.

La plupart de ces substances ont également sur les reins une action irritante manifeste. Il en est même qui présentent à ce point de vue un réel danger.

Il faut encore ajouter que si l'on examine avec soin l'urine des malades chez lesquels on a employé exclusivement le traitement médical, on constate très souvent, on peut dire presque toujours pour certaines variétés de cystite, même dans les cas où l'on a eu recours aux médicaments les plus énergiques, que la guérison est incomplète. Ainsi s'expliquent certaines récidives tardives, qui ne sont point rares, entre autres, chez les malades ayant eu une cystite blennorrhagique ainsi traitée, récidives que l'on décrit parfois sous les noms de cystite goutteuse, cystite rhumatismale, etc...

On conçoit donc que le traitement médical de la cystite ait été peu à peu abandonné à mesure que se perfectionnait le traitement direct ou chirurgical de cette affection et qu'il ne soit plus employé aujourd'hui par les chirurgiens compétents que dans certains cas, comme adjuvant de ce dernier mode de traitement.

Il me paraît inutile d'énumérer toutes les substances qui ont été prescrites pour combattre l'inflammation vésicale. On trouvera la liste à peu près complète de ces nombreuses substances dans les anciens auteurs, entre autres dans le livre publié par Mallez et un pharmacien des plus distingués, qui fut le collaborateur de Trousseau et de Pidoux, M. Emile Delpech (1). Je ne m'occuperai donc que de celles qui présentent au point de vue clinique un réel intérêt.

Le *bicarbonate de soude* peut être conseillé dans la cystite aiguë, lorsque l'urine est acide. On le prescrit à la dose de 2 à 6 grammes, que l'on fait dissoudre à froid dans les liquides que doit absorber le malade dans les 24 heures. C'est le médicament de choix à employer dans les cas de cystite due à une *substance aseptique irritante*, la cystite cantharidienne par exemple. Dans la cystite chronique, dans le catarrhe vésical, lorsque l'urine est ammoniacale, le bicarbonate de soude au contraire est contre-indiqué.

Le *borate de soude* me paraît avoir une action variable suivant la dose à laquelle on l'emploie. Un à deux grammes de ce médicament absorbés dans les 24 heures agissent surtout comme une substance alcaline. L'action de l'acide borique se fait néanmoins sentir, car si on le prescrit chez un malade atteint de catarrhe vésical il ne présente pas ordinairement les mêmes inconvénients que le bicarbonate de soude.

A dose élevée, 6 grammes par jour, mélangé à la tisane (Gosselin), le borate de soude agit comme un antiseptique faible et rend quelques services lorsque la cystite est due

____

(1) Mallez et Delpech, *Thérapeutique des maladies de l'appareil urinaire,* Paris, 1872.

à une infection vésicale ; mais il n'est alors toléré que par quelques estomacs. Bien des malades ne peuvent même pas le supporter à doses moyennes.

Le *benzoate de soude*, l'*acide benzoïque*, l'*acide borique* sont encore moins bien tolérés que le borate de soude et leur action, aux doses que l'estomac peut supporter, ne paraît pas beaucoup plus énergique que celle de ce dernier médicament.

Le *salol* au contraire est en général plus efficace que les substances précédentes, mais c'est un médicament dangereux, qui peut causer des accidents graves. On peut le prescrire à la dose de 2 à 8 grammes, dit-on. Je trouve que cette dernière dose est trop forte. On fera bien, si l'on veut recourir à ce médicament, de s'en tenir aux doses faibles, surtout chez les malades qui présentent des lésions rénales. Je répète que c'est une substance dangereuse, qui doit être prescrite avec une extrême prudence.

Les substances qui ont été le plus employées dans le traitement interne de la cystite, qui ont rendu et qui rendent peut-être encore aujourd'hui le plus de services, ce sont les substances désignées sous le nom de *balsamiques* : l'*essence de santal*, la *térébenthine*, etc.

L'*essence pure de santal citrin* est assez active. Elle améliore fréquemment la cystite blennorrhagique. Son action est beaucoup plus faible sur les autres variétés de cystite et elle s'épuise vite en général, même dans les cas où l'inflammation de la vessie est consécutive à une blennorrhagie. Ce médicament présente encore un grand inconvénient. Il est assez souvent mal éliminé par les reins, qu'il irrite : il survient des douleurs rénales très vives. Ce sont fréquemment des douleurs en ceinture, qui atteignent parfois une violence extrême.

Il faut ajouter que dans certains cas, le santal ne fait qu'aggraver la cystite.

Bien que certains auteurs conseillent de prescrire l'essence pure de santal citrin à la dose de 2 à 8 grammes, il est prudent de ne pas dépasser en général celle de 4 à 5 grammes.

La *térébenthine* est un médicament depuis fort longtemps employé dans le traitement de la cystite et il faut reconnaître qu'elle rend parfois de réels services aux malades atteints de cette affection, même lorsqu'elle existe à l'état aigu, quoi qu'en disent certains auteurs. Je me rappelle avoir vu souvent, à l'hôpital du Midi, mon regretté Maître Horteloup améliorer ainsi la cystite blennorrhagique aiguë ; seulement il avait soin de ne prescrire ce médicament qu'à faible dose, 0 gr. 60 à un gramme. Dans quelques cas cependant il n'est pas toléré et il est vrai qu'on y a recours surtout dans la cystite chronique. On peut alors prescrire des doses beaucoup plus élevées. Il faut se rappeler néanmoins que cette substance irrite fortement les reins et l'appareil digestif. Il est donc prudent de s'en tenir habituellement à des doses moyennes.

La térébenthine ordinairement prescrite dans la cystite est celle du mélèze ou térébenthine de Venise. On prescrit souvent la térébenthine cuite.

Je ne ferai que citer le *goudron*, *l'eucalyptus*, les *bourgeons de sapin*, *l'uva ursi ;* mais je dirai un mot du buchu, qui a sur la muqueuse vésicale enflammée l'action des balsamiques en général et qui est ordinairement mieux supporté par l'estomac que les substances analogues qui viennent d'être énumérées. Employé depuis longtemps déjà en Angleterre et en Amérique par Thompson, Coulson, Teevan, Gowley, le buchu n'est guère connu en France que depuis les recherches faites par Mallez et Jardin sur l'action de ce médicament. Les résultats obtenus ont été consignés dans un mémoire publié, en 1877, par le Dr Jardin, à qui M. Swann, pharmacien à Paris, avait

remis un échantillon de feuilles des trois sortes de
« Diosma ou Barosma du Cap » qui les fournissent.

« C'est, dit le Dr Jardin, sous forme d'infusion de 10 à
16 grammes de feuilles pour 7 à 800 grammes d'eau qu'on
le prescrit, ou en teinture de 10 à 40 grammes, dans les
24 heures, dans de l'eau ou dans une tisane... » Mais il
préfère un sirop de buchu par infusion contenant un
extrait fluide des trois sortes de plantes qui viennent
d'être indiquées, préparation qui renferme la matière ex-
tractive du buchu obtenue à l'aide des trois dissolvants :
l'eau, l'alcool et l'éther.

La *médication hydrominérale* occupe bien peu de place
aujourd'hui dans le traitement de la cystite. Si l'on prescrit certaines eaux d'une minéralisation faible, Evian par
exemple, c'est tout simplement comme eaux de table.

Les eaux alcalines fortes, comme les eaux de Vichy,
certaines eaux de Vals, peuvent être prescrites au contraire dans les cas aigus, lorsque le bicarbonate de soude
est indiqué ; il faut reconnaître cependant que beaucoup
de malades se trouvent mieux lorsqu'ils prennent dans ces
cas une tisane alcalinisée à l'aide du bicarbonate de soude.

Les eaux sulfureuses, celles de Bagnères-de-Bigorre
par exemple, les eaux arsenicales et certaines eaux prescrites pour combattre la lithiase urinaire : Contrexéville,
Martigny-les-Bains, etc... ne doivent pas être comprises
aujourd'hui dans le traitement proprement dit de la cystite. La *pathogénie* de cette affection montre que ces différentes eaux ne peuvent être utiles que pour combattre
certaines causes prédisposantes. Quelques-unes d'entre
elles ne feraient même qu'aggraver la cystite si on les
prescrivait avant la disparition de l'inflammation de la
muqueuse vésicale. Je reviendrai du reste sur cette question en étudiant le traitement des variétés cliniques que
présente la cystite.

J'arrive maintenant à une partie autrefois importante de la médication interne, au traitement du *symptôme douleur*. Quiconque a observé un de ces cas atrocement douloureux que l'on désignait à cette époque sous le nom de *grands cas de cystite douloureuse* comprendra que l'on ait tout fait pour calmer de telles souffrances et excusera les cliniciens qui, avant mes recherches sur *l'anesthésie directe de la muqueuse uréthro-vésicale*, pris de pitié pour ces malheureux patients, en faisaient volontairement des *morphinomanes*. Le seul moyen « à opposer aux phénomènes douloureux intenses, a dit M. Guyon, c'est *l'injection sous-cutanée de morphine* » fréquemment répétée dans les 24 heures. J'ai vu, à l'hospice d'Ivry et à l'hôpital Saint-Louis, des malades de ce chirurgien qui s'injectaient ainsi des doses énormes de solutions concentrées de morphine. Et les malades n'étaient qu'incomplétement soulagés! quelques-uns l'étaient même si peu que M. Guyon en était arrivé, dans ces cas, à pratiquer la taille pour apporter quelque soulagement à ces malheureux malades. Mais ces détails n'ont plus qu'un intérêt historique puisque, grâce au procédé si simple et si inoffensif que j'ai décrit il y a quelques années, la douleur peut-être aujourd'hui calmée instantanément dans ces cas sans recourir au traitement médical.

Après les injections sous-cutanées de morphine, dont chacune était de 6 à 8 milligrammes au début, *l'opium a* été le médicament le plus employé pour calmer la douleur due à la cystite. On l'a administré sous forme de laudanum de Sydenham versé à la surface des cataplasmes et surtout, à la dose de 15 à 20 gouttes, dans un demi-lavement (eau de guimauve, de graines de lin), que l'on renouvelle au moins deux fois dans les 24 heures.

Il a été aussi très employé en suppositoires, ainsi que la morphine du reste. On a conseillé également d'y asso-

cier de la belladone, de la jusquiame. Voici quelques for-
mules :

1°
Beurre de cacao	5 grammes
Extrait gommeux d'opium	0 gr. 02 centigrammes
Extrait de belladone	0 gr. 01 centigramme
M. pour un suppositoire	

Un ou deux en 24 heures.

2°
Beurre de cacao	5 grammes
Chlorhydrate de morphine	0 gr. 01 centigramme
Extrait de jusquiame	0 gr. 05 centigrammes
F. s. a. un suppositoire	

Un ou deux en 24 heures.

Aujourd'hui, on peut encore employer pour ces suppositoires la *glycérine solidifiée* (suppositoires Chaumel).

Par la voie stomacale, les résultats obtenus sont moins
satisfaisants. L'extrait de belladone prescrit en pilules
peut rendre cependant quelques services.

Le *chloral* a été conseillé par la voie stomacale, sous
forme de sirop, à la dose de 1 à 4 grammes dans les 24
heures et aussi en lavements. On peut alors employer la
formule suivante :

| Eau | 50 grammes |
| Chloral hydraté | 3 grammes |

Dans un verre de lait additionné d'un jaune d'œuf (Du-
jardin-Beaumetz).

M. Guyon, tout en faisant remarquer « qu'il agit d'une
façon moins certaine et moins durable que la morphine »,
a conseillé d'employer le *chlorhydrate de cocaïne* en suppositoires ou en lavements « à la dose de 5 à 10 centigrammes à la fois et d'en renouveler deux ou trois fois
l'application dans les 24 heures » ; mais c'est là un bien
mauvais mode d'administration de cette précieuse substance analgésiante. Il ne faut pas y avoir recours.

L'anesthésie *indirecte* de la muqueuse vésicale, quel

que soit le médicament employé, est non seulement peu
efficace dans la majorité des cas, mais elle a encore le
grand inconvénient de troubler l'appétit. L'opium et la
morphine peuvent également causer des accidents graves
s'il existe des lésions rénales, quoi qu'en aient dit certains
auteurs. J'ai vu, à l'hôpital de la Pitié, entre autres, dans
le service de mon Maître M. Troisier, une malade atteinte
de cystite qui, au moment de son entrée dans la salle,
présentait des symptômes inquiétants d'empoisonnement
dus à des injections sous-cutanées de morphine. M. Guyon
a donc tort de croire que les malades en question « cessent
d'être comparables à ceux dont les lésions rénales relèvent
de l'observation médicale. »

Pour calmer la douleur due à la cystite, les auteurs ont
encore conseillé les quarts de lavement avec une décoc-
tion émolliente, de l'eau de graine de lin épaisse par
exemple, les *grands bains de longue durée* ou même simplement des bains de siège répétés, des cataplasmes de
farine de graines de lin appliqués sur les régions hypogastrique, anale et périnéale, des compresses imbibées
d'eau de sureau, habituellement arrosées de 15 à 20 gouttes
de laudanum et recouvertes d'une étoffe imperméable.

Tous ces moyens sont bien peu efficaces, mais je ne crois
pas qu'il y ait inconvénient à employer les grands bains,
les cataplasmes et les lavements.

Je n'en dirai pas autant des *évacuations sanguines locales* ou *générales*, dont on a tant abusé autrefois. Civiale
parle d'un malade auquel Velpeau fit appliquer plus de six
cents sangsues au périnée et à l'hypogastre. « Ce traitement, ajoute Civiale, ne produisit aucun amendement
dans les symptômes locaux et fut suivi d'un dérangement
notable de la santé. »

On le croit sans peine ; mais ce qui est moins compré-
hensible c'est de voir M. Guyon conseiller de recourir à

ces moyens surannés et nuisibles dans son ouvrage publié en 1888 (1). Il admet qu'il y a parfois « indication vraie pour les émissions sanguines....Des applications de sangsues au périnée ou une saignée au bras, ajoute-t-il, ne sauraient être appropriées qu'à un état franchement aigu et à un sujet capable de les supporter. »

Il faut reconnaître cependant que ce chirurgien était logique en écrivant ces lignes, puisqu'il combattait encore à cette époque les théories de Pasteur. Il croyait toujours que la cystite était due à la *congestion.*

Tel est, dans son ensemble, le *traitement médical* de la cystite. Je répète que dans la plupart des cas un peu graves, c'est un traitement insuffisant, qui ne permet pas d'obtenir une guérison complète, définitive. On peut y recourir dans les cas bénins, mais il ne faut pas s'y attarder lorsque la guérison n'est pas rapidement obtenue : bien souvent une cystite ne devient grave que parce qu'on a eu recours au début à ce traitement insuffisant ; dans beaucoup de cas, la cystite dite douloureuse d'origine blennorrhagique ou tuberculeuse ne reconnaît pas d'autres causes.

Le *traitement local, direct* ou *chirurgical*, est aujourd'hui le traitement de choix de la cystite. En effet, autant *l'antisepsie directe des voies urinaires inférieures* m'a permis de simplifier le traitement des rétrécissements de l'urèthre, autant le *lavage de la vessie sans sonde* et *l'anesthésie directe de la muqueuse uréthro-vésicale* obtenue à l'aide du *chlorhydrate* et du *nitrate de cocaïne* m'ont permis de simplifier le traitement de la cystite.

Il y a fort longtemps que l'on a cherché à supprimer la médication interne dans le traitement de la cystite et à y substituer le traitement local, bien plus efficace, puis-

______

(1) Loc. cit., 1888, page 943.

qu'il permet d'agir directement sur l'organe malade, et qui a de plus le grand avantage de laisser intactes les fonctions des reins et de l'appareil digestif. Mais ce traitement direct de l'inflammation de la vessie, malheureusement pour les malades, est resté très imparfait jusque dans ces dernières années. Depuis les travaux de Civiale sur l'emploi des injections vésicales pour obtenir la guérison de la cystite chronique, travaux publiés en 1826 et en 1829, jusqu'à mes recherches sur cet important sujet, aucun progrès sérieux n'avait été réalisé dans ce mode de traitement. Une seule tentative mérite d'être notée. Je veux parler du *procédé des instillations*, que l'on doit à M. Guyon.

Ce procédé, on le sait, consiste à introduire dans la vessie un explorateur à boule en gomme perforé et à injecter dans cette cavité, à l'aide d'une seringue de Pravaz d'une contenance de 4 grammes d'eau distillée, un certain nombre de gouttes d'une solution concentrée d'une substance caustique, presque toujours le nitrate d'argent. « En versant dans l'urèthre profond, dit l'auteur (1), une solution titrée, elle glissera forcément dans la vessie. Vous l'avez préalablement vidée et, s'il y a lieu, lavée ; selon le nombre de gouttes que vous ferez tomber, l'action cathétérique du sel lunaire s'étendra plus ou moins..... Pour l'action localisée, les doses sont représentées par le titre 2 p. 0/0. Vous devez souvent monter à 3, 4, exceptionnellement à 5 p. 100. Il faut encore que le nombre de gouttes soit assez grand pour que la part de la vessie soit suffisante. J'emploie le tiers au moins, souvent la moitié et même la totalité de la seringue à instillations, qui contient 4 grammes de liquide. Il est bien entendu que, pour les solutions les plus fortes, 4 et surtout 5 p. 100, le nom-

(1) Loc. cit., page 968.

bre des gouttes doit être limité, 20 à 30 gouttes sont largement suffisantes.

« J'ai renoncé à aller plus loin. Le dosage à 10 p. 100 me sert au cours des opérations de cystites douloureuses, et l'on peut *de visu* s'assurer de la force de cette cautérisation. Employées dans des vessies fermées, ces cautérisations sont suivies d'accidents : douleurs violentes, hématuries et quelquefois inflammations du rein ou de son atmosphère. J'ai eu un cas de phlegmon périnéphrétique après instillation de quatre gouttes d'une solution à gramme pour gramme dans un cas de cystite chronique. Il faut donc renoncer aussi bien aux solutions concentrées qu'aux attouchements avec le crayon, dont le moindre défaut est de ne pouvoir être ni mesuré ni localisé. »

Il n'est pas douteux que le procédé des instillations de nitrate d'argent constituait un progrès sur les attouchements avec le crayon, que l'on pratiquait autrefois ; mais il est également incontestable que ce sont deux procédés fort dangereux. Malheureusement, ce ne sont pas seulement les solutions très concentrées de nitrate d'argent employées en instillations qui peuvent provoquer les accidents dont parle l'auteur du procédé, ce sont encore les solutions à 2, 3, 4, 5 p. 100, qu'il préconise. A ces doses, le sel lunaire est encore un caustique énergique et dans les cas *d'infection des voies urinaires inférieures*, toute cautérisation limitée est dangereuse, parce qu'elle ouvre la porte à *l'infection générale*, à la *fièvre urineuse* et par suite à *l'infection des voies urinaires supérieures* par la voie descendante, parfois même à des infections du tissu cellulaire périrénal par la voie sanguine, comme le prouve le fait cité par M. Guyon lui-même.

Si les voies urinaires supérieures sont déjà infectées, la fièvre urineuse est encore plus à craindre. On peut l'observer alors après une cautérisation assez faible et assez limitée des voies urinaires inférieures. C'est l'une des causes qui doivent faire rejeter l'usage de tous les caustiques, nitrate d'argent, sublimé, etc...., employés même en instillations, de la thérapeutique des infections des voies urinaires inférieures. La *pathogénie* des accidents infectieux chez les urinaires doit toujours être bien présente à la mémoire du clinicien quand il s'agit de traiter la cystite due à l'infection de la cavité vésicale. Certes, il faut employer dans ces câs des solutions antiseptiques, mais il faut que ces solutions soient mises en contact avec toute la surface infectée, ce que l'on ne peut pas obtenir avec le procédé des instillations, et, s'il existe en même temps une infection des voies urinaires supérieures, il faut que cet antiseptique n'altère pas l'épithélium des voies urinaires inférieures au point de permettre l'absorption des produits septiques contenus dans l'urine à son arrivée dans la vessie, parce qu'il pourra se produire alors de l'infection générale, de la *fièvre urineuse*. J'ai cité un fait très instructif à ce point de vue il y a quelques années : la fièvre urineuse s'était produite après une injection intra-vésicale d'une solution assez faible de sublimé.

Un autre accident consécutif aux instillations et qui est assez fréquemment observé, c'est la *prostatite*. Il est dû à ce que la solution caustique est déposée dans l'urèthre postérieur.

Il faut également citer *l'uréthrite*, due à ce que, malgré les précautions que prend l'auteur, une partie de la solution caustique tombe dans l'urèthre antérieur soit à l'aller, soit au retour. Peut-être glisse-t-elle même parfois le long de la tige de l'explorateur perforé pendant l'instillation. C'est en effet un procédé qui ne permet pas d'agir avec précision : certains points sont fortement cautérisés, ce qui est plus nuisible qu'utile, ainsi que je viens de le montrer ; d'autres au contraire ne sont même pas touchés

et par suite restent infectés, ce qui rend possibles les accidents infectieux graves dont je viens de parler.

Mais ce qui a le plus nui à ce procédé, ce qui en a empêché la vulgarisation, ce qui fait qu'il n'est plus guère
employé aujourd'hui que par son auteur et les élèves de
ce chirurgien, c'est qu'il est horriblement douloureux.
Cette douleur est causée non seulement par la solution
caustique, mais encore par les cathétérismes répétés que
nécessite l'opération. Il faut d'abord introduire une sonde
dans la vessie pour la vider et la laver, dit-on ; ensuite,
il faut introduire un explorateur perforé pour faire l'instillation. Or, ces introductions répétées d'instruments
sont d'autant plus douloureuses que l'inflammation est
plus intense. L'état des malades est parfois tellement aggravé par les instillations que la cystite présente bientôt
tous les caractères de la variété dite douloureuse. J'ai
rappelé, dès 1888, plusieurs de ces faits, qui avaient été
observés par M. Guyon et publiés par un de ses élèves.
Ce chirurgien a du reste reconnu que le procédé des instillations de nitrate d'argent donne des résultats déplorables dans le traitement de la cystite tuberculeuse et de la
cystite des néoplasiques et il a conseillé lui-même de n'y
jamais recourir chez ces malades.

Pour calmer cette douleur, M. Guyon a eu recours, mais
sans succès, aux instillations de solutions calmantes. « Il
en est de même, dit-il (1), des instillations de solutions
médicamenteuses narcotiques ou analgésiantes. J'ai, depuis longues années, étudié, avec mon interne regretté
Alling, les instillations de chlorhydrate de morphine. L'introduction d'emblée de 5 à 6 centigrammes et plus ne
donne pas la moindre sédation et ne détermine aucun
phénomène toxique. Il fallait s'attendre aux mêmes

(1) Loc. cit. 1888, page 949.

échecs pour la cocaïne. Je l'ai consciencieusement essayée et n'en ai obtenu quelque effet que dans des cas où la douleur ne se liait pas à une inflammation trop aiguë. Cet effet, d'ailleurs très passager, nécessite une dose élevée, 20 à 30 centigrammes au moins, et la répétition fréquente de la dose. Ce qui démontre que c'est à l'insuffisance de l'absorption qu'il faut attribuer le peu d'action de la cocaïne..... »

Et ce chirurgien termine par la phrase suivante, qu'il a dû amèrement regretter depuis qu'il a pu constater les excellents résultats que j'ai obtenus avec la cocaïne en employant un procédé tout différent de celui des instillations : « Chercher l'anesthésie directe de la muqueuse vésicale alors même que son épithélium est modifié par l'inflammation est donc peu réalisable. »

Le procédé des instillations avait cependant sur le procédé des lavages vésicaux un avantage réel, qu'il n'a plus aujourd'hui parce que le *lavage de la vessie sans sonde* le lui a fait perdre : il permettait d'éviter la distension de la vessie dans les cas de cystite aiguë très intense. On sait que souvent à l'état normal et presque toujours, sinon toujours, dans les cas de cystite, la fréquence des mictions est subordonnée à la capacité physiologique de la vessie et non à sa capacité anatomique. Lorsque la sensibilité de la muqueuse vésicale est exagérée par l'inflammation, l'introduction dans le réservoir urinaire d'un instrument même très doux, une sonde de Nélaton par exemple, détermine par action réflexe une contraction du muscle vésical. Or, c'est cette contraction qui éveille le besoin d'uriner, ainsi que je l'ai montré dans mes *Leçons* (1). Si l'on veut alors introduire dans la

---

(1) Lavaux, *Leçons pratiques sur les Maladies des voies urinaires, professées à l'Ecole pratique*, tome I, page 92, Paris, 1890.

vessie une certaine quantité de liquide, le muscle vésical réagit, se contracte parfois violemment, ce qui peut causer des accidents. Si l'on n'introduit au contraire dans la vessie que quelques gouttes de liquide, cet inconvénient est en grande partie évité ; il ne l'est pas complétement parce que le liquide employé en instillations étant caustique est très irritant. Aussi voit-on se manifester des épreintes d'autant plus violentes que la solution employée est plus forte, ténesme qui se traduit souvent par une *douleur violente* et de l'*hématurie*.

Néanmoins il faut convenir que le procédé des instillations a rendu quelques services, surtout lorsqu'on a eu soin d'employer des solutions relativement faibles. On aurait mauvaise grâce à ne pas le reconnaître ; mais aujourd'hui ce procédé est devenu inutile. En effet, on peut actuellement, au lieu de faire souffrir plus ou moins cruellement ces malades et de les exposer à de graves complications en employant des solutions caustiques, les guérir plus vite et plus sûrement en ayant recours à des solutions antiseptiques inoffensives et en calmant instantanément leurs souffrances. Il en est du procédé des instillations dans le traitement de la cystite comme de l'uréthrotomie interne dans le traitement des rétrécissements de l'urèthre. L'uréthrotomie interne aussi constituait un progrès sur les anciens procédés et aujourd'hui elle n'est plus employée par les chirurgiens compétents et consciencieux. Ces deux procédés tombent peu à peu dans l'oubli : c'est la conséquence fatale et heureuse du progrès. Ce ne sont pas certainement les malades qui s'en plaindront.

Quel est donc le procédé opératoire qui fait aujourd'hui du traitement local ou chirurgical de la cystite le traitement de choix de cette affection ? C'est l'ancien procédé, celui qu'employaient Civiale, Nélaton, etc... mais simplifié, perfectionné : le procédé des *lavages-vésicaux*. La pathogénie aujourd'hui bien connue de l'inflammation vésicale, le rôle considérable qu'y jouent certains microbes pathogènes, l'efficacité manifeste dans le traitement de cette affection des solutions simplement antiseptiques, *non caustiques*, introduites en grande quantité dans la cavité vésicale, montraient clairement que ce procédé était le seul logique à employer dans le traitement de la cystite. Mais pour le rendre très pratique et applicable dans les cas les plus intenses comme dans les cas les plus légers, il fallait :

1° Réaliser des progrès dans le manuel opératoire ;

2° Réaliser l'anesthésie directe et presque instantanée de la muqueuse uréthro-vésicale ;

3° Trouver des solutions à la fois assez antiseptiques pour être efficaces et assez inoffensives pour pouvoir être mises en contact sans inconvénient avec tous les points de la muqueuse uréthro-vésicale, que ces parties fussent saines ou enflammées.

Parmi les anciens auteurs, Civiale est l'un des premiers qui aient bien montré combien est fâcheux l'usage de la sonde lorsqu'on y a recours dans le traitement de la cystite pour introduire des liquides dans le réservoir urinaire : « La douleur déterminée par le passage de la sonde, disait-il, fait plus de mal que l'injection ne produit de bien, outre qu'elle suffit pour dégoûter les malades d'un moyen précieux que rien ne peut remplacer. »

Nélaton disait aussi : « Cette méthode est réellement utile, malheureusement elle n'est pas toujours applicable à cause de l'excessive sensibilité de la vessie et de la douleur que détermine l'introduction de la sonde. »

C'est donc au *lavage de la vessie sans sonde* tel que je l'ai décrit dans ces dernières années qu'il faut recourir dans le traitement de la cystite.

Mais la suppression de la sonde ne suffirait pas pour éviter pendant le lavage la *distension vésicale* dans certains cas de cystite très douloureuse. Il faut encore que le liquide ainsi injecté soit d'abord une solution analgésiante efficace. Or, on sait, depuis la publication des résultats de mes recherches sur l'anesthésie directe de la muqueuse uréthro-vésicale, que les *solutions faibles* de chlorhydrate et de nitrate de cocaïne employées comme je l'ai dit dans un chapitre précédent permettent d'obtenir presque instantanément cette anesthésie et qu'elles sont absolument inoffensives si l'on a soin de prendre toutes les précautions sur lesquelles j'ai insisté dans mes travaux sur ce sujet, précautions qui ont été rappelées dans le chapitre en question. C'est là un des résultats les plus heureux et les plus importants que j'aie obtenus dans mes recherches sur la thérapeutique des maladies des voies urinaires. Pour bien comprendre l'importance du progrès réalisé et pour en tirer tout le profit possible, quelques détails sont nécessaires.

Les auteurs qui m'avaient précédé dans ces recherches avaient échoué parce qu'ils avaient commis, entre autres, une erreur capitale. Au lieu de s'attaquer à la fois au *symptôme douleur* et à la *cause* de cette douleur, à la cystite, ils ne se préoccupaient que du symptôme. « C'est « moins la maladie que sa manifestation que l'on doit « avoir en vue », disait M. Guyon. C'est une erreur absolue, ainsi que je l'ai démontré il y a déjà plusieurs années, dans ma thèse. « En effet, disais-je, la douleur n'est que la conséquence de la cystite ; tous nos efforts doivent donc avoir au contraire pour but de combattre l'inflammation vésicale. Quand il n'y aura plus de cystite, il n'y aura plus de douleur. En poursuivant uniquement les phénomènes douloureux, on fait fausse route. Nous prouverons par des faits que même dans certains cas de cystite chronique douloureuse il suffit de combattre l'inflammation vésicale pour faire disparaître la douleur. »

Les nombreuses observations que j'ai publiées ne laissent plus aucun doute sur ce point. Il faut donc bien se rappeler que l'anesthésie directe de la muqueuse uréthro-vésicale ne doit constituer que le premier temps du traitement local de la cystite. Au bout de 3 à 5 minutes, il faut injecter sans sonde dans la vessie une solution antiseptique en ayant bien soin de cesser l'injection dès que les malades commencent à éprouver le besoin d'uriner, afin d'éviter la *distension de la vessie*. Quand le liquide antiseptique employé, la solution saturée d'acide borique par exemple, n'est pas irritant, les malades éprouvent de suite un grand soulagement et il n'est point rare, dans les cas graves, de les voir s'endormir immédiatement après cette intervention. Aussi ce repos absolu de la vessie, cette disparition immédiate des phénomènes douloureux après que l'on a débarrassé cet organe des produits inflammatoires qu'il contenait, cette amélioration subite de l'état général, ont-ils la plus heureuse influence sur la cystite.

Les liquides que l'on doit employer pour pratiquer les lavages de la vessie sans sonde varient suivant que la cystite est due à une *substance aseptique irritante* ou à une *infection de la cavité vésicale*. Dans le premier cas, il suffit de recourir à une substance *aseptique*; on peut néanmoins se servir d'une solution faible et bouillie d'acide borique, à 2 p. 100 par exemple. On a soin de l'employer tiède : c'est une sorte de bain interne. Très souvent du reste, dans cette variété bénigne d'inflammation de la vessie, on n'a pas recours au traitement local : le repos, du lait et un peu de bicarbonate de soude suffisent pour obtenir en quelques jours la guérison des malades.

Lorsque la cystite est due au contraire à l'*infection*

de la vessie, il faut employer des solutions *antiseptiques* d'autant plus énergiques que l'infection est plus grave. En général, il est bon cependant de n'employer au début du traitement qu'une solution saturée d'acide borique, c'est-à-dire la solution à 4 p. 0/0. Il est très important de faire bouillir cette solution en la préparant. On est sûr d'avoir ainsi un liquide vraiment aseptique et possédant des propriétés antiseptiques incontestables, qui ont été bien démontrées par M. Pasteur. Cette solution saturée suffit d'ailleurs dans un grand nombre de cas pour obtenir la guérison des malades et elle a l'immense avantage de ne causer aucune douleur : Ainsi qu'on l'a fait remarquer, son emploi peut être large et répété, son contact avec la muqueuse vésicale peut être aussi prolongé qu'on le désire sans que l'apparence de l'irritation soit provoquée.

Lorsque la solution *saturée* d'acide borique est insuffisante pour désinfecter la vessie, il faut avoir recours aux solutions *sursaturées* : celle à 8 p. 100 est ordinairement bien tolérée ; celle à 12 p. 100 est un peu douloureuse et celle à 15 p. 100 est presque aussi douloureuse que les solutions faibles de nitrate d'argent. Comme ces dernières, elles ne doivent donc être injectées dans la vessie qu'après l'anesthésie directe de la muqueuse uréthro-vésicale.

Bien que l'acide borique soit une précieuse substance antiseptique qui rend dans le traitement de la cystite de grands services, il est des cas dans lesquels il faut recourir à une substance plus énergique. Le médicament de choix à employer est alors le *nitrate d'argent,* mais à *doses faibles* : ce ne sont plus des solutions à 2, 3, 4 et 5 p. 100 qu'il faut injecter dans la vessie, comme dans le procédé des instillations, mais seulement des solutions variant de 1 à 2 p. 1000. Ce n'est que dans des cas tout à fait exceptionnels que l'on est obligé d'avoir recours à des doses plus élevées; la solution la plus concentrée que j'aie employée était à 1 p. 250.

Ces solutions faibles de nitrate d'argent, surtout les solutions variant de 1 à 2 p. 1000, peuvent sans inconvénient être injectées sans sonde dans la vessie : les parties saines de la muqueuse uréthro-vésicale les tolèrent fort bien, ce qui permet de faire usage d'une grande quantité de liquide antiseptique et de bien mettre celui-ci en contact avec tous les points infectés de la cavité uréthro-vésicale. Or, ces solutions ainsi employées, à condition d'être préparées avec soin, sont très efficaces; elles donnent d'excellents résultats dans le traitement de la cystite.

Les injections vésicales pratiquées sans sonde avec les solutions faibles de nitrate d'argent qui viennent d'être indiquées ne causent aucune douleur pendant l'opération si l'on a eu soin de faire préalablement l'anesthésie directe de la muqueuse uréthro-vésicale. Au bout d'un temps variable, les malades éprouvent seulement un besoin pressant d'uriner et une légère cuisson, que l'on pourrait du reste éviter en se servant, d'après le procédé que j'ai décrit il y a quelques années, d'une solution de *nitrate* de cocaïne.

Inutile de dire que le nitrate d'argent ainsi employé ne présente aucun danger. On peut en faire usage même dans le traitement de la cystite tuberculeuse.

Le contraste entre les résultats ainsi obtenus et ceux fournis par le *procédé des instillations* est donc complet. Il permet de comprendre pourquoi les chirurgiens compétents qui sont au courant de la science n'ont plus recours aujourd'hui à ce dernier procédé opératoire.

Je ne fais plus jamais usage du *sublimé* ni de *l'acide phénique* dans le traitement de la cystite. Ce sont des médicaments dangereux.

A quelle température doivent être employées les solutions dont je viens de parler ? Pour les solutions saturées et sursaturées d'acide borique, cette température doit être au moins de 38 degrés centigrades au moment où on la verse dans le récipient de l'appareil. Il y a cependant une exception à cette règle : dans la cystite qui survient pendant la grossesse, il ne faut pas dépasser 36 degrés, sinon il est fréquent de voir survenir des contractions utérines. C'est un fait que j'ai plusieurs fois constaté et qui mérite d'être retenu.

Les solutions faibles de nitrate d'argent peuvent être employées aux températures qui viennent d'être indiquées, mais souvent on en fait usage sans inconvénient à des températures beaucoup inférieures à celles-ci.

Lorsque la cystite s'accompagne d'une hématurie abondante, dans la cystite chez les néoplasiques par exemple, la température du liquide employé doit être beaucoup plus élevée. Il faut que ce liquide soit aussi chaud que le malade peut le supporter. J'ai montré, dans une communication que j'ai faite, en 1891, à l'Académie de Médecine, que l'on peut faire cesser ainsi en quelques minutes une hématurie grave, celle qui est dûe aux tumeurs de la vessie.

Quelle quantité de liquide faut-il injecter ? Lorsqu'il s'agit de la solution saturée d'acide borique, on en injecte autant que le réservoir urinaire peut en supporter, mais on doit cesser l'injection dès que le malade éprouve le besoin d'uriner, afin de ne pas distendre la vessie.

Si l'on emploie les solutions faibles de nitrate d'argent ou les solutions sursaturées d'acide borique, la quantité de liquide doit être d'autant plus faible que la cystite est plus intense. En général, cette quantité doit être inférieure à la moitié de la capacité physiologique de la vessie.

Combien de temps doit-on laisser le liquide en contact

avec la muqueuse vésicale ? Si ce liquide n'est pas irritant, on laisse le malade uriner naturellement aussitôt après l'injection et l'on renouvelle celle-ci autant de fois qu'on le juge nécessaire : c'est ce qui constitue le lavage de la vessie. A la fin de l'opération, on laisse dans cette cavité une certaine quantité de liquide, que le malade expulse plus tard, lorsqu'il éprouve le besoin d'uriner.

Lorsqu'il s'agit au contraire de l'injection d'une solution irritante, tantôt on la fait précéder et suivre d'un lavage avec une solution saturée d'acide borique, tantôt on l'abandonne dans la vessie. Cela dépend de l'intensité de la cystite, de l'impressionnabilité du malade et de la solution employée.

Doit-on répéter souvent les lavages ? Les lavages de la vessie sans sonde pratiqués avec la solution saturée d'acide borique doivent être répétés deux fois par jour au début du traitement dans un grand nombre de cas, surtout lorsqu'il s'agit d'une cystite aiguë. Lorsqu'on ne fait qu'un seul lavage dans les 24 heures, l'amélioration est beaucoup moins rapide.

Les solutions sursaturées d'acide borique et les solutions faibles de nitrate d'argent au contraire ne doivent en général être employées que tous les deux ou trois jours.

Quand faut-il cesser les lavages ? Les malades ne doivent être considérés comme guéris que lorsqu'on a constaté que l'urine ne contient plus de pus. En général, tant que l'urine n'est pas redevenue normale, il faut se garder de cesser le traitement.

Tel est, d'une façon générale, le traitement local actuel de la cystite, qu'il s'agisse de la *forme aiguë* ou de la *forme chronique* et quelle qu'en soit la variété, pourvu que *la vessie se vide spontanément d'une façon complète.*

Avant de terminer ces considérations générales, je dois

aborder encore une question importante, qui a trait à la thérapeutique curative de la cystite : Je veux parler de l'intervention opératoire chez les malades dont la vessie est enflammée. Dans un certain nombre de cas, il ne suffit pas en effet de traiter directement la cystite, il faut encore s'efforcer de faire disparaître une cause prédisposante importante : un rétrécissement de l'urèthre, un calcul vésical, par exemple. Eh bien, peut-on traiter ces causes prédisposantes en même temps que la cystite ou faut-il attendre pour intervenir chirurgicalement que l'inflammation vésicale ait disparu ?

Je ne puis résister au plaisir de citer textuellement les pages que M. Guyon a consacrées, en 1888 (1), à cette importante question. « Je vous ai déjà fait pressentir, dit-il, « que l'intervention directe est souvent nécessaire. C'est « par l'introduction d'instruments ou par des opérations « proprement dites que vous aurez à agir. C'est recon- « naître implicitement que *la cystite n'est pas une contre- « indication opératoire.* Suspendre votre action sous pré- « texte que l'inflammation pourrait être aggravée par le « contact des instruments, par la répétition des manœu- « vres, c'est substituer le raisonnement aux faits; c'est « peut-être de la logique ; à coup sûr, ce n'est pas de la « clinique. Néanmoins, si les observations nous appren- « nent que la cystite ne doit pas détourner le chirurgien « de l'accomplissement d'une intervention nécessaire, si « elles nous montrent même que, toutes les fois que la « cause déterminante d'une cystite est justiciable d'une « opération, la vessie demande à être opérée, il n'en est « pas moins vrai que des exceptions subsistent. Est-ce « dans le degré de l'inflammation, est-ce dans les com-

(1) Loc. cit., 1888, page 935.

« plications auxquelles elle a donné lieu qu'il faut les
« chercher ?

« Il ne saurait être douteux que l'examen attentif de
« ces conditions est celui qui s'impose. Il s'agit de peser
« quels seraient les dangers de l'action et à quels résul-
« tats peut aboutir l'abstention. Ainsi présentée, la solu-
« tion de la question ne reste pas sans difficultés, mais
« vous la résoudrez au mieux des intérêts du malade si
« vous avez appris à bien observer. Désireux d'ajouter
« les enseignements de mon expérience à celle que déjà
« vous avez acquise, je les formule nettement en disant
« que plus je vieillis et plus j'interviens. Ce qui revient
« à déclarer que je crois davantage aux effets de l'inter-
« vention qu'aux bénéfices de l'abstention, mais n'impli-
« que pas que cette intervention, pour être chirurgicale,
« soit toujours opératoire.

« Cette manière de voir se base sur la constatation, bien
« des fois répétées, de l'heureuse influence d'une action
« à la fois rapide et complète et aussi peu traumatisante
« que possible, sur l'évolution et l'issue des principales
« complications de la cystite. Au lieu de considérer, comme
« il a été longtemps de règle, les lésions rénales comme
« une contre-indication opératoire, j'y vois l'invitation
« d'agir.

« L'uréthrotomie, depuis un grand nombre d'années, la
« lithotritie, à partir de sa transformation moderne, m'ont
« peu à peu amené à cette manière de voir et affermi de
« plus en plus dans sa mise en pratique. Il me paraît à
« l'heure actuelle que le chirurgien peut à bon droit con-
« sidérer qu'il est pleinement autorisé à s'opposer par
« l'intervention à la marche progressive des altérations
« du rein. Je ne puis dire qu'en supprimant rapidement
« la cystite, il les guérisse, mais il en suspend très cer-
« tainement l'évolution, alors même que les symptômes

« avaient nettement établi leur gravité. Cependant cette
« heureuse action sur le rein se limite à peu près exclusi-
« vement aux lésions chroniques ou à celles dont l'acuité
« n'est pas très grande. De telle sorte que le degré dans
« la complication doit être mis en ligne de compte ; son
« exacte appréciation pourra déterminer l'abstention ou
« faire décider l'ajournement de l'opération.

« Cette question du degré doit être examinée au point
« de vue de la vessie elle-même. Il faut d'abord rappeler
« que le degré de la cystite et celui de la néphrite sont
« souvent connexes. C'est ce que vous observez en parti-
« culier chez les vieux prostatiques, spécialement chez
« ceux qui ont des distensions anciennes, mais d'une
« façon générale chez tous les porteurs de lésions qui ont
« longtemps duré, qu'ils soient rétrécis ou calculeux. De
« telle sorte que cette question du degré de la cystite,
« comme toutes celles qui se rattachent à son histoire
« clinique, est intimement liée à celle du terrain sur
« lequel elle évolue.

« Aussi devrez-vous soigneusement vous garder, si
« vous voulez arriver à de véritables appréciations pra-
« tiques, de mettre sur la même ligne, l'acuité d'une
« cystite blennorrhagique, celle de la cystite d'un rétréci
« qui n'a pas offert les symptômes des lésions rénales
« anciennes, celle d'un calculeux ou d'un néoplasique sur-
« pris par l'intensité d'accès violemment aigus. Entre ces
« acuités qui, à un point de vue abstrait, paraissent d'un
« égal degré et celles des malades à lésions étendues et
« anciennes, auxquels je viens de faire allusion, il y a de
« profondes différences cliniques.

« C'est pour cela que j'ai promptement pris l'habitude
« de ne pas considérer l'état ammoniacal des urines
« comme un obstacle à l'opération. Sans doute, cette
« transformation implique l'idée de lésions aigües, sou-

« vent profondes, habituellement intenses, mais ne veut
« pas dire que l'on soit placé en face de ce complexus
« pathologique devant lequel la chirurgie doit s'abstenir
« sous peine de cesser d'être hardie, c'est-à-dire utile,
« pour devenir téméraire et par cela même inutile et nui-
« sible.

« L'état ammoniacal, au point de vue des contre-indica-
« tions, ne vaut donc pas par lui-même, il ne doit être
« pris en considération que par le fait des lésions qu'il
« accompagne. Les urines ammoniacales ne créent d'ail-
« leurs, ni au cours de l'opération, ni pendant ses suites,
« de danger particulier.......... »

Mais voilà assez d'erreurs. Il est inutile d'insister plus
longtemps pour montrer qu'un an après la publication de
mes premiers travaux sur la pathogénie et le traitement
préventif de la fièvre urineuse M. Guyon n'avait pas encore la moindre idée de la question. Si j'ai cité ces pages,
on pense bien que ce n'est pas pour les donner comme
un modèle de clarté et de précision. Tout est vague et
confus dans cette phraséologie dite magistrale. Quand
l'auteur, par hasard, veut être un peu précis, c'est pour
soutenir une opinion erronée. « Les urines ammoniacales,
dit-il, ne créent, ni au cours de l'opération, ni pendant ses
suites, de danger particulier. » Quelle erreur ! Certaines
de ces urines contiennent précisément l'un des microbes
les plus redoutables de l'infection urinaire : *l'urobacillus
liquefaciens septicus* de Krogius. Le plus souvent, il est
vrai, la transformation de l'urée en carbonate d'ammoniaque est due au *micrococcus ureæ* (torula de Pasteur),
que certains auteurs ne considèrent pas comme un microbe
urinaire pathogène ; mais ordinairement ce microbe
n'existe pas seul dans l'urine. Celle-ci contient également
un ou plusieurs microbes pathogènes.

C'est dans le degré de l'inflammation, dit M. Guyon,

qu'il faut chercher une partie des contre-indications opératoires. Or, on sait que des opérés de son service qui avaient une cystite légère ont parfois succombé très rapidement après l'intervention ; un rétréci, entre autres, est mort *douze heures* après l'uréthrotomie interne qu'il venait de subir.

Parfois, dit cet auteur, il faut opérer pour s'opposer à la marche progressive des altérations du rein. Eh bien, c'est au contraire un excellent moyen pour aggraver les lésions de cet organe, comme je le montrerai plus loin.

M. Guyon parle encore d'interventions nécessaires « toutes les fois que la cause déterminante d'une cystite est justiciable d'une opération. » Qu'entend-il par là ? Evidemment il considère les rétrécissements de l'urèthre, les calculs vésicaux, etc... comme des *causes déterminantes.* C'est toujours la théorie erronée de la *congestion.*

Ce n'est point ainsi qu'il faut envisager cette importante question de l'intervention opératoire chez les malades dont la vessie est enflammée. « *La cystite n'est pas une contre-indication opératoire* », a dit M. Guyon. C'est presque l'inverse de ce qu'il aurait fallu dire.

En général, il faut s'abstenir de toute opération sur les *voies urinaires inférieures* chez les malades atteints de cystite, à moins qu'il n'y ait urgence à intervenir. En effet, si l'inflammation de la vessie est due à une *substance aseptique irritante*, on sait qu'il s'agit ordinairement d'une affection de courte durée. Il est donc au moins inopportun de choisir un pareil moment pour opérer le malade.

Si la cystite est due au contraire à une *infection* de la vessie, ce qui est la règle, il peut être fort dangereux d'intervenir chirurgicalement chez ces malades sur les *voies urinaires inférieures,* car toute solution de continuité produite au niveau de ces organes est une porte ouverte à l'infection générale, à la *fièvre urineuse* et la mort, une mort plus ou moins rapide peut en être la conséquence. Il ne faut pas oublier que si les produits septiques contenus dans l'urine de ces malades sont habituellement inoffensifs pour l'organisme, cela tient au rôle protecteur de l'épithélium des voies urinaires inférieures, surtout de l'épithélium vésical. Mais si un traumatisme quelconque vient léser cet épithélium et déchirer les vaisseaux sanguins, l'absorption se produit, « les malades pissent dans leurs veines », comme disait Maisonneuve ; les microbes et les poisons microbiens solubles contenus dans l'urine passent dans le torrent circulatoire. C'est alors que l'on voit succéder à *l'infection locale* l'infection générale, la *fièvre urineuse,* et des néphrites infectieuses aiguës plus ou moins graves dues à une infection descendante ou par la voie circulatoire.

Mais, dira-t-on, ne peut-on pas éviter ces graves accidents en prenant certaines précautions ? Pour obtenir ce résultat, il faudrait soit mettre la surface lésée à l'abri du contact du liquide septique, c'est-à-dire de l'urine, soit empêcher l'absorption de ce liquide septique en contact avec la solution de continuité, soit rendre ce liquide aseptique.

Lorsque la plaie siège au niveau de l'urèthre, la sonde à demeure, ainsi que l'ont bien montré Maisonneuve et Reliquet vers 1860, bien qu'elle ne mette pas complétement cette plaie à l'abri de l'urine infectée, empêche assez souvent la fièvre urineuse. Mais la sonde à demeure n'est pas toujours bien tolérée par les malades ; chez d'autres opérés, il est impossible après l'opération d'introduire une sonde dans la vessie ; enfin la sonde à demeure ne peut pas empêcher le contact de l'urine avec une plaie vésicale.

« Quand il s'agit d'une érosion de la muqueuse vésicale « ou d'une dénudation d'épithélium, a dit Reliquet, les

« injections légèrement caustiques, pouvant coaguler les
« surfaces dénudées, suffisent pour empêcher l'absorption
« de l'urine et les accidents consécutifs. » Et cet auteur a
conseillé d'employer dans ce but une solution d'acide phénique au millième. C'est tout à fait insuffisant dans la
grande majorité des cas. On obtient de bien meilleurs
résultats avec la solution de nitrate d'argent au millième.
On peut du reste employer des solutions un peu plus
fortes de sel lunaire, à 2/1000 par exemple et exceptionnellement à 4/1000. Ces solutions de nitrate d'argent ont
encore un avantage : elles sont beaucoup plus antiseptiques que la solution phéniquée qui vient d'être indiquée.

Mais tous ces moyens seraient insuffisants pour empêcher l'absorption s'il s'agissait d'un traumatisme un peu
grave de la muqueuse uréthro-vésicale. Il ne faut donc
pas accorder à ces moyens préventifs plus d'importance
qu'ils n'en ont réellement.

Les moyens les plus efficaces et les plus pratiques,
parce qu'ils ont l'avantage de pouvoir être employés dans
tous les cas, sont aujourd'hui ceux qui ont pour but de
rendre *aseptique* le liquide en contact constant ou intermittent avec la solution de continuité de la muqueuse
uréthro-vésicale. En effet, si la médication interne, comme
je l'ai montré en étudiant le traitement médical de la cystite, n'a qu'une faible action sur les microbes urinaires
pathogènes, les moyens locaux ou directs, que l'on peut
appliquer actuellement dans tous les cas, que l'urèthre
soit rétréci ou qu'il ait son calibre normal, présentent au
contraire à ce point de vue une très grande efficacité. *Les
lavages vésicaux pratiqués sans sonde* permettent d'abord
de porter un liquide antiseptique sur tous les points de la
muqueuse uréthro-vésicale. Ces liquides varient suivant
les cas. Parfois la solution saturée et bouillie d'acide
borique suffit ; dans d'autres cas, il faut recourir aux solu-

tions sursaturées ; mais, lorsqu'il n'y a pas de contre-indications, les liquides de choix à employer ici, ce sont les solutions faibles de nitrate d'argent que je viens d'indiquer, parce qu'elles répondent, je le répète, à deux indications : elles sont antiseptiques et elles diminuent l'absorption au niveau de la solution de continuité.

Mais dans un grand nombre de cas, il est impossible de réaliser ainsi en quelques heures une antisepsie *absolue* de la muqueuse uréthro-vésicale et par suite de rendre l'urine *aseptique*, car cette muqueuse ne tolère pas les antiseptiques puissants. Il ne faut pas se faire d'illusions à ce sujet. Heureusement les lavages de la vessie pratiqués sans sonde peuvent rendre encore dans ces cas de très grands services en évacuant les *poisons microbiens* contenus dans le liquide urinaire. On sait aujourd'hui que ces poisons sont solubles, qu'ils sont en dissolution dans l'urine et que ce sont eux surtout qui causent ces accidents immédiats et parfois mortels que l'on observait autrefois après les opérations sur les voies urinaires inférieures, traumatisme qui permettait à ces poisons redoutables de passer dans le torrent circulatoire.

De quel liquide faut-il alors faire usage pour pratiquer ces lavages *répétés* de la vessie? Il faut choisir un liquide aseptique ou légèrement antiseptique, c'est-à-dire qui ne soit pas irritant : la solution saturée et bouillie d'acide borique est le liquide de choix à employer dans ces cas. En effet, ainsi que l'a fait remarquer M. le professeur Bouchard, « ce n'est pas avec des antiseptiques que l'on « combat des poisons. Sans doute, pendant la période « active de la maladie, quand l'agent infectieux continue « à se multiplier, il est bon d'entraver sa pullulation; « mais il ne faut pas oublier le poison, qui seul provoque « les accidents morbides. Si ce poison est sécrété sur une

« surface accessible, il faut l'évacuer ou le précipiter,
« empêcher qu'il soit absorbé. »

Mais je ne veux pas insister ; je reviendrai sur ces faits
en étudiant d'une façon générale les accidents infectieux
chez les urinaires.

Lorsque les *voies urinaires supérieures* sont infectées
en même temps que la vessie, il est encore plus difficile
d'obtenir que le liquide en contact avec la solution de
continuité de la muqueuse uréthro-vésicale soit aseptique.
En effet, comme l'urine s'écoule constamment goutte à
goutte dans la vessie, celle-ci est toujours en contact,
malgré l'emploi des lavages, avec un liquide septique. Il
faut donc dans ces cas répéter le plus souvent possible les
lavages vésicaux et recourir en même temps, comme adjuvant, à la médication interne. Ce ne sont pas spécialement des antiseptiques qu'il faut prescrire, mais des
boissons abondantes, s'il n'y a pas de contre-indications,
afin d'augmenter la quantité des urines, de diluer le plus
possible les poisons bactériens contenus dans les voies
urinaires.

On voit à quels dangers on expose ordinairement les
malades atteints de cystite lorsqu'on pratique chez eux
une opération quelconque sur les voies urinaires inférieures et combien il est souvent difficile d'éviter ces accidents. Certes, l'ensemble des précautions que je viens
d'indiquer permet presque toujours actuellement d'obtenir
cet heureux résultat, lorsqu'il y a urgence à intervenir.
J'ai publié des cas de lithotritie (1), d'extraction de corps
étrangers de la vessie (2) de divulsion progressive (3) d'é-
lectrolyse linéaire (4), etc... pratiquées avec un succès

(1) *Chirurgie contemporaine des organes génito-urinaires*, 1892.
(2) *Chirurgie contemporaine des organes génito-urinaires*, décembre 1891.
(3) Idem, mars et mai 1892.
(4) Idem, août et septembre 1892 et *thèse* du Dr Nollet, Paris, 1893.

complet chez des malades atteints de cystite intense due
à une infection de la vessie. Mais combien est-il plus simple, plus facile et surtout moins dangereux d'opérer seulement après la guérison de la cystite, lorsque les voies
urinaires inférieures sont redevenues *aseptiques !*

Il me paraît inutile d'insister. Je crois avoir surabon-
damment prouvé que, lorsqu'il n'y a pas urgence à intervenir, *il faut s'abstenir de toute opération sur les voies
urinaires inférieures chez les malades atteints de cystite.*

**Traitement de la cystite chez les malades atteints
d'hypertrophie de la prostate.** — A la première période
de l'hypertrophie de la prostate, le traitement de la cystite ne présente rien de particulier. Le lavage de la vessie
sans sonde doit être pratiqué ici comme chez les autres
malades. Il est ordinairement facile et il ne présente aucun inconvénient. S'il existe un spasme du sphincter
uréthral, l'anesthésie directe de la muqueuse uréthro-
vésicale le fait cesser en quelques minutes et le liquide
pénètre ensuite sans difficulté dans la vessie.

A la seconde période, on peut encore recourir aux
lavages de la vessie sans sonde ; mais l'application de ce
procédé est délicate chez ces malades. Pour éviter tout
accident dans ces cas, il faut étudier avec soin la contractilité vésicale, mesurer avec précision le degré de la
rétention incomplète, s'assurer à l'aide d'appareils bien
gradués que l'on ne distend pas la vessie.

Le lavage de la vessie sans sonde est au contraire formellement contre-indiqué lorsque la cystite existe chez
un prostatique à la troisième période. Il faut recourir
dans ces cas au cathétérisme et employer le procédé que
j'ai décrit en étudiant le traitement de l'hypertrophie de
la prostate lorsque cette affection est arrivée à la *troisième période.* Il faut surtout bien se garder de pratiquer

la *cystotomie*, comme l'ont conseillé certains chirurgiens incompétents. Je suis d'accord sur ce point avec M. Guyon, qui a fait remarquer avec raison que presque toujours le cathétérisme est non seulement possible mais facile chez ces malades. Or, il n'est point difficile dans ces conditions de guérir aujourd'hui la cystite sans recourir au bistouri, en employant simplement le procédé que je viens de rappeler. Ceci est tellement évident que l'on est tenté de se demander si les chirurgiens en question ont une idée bien nette de ce que les spécialistes ont décrit sous le nom de *troisième période de l'hypertrophie de la prostate*.

Lorsqu'un malade atteint de cystite et d'hypertrophie de la prostate à la *deuxième période* est pris brusquement d'une *rétention complète* d'urine et qu'il ne peut être sondé, il ne faut pas non plus trop se hâter de pratiquer la *cystotomie*. Voici quelle est dans ces cas la conduite à tenir :

Après avoir fait l'antisepsie de l'urèthre et avoir constaté que le cathétérisme est impossible, on pratique, avec l'appareil de M. Dieulafoy ou celui de M. Potain, la ponction hypogastrique capillaire avec aspiration. Lorsqu'on a retiré une certaine quantité d'urine, on cesse l'évacuation de la vessie et l'on injecte dans cette cavité *sans sonde, par l'urèthre*, une solution antiseptique. On évacue alors la plus grande partie de ce mélange d'urine et de solution antiseptique avec l'appareil aspirateur, puis on pratique une nouvelle injection intra-vésicale sans sonde, que l'on évacue toujours avec l'aspirateur et ainsi de suite jusqu'à ce que le liquide évacué soit du liquide antiseptique pur, dont on laisse du reste une petite quantité dans le réservoir urinaire. On a ainsi fait cesser la rétention complète d'urine et l'on a traité en même temps la cystite, l'infection des voies urinaires inférieures. Il ne reste plus qu'à traiter énergiquement l'affection qui a déterminé la *rétention complète* pour empêcher cet accident de se reproduire.

Je rappelle que fréquemment le cathétérisme est possible et même facile si on le pratique aussitôt après avoir vidé la vessie. Il permet, si on le juge utile, de placer une sonde à demeure.

On voit qu'il n'est nullement nécessaire de recourir au bistouri pour traiter chez les prostatiques la cystite due à *l'infection* de la vessie. Dans les cas exceptionnels où une intervention opératoire s'impose chez ces malades, elle est surtout indiquée par l'état de la prostate. J'ai traité cette question en étudiant la thérapeutique de l'hypertrophie prostatique. Je n'y reviens pas.

Mais il ne suffit pas de traiter cette variété de cystite, il faut encore savoir la prévenir. On sait que si elle est très fréquente, cela tient surtout à ce que les prostatiques se sondent sans prendre les précautions antiseptiques nécessaires. C'est un point sur lequel on ne saurait trop insister. Il ne faut donc pas oublier de montrer à ces malades quels sont les soins antiseptiques que nécessitent le cathétérisme.

Traitement de la cystite chez les rétrécis. — C'est l'une des variétés de la cystite dont le traitement a été le plus simplifié par le lavage de la vessie sans sonde. Autrefois on était à peu près désarmé contre la cystite des rétrécis : le traitement médical était en effet seul applicable, puisqu'on ne pouvait pas introduire de sonde pour faire des lavages de la vessie. Or, on sait combien est ici peu efficace ce traitement médical. Aussi les auteurs, M. Guyon entre autres, conseillaient-ils de recourir d'emblée à une opération, afin de donner au canal rétréci un calibre suffisant pour introduire dans la vessie une sonde de moyen calibre et agir directement sur la muqueuse vésicale enflammée. C'est alors que l'on observait parfois ces cas de mort rapide après l'uréthrotomie interne.

Aujourd'hui, au contraire, il est bien facile de traiter la cystite directement chez les rétrécis sans intervention opératoire préalable en ayant recours simplement aux *lavages de la vessie sans sonde*. Ces lavages peuvent en effet être pratiqués même dans les cas de rétrécissements très serrés et les injections intra-vésicales ainsi faites ont un autre avantage, c'est de *dilater* les strictures uréthrales. Il en résulte que dans l'immense majorité des cas, non seulement une opération d'emblée n'est pas nécessaire, mais que l'on peut encore traiter la cystite avant de s'occuper du traitement proprement dit du rétrécissement de l'urèthre. C'est la méthode que j'ai suivie, même dans des cas de strictures uréthrales infranchissables, lorsque les malades en question urinaient encore assez facilement. S'il n'existe pas d'autres complications, ce n'est donc que dans les cas de rétention complète ou lorsque les malades n'urinent que goutte à goutte ou à jet très fin avec des efforts considérables, que l'on est autorisé aujourd'hui à opérer d'emblée les rétrécis atteints de cystite.

Quel doit être dans ces cas exceptionnels le mode d'intervention? Si le rétrécissement est infranchissable, il est évident que *l'uréthrotomie externe pratiquée sans conducteur* s'impose.

Si la stricture uréthrale peut être franchie, il ne faut pas opérer le malade d'emblée : il faut simplement mettre une petite bougie à demeure et pratiquer le plus tôt possible des injections intra-vésicales sans sonde avec des solutions antiseptiques. J'ai obtenu ainsi, à l'hôpital Saint-Louis, entre autres, de très beaux résultats, qui ont été publiés.

Lorsque les voies urinaires inférieures ont été en partie désinfectées et que le rétrécissement a été un peu dilaté, si une intervention opératoire s'impose pour une raison quelconque, l'opération de choix à pratiquer est ici *l'électrolyse linéaire double*. C'est en effet l'opération qui, de beaucoup, favorise le moins l'absorption des produits septiques contenus dans l'urine et par suite l'infection générale, la *fièvre urineuse*. La *divulsion progressive* m'a donné aussi d'excellents résultats, mais elle offre plus de dangers que l'électrolyse linéaire. Quant à *l'uréthrotomie interne*, c'est l'opération de beaucoup la plus dangereuse : il ne faut jamais l'employer chez ces malades.

Traitement de la cystite blennorrhagique. — Voilà une variété de cystite qu'il faut savoir bien traiter, parce qu'on ne sait jamais ce qui arrivera si l'on se borne à prescrire au début un traitement médical banal, espérant qu'il s'agira de la forme légère de cette affection. Il peut se faire au contraire que la cystite augmente d'intensité malgré ce traitement et présente bientôt tous les caractères de la cystite dite douloureuse. Je rappelle qu'avant la publication des résultats de mes recherches sur le traitement de l'inflammation de la vessie, les chirurgiens, M. Guyon entre autres, avaient plusieurs fois pratiqué la taille pour apporter quelque soulagement à des malades atteints de cette variété de cystite.

Quel est donc le traitement logique et efficace de la cystite blennorrhagique? Ce traitement varie non pas suivant la forme aiguë ou chronique de cette affection, comme le disent les auteurs, mais *suivant la forme de l'uréthrite blennorrhagique concomitante*.

Si le malade ne vient consulter que longtemps après le début de l'affection, alors que *l'uréthrite blennorrhagique antérieure* qui a causé *l'infection* de l'urèthre postérieur et de la vessie est guérie, le traitement de choix est celui qui a été décrit dans les considérations générales, c'est-à-dire qu'il faut recourir aux lavages de la vessie sans sonde. Quant aux liquides à employer pour faire ces lavages, ce sont les mêmes que dans les autres variétés de cystite. Parfois, j'ai obtenu la guérison dans ces cas en faisant usage simplement de la solution saturée d'acide borique ; mais il faut reconnaître que chez la plupart de ces malades on est obligé d'employer des solutions plus énergiques.

Si la cystite se manifeste chez un malade atteint de blennorrhée, il faut avoir soin de pratiquer le *lavage continu de l'urèthre antérieur* avec une solution antiseptique avant de faire le lavage de la vessie sans sonde. De plus, il faut employer très rapidement et souvent d'emblée les solutions de nitraté d'argent pour faire les lavages vésicaux. Le sel lunaire est en effet le médicament de choix dont il faut faire usage chez ces malades.

Lorsque la cystite blennorrhagique apparaît à la période de déclin de la blennorrhagie, ce qui est la règle, il faut encore agir plus énergiquement. Non seulement il faut pratiquer d'abord le lavage continu de l'urèthre antérieur, mais il faut encore avoir soin, dans presque tous les cas, de recourir d'emblée aux solutions de nitrate d'argent. Les solutions d'acide borique ne sont pas ici assez énergiques.

On doit agir de la même façon dans les cas rares où la cystite apparaît dès le début de la blennorrhagie.

Mais lorsque la cystite blennorrhagique débute pendant la période aiguë de l'uréthrite, le traitement devient très délicat. On est alors d'autant plus embarrassé que l'uréthrite est plus intense et la cystite plus douloureuse. Il est indiqué, pour combattre *l'infection*, qui est alors à son maximum d'intensité, d'employer les solutions de nitrate d'argent. Or, ces solutions sont fréquemment très mal supportées par la muqueuse *uréthrale* chez ces malades.

D'autre part, la solution saturée et les solutions sursaturées faibles d'acide borique, qui sont très bien tolérées par les muqueuse uréthrale et vésicale, ont une action antiseptique trop faible. En les employant, on craint d'augmenter l'infection de la vessie, bien que l'on ait toujours soin de faire précéder le lavage de la vessie sans sonde du lavage continu de l'urèthre antérieur.

Quant à l'anesthésie directe de la muqueuse uréthro-vésicale. elle doit être pratiquée avec prudence, car l'état de la muqueuse uréthrale rend ici l'absorption possible. Il faut donc employer une solution faible de cocaïne et surveiller attentivement les malades.

Je ne parle pas de l'emploi des instillations de nitrate d'argent. C'est en effet dans ces cas qu'il est le plus contre-indiqué. L'introduction de l'explorateur perforé, que nécessite ce mode de traitement, est horriblement douloureuse. Les solutions caustiques employées, très douloureuses également, déterminent souvent de la prostatite et l'orchite n'est point rare. Quant à l'hématurie, elle est à peu près constante.

Si l'on tient à appliquer d'emblée un traitement local, il vaut encore mieux pratiquer d'abord le lavage continu de l'urèthre antérieur avec la solution saturée d'acide borique, faire ensuite l'anesthésie directe de la muqueuse *uréthro-vésicale* et terminer par une injection intra-vésicale pratiquée sans sonde avec une solution de nitrate d'argent au millième, injection précédée ou non d'un lavage boriqué.

Mais chez beaucoup de malades il est préférable, *dans les cas dont il s'agit*, de recourir au début au traitement médical. Ensuite, dès que l'état de la muqueuse uréthrale le permet, on termine le traitement de la cystite en pratiquant des lavages de la vessie sans sonde.

Quel doit être ici le traitement médical ? On a conseillé le bicarbonate de soude, le benzoate associé au biborate de soude, la térébenthine cuite à faible dose (Horteloup), le copahu, le cubèbe, etc... Mais le médicament de choix à employer, quand il peut être toléré, c'est l'*essence pure de santal citrin* à la dose de 3 à 4 grammes. J'ai obtenu avec ce médicament de bons résultats, quoique incomplets. Comme son action s'épuise vite, il faut avoir soin de ne pas prolonger ce mode de traitement. On y substitue les lavages vésicaux pratiqués sans sonde dès que l'on s'aperçoit que l'amélioration a cessé de faire des progrès.

Si la cystite s'accompagne de prostatite, le traitement est le même que dans les cas précédents lorsqu'il n'existe pas de rétention d'urine. Mais si une rétention oblige à pratiquer le cathétérisme, il faut avoir bien soin de n'introduire la sonde dans la cavité vésicale qu'après avoir lavé et anesthésié l'urèthre. Lorsqu'on a vidé la vessie, on injecte dans cette cavité une solution de nitrate d'argent au millième ou une solution de sel lunaire un peu plus forte si on le juge nécessaire.

Ainsi que l'ont fait remarquer les auteurs, il ne faut cesser le traitement de la cystite blennorrhagique qu'après la guérison bien complète de cette affection, car les récidives sont fréquentes lorsqu'on laisse persister la moindre inflammation de la muqueuse vésicale. Je répète que le nitrate d'argent est le médicament de choix à employer dans le traitement local de cette variété de cystite. C'est presque un spécifique. Il est bon de l'employer dans tous les cas. On est ainsi plus sûr d'éviter les récidives.

Une dernière remarque. Si l'on n'est consulté qu'à une époque tardive, alors que l'affection présente tous les caractères de la cystite dite douloureuse, il faut s'empresser de recourir au traitement local, surtout à l'anesthésie directe de la muqueuse uréthro-vésicale. Grâce à cette anesthésie et aux lavages de la vessie pratiqués sans sonde, on peut aujourd'hui obtenir la guérison de ces malades sans recourir à la taille.

Traitement de la cystite causée par certaines substances aseptiques irritantes.—Traitement de la cystite cantharidienne. — On a recours surtout au traitement médical dans cette variété de cystite. On prescrit du lait ou une tisane adoucissante, du bicarbonate de soude et parfois des suppositoires calmants.

Dans certains cas, il est bon d'employer le traitement local. Voici ce qu'a dit Nélaton à propos du traitement de la cystite cantharidienne, qui est le type de cette variété de cystite. « On prescrira des boissons diurétiques « en grande abondance ; peut-être des injections émol- « lientes dans la vessie pourraient-elles contribuer à cal- « mer les accidents, si l'introduction de la sonde ne dé- « terminait pas une trop grande irritation ;... »

Cet inconvénient n'existe plus puisqu'on peut pratiquer aujourd'hui des injections intra-vésicales sans employer la sonde. Il est donc bien facile de suivre le conseil donné par le grand chirurgien français.

Le liquide à employer dans ces cas doit être surtout un liquide *aseptique calmant*. Les antiseptiques ne sont nullement indiqués ici, puisque la vessie n'est pas infectée chez ces malades. J'emploie ordinairement une solution bouillie d'acide borique à 2 p. 0/0 après avoir pratiqué l'anesthésie directe de la muqueuse uréthro-vésicale. Cette anesthésie exige ici certaines précautions, parce que l'absorption est possible. Il ne faut employer que des solutions de chlorhydrate de cocaïne très étendues, au centième par exemple, et ne les laisser que trois minutes environ en contact avec la muqueuse des voies urinaires inférieures.

Il est exceptionnel de constater chez ces malades une rétention complète d'urine due à des fausses membranes. Dans ces cas, le traitement est le même que dans les autres variétés de cystite pseudo-membraneuse. J'y reviendrai.

Le *traitement préventif* de la cystite causée par une substance aseptique irritante présente quelque intérêt. Je ne veux pas parler de la suppression des nombreuses causes qui ont été signalées par les anciens auteurs, ni du traitement de la goutte ou du rhumatisme dans les formes dites goutteuse et rhumatismale; mais du traitement préventif de la cystite cantharidienne et de la cystite due à des injections intra-vésicales caustiques.

« Existe-t-il, a dit Nélaton, un traitement prophylactique de la cystite cantharidienne? Doit-on espérer de prévenir l'inflammation en mélangeant du camphre au vésicatoire? Il résulte des expériences de Morel-Lavallée que le camphre serait sans aucune espèce d'action.......... L'interposition d'un papier huilé entre la peau et la surface du vésicatoire préserverait-elle mieux de la cystite? C'est un point qui n'a pas encore été suffisamment étudié et sur lequel nous ne pouvons nous prononcer, bien que l'on ait souvent conseillé ce moyen pour prévenir l'inflammation de la vessie. »

D'autres auteurs ont fait remarquer que le principe actif de la cantharide absorbée circule dans les vaisseaux, les traverse sans laisser traces de son passage et que ce n'est que dans les cavités d'excrétion qu'il exerce son action irritante. Aussi ont-ils cherché à expliquer ce fait et à en déduire le traitement préventif de là cystite cantharidienne. « Dissoute dans le sérum alcalin du sang, ont-ils dit (1), et combinée avec lui, la cantharidine devient libre

(1) Auguste Ollivier, Dict. Jaccoud, t. VI, page 244.

dans la sueur et dans l'urine acide ; si donc on parvenait à rendre l'urine alcaline, la cantharidine maintenue combinée traverserait les voies d'excrétion rénale sans déterminer nulle part d'action irritante.

« Martin-Damourette, qui, le premier, a donné cette explication fort ingénieuse, indique un moyen simple d'éviter aux malades les souffrances très vives de la cystite cantharidienne : il conseille de leur donner auparavant 10 à 15 grammes de bicarbonate de soude, de façon à rendre l'urine alcaline.

« L'indication est très nette, mais elle n'est pas toujours facile à remplir ; nous avons nous-mêmes dans le service du professeur Grisolle, donné à un malade, pendant 3 ou 4 jours, 10 grammes de bicarbonate de soude en 24 heures, et cela sans avoir pu rendre son urine alcaline et lui éviter les douleurs de la cystite cantharidienne.

« Il sera donc souvent impossible d'alcaliniser l'urine, et, dans tous les cas, nous ne croyons pas qu'il soit indifférent de donner à un malade jusqu'à 10 grammes de bicarbonate de soude par jour, et cela dans le cours d'une autre médication dont les effets ne peuvent manquer d'être contrariés par l'administration des alcalins. »

Quoi qu'il en soit, dès que la cystite cantharidienne s'est manifestée, il faut lever l'emplâtre et avoir soin d'enlever toutes les parcelles de poudre adhérentes à la peau.

Le traitement préventif de la cystite due à des injections intra-vésicales caustiques est bien simple : il consiste à supprimer ces injections, qui sont aujourd'hui absolument inutiles. Je répète que le sublimé et l'acide phénique doivent être bannis de la thérapeutique des affections des voies urinaires inférieures. A doses *efficaces*, ce sont des substances irritantes fort mal tolérées par la muqueuse uréthro-vésicale et à doses fortes elles sont dangereuses.

Le nitrate d'argent, au contraire, est un excellent médicament employé à doses faibles. Mais à doses caustiques il présente dans le traitement de la cystite les mêmes inconvénients que le sublimé et l'acide phénique. On sait aujourd'hui que la théorie de *l'inflammation substitutive* est erronée. Or, pourquoi exposer les malades à de réels dangers, pourquoi *les faire souffrir*, quand on peut obtenir les mêmes résultats et même de meilleurs avec des solutions faibles, inoffensives et que l'on peut rendre à peu près indolentes ? Le procédé des instillations, c'est-à-dire l'emploi du nitrate d'argent à doses caustiques, doit donc être complétement abandonné.

Traitement de la cystite tuberculeuse. — Pour traiter logiquement et avec succès cette variété de cystite, il faut bien se rappeler sa pathogénie, son mode d'évolution, sa marche et une complication sur laquelle j'ai tout particulièrement insisté, en 1893, à la *septième session du Congrès français de chirurgie :* Je veux parler des infections vésicales secondaires qui se produisent assez fréquemment dans le cours de la cystite tuberculeuse.

Si des fautes graves ont été parfois commises, même par des Maîtres, dans la thérapeutique de cette affection — l'emploi de certaines solutions de sublimé et l'usage de la taille, par exemple — c'est parce qu'on avait oublié qu'il s'agit de *malades tuberculeux*, d'une *infection spéciale* qui avait été générale avant de se localiser à l'appareil génito-urinaire, qui n'est presque jamais et peut-être même jamais *limitée à la vessie*, qui peut *guérir*, mais qui *récidive* d'une façon à peu près constante, soit parce que la tuberculose *rénale primitive et concomitante* a persisté, soit parce que les *reins* ont été eux-mêmes atteints de nouveau après une nouvelle infection générale dont la cause, c'est-à-dire le bacille de la tuberculose, se trouve dans un autre point de l'organisme ou dans le milieu ambiant. Comme tous les tuberculeux, ces malades présentent en effet une fâcheuse prédisposition pour cette variété *d'infection.*

Le traitement *curatif* de la cystite tuberculeuse est surtout un traitement *local,* tandis que le traitement *préventif* de cette variété de cystite est presque exclusivement *médical.*

Ce n'est que depuis mes recherches sur l'anesthésie directe de la muqueuse uréthro-vésicale et sur les lavages de la vessie pratiqués *sans sonde* que le *traitement local* de la cystite tuberculeuse présente une réelle efficacité. Voici en effet ce que M. Guyon écrivait encore, en 1888 (1), sur ce sujet : « L'une des conséquences les « plus nettes de mes observations, c'est que les accalmies, « que nous pouvons appeler demi-guérisons, s'obtiennent « surtout lorsque l'on renonce franchement à tout traite- « ment local. Rien n'aggrave la fréquence et les douleurs « comme la mise en œuvre banale des introductions de « bougies et de cathéters ou des lavages. La sensibilité « particulièrement vive de la vessie tuberculeuse rend « bientôt l'introduction des liquides impossible et devient « l'occasion de l'aggravation de la cystite et de l'appari- « tion des néphrites. Les instillations elles-mêmes ne « donnent aucun succès. J'ai utilisé bien des agents mé- « dicamenteux par cette méthode, tous ont échoué, aussi « bien les substances calmantes que le nitrate d'argent, « le borate de soude, l'iodoforme, pour ne citer que les « principales. J'ai particulièrement insisté dans mes « essais sur l'emploi de ces deux substances. L'iodoforme, « qui se dissout mal dans tous les autres véhicules, a été « instillé en solution concentrée dans l'éther; ce mélange

(1) Loc. cit., 1888, page 686.

« est facilement supporté à la dose d'une quarantaine de
« gouttes faites en vessie vide ; je n'ai pas été plus heu-
« reux qu'avec le nitrate d'argent. Il en a été de même du
« biiodure de mercure et du sublimé auxquels j'ai très
« promptement renoncé........

« Je repousse donc formellement le traitement chirur-
« gical, en tant du moins qu'il consiste dans l'emploi des
« moyens dont je viens de faire mention. »

Ce sont ces échecs répétés qui avaient décidé M. Guyon
à recourir, dans certains cas, au traitement opératoire, à
pratiquer, entre autres, la taille hypogastrique chez
l'homme et la taille vésico-vaginale chez la femme. Mais
il est inutile d'insister : tous ces modes de traitement de
la cystite tuberculeuse n'ont plus aujourd'hui qu'un intérêt
historique.

Pour obtenir de bons résultats avec le traitement local
dans cette variété de cystite, il faut d'abord avoir bien
soin de n'introduire aucun instrument dans la cavité uréthro-vésicale. Toutes les injections intra-vésicales, calmantes ou autres, doivent être pratiquées *sans sonde* ce
qui permet du reste d'agir sur l'urèthre postérieur, *toujours atteint*, comme sur la vessie. Si la cystite s'accompagne *d'uréthrite antérieure tuberculeuse*, comme j'en ai
observé quelques cas très nets, il faut cependant, avant
de faire le lavage de la vessie, pratiquer avec douceur le
lavage continu de l'urèthre antérieur.

La sensibilité de la muqueuse vésicale est si vive chez
la plupart des malades atteints de cystite tuberculeuse
qu'il est bon de faire toujours précéder les lavages de la
vessie pratiqués sans sonde de l'anesthésie directe des
voies urinaires inférieures. Mais il faut prendre certaines
précautions lorsqu'il existe des ulcérations vésicales un
peu étendues, parce que l'absorption est possible dans ces
cas. Il ne faut employer que des doses relativement fai-

bles de chlorhydrate de cocaïne et ne les laisser que peu de temps en contact avec la muqueuse uréthro-vésicale. En prenant ces précautions, j'ai toujours obtenu l'anesthésie de cette muqueuse sans causer d'accidents d'intoxication.

Après l'anesthésie, le liquide de choix à injecter dans la vessie n'est ni une solution d'iodoforme, ni surtout une solution de sublimé, ou de biiodure de mercure. Ce sont là des solutions qui, en général, ne font qu'aggraver l'état des malades. J'en dirai autant des solutions *caustiques* de nitrate d'argent employées en *instillations*. En effet, quel but M. Guyon se proposait-il d'atteindre en employant des solutions aussi fortes? Espérait-il détruire les tubercules vésicaux? Les quelques gouttes de liquide qu'il employait étaient tout à fait insuffisantes pour atteindre toutes les lésions tuberculeuses que présente ordinairement la muqueuse vésicale. D'autre part, en diminuant la résistance de l'épithélium vésical dans des points encore intacts, ces solutions favorisent une nouvelle inoculation par les bacilles contenus dans l'urine et qui viennent surtout des voies urinaires supérieures, car il ne faut pas oublier que la tuberculose vésicale est presque toujours sinon toujours une tuberculose secondaire : c'est le *rein* qui est l'organe primitivement atteint.

Est-ce simplement une action antiseptique que cherchait le chirurgien en question? C'est alors trop et trop peu : c'est une solution trop forte et une quantité de liquide trop faible. Au point de vue antiseptique, des solutions beaucoup plus faibles suffisent, ainsi que je le montrerai plus loin, mais à condition d'employer une quantité de liquide beaucoup plus considérable que celle indiquée pour les instillations. Il faut qu'elle soit suffisante pour que tous les points de la muqueuse vésicale soient en contact avec le liquide antiseptique.

La muqueuse vésicale tolère également fort mal les solutions de sublimé. Celles-ci, en affaiblissant la résistance de l'épithélium vésical, peuvent favoriser, comme les solutions caustiques de nitrate d'argent, une nouvelle inoculation de la muqueuse de la vessie. J'ai cité, en 1892, à la *sixième session du Congrès français de chirurgie*, une observation qui a la valeur d'une véritable expérience et qui prouve qu'après l'injection dans la vessie d'une solution même faible de sublimé, l'épithélium de la muqueuse vésicale n'a plus sa résistance physiologique, puisqu'il rend possible l'absorption et par suite l'infection générale, la *fièvre urineuse*.

Après l'anesthésie directe de la muqueuse uréthro-vésicale, il faut simplement injecter dans la vessie, *sans sonde*, une solution saturée et bouillie d'acide borique, solution qui a le grand avantage d'être très bien tolérée par la muqueuse des voies urinaires inférieures chez les malades atteints de cystite tuberculeuse. Lorsqu'on a obtenu ainsi une grande amélioration de la cystite, surtout au point de vue de la douleur, si l'urine contient encore beaucoup de pus venant de la vessie, il faut recourir aux solutions sursaturées d'acide borique et parfois aux solutions faibles de nitrate d'argent. Celles-ci sont principalement indiquées lorsqu'il existe des infections vésicales *secondaires*, infections qui ne sont point rares, surtout chez la femme. Parmi les variétés de microbes autres que le bacille de la tuberculose que l'on rencontre dans l'urine de ces malades, je rappelle qu'il faut citer tout spécialement la bactérie urinaire, le bacterium coli commune et chez l'homme principalement, les microbes de la *blennorrhagie*.

La solution de nitrate d'argent que j'emploie habituellement dans ces cas est la solution au millième. Je fais rarement usage d'une solution plus forte et, pour atténuer l'irritation, la douleur causée par cette solution, tantôt j'emploie un mélange de nitrate de cocaïne et de nitrate d'argent, tantôt je me borne à pratiquer préalablement l'anesthésie directe de la muqueuse uréthro-vésicale avec une solution de chlorhydrate de cocaïne.

En général, ce n'est que tous les deux ou trois jours qu'il faut employer les solutions *faibles* de nitrate d'argent. Dans l'intervalle, on pratique des lavages de la vessie sans sonde avec une solution saturée d'acide borique ou l'on supprime tout traitement local.

Grâce à ces précautions, non seulement le nitrate d'argent peut être employé sans inconvénient dans le traitement local de la cystite tuberculeuse proprement dite, mais je répète qu'il constitue encore le meilleur moyen de débarrasser rapidement la vessie des *infections secondaires* que l'on peut observer dans le cours de la tuberculose vésicale.

Tel est le traitement local de la cystite tuberculeuse qui m'a permis d'obtenir les excellents résultats qui ont été publiés dans ma thèse et dans diverses revues (1). Dans quatre des cas cités dans ma thèse, la cystite présentait la forme dite *douloureuse*. Il n'est donc plus nécessaire aujourd'hui, pour calmer la douleur dans ces cas graves, de recourir au bistouri, d'employer la taille hypogastrique chez l'homme et la taille vésico-vaginale chez la femme.

Quand faut-il cesser le traitement local chez les malades atteints de cystite tuberculeuse ? Lorsqu'on intervient dès le début de l'affection, la douleur et la fréquence des mictions disparaissent très rapidement et l'on peut, exceptionnellement il est vrai, voir les urines redevenir absolument normales. J'ai même obtenu ce résultat complet,

(1) *Chirurgie contemporaine des organes génito-urinaires*, juillet 1892 et juin 1894.

en 1893, chez une jeune fille gravement atteinte dont l'affection avait débuté il y avait dix ans environ. Dans ces cas heureux, beaucoup trop rares malheureusement, il est évident que l'on doit cesser le traitement local dès que les urines ne contiennent plus de pus et prescrire seulement le traitement *préventif* qui sera décrit plus loin.

Mais habituellement les urines ne redeviennent pas complétement normales après la disparition de la douleur et de la fréquence des mictions. Si on les examine avec soin, on y trouve une quantité plus ou moins faible de pus. Dans ces cas, il est logique de cesser le traitement, après la disparition de la douleur et de la fréquence des mictions, lorsque l'on constate que l'état des urines ne se modifie plus. On prescrit donc le traitement *préventif* et l'on surveille les malades. On s'assure de temps en temps, surtout chez la femme, qu'il ne s'est pas produit *d'infections secondaires*. Celles-ci aggravent toujours l'état des malades. Aussi faut-il avoir soin d'intervenir dès qu'on les a constatées.

Dans des cas beaucoup plus rares, presque toujours *anciens*, la douleur disparaît, mais la fréquence des mictions persiste avec des urines plus ou moins purulentes, parfois presque normales. On sait aujourd'hui que chez presque tous ces malades, sinon tous, il existe de la *cystite interstitielle tuberculeuse*. J'en ai publié des observations fort instructives, qui montrent bien qu'il est inutile dans ces cas d'insister sur le traitement local : il est matériellement impossible d'augmenter la capacité anatomique de la vessie. Le mieux ici est donc de prescrire exclusivement un traitement médical.

Peut-on obtenir encore de meilleurs résultats dans la cystite tuberculeuse en intervenant plus énergiquement? C'est ce que l'on avait espéré en pratiquant la taille chez ces malades. Dans l'intéressante discussion qui eut lieu sur ce sujet, en 1889, à la *quatrième session du Congrès français de chirurgie*, M. Guyon avait terminé ainsi sa communication : « Nous ne pouvons conclure qu'avec « réserve. Mais il est permis d'espérer qu'en se rensei- « gnant à toutes les sources de la clinique, on pourra « rencontrer des cas où la localisation vraie de la tuber- « culose vésicale et son évolution peu avancée autorise- « ront à chercher, avec des chances de succès, la cure « radicale. »

Je fis remarquer que c'était là une illusion, que les faits cités par M. Guyon et que j'ai analysés dans mes *Leçons* (1), n'avaient pas la valeur que ce chirurgien leur attribuait. « Si je m'en rapporte, dis-je, aux malades atteints de « cystite tuberculeuse dont j'ai pu suivre l'observation « et dont j'ai pu constater ultérieurement les lésions, je « crois que toujours les-reins sont malades et qu'il est « au-dessus de notre pouvoir d'arrêter l'évolution tuber- « culeuse. Aussi, comme dans l'immense majorité des cas « on peut faire disparaître les douleurs et la fréquence « des mictions par des moyens très simples, tels que les « injections d'une solution saturée d'acide borique et de « cocaïne, il me semble que la taille hypogastrique n'a « guère de raison d'être proposée. »

Ce fut l'avis de la majorité des membres du *Congrès*, de M. le professeur Verneuil entre autres. M. Guyon in- sista cependant. Il me répondit que « lorsqu'on fait des « constatations comme celles de la superficialité des lé- « sions tuberculeuses de la vessie, on doit s'en emparer « avec empressement et s'enhardir. Ce qui ne signifie « pas, ajouta-t-il, qu'il soit jamais entré dans ma pensée « de proposer en traitement habituel de la tuberculose

---

(1) *Leçons pratiques sur les maladies des voies urinaires* professées à l'Ecole pratique de la Faculté de Médecine de Paris, tome II, page 357. Steinheil, éditeur.

« vésicale une opération aussi importante que celle de la
« taille. »

Mais cet argument plaidait justement contre la thèse
que soutenait M. Guyon. En effet, si les lésions tuberculeuses sont *superficielles*, si les granulations « prennent
« origine dans la muqueuse même et particulièrement
« dans la partie du tissu muqueux qui est en contact avec
« l'épithélium de la vessie », il est bien facile de les atteindre directement sans ouvrir cette cavité. A la période
clinique de l'évolution de la tuberculose vésicale, c'est-à-
dire quand il est *possible* de faire le diagnostic de la *cystite tuberculeuse*, les liquides contenus dans la cavité
vésicale sont en contact avec les tubercules. Or, il suffit
d'injecter *sans sonde* dans la vessie les solutions que je
viens d'indiquer pour agir sur ces tubercules et obtenir
la cicatrisation de la muqueuse vésicale dans ces points.
C'est ce qui explique pourquoi on obtient parfois des résultats merveilleux, inespérés, avec ce traitement local
bien simple, qui a encore un immense avantage, c'est de
ne point exiger le séjour au lit, mais au contraire de permettre de placer les malades dans les meilleures conditions hygiéniques. Aussi la question est-elle aujourd'hui
jugée. La clinique a pleinement confirmé, depuis 1889, ma
manière de voir. Les chirurgiens consciencieux, comme
les médecins, ne veulent plus entendre parler de la taille
dans le traitement de la cystite tuberculeuse.

Voilà pour le traitement local. Passons maintenant au
traitement médical de la cystite tuberculeuse, lequel présente une très grande importance. Ainsi que je l'ai dit, le
traitement médical est ici surtout un traitement *préventif*.
Il a pour but principal de maintenir la guérison dans les
cas malheureusement fort rares où celle-ci a été obtenue
ou paraît avoir été obtenue, ou d'augmenter la durée des
accalmies, c'est-à-dire de ces périodes, parfois très lon-

gues, pendant lesquelles il n'existe guère qu'un symptôme :
la présence du pus dans l'urine, auquel s'ajoute quelquefois un peu de fréquence des mictions.

Il est encore d'autres cas dans lesquels le traitement
médical est indiqué : c'est lorsque les *infections* secon-
daires ont franchi les limites de la vessie, que les uretères,
les bassinets, les reins en sont atteints. Le biborate de
soude est alors le médicament de choix à prescrire, parce
que les médicaments plus énergiques, le salol par exemple, sont ordinairement mal tolérés par ces malades.

Mais le véritable traitement médical de la cystite tuberculeuse est, comme chez les autres tuberculeux, un *traitement général tonique*. Il comprend, en résumé :

1° Le régime alimentaire { a Aliments
{ b Boissons

2° Une hygiène spéciale ;
3° Le traitement proprement dit.

L'alimentation doit être, bien entendu, aussi substan-
tielle, aussi réparatrice que possible. Il ne faut pas prescrire cependant un régime exclusif ; le point important,
c'est de maintenir l'appétit. Ainsi le lait, qui rend habituellement de grands services ici, ne doit pas être imposé
à tous ces malades. Son emploi, ainsi qu'on l'a fait remarquer, doit être subordonné au goût du malade et aux con-
venances de son estomac.

En général, on défendra tout ce qui peut être excitant
comme *aliments solides* : mets relevés, sauces, poivre,
etc... mais on sera moins sévère pour les excitants *liquides*. J'ai vu de malheureux malades atteints de cystite
tuberculeuse auxquels on avait prescrit un régime aussi
sévère, sinon plus, que dans les cas de cystite blennorrhagique et qui avaient maigri considérablement en quelques semaines. C'est là une faute grave. A ce point de
vue, il est extrêmement important de faire de bonne

heure un diagnostic précis. Il ne faut pas interdire le vin à ces malades. Certains auteurs, qui sont d'ailleurs de cet avis, pensent que le vin peut, avec avantage, être mélangé aux eaux de Bussang, d'Orezza, de Pougues, de Renlaigue ou à leurs analogues. C'est possible ; mais il est bon néanmoins de ne pas abuser de ces eaux. Un peu de vin pur est souvent utile. En général, les malades s'en trouvent bien.

L'hygiène présente ici, comme chez tous les tuberculeux, une grande importance. Dès qu'ils le peuvent, ces malades doivent quitter le lit et la chambre pour vivre au grand air. Il faut leur prescrire le séjour à la campagne, des frictions et un exercice, la marche surtout, en rapport avec leurs forces. On leur conseille, quand c'est possible, le séjour au bord de la mer et l'hiver le séjour dans le midi, de préférence à Menton, à Hyères.

Le *traitement proprement dit* comprend surtout l'usage du quinquina, de l'huile de foie de morue, de l'arsenic et des phosphates. La créosote, que certains auteurs conseillent, ne m'a pas donné de bons résultats ; je l'ai vue aggraver au contraire l'état des malades. Il en est de même de l'iodoforme. Je viens d'en citer un exemple des plus probants (1).

Quand les malades peuvent la supporter, l'huile de foie de morue à haute dose est le meilleur médicament à prescrire l'hiver. Elle donne parfois des résultats merveilleux.

L'été, le quinquina et les préparations arsenicales sont préférables. Parfois on associe le tannin au quinquina (Guyon).

Les bains salés, les bains sulfureux, les eaux de Salies de Béarn ou leurs similaires, les eaux de Luchon, de Bagnères-de-Bigorre, de la Bourboule, du Mont-Dore, sont

______

(1) *Chir. cont. des org. gén.-urinaires*, juin 1894.

conseillés par quelques auteurs. Cette médication peut rendre en effet des services dans certains cas ; mais parfois elle aggrave l'état des malades. Il ne faut donc l'employer qu'avec beaucoup de prudence. Cependant les bains salés sont ordinairement bien tolérés.

Je ne parlerai pas de l'usage à l'intérieur des calmants : opium, morphine, belladone, jusquiame, etc., sur lesquels on insistait tant avant mes recherches sur l'anesthésie directe de la muqueuse uréthro-vésicale. Cette médication n'a plus aujourd'hui sa raison d'être. Elle est avantageusement remplacée par l'emploi local des solutions de chlorhydrate et de nitrate de cocaïne injectées *sans sonde*. On évite ainsi de troubler les fonctions digestives, ce qui est d'une importance capitale quand il s'agit de malades tuberculeux. On sait que lorsque ces malades ne peuvent plus se nourrir d'une façon suffisante, leur état s'aggrave avec une effrayante rapidité.

Quant aux injections sous-cutanées de morphine, elles conduisaient presque toujours les malades qui y avaient recours à la morphinomanie.

Le *traitement préventif* de la cystite tuberculeuse doit être encore envisagé à un autre point de vue. On sait que chez les tuberculeux pulmonaires et autres, toute inflammation de la vessie, la cystite cantharidienne et la cystite blennorrhagique surtout, favorisent l'apparition de la tuberculose vésicale. Il faut donc, pour éviter cette grave complication, d'abord faire tout le possible pour éviter chez ces malades la cystite cantharidienne et d'autre part guérir rapidement l'inflammation de la vessie, quelle qu'en soit la cause, lorsqu'elle s'est manifestée.

Tel est le traitement actuel de la cystite tuberculeuse. Comme celui de toutes les lésions tuberculeuses, il est encore loin de la perfection ; mais on doit reconnaître qu'il a fait dans ces dernières années de remarquables progrès. C'est beaucoup, entre autres, d'être arrivé à faire disparaître rapidement et à l'aide de moyens bien simples les douleurs atroces qu'éprouvent parfois ces malheureux patients.

Traitement de la cystite chez les calculeux. — Lorsqu'un malade dont la vessie contient un *calcul* ou un *corps étranger* quelconque est atteint de cystite, la première indication à remplir, c'est de placer ce malade au *repos absolu au lit*, afin d'immobiliser le plus possible le corps étranger et de l'éloigner de la région du col vésical. Pendant les mouvements, le calcul peut en effet léser la muqueuse de la vessie, rendre possible l'absorption des produits septiques contenus dans cette cavité, d'où *infection générale, fièvre urineuse* et souvent *néphrite infectieuse descendante* ou par la voie circulatoire. Ainsi que je l'ai déjà dit, on croyait il y a quelques années à peine et certains chirurgiens paraissent encore croire aujourd'hui que la fièvre est chez les calculeux symptomatique d'une lésion rénale. C'est une erreur : la fièvre que l'on observe chez ces malades est presque toujours la *fièvre urineuse*, due à l'absorption au niveau des voies urinaires inférieures des produits septiques contenus dans l'urine. Les lésions rénales, quand elles existent, ne sont pas ordinairement *primitives*, mais *secondaires*, consécutives à la fièvre urineuse, c'est-à-dire à *l'infection générale*. Ce sont là des faits d'une importance capitale au point de vue du traitement de la cystite que l'on observe chez les calculeux.

Il est également important d'éviter le plus possible le contact du corps étranger avec le col vésical, qui est, surtout dans les cas de cystite, la région de cet organe de beaucoup la plus sensible. Ce contact détermine en effet habituellement des crises de ténesme parfois très douloureuses. Aussi le repos absolu dans une position convenable améliore-t-il presque toujours l'état des malades atteints de cystite calculeuse.

Le traitement proprement dit de cette variété de cystite consiste à pratiquer, comme chez les autres malades, l'anesthésie directe de la muqueuse des voies urinaires inférieures et des injections intra-vésicales *sans sonde* avec une solution antiseptique. S'il existe de l'hématurie, c'est-à-dire une solution de continuité de la muqueuse vésicale, l'anesthésie doit être faite avec les précautions qui ont été déjà indiquées.

S'il s'agit d'un calculeux *prostatique*, il faut tenir compte de cette complication et suivre les indications sur lesquelles j'ai insisté en étudiant le traitement de la cystite chez les malades atteints d'une hypertrophie de la prostate.

Mais on rencontre parfois des cas encore beaucoup plus complexes. Parmi les observations que j'ai publiées (1), en voici une bien intéressante qui montrera mieux qu'une simple description quelle est la conduite à tenir. Il s'agit d'un malade, âgé de 65 ans, chez lequel j'ai pratiqué la lithotritie le 22 mai 1888 :

Le 4 mai 1888. — Je vois le malade pour la première fois. Il y a 35 ans, il aurait eu deux fois une hématurie assez abondante.

Depuis plusieurs années, le malade se lève deux ou trois fois la nuit pour uriner. Le jour, pas de fréquence des mictions, mais la vessie se vide lentement.

Il y a trois semaines, début d'une cystite intense. Depuis huit jours, les symptômes se sont encore accentués. Pas d'hématurie.

Aujourd'hui, le malade urine toutes les demi-heures ; les mictions sont impérieuses et très douloureuses ; l'urine

(1) *Chirurgie contemporaine des organes génito-urinaires*, 1892.

est purulente. Pas d'hématurie. La marche est impossible ; le moindre mouvement augmente la douleur et la fréquence des mictions.

Le malade a de la fièvre : la langue est sèche, la soif vive, l'anorexie presque complète.

La pression au-dessus du pubis est douloureuse. Le toucher rectal permet de constater une hypertrophie notable de la prostate. On croit sentir un calcul au niveau du bas-fond de la vessie.

Pas d'exploration de l'urèthre ni du réservoir urinaire.

Lavage continu de l'urèthre antérieur. Anesthésie directe de la muqueuse uréthro-vésicale. Lavage de la vessie sans sonde avec la solution saturée et bouillie d'acide borique : le malade éprouve le besoin d'uriner dès que l'on a introduit trente grammes de liquide dans la vessie.

Sulfate de quinine 0 gr. 50 ; lait, potages.

Le 5 mai. — Légère amélioration. Même traitement que la veille. J'injecte sans sonde dans la vessie dix grammes d'une solution de chlorhydrate de cocaïne à 4 p. 0/0 avant de faire le lavage. Le besoin d'uriner se manifeste lorsque j'ai introduit cinquante grammes de la solution d'acide borique dans la cavité vésicale.

Le 6. — Amélioration notable de l'état local et de l'état général. Le malade n'a plus de fièvre. On supprime le sulfate de quinine. Même traitement local. Le besoin d'uriner ne se manifeste que lorsque j'ai introduit 100 grammes de liquide dans la vessie.

Le 7. — Le malade va de mieux en mieux. Je fais l'exploration de l'urèthre et je constate qu'il existe au milieu de la région pénienne un rétrécissement qui ne laisse passer qu'un explorateur à boule n° 16. Lavage de l'urèthre; anesthésie directe de la muqueuse uréthro-vésicale; lavage de la vessie sans sonde. Il faut introduire 125 grammes de liquide dans le réservoir urinaire pour déterminer le besoin d'uriner.

On augmente l'alimentation du malade.

Le 8. — On introduit les bougies nᵒˢ 17 et 18. Lavage de l'urèthre et lavage de la vessie sans sonde. La vessie tolère 150 grammes de liquide.

Le 9. — Je passe la bougie Béniqué nᵒ 40. Lavage de l'urèthre et lavage de la vessie sans sonde. Le réservoir urinaire tolère 200 grammes de la solution saturée d'acide borique.

Le 10. — Je passe la bougie Béniqué nᵒ 45. Lavage de l'urèthre et lavage de la vessie sans sonde. La vessie tolère 275 grammes de liquide.

Le 11. — Le malade ne souffre plus ; l'urine contient beaucoup moins de pus. Je passe le Béniqué nᵒ 48. Mêmes précautions antiseptiques. La vessie tolère 330 grammes de liquide.

Le 12. — Je passe le nᵒ 50 Béniqué. Lavage de l'urèthre et lavage de la vessie sans sonde. Le réservoir urinaire tolère 375 grammes de liquide.

Le 13. — Je constate que la vessie ne se vide pas complétement : il existe 175 grammes de rétention.

L'exploration de la cavité vésicale permet de reconnaître l'existence d'un calcul assez volumineux. On traite désormais le malade comme un prostatique à la seconde période atteint de cystite et l'on passe tous les deux jours le nᵒ 50 Béniqué.

Le 22. — Le nᵒ 50 Béniqué est facilement introduit ; l'urine est presque normale. Chloroforme — je pratique la lithotritie — aspiration — je débarrasse complétement la vessie dans cette séance.

Le noyau du calcul est formé par de l'acide urique et par des urates, mais la plus grande partie est constituée par des phosphates.

Lavages répétés de la vessie avec la solution saturée d'acide-borique. Sulfate de quinine 0 gr. 75.

Le 22 soir. — Aucune complication. Lavage de l'urèthre antérieur, que l'on débarrasse ainsi d'une assez grande quantité de poussière calcaire qui s'y est accumulée depuis l'opération. Lavage de la vessie à l'aide de la sonde.

Le 31. — Guérison complète. Exeat. On a constaté que la vessie ne contient pas de fragment de calcul.

Janvier 1889. — La guérison se maintient. Le malade vient tous les quinze jours se faire passer une bougie Béniqué n° 40. La rétention incomplète n'a pas sensiblement augmenté. Un cathétérisme tous les jours.

Le 2 septembre 1889. — Il y a quelques jours, à la suite de douleurs rénales assez vives, symptômes de calcul de la vessie. Ce malade vient me consulter à ma clinique. Je constate que l'urine est claire, que le rétrécissement de l'urèthre laissé passer une bougie Béniqué n° 36, qu'il existe 200 grammes de rétention et que la vessie contient un petit calcul.

Le 4. — Je passe le Béniqué n° 38. Lavage de l'urèthre et lavage de la vessie avec la solution saturée d'acide borique.

Le 6. — Je passe le Béniqué n° 42. Antisepsie habituelle.

Le 9. — N° 44 Béniqué. Mêmes précautions antiseptiques.

Le 13. — N° 48 Béniqué. Lavage de l'urèthre et de la vessie.

Le 18. — Je broie le calcul, qui présente le volume d'un gros haricot, et je l'évacue sans recourir au chloroforme ; mais je fais l'anesthésie directe de la muqueuse uréthro-vésicale à l'aide de la cocaïne. Je pratique la lithotritie à ma clinique. Le malade rentre chez lui aussitôt après l'opération.

Le 20. — Le malade va bien ; il ne souffre plus ; son urine est claire. Je lui conseille un régime sévère et deux cathétérismes dans les 24 heures.

Le 18 novembre 1889. — Le malade vient régulièrement à la clinique tous les 15 jours. On lui passe le Béniqué n° 40. Comme il a eu récemment de légères douleurs rénales, je fais une exploration de la vessie, mais je ne trouve pas de nouveau calcul.

Décembre 1891. — La guérison se maintient. Ce malade vient régulièrement à la clinique. On lui passe la bougie Béniqué n° 40. Il continue à se sonder matin et soir. Sa santé générale est excellente et ses urines sont normales.

Mars 1892. — Va très bien.

Le 29 juin 1894. — La guérison de l'affection calculeuse se maintient.

Voilà les résultats que l'on obtient aujourd'hui dans le traitement de la cystite calculeuse à l'aide du traitement local, grâce à l'anesthésie directe de la muqueuse uréthro-vésicale et aux injections intra-vésicales pratiquées *sans sonde*. J'insiste sur ce fait qu'on les obtient avant l'extraction ou la destruction du calcul et parfois sans que les malades gardent un repos absolu, comme j'en ai cité des exemples. On comprend combien la lithotritie devient ainsi plus facile et surtout moins dangereuse. Quant à son efficacité, elle est évidente, puisque voilà un vieillard qui reste guéri depuis plus de cinq ans.

Certains auteurs préconisent encore aujourd'hui dans le traitement de la cystite calculeuse les « lavements et « suppositoires opiacés et belladonés et surtout les injec- « tions hypodermiques de morphine. »

L'usage de l'opium et de la morphine présente de graves inconvénients, surtout chez les calculeux âgés, athéroma-teux, dont les reins sont toujours plus ou moins atteints de néphrite interstitielle. Je n'y ai presque jamais recours ;

je pratique simplement l'anesthésie directe de la muqueuse uréthro-vésicale.

Lorsqu'on a obtenu la guérison de la cystite calculeuse, il faut se hâter de faire disparaître la cause prédisposante la plus importante, c'est-à-dire le calcul. Il faut donc pratiquer la lithotritie ou la taille, suivant que l'une ou l'autre de ces opérations se trouve indiquée.

Tel est le *traitement préventif* dans la forme *secondaire* de la cystite calculeuse. Mais dans la forme *primitive*, ce traitement est insuffisant. Il faut encore traiter chez ces malades l'affection qui a été la cause prédisposante de l'inflammation vésicale. On sait que le plus souvent il s'agit de malades atteints d'une hypertrophie de la prostate qui nécessite l'usage du cathétérisme. On doit donc avoir soin de traiter d'une façon rationnelle cette affection et de bien montrer à ces malades les précautions antiseptiques qu'il faut prendre pour éviter une nouvelle *infection* de la cavité vésicale.

Certains auteurs considèrent la forme *primitive* de la cystite calculeuse comme incurable. « Elle persiste indéfiniment », disent-ils. C'est une erreur. J'en ai publié une observation intéressante en 1892 (1). J'ai eu des nouvelles de cet opéré il y a quelques mois : la guérison se maintient depuis *quatre ans*.

Si une complication quelconque oblige à intervenir d'urgence chez les malades atteints de cystite calculeuse, la *lithotritie* est encore l'opération de choix à pratiquer chez ces malades. On prendra, bien entendu, toutes les précautions qui ont été indiquées dans les considérations générales pour éviter la *fièvre urineuse* et l'on pratiquera, autant que possible, la lithotritie en une seule séance. Il est très important en effet dans ces cas de ne pas abandonner

______

(1) Chirurgie contemporaine des org. gén.-ur., août 1892.

de débris volumineux dans la vessie. On traite ensuite la cystite comme il vient d'être dit et la guérison est en général très rapidement obtenue.

Mais parfois la cystite est si intense, la vessie tellement intolérante que cet organe se contracte violemment et à chaque instant. Dans ces cas, la capacité physiologique du réservoir urinaire est trop faible pour que l'on puisse pratiquer la lithotritie dans de bonnes conditions. Il vaut mieux y renoncer et recourir à la taille s'il est absolument urgent d'opérer le malade.

Je n'ai pas encore parlé de la *médication hydrominérale* dans le traitement de la cystite calculeuse parce que ce traitement ne doit être employé que dans la forme *secondaire* de cette variété de cystite et seulement lorsque l'inflammation de la muqueuse vésicale a disparu. C'est un traitement *préventif* et non un traitement *curatif*. Les eaux de Contrexéville, de Martigny-les-Bains, etc... rendent en effet de grands services pour combattre la lithiase urinaire, c'est-à-dire la cause prédisposante, mais elles aggravent souvent l'état des malades atteints de cystite calculeuse.

Traitement de la cystite chez les malades atteints de tumeurs de la vessie. — On a cru longtemps que le traitement local de cette variété de cystite consistait presque exclusivement à pratiquer la taille hypogastrique, que le néoplasme fût opérable ou non. Si, dans ce dernier cas, la douleur était supportable, on conseillait de ne pas recourir au traitement local et d'employer seulement les « moyens médicaux, émollients, narcotiques et balsamiques (1). »

Sans proscrire à cette époque d'une façon absolue le

(1) Guyon, loc. cit., page 770.

cathétérisme et un traitement local simple dans les cas où il existe de la rétention incomplète, l'auteur en question disait que presque toujours « cette complication s'ajoute à la cystite pour justifier l'incision sus-pubienne de la vessie. »

Dans la dernière édition de ses *Leçons*, édition toute récente, M. Guyon semble être encore plus catégorique. Au milieu de cette phraséologie éminemment confuse qui lui est particulière et qui fait de la lecture de ses ouvrages un soporifique de premier ordre, voici ce que l'on distingue (1) : « Dans les rétentions permanentes incom-
« plètes des néoplasiques, alors que la vessie ne se vide
« que par regorgement, comme chez les prostatiques
« arrivés à la troisième période, l'évacuation totale est
« particulièrement capable de déterminer de nouvelles
« poussées hématuriques. C'est pour cette catégorie de
« malades que j'ai eu le regret d'avoir conseillé ou prati-
« qué l'évacuation. Aussi, me suis-je depuis longtemps
« imposé la règle de les opérer sans les avoir cathété-
« risés, ni même explorés si l'état hémorrhagique le com-
« mande. Vous vous résignerez à les soumettre seule-
« ment à un traitement médical, lorsque la faible impor-
« tance de l'hématurie et plus encore le degré avancé des
« lésions n'indiquent pas l'intervention.

« C'est, d'ailleurs, aussi bien dans les périodes héma-
« turiques que dans les périodes inter-hématuriques, que
« les rétentionnistes néoplasiques peuvent éprouver du
« cathétérisme évacuateur de fâcheux effets. Ils sont, par
« le fait de la rétention, toujours sous l'imminence d'une
« congestion intense. Vous ne saurez donc oublier en
« semblable occurence que la clinique proprement dite,
« c'est-à-dire l'étude complète et méthodique des malades,

(1) Guyon, loc. cit., 1894, page 502.

« peut, sans le secours des explorations instrumentales,
« vous fournir les renseignements nécessaires pour éta-
« blir l'indication d'opérer. Mieux vaut, en effet, dans cer-
« tains de ces cas, opérer sans y recourir, que de se croire
« tenu de compléter, avec son aide, un diagnostic déjà
« positif. »

Eh bien, il est beaucoup trop question *d'opération* dans
ces phrases. Certes, *l'hématurie* rend très délicat le traitement de la cystite des néoplasiques, mais on peut lutter
avec succès contre cette hématurie chez un grand nombre de malades — ainsi que je l'ai montré dans la communication que j'ai faite, en 1891, à l'Académie de Médecine et que j'ai déjà citée — en ayant recours aux injections
intra-vésicales très chaudes pratiquées avec une solution
saturée d'acide borique. Du reste, M. Guyon lui-même le
reconnaît. Dans l'ouvrage que je viens de citer, il dit (1):
« Beaucoup de faits cliniques autorisent à compter sur
« l'usage topique de l'eau très chaude. Je ne saurais dé-
« conseiller semblables moyens. »

Alors pourquoi opérer uniquement pour combattre la
cystite dans les cas où le néoplasme vésical n'est pas
opérable ? Pourquoi pratiquer chez des malades aussi
gravement atteints une opération aussi sérieuse que la
taille hypogastrique ? On conviendra que M. Guyon n'est
guère logique.

D'autre part, il a tort d'abandonner à eux-mêmes les
néoplasiques atteints de cystite dont la vessie ne se vide
que par regorgement, comme chez les prostatiques arrivés
à la troisième période. En prenant les mêmes précautions
que chez ces derniers malades et en faisant des injections
intra-vésicales très chaudes, aussi chaudes que le malade
peut les supporter, on peut sonder, sans causer d'acci-

(1) Loc. cit., 1894, page 507.

dents, les néoplasiques dont il s'agit et arriver à évacuer régulièrement leur vessie avec une sonde en caoutchouc ou une sonde en gomme. L'observation que j'ai citée il y a quelques semaines le prouve clairement (1). Il y a près d'un an, lorsque ce malade revint me voir, la vessie était très distendue, il avait de l'incontinence par regorgement, de l'hématurie, de la cystite et de la fièvre. Si j'avais suivi le conseil que donne aujourd'hui M. Guyon, il est évident que ce malheureux néoplasique n'aurait pas tardé à succomber. Grâce au cathétérisme, aux précautions que je viens de rappeler, et au traitement de la cystite, ce malade a repris au contraire son embonpoint et ses forces et il continue aujourd'hui à élever sa petite famille.

Lorsque la vessie se vide spontanément d'une façon complète, il faut traiter la cystite des néoplasiques par les lavages de la vessie *sans sonde* pratiqués avec une solution saturée et chaude d'acide borique. Certains auteurs, M. Thompson entre autres, ont conseillé les solutions de nitrate d'argent. On peut y recourir avec succès dans quelques cas, mais en général il est prudent de s'en tenir aux solutions saturées et sursaturées d'acide borique. Si l'on désire essayer le nitrate d'argent, il ne faut guère employer ici que la solution au millième. On ne doit jamais recourir aux *instillations* de nitrate d'argent.

L'anesthésie directe de la muqueuse uréthro-vésicale doit être pratiquée avec prudence chez ces malades lorsqu'il existe de l'hématurie. On ne doit employer que des doses très faibles de chlorhydrate ou de nitrate de cocaïne, parce qu'il y a dans ces cas absorption de la substance analgésiante.

Le *traitement préventif* de la cystite des néoplasiques comprend l'ablation de la tumeur vésicale, si cette opéra-

(1) Chir. cont. des org. gén.-urin., juin 1894.

tion peut être pratiquée *dans de bonnes conditions,* une alimentation réparatrice et de minutieuses *précautions antiseptiques* si l'on est obligé de sonder les malades. L'essence de térébenthine, le quinquina et le tannin peuvent également rendre des services. La térébenthine peut du reste être prescrite aussi au point de vue curatif, comme adjuvant du traitement local de la cystite des néoplasiques.

Quand une complication oblige à opérer d'urgence ces malades, il faut avoir soin de prendre toutes les précautions que j'ai indiquées en étudiant la question de l'intervention opératoire chez les malades atteints de cystite. Civiale fait alors remarquer que l'inflammation de la vessie disparaît en général d'elle-même si la tumeur vésicale a pu être enlevée.

Tel est le traitement actuel de la cystite chez les malades atteints de tumeurs de la vessie. Je répète que, grâce aux progrès que j'ai réalisés dans ces dernières années dans le traitement de cette variété de cystite, on peut, *sans opération,* en obtenir aujourd'hui d'une façon très simple la guérison ou tout au moins éviter dans presque tous les cas les violentes douleurs sur lesquelles les auteurs ont tant insisté.

Traitement de la cystite pseudo-membraneuse et de la cystite membraneuse. — Le traitement de la cystite pseudo-membraneuse varie suivant que l'inflammation de la vessie est due à une substance *aseptique irritante* ou à *l'infection.*

La cystite cantharidienne, ainsi que je l'ai dit, est une cystite essentiellement pseudo-membraneuse ; mais dans la plupart des cas les fausses membranes sont facilement expulsées, elles ne causent pas d'accidents de rétention. Il en est de même habituellement lorsque la cystite est due à une autre substance aseptique irritante. Le traitement est alors celui qui a été décrit en étudiant la thérapeutique de cette variété d'inflammation de la vessie; je n'y reviens pas.

Mais parfois les fausses membranes déterminent chez ces malades de la rétention d'urine. Dans ces cas, il faut se hâter d'intervenir. Après avoir anesthésié l'urèthre avec précaution, on sonde les malades avec un cathéter *aseptique* et l'on pratique des lavages de la vessie avec une solution *aseptique*, une solution bouillie d'acide borique à 1 p. 0/0 par exemple, pour essayer de dissocier les fausses membranes. Si l'on y parvient et que l'on puisse évacuer les fragments de ces fausses membranes, la rétention cesse et le traitement est ensuite le même qu'avant la rétention. Si l'on échoue, il faut répéter le cathétérisme, lorsqu'il est facile et que les besoins d'uriner ne sont pas trop fréquents et placer au contraire la sonde à demeure si l'on éprouve de la difficulté pour la faire pénétrer dans la vessie. On pratique également de fréquents lavages de cette cavité avec la solution *aseptique* qui vient d'être indiquée et dès que les fausses membranes ont été dissociées et évacuées, on cesse tout traitement local.

Dans cette forme *aseptique*, il ne faut pas trop se hâter d'introduire un *lithotriteur* pour diviser les fausses membranes ni de pratiquer l'aspiration pour les évacuer. On n'a pas à craindre ici d'accidents généraux graves. On insiste donc sur le traitement médical et sur les moyens locaux simples dont je viens de parler et presque toujours on obtient la fragmentation et l'expulsion des fausses membranes.

Lorsque la cystite pseudo-membraneuse est due au contraire à *l'infection*, la situation est grave et nécessite une intervention énergique et rapide. Il est rare que les fausses membranes soient expulsées spontanément chez ces malades. Dans ces cas relativement bénins, il suffit de pratiquer des lavages répétés de la vessie *sans sonde* avec des solutions *antiseptiques* assez énergiques pour obtenir la guérison.

Mais habituellement les fausses membranes déterminent de la rétention d'urine ou celle-ci existait avant l'apparition de la cystite et le cathétérisme s'impose. Après avoir pratiqué l'*anesthésie* et l'*antisepsie* directes de l'urèthre, on introduit donc une sonde *aseptique* dans la vessie et l'on pratique des lavages vésicaux avec des solutions *antiseptiques* en suivant le procédé que j'ai décrit en étudiant le traitement de l'hypertrophie de la prostate. On répète fréquemment ces lavages antiseptiques : on doit en faire à chaque cathétérisme, afin d'obtenir la dissociation des fausses membranes et leur évacuation. Lorsque ces résultats ont été obtenus, on cesse le cathétérisme, mais on continue à pratiquer des lavages vésicaux antiseptiques jusqu'à ce que la cystite soit complétement guérie ; seulement on les pratique *sans sonde* si la vessie se vide spontanément.

Dans certains cas, heureusement exceptionnels, le cathétérisme ne permet pas de vider la vessie. La sonde pénètre bien dans cette cavité, mais les fausses membranes l'obstruent, quoi qu'on fasse, et il s'écoule à peine quelques gouttes d'urine par le cathéter. Dans d'autres cas, l'urine peut être ainsi évacuée, mais il est impossible d'obtenir la dissociation et l'évacuation des fausses membranes et l'*infection générale*, la fièvre urineuse, est à craindre si l'on ne se hâte pas de recourir à une opération, parce que les antiseptiques puissants, je le répète, ne peuvent pas être employés dans la cavité uréthro-vésicale.

Quel est l'opération de choix à pratiquer dans ces cas ?

C'est la taille hypogastrique chez l'homme et la taille vésico-vaginale chez la femme. Il est bon cependant, avant de pratiquer la taille chez la femme, de dilater l'urèthre, sous le chloroforme, et d'essayer d'atteindre les fausses membranes par cette voie pour les extraire. Si l'on échoue, on pratique la taille séance tenante.

Lorsque les fausses membranes ont été extraites, il faut drainer la cavité vésicale et y pratiquer de fréquents lavages antiseptiques.

Dans ces cas graves d'*infection* de la vessie, il est bon, si l'estomac peut les supporter, de prescrire à l'intérieur, comme adjuvant, entre autres du biborate de soude, soit de l'acide borique ou du salol.

Il est exceptionnel qu'une opération soit indiquée dans cette variété de cystite par la répétition d'*hématuries abondantes*. Dans la *cystite membraneuse*, cet accident est plus fréquent, mais il est encore rare.

Le traitement de la *cystite membraneuse* est le même que dans la forme précédente, mais il nécessite presque toujours une intervention rapide et énergique. Il s'agit d'une *infection grave* de la vessie chez des malades qui ont habituellement de la rétention d'urine. Il faut donc employer le cathétérisme et pratiquer les lavages de la cavité vésicale avec des solutions antiseptiques aussi énergiques que possible. Si les membranes ne peuvent pas être ainsi dissociées et évacuées, on ne doit pas trop tarder à pratiquer l'une des opérations dont je viens de parler. C'est le seul moyen d'éviter une *infection générale* ordinairement mortelle dans cette variété grave de la cystite.

Traitement de la cystite chez la femme. — Le traitement de la cystite est le même chez la femme que chez l'homme. Ici, le lavage de la vessie *sans sonde*, ainsi que je l'ai dit, est encore plus facile en général que chez l'homme. Parfois cependant, il faut employer une pression assez forte pour faire pénétrer le liquide dans la cavité vésicale. Chez certaines malades même, on ne peut y parvenir qu'après avoir pratiqué l'anesthésie directe de la muqueuse uréthrale. C'est ainsi que j'ai pu constater que l'urèthre et le col vésical jouent parfois chez la femme le rôle d'un sphincter bien plus puissant qu'on ne le croit généralement.

Je rappelle que pendant la grossesse la température des liquides employés pour faire les lavages de la vessie sans sonde ne doit pas dépasser 36 degrés centigrades, afin de ne pas déterminer des contractions utérines.

Les solutions faibles de nitrate d'argent qui ont été indiquées sont ordinairement très bien tolérées chez la femme. Il ne faut point craindre d'y recourir lorsqu'elles sont indiquées. On se rappellera que la blennorrhagie joue dans l'étiologie de la cystite chez la femme un rôle bien plus important qu'on ne l'avait cru jusque dans ces dernières années. Toutes les fois que la guérison se fera un peu attendre, on ne devra donc pas hésiter à recourir aux solutions de nitrate d'argent.

Lorsque la cystité est très intense, il ne faut employer, pour pratiquer les injections intra-vésicales *sans sonde*, que le *mandrin tubulé n° 1*, afin d'avoir un écoulement très lent du liquide et d'éviter ainsi la distension de la vessie. Cette précaution, dans les cas dont il s'agit, est encore plus importante chez la femme que chez l'homme.

Plus tard, lorsque la capacité physiologique de la vessie a augmenté, on prend un mandrin tubulé n° 3. On peut même employer parfois sans inconvénient, comme chez l'homme, le mandrin tubulé n° 6 ; mais l'écoulement du liquide est un peu trop rapide avec ce numéro et parfois son introduction est douloureuse.

Je rappelle que c'est surtout chez la femme que l'on observe dans le cours de la cystite tuberculeuse des *infections secondaires* de la vessie. Pendant les périodes d'accalmie, il est donc prudent d'examiner l'urine de temps en temps pour s'assurer que cette complication n'existe pas ou la faire disparaître si on la constate.

C'est encore chez la femme que l'on observe ordinairement les cas graves de *cystite pseudo-membraneuse* et c'est presque exclusivement chez elle que l'on rencontre la *cystite membraneuse*. Mais comme le traitement de ces variétés vient d'être indiqué, je n'y reviens pas.

Quant à la *cystite* dite *douloureuse*, on en obtient aujourd'hui la guérison, comme chez l'homme, à l'aide de moyens simples : l'*anesthésie directe* de la muqueuse uréthro-vésicale et les injections intra-vésicales *sans sonde* pratiquées avec des solutions antiseptiques. J'ai publié dans ma thèse une observation fort intéressante à ce point de vue. Il s'agissait d'une cystite douloureuse observée, traitée et guérie pendant la grossesse. Autrefois on était complétement désarmé dans ces cas. En effet, la morphine et l'opium étaient non seulement inefficaces mais encore dangereux. La malade en question avait présenté des accidents graves d'empoisonnement après l'usage des injections sous-cutanées de morphine.

Quant à la taille vésico-vaginale, elle était formellement contre-indiquée chez ces malades.

Parfois, il existe de la rétention d'urine complète ou incomplète due à la compression des voies urinaires inférieures. Dans ces cas, il faut bien entendu recourir au cathétérisme et pratiquer les lavages vésicaux à l'aide de la sonde. Lorsque ce cathétérisme est impossible, ce qui est exceptionnel, si la rétention incomplète est peu accusée on peut encore obtenir une grande amélioration de l'état de la malade en pratiquant des lavages de la vessie sans sonde. J'en ai publié un cas fort instructif dans le tome Ier de mes *Leçons*.

Le *traitement préventif* de la cystite présente chez la femme une grande importance. On doit se rappeler que les affections inflammatoires du vagin et de l'utérus jouent un rôle considérable dans la pathogénie de la cystite. Il faut donc toujours chercher s'il n'y a pas des lésions du côté de ces organes et les traiter en même temps que l'inflammation de la vessie.

J'ai montré que la vaginite granuleuse n'est point rare chez les malades atteintes de cystite pendant la grossesse. On doit donc rechercher cette affection et la traiter si elle existe en même temps que la cystite.

On se rappellera que dans certains cas tenaces, les lésions des organes génitaux et des voies urinaires inférieures sont dues à une blennorrhée persistante du mari. C'est donc deux malades qu'il faut traiter simultanément dans ces cas pour obtenir une guérison complète et durable.

Une dernière remarque. Si l'on veut éviter les récidives, il faut encore avoir bien soin de ne cesser le traitement local qu'après avoir constaté que l'urine ne contient plus de pus. Les malades demandent souvent que l'on supprime ce traitement dès que la douleur et la grande fréquence des mictions ont disparu. Ce serait une faute, en général, d'accéder à ce désir, car on ne peut guère compter sur le traitement médical pour achever la guérison de la cystite chez ces malades.

Traitement de la cystite chez les enfants. — C'est principalement au traitement médical que l'on a recours dans cette variété de cystite, dont la guérison est en général facilement obtenue si l'on a soin de traiter en même temps l'affection qui a causé *l'infection* de la vessie. Chez les petites filles, il s'agit ordinairement d'une *vulvite* et chez les petits garçons d'un *phimosis*. Il faut encore se rappeler que la pierre n'est point rare chez les enfants. Enfin, on se souviendra des faits signalés par Civiale et de celui que je viens de citer, faits qui semblent prouver que la cystite tuberculeuse est plus fréquente qu'on ne le croit chez les enfants. Il faudra donc s'efforcer de faire de bonne heure un diagnostic précis dans ces cas pour appliquer dès le début un traitement rationnel. En général, lorsqu'il n'existe pas *d'infections secondaires* de la vessie chez ces petits malades, il est bon d'insister davantage sur le traitement de la tuberculose que sur celui de la cystite proprement dite.

Traitement de la cystite douloureuse. — Je répète que la dénomination de *cystite douloureuse* ne s'applique pas à une variété de cystite bien nette, bien précise ; que la *douleur* est un symptôme ordinaire, plus ou moins accusé, de l'inflammation de la vessie, et que la division en *cas moyens* et en *grands cas* de cystite douloureuse n'a plus aujourd'hui aucune signification, puisque l'on peut faire cesser actuellement la douleur, quelle que soit son intensité, sans pratiquer chez ces malades la taille ou tout autre opération grave. Si j'ai conservé dans la description de l'inflammation de la vessie, cette variété de cystite, c'est surtout parce qu'elle présente un réel intérêt au point de vue *historique*, parce que rien ne saurait mieux prouver l'insuffisance du traitement de l'inflammation vésicale dans les cas graves avant mes recherches sur la thérapeutique de cette affection.

C'est dans ces cas surtout qu'il fallait pratiquer *l'anesthésie directe* et rapide de la muqueuse vésicale à l'aide d'un procédé simple et inoffensif. Or, les auteurs, M. Guyon entre autres, affirmaient, après de nombreux échecs, que

chercher, même avec la cocaïne, « l'anesthésie directe de
« la muqueuse vésicale alors même que son épithélium
« est modifié par l'inflammation est peu réalisable. »

Le traitement médical était inefficace et les substances
calmantes ainsi employées causaient parfois des accidents.
Quant aux injections sous-cutanées de morphine, elles ne
donnaient que des résultats incomplets et elles rendaient
presque tous ces malades morphinomanes.

De plus, les auteurs avaient commis une faute grave
en ne se préoccupant que du symptôme au lieu de s'attaquer à la fois au *symptôme douleur* et à la *cause* de cette
douleur, c'est-à-dire à la cystite. « Le traitement de la
« cystite douloureuse, disait M. Guyon, a la douleur comme
« principal objectif (1)... C'est moins la maladie que sa
« manifestation que l'on doit avoir en vue. » Ce qui est
une erreur absolue.

Dans les *cas moyens*, après avoir constaté que les lavages vésicaux pratiqués suivant l'ancien procédé ne faisaient qu'exaspérer les phénomènes douloureux, l'auteur
en question conseillait de recourir aux *instillations de
nitrate d'argent* et il ajoutait : « La guérison n'est ordi-
« nairement pas rapide. Vous devrez donc patiemment
« poursuivre votre thérapeutique ; pour peu que vous ob-
« teniez un amendement, vous emploierez plusieurs se-
« maines, quelquefois des mois avant de réussir complé-
« tement. Dans certains cas, par exemple, dans les cystites
« tuberculeuse et néoplasique, les instillations sont for-
« mellement contre-indiquées. Alors il est possible, même
« dans un cas de moyenne intensité, qu'on soit excep-
« tionnellement conduit à intervenir par un acte chirur-
« gical. »

Quel devait être cet acte chirurgical ? La *dilatation du
col de la vessie*, disait M. Guyon, « est insuffisante pour
« les cas graves, où je l'ai vue échouer, surtout chez la

(1) Loc. cit. 1888, page 824.

« femme.... C'est donc à la *section du corps de la vessie*
« que je vous engage à recourir de préférence », c'est-à-
dire à la *taille hypogastrique* chez l'homme et à la taille
vésico-vaginale ou *kolpocystotomie* chez la femme.

C'était consolant pour les malades ! Mais ce n'est pas
tout. Quels résultats obtenait-on en pratiquant ces graves
opérations ? Je les ai analysées dans ma thèse à cette
époque et j'ai montré que les résultats éloignés surtout
étaient *déplorables*.

Ce sont là des faits qu'il est bon de rappeler, aujour-
d'hui que le traitement de la cystite douloureuse est si
simple. Il ne faut pas oublier ce qu'enseignaient les re-
présentants de la *science officielle* avant les progrès qui
ont été *réalisés* par *l'Enseignement libre* et *vulgarisés* à
l'Ecole pratique de la Faculté de Médecine de Paris.

Les *instillations de nitrate d'argent* sont absolument
contre-indiquées dans le traitement de la cystite dite douloureuse. Parmi les malades opérés par M. Guyon, il y
en avait dont la cystite n'était devenue très douloureuse
qu'après l'emploi de ce dangereux procédé.

Le traitement de cette variété de cystite ne diffère pas
sensiblement de celui que j'ai indiqué dans les considérations générales. Il faut simplement avoir soin d'insister
sur *l'anesthésie directe* de la muqueuse uréthro-vésicale
et de n'employer après cette anesthésie, au début du traitement, pour pratiquer les lavages de la vessie *sans sonde*,
qu'un liquide *antiseptique non irritant*, la solution saturée
et bouillie d'acide borique, par exemple.

La solution de chlorhydrate de cocaïne que l'on doit
employer dans ces cas pour obtenir l'anesthésie directe
des voies urinaires inférieures est la solution au cinquantième. Il m'est arrivé plusieurs fois de faire même usage
de la solution à 4 p. 0/0 ; mais il faut avoir soin de surveiller attentivement l'action de cette solution forte, afin

de vider la cavité vésicale s'il se produisait le moindre signe d'absorption.

Parfois la vessie est tellement irritée qu'elle ne peut même pas tolérer le liquide analgésiant : les malades urinent aussitôt après l'injection. Dans ces cas, il faut attendre cinq minutes, parce que le simple contact de la solution de chlorhydrate de cocaïne suffit pour produire une certaine anesthésie. Au bout de cinq minutes, on pratique une nouvelle injection calmante ; on attend encore cinq minutes, puis on fait le lavage de la vessie sans sonde avec la solution saturée et bouillie d'acide borique. Plus tard, quand le malade va mieux, on fait usage des solutions sursaturées d'acide borique et même, s'il y a lieu, des solutions de nitrate d'argent au millième ou à 1,50/1000.

Pour pratiquer toutes ces injections intra-vésicales *sans sonde*, il faut employer ici le *mandrin tubulé n° 1*, afin d'avoir une *faible pression* et un *écoulement très lent* du liquide. En prenant toutes ces précautions, on est sûr de ne pas *distendre la vessie*, point capital pour obtenir une guérison rapide de la variété de cystite que nous étudions.

Tel est le traitement actuel de la cystite dite douloureuse, traitement qui permet d'en obtenir la guérison dans presque tous les cas. L'indication de la taille ne peut être discutée aujourd'hui que dans des cas très complexes tout à fait exceptionnels, par exemple chez certains prostatiques dont l'état local ne permet pas d'employer les lavages de la vessie sans sonde. Je répète que dans la cystite dite douloureuse l'anesthésie directe de la muqueuse uréthro-vésicale n'a pas seulement l'avantage, considérable cependant, de combattre directement la douleur, mais surtout de permettre de désinfecter la vessie, de combattre directement, par des moyens simples, l'inflammation de cet organe, moyens qui étaient inefficaces et même dangereux avant que j'eusse réalisé dans ces cas graves l'anesthésie directe des voies urinaires inférieures. Si donc l'indication de la taille peut être exceptionnellement discutée aujourd'hui chez ces malades, c'est pour des raisons qui tiennent plus à la lésion qui a précédé et qui accompagne l'inflammation vésicale qu'à la cystite douloureuse elle-même.

Traitement de la cystite interstitielle. — Le plus souvent la cystite interstitielle est traitée indirectement, c'est-à-dire que l'on agit sur sa cause habituelle, la cystite muqueuse. Lorsque celle-ci est guérie, les lésions interstitielles s'amendent et disparaissent, s'il s'agit de lésions aiguës et peu accusées. Mais dans les cas de cystite interstitielle chronique, la capacité anatomique de la vessie reste souvent beaucoup plus petite qu'à l'état normal. Parfois on obtient cependant la guérison complète chez ces malades en ayant recours, *après la guérison de la cystite muqueuse*, à la dilatation mécanique de la vessie. Il y a longtemps que l'on a tenté de dilater mécaniquement la vessie à l'aide des injections vésicales poussées avec force, de façon à lutter contre l'effort que fait cet organe pour se débarrasser de son contenu. Mais ces tentatives avaient presque toujours échoué ; elles avaient même eu pour résultat un retour offensif de la cystite et par suite une exagération du symptôme que l'on espérait combattre : aussi avait-on complétement renoncé à ce mode de traitement.

J'ai montré que c'est un tort, que les échecs observés par les chirurgiens étaient dus à ce que leur procédé était quelque peu brutal et à ce qu'ils l'employaient avant la guérison de la cystite muqueuse. On peut obtenir d'excellents résultats en intervenant seulement après la guérison de l'inflammation de la muqueuse de la vessie et en faisant les injections intra-vésicales *sans sonde*. *Dans ces cas*, au lieu de cesser l'injection dès que le malade éprouve le besoin d'uriner, on lui conseille de résister à ce besoin, de ne faire aucun effort et l'on continue à injecter dans la vessie 50 à 100 grammes de liquide suivant l'irritabilité plus ou moins considérable du muscle vésical. Il m'est arrivé de voir ainsi la capacité de la vessie augmenter peu à peu et devenir normale alors que le procédé ordinaire avait complétement échoué.

C'est une sorte de massage de la paroi vésicale que l'on pratique ainsi. On ne doit pas y recourir en général dans la cystite interstitielle *tuberculeuse*, ni chez les malades atteints d'une tumeur de la vessie. Ce procédé est également contre-indiqué dans la forme suppurée de la cystite interstitielle.

Chez les vieillards, chez les prostatiques surtout, il est bien rare que ce procédé soit indiqué, parce que la *capacité anatomique* de la vessie est ordinairement plus considérable qu'à l'état normal chez ces malades. La cystite interstitielle a presque toujours pour résultat ici d'augmenter l'atonie des parois vésicales : aussi faut-il s'efforcer de guérir le plus rapidement possible dans ces cas la cystite muqueuse, qui cause et entretient les lésions de la cystite interstitielle.

Lorsqu'il existe de petits abcès dans l'épaisseur de la paroi vésicale, on ne peut agir que sur l'état général du malade et sur la cystite muqueuse, qui a précédé et qui accompagne ces accidents.

Dans les cas *d'abcès interstitiels* plus volumineux et d'abcès *péricystiques*, on doit au contraire intervenir énergiquement. Ce traitement, d'ordre essentiellement chirurgical, sera décrit dans le chapitre suivant.

CHAPITRE II

PÉRICYSTITE

La *péricystite* est actuellement une affection assez rare, mais que l'on doit bien connaître. On vient de voir que la guérison de la *cystite proprement dite* ou cystite muqueuse est en général obtenue aujourd'hui très rapidement et avec une grande facilité. On a pu constater que si le grand nombre des variétés que peut présenter l'inflammation de la muqueuse vésicale oblige à connaître plusieurs particularités plus ou moins importantes, la thérapeutique de cette affection est aujourd'hui à peu près toujours la même et d'une extrême simplicité, puisqu'elle consiste, dans l'immense majorité des cas, à agir directement sur la muqueuse vésicale à l'aide des lavages de la vessie pratiqués *sans sonde* accompagnés ou non, suivant les malades, de *l'anesthésie directe de la muqueuse uréthro-vésicale* réalisée avec les solutions de *chlorhydrate* ou de *nitrate* de cocaïne. Mais on rencontre encore des cas dans lesquels ce traitement simple ne donne que des résultats incomplets, parce que l'inflammation, au lieu d'être limitée à la muqueuse vésicale, a envahi toute l'épaisseur des parois de la vessie, ainsi que le *tissu cellulaire périvésical.* Chez ces malades, il est bon de faire de bonne heure un diagnostic précis, afin d'appliquer le plus tôt possible le traitement rationnel qu'exigent ces lésions complexes.

Chez d'autres, la muqueuse vésicale n'est pas atteinte primitivement mais secondairement. Elle paraît même échapper complétement au processus inflammatoire dans certains cas.

Il n'existe pas, à ma connaissance, d'étude d'ensemble de la *péricystite*. Les faits dont il s'agit sont cités les uns dans les ouvrages des spécialistes, les autres dans les ouvrages de chirurgie générale et surtout dans les diverses revues de chirurgie. Certains auteurs ont envisagé la question au point de vue clinique et d'autres l'ont traitée presque exclusivement au point de vue anatomo-pathologique. On a décrit les faits en question sous les noms *d'abcès de la vessie* (Chopart), *d'abcès dans l'épaisseur des parois vésicales* (Civiale), de *suppurations vésicales et périvésicales* (Voillemier et Le Dentu), de *perforations spontanées de la vessie* (Mercier), de *phlegmons périvésicaux* (Reliquet), *d'abcès de la cavité de Retzius et d'abcès de la vessie* (Nélaton et Horteloup), de *phlegmons extra-vésicaux* (Fürbringer), de *tumeurs solides périvésicales* (Guyon), de *péricystites* (Noel Hallé), *d'abcès sous-péritonéaux* et *d'abcès de la vessie* (Follin et Duplay), de *cellulite pelvienne diffuse* et de *phlegmons de la cavité de Retzius* (Bouilly), etc... Plusieurs faits ont été également cités par mon Maître M. Péan dans ses *Leçons de clinique chirurgicale* et c'est principalement dans sa clientèle hospitalière et dans sa clientèle privée que j'ai eu moi-même l'occasion d'observer un certain nombre de cas de *péricystite*.

Je vais essayer de résumer cette question dans une étude d'ensemble. Je crois qu'ainsi présentée la description de la péricystite offrira beaucoup plus d'intérêt au point de vue clinique.

On donne le nom de *péricystite* à l'inflammation du tissu cellulaire périvésical.

Etiologie et pathogénie. — Dans un certain nombre de cas, qui intéressent tout particulièrement les chirurgiens s'occupant de la chirurgie des voies urinaires, la péricystite est due à l'inflammation de la muqueuse de la vessie. La cavité vésicale est *infectée* et cette *infection* s'étend plus ou moins rapidement à toute l'épaisseur de la paroi du réservoir urinaire ainsi qu'au tissu cellulaire périvésical. C'est surtout chez des calculeux (Eustachi, Chopart, Civiale), chez des prostatiques, des rétrécis (Lallemand) atteints de cystite chronique que l'on observe la péricystite. Il faut encore citer les néoplasiques (Ebenau, Golding Bird, etc...) Parfois son apparition est précédée d'un traumatisme intra ou extra-vésical quelconque, accidentel ou chirurgical (taille, ponction de la vessie, etc....) Les anciens auteurs ont beaucoup insisté sur l'influence du contact prolongé d'une sonde à demeure, contact qui produirait une *ulcération* de la vessie. « Ce qu'il y a de plus « remarquable, dit Civiale, c'est que la présence d'une « sonde dans le canal ou l'emploi soit du caustique, soit « de tout autre moyen destiné à détruire la coarctation, « détermine quelquefois la formation d'abcès dans les « parois vésicales. Enfin, toute phlegmasie, toute irrita- « tion prolongée du col ou du corps de la vessie, quelles « qu'en soient les causes, peut entraîner le même acci- « dent, bien qu'on ne découvre aucune communication « appréciable entre le point où siége l'irritation et celui « où se développe l'abcès. » J'insisterai bientôt sur la pathogénie de la péricystite dans les cas dont il s'agit.

Chez certains malades, il s'agit d'une perforation spontanée, d'une *ulcération* de la paroi vésicale au niveau d'une cellule (Mercier), d'un calcul, d'un noyau tuberculeux, etc...

Mais en général la péricystite se produit spontanément chez des malades qui ont une rétention d'urine causée par la présence d'un obstacle au niveau de l'urèthre (Civiale).

Dans ces derniers cas, il s'agit parfois d'une péricystite par propagation : l'inflammation née dans la muqueuse, souvent au niveau d'une cellule, a peu à peu pénétré toute l'épaisseur des parois de la vessie et envahi le tissu cellulaire périvésical.

Chez d'autres malades, il se forme d'abord un abcès interstitiel, puis cet abcès s'ouvre dans le tissu cellulaire périvésical, qu'il infecte.

Enfin, il arrive parfois que les abcès interstitiels et périvésicaux ne communiquent pas. On s'est demandé comment se produit alors *l'infection* du tissu cellulaire périvésical. Les uns pensent que c'est par la voie lymphatique que se fait le transport microbien. D'autres croient que les microbes urinaires pathogènes peuvent traverser dans certains cas les parois de la vessie et aller infecter le tissu cellulaire périvésical. Ils font d'ailleurs remarquer que les lymphatiques de la vessie ne sont pas admis par tous les anatomistes.

Dans certains cas, il s'agit d'une infiltration d'urine qui s'est produite primitivement ou secondairement dans la loge supérieure du périnée et qui a envahi l'espace prévésical ou une autre partie du tissu cellulaire périvésical.

Dans un autre groupe de faits, la péricystite est causée par un abcès de la prostate, une vésiculite (Reliquet), une déférentite (Faucon). Dans ces cas, la blennorrhagie jouerait souvent un rôle important dans la pathogénie de la péricystite.

Dans d'autres cas, la péricystite est consécutive à des lésions inflammatoires du rectum (Bouilly), de l'S iliaque, de l'intestin grêle, du cœcum, de l'appendice cœcal surtout. Il est plus rare de trouver comme points d'origine de cette affection une inflammation de la symphyse du pubis ou des lésions tuberculeuses des os du bassin ou même de la colonne vertébrale (Péan, Lavaux).

Mais le groupe de faits de beaucoup le plus important après celui qui a été étudié au début de ce chapitre, c'est

le groupe des cas de péricystite consécutive aux lésions
de l'utérus et de ses annexes. Ces faits sont bien plus fréquents qu'on ne le croit généralement. Ce ne sont pas
seulement les grandes lésions inflammatoires, comme le
phlegmon du ligament large et la pelvi-péritonite des
anciens auteurs par exemple, qui déterminent de la péricystite. Celle-ci est encore assez souvent causée par ces
inflammations subaiguës ou chroniques que l'on observe
parfois dans les cas de kystes de l'ovaire et de tumeurs
fibreuses de l'utérus, entre autres. Dans certains de ces
cas, la pathogénie de la péricystite est évidemment complexe, parce qu'il existe en même temps de la cystite
chronique et parfois de la rétention d'urine. Mais dans
d'autres cas, relativement assez nombreux, la muqueuse
vésicale paraît normale, car l'urine ne contient pas de
pus. Ici, l'utérus a été infecté par la voie vaginale et de
l'utérus ou de ses annexes les microbes pathogènes ont
envahi le tissu cellulaire périvésical, mais ils n'ont pu
atteindre la muqueuse vésicale ou tout au moins sa surface interne. Ces faits présentent une grande importance
au point de vue de la *pathogénie* des accidents infectieux
que l'on observe chez les urinaires. Ils montrent que chez
la femme, comme chez l'homme, les microbes pathogènes
ne traversent pas facilement de dehors en dedans les
parois vésicales. L'infection de la muqueuse de la vessie
par sa face profonde n'est démontrée que dans les cas où
existe un abcès dans l'épaisseur des parois de cet organe
et que cet abcès s'est ouvert dans la cavité vésicale. Ainsi
on a trouvé et l'on trouve parfois des collections purulentes interstitielles chez des malades qui n'avaient pas
ou n'ont pas de *cystite muqueuse*, c'est-à-dire dont les
urines ne contiennent pas *de pus*. J'insiste sur ce fait
parce qu'on diagnostique souvent une cystite chez des malades qui ont bien certains troubles urinaires mais dont

la surface interne de la muqueuse vésicale ne présente
pas les lésions qui constituent la cystite proprement dite.
Ainsi on publie des observations comme celle-ci, par
exemple. Il s'agit d'une malade chez laquelle on n'a jamais fait « l'examen microscopique des urines. » Or, on
raconte que l'on a pratiqué chez cette malade la laparotomie, que l'on a trouvé une « poche purulente adhérente
« à l'intestin, à l'épiploon et à la vessie. De plus, une
« fusée purulente s'est faite sous le péritoine ; la salpin-
« gite est enlevée, le foyer purulent drainé et la cystite
« disparaît rapidement », car la malade a écrit que ses
urines n'avaient « pas cessé d'être claires depuis son
« opération. »

Il est évident, pour tout chirurgien *compétent*, que cette
malade, *atteinte de péricystite*, n'a jamais eu de cystite,
ce qui est même très intéressant à un autre point de vue,
car cette malade avait une *endométrite assez intense* en
plus de sa salpingite et de sa péricystite. Il est assez rare
que la cavité vésicale ne soit pas infectée dans ces cas
non par des microbes pathogènes qui ont traversé les
parois de la vessie, mais par des micro-organismes qui
ont pénétré tout simplement dans cette cavité par l'u-
rèthre. Tout est bien disposé chez ces malades pour que
l'infection spontanée de la vessie par cette voie se produise. La péricystite constitue ici une cause prédisposante très importante.

Lorsque, dans ces cas, l'utérus atteint d'endométrite
n'est pas enlevé, comme chez cette malade, les récidives
de cystite ne sont même point rares tant que l'on n'a pas
obtenu la guérison de cette endométrite. En voici un cas
intéressant. On me permettra de ne pas citer l'opérateur,
professeur agrégé à la Faculté de Médecine de Paris.

Une malade atteinte de péricystite, de cystite et de lésions inflammatoires de l'utérus et de ses annexes se

présente à ma clinique. Je lui conseille d'entrer à l'hôpital, ce qu'elle fait. Là on pratique la laparotomie et l'on enlève sans doute les deux ovaires, car les règles n'ont pas reparu depuis l'opération, mais on laisse l'utérus, que l'on oublie de soigner. Pour combattre la cystite, on prescrit un traitement approprié.

Plusieurs mois plus tard, cette malade revint me consulter à ma clinique. Elle avait toujours de l'endométrite et une cystite intense, qui fut traitée par les injections antiseptiques intra-vésicales pratiquées *sans sonde*. Lorsque la cystite fut guérie, je conseillai à la malade d'aller se faire traiter pour son endométrite, ce qu'elle a dû faire, car je ne l'ai pas revue depuis cette époque.

Les auteurs admettent encore aujourd'hui une péricystite *primitive, spontanée* ou *idiopathique*. « Il y a des circonstances, disait Civiale, dans lesquelles on ne découvre aux abcès de la vessie aucune cause appréciable. » Et, après avoir rappelé une observation de Chopart, il cite le fait personnel suivant : « Un jeune homme eut un abcès considérable à la partie antérieure de la vessie ; il n'existait ni pierre ni aucune lésion de l'urèthre : toutes les recherches qu'on fit pour découvrir la cause de cette énorme collection de pus demeurèrent sans résultat. »

Civiale fait ensuite remarquer que Baillie a été beaucoup trop loin en prétendant que les collections purulentes dont il s'agit surviennent principalement par l'effet d'une inflammation succédant à une violence exercée du dehors. Il reconnaît cependant que des faits recueillis par les auteurs établissent que les « abcès de la vessie » peuvent dépendre d'une cause traumatique ; il rappelle même le cas publié par Hellwig et qui paraît bien être un exemple d'abcès interstitiel et périvésical. Il s'agissait d'une femme qui à la suite d'un coup de pied de vache

reçu dans le bas-ventre, « périt d'un dépôt de pus fétide
« existant entre les tuniques de la vessie, dont l'interne
« était intacte. »

Ces faits ont été en partie confirmés par des recherches
plus récentes. On a constaté que l'inflammation siège
presque exclusivement dans ces cas à la partie antérieure
de la vessie, au niveau de la cavité de Retzius, *cavité
prépéritonéale* ou *prévésicale* décrite, en 1856, par cet ana-
tomiste suédois. M. Le Dentu, entre autres, a observé,
en 1877, dans le service du professeur Alfred Richet, un
cas de péricystite limitée à la cavité de Retzius et survenue chez un jeune homme qui avait reçu quelques jours
auparavant un coup de pied à l'hypogastre.

On a encore incriminé dans ces cas certaines maladies
infectieuses : fièvre typhoïde, infection purulente, état
puerpéral. On a cru remarquer que les troubles digestifs
gastriques et surtout intestinaux avaient une influence
réelle sur la production de cette variété de péricystite. Il
est possible en effet que dans ces cas obscurs il s'agisse
d'une *infection* d'origine intestinale.

La péricystite aiguë primitive limitée à l'espace prévésical serait plus fréquente chez l'homme : 23 fois sur 27
cas (Bouilly). On l'observerait surtout de 22 à 25 ans.

Telles sont les particularités les plus importantes que
présente l'étiologie de la péricystite.

Anatomie pathologique. — La péricystite peut être
totale ou *partielle, aiguë* ou *chronique.*

Les lésions de la *péricystite aiguë* s'observent principalement au niveau de l'espace prévésical ; elles constituent
ce que l'on appelle le *phlegmon de la cavité de Retzius.* Ce
sont les lésions ordinaires du phlegmon aigu, dans la
forme dite idiopathique ou *primitive.* Mais dans les cas
de péricystite *secondaire,* on trouve en même temps di-

verses lésions dues à l'affection qui a causé l'inflammation du tissu cellulaire périvésical : ulcérations des parois
de la vessie, abcès de la prostate, lésions inflammatoires
des annexes de l'utérus, etc....

A l'autopsie, on aurait trouvé assez souvent des « perforations péritonéales » et parfois des adhérences de la
vessie à la face postérieure du pubis.

Civiale a fait les remarques suivantes : « Je n'exami-
« nerai pas, dit-il, si les abcès périvésicaux sont, comme
« on le pense, le résultat de péritonites partielles ; mais
« je ne puis omettre de faire ressortir l'analogie existante
« entre eux et les dépôts dont j'ai parlé et qui, ayant tous
« les caractères d'abcès urineux, se forment au voisinage
« de l'urèthre sans communiquer avec lui. Ces abcès for-
« ment deux catégories. Dans les uns, la cavité du foyer
« et celle de la vessie sont distinctes. Il ne sort pas d'u-
« rine par l'ouverture du premier, lors même que la se-
« conde est distendue par le liquide. Dans les autres, il y
« a réellement communication. Celle-ci peut être primi-
« tive ou consécutive, c'est-à-dire que l'abcès peut suc-
« céder à une infiltration lente d'urine, ou la fistule dé-
« pendre de ce que le pus a fusé vers l'intérieur au lieu
« de se prononcer au dehors. Cette communication peut
« même présenter des embranchements. Tel est le cas de
« la jeune phthisique dont parle M. Johnson. Vers la
« partie moyenne de la face antérieure de la vessie exis-
« tait une ouverture qui parut être le résultat d'une ulcé-
« ration. Elle communiquait dans un trajet sinueux formé
« entre l'insertion des muscles au pubis et la membrane
« celluleuse correspondante. Ce trajet s'avançait vers le
« côté droit, entre les muscles et le péritoine, jusqu'à la
« fosse iliaque où il s'ouvrait dans une sorte d'abcès
« formé en partie par le cœcum largement ulcéré, et en
« partie par du tissu cellulaire. Ainsi l'abcès communi-
« quait avec la vessie et avec le cœcum.

« Lorsque les abcès en question ont leur siège à la ré-
« gion postérieure de la vessie, vers le bas-fond, il est
« très facile de les confondre avec certains abcès de la
« prostate ou des vésicules séminales. La méprise a lieu
« surtout lorsqu'il s'agit de collections purulentes, qu'il
« n'est pas rare de trouver derrière le col vésical, entre
« la prostate et le rectum..... Quelques-uns de ces abcès
« s'ouvrent dans le rectum. »

Plus loin, Civiale cite le cas personnel suivant, très
intéressant à plusieurs points de vue : « En ouvrant l'ab-
« domen, on reconnut que la face antérieure de la vessie
« avait contracté des adhérences avec la paroi abdomi-
« nale, au-dessus du pubis, derrière le point où jadis un
« médecin avait fait établir un séton. Cette adhérence re-
« couvrait une cavité qui aurait pu loger un très gros œuf
« de dinde et qui communiquait avec l'abdomen, par une
« ouverture presque circulaire, de quatre centimètres de
« diamètre environ, dont les bords étaient découpés et
« comme frangés. La cavité elle-même contenait un pus
« épais, fétide, gris et strié de noir, dont on faisait sortir
« une grande quantité en appuyant sur la vessie. En rap-
« port avec la face postérieure du corps des pubis, cet
« abcès s'étendait à droite et à gauche, au point de s'en-
« gager sous les anneaux inguinaux. Sa face correspon-
« dante au pubis était criblée de trous ; on y distinguait
« plusieurs filaments isolés, disséqués, s'étendant d'un
« point à l'autre du foyer. Au centre de la partie adja-
« cente à la paroi antérieure de la vessie, on apercevait
« une ouverture par laquelle l'abcès communiquait avec
« le viscère. Cette ouverture était ovale et lisse ; elle res-
« semblait à l'orifice d'une cellule. La vessie, ouverte par
« sa face postérieure, ne montrait aucun vestige ni du
« trigone, ni de la saillie prostatique, ni de l'orifice
« urétral ; on ne put reconnaître ce dernier qu'après

« .avoir passé une sonde dans l'urèthre. Au-dessus de
« l'orifice uréthral, se trouvait une dépression notable ; on
« eût dit que la vessie avait essayé de s'engager sous
« l'arcade pubienne. A la partie supérieure de cette dé-
« pression, la face antérieure de l'organe était accolée au
« pubis et même à la paroi abdominale, avec laquelle elle
« avait contracté de fortes adhérences. Plus bas que l'o-
« rifice interne de l'urètre, dans le point correspondant
« au rebord postérieur du trigone, on voyait une petite
« bande ligamenteuse, isolée, détachée vers son milieu
« et implantée de chaque côté près des orifices des ure-
« tères. Du reste, la face interne de la vessie........ repré-
« sentait une vaste surface cancéreuse cicatrisée ou une
« cavité purulente tapissée de végétation..... »

Les formes *subaiguës* et *chroniques* de la péricystite
sont beaucoup plus fréquentes ; mais les lésions que l'on
observe dans ces cas sont très variables. Elles peuvent
être étudiées non seulement à l'autopsie mais surtout
dans le cours des opérations que l'on pratique aujourd'hui
couramment dans les affections graves de l'utérus et de
ses annexes.

« C'est vers le sommet de la vessie et à sa partie anté-
« rieure, dit Civiale, que les abcès se forment le plus
« communément. Chopart et ceux qui l'ont copié se sont
« trompés en leur assignant pour siège ordinaire le côté
« du périnée. » Mais cet auteur ajoute que l'on peut en
trouver « dans le tissu cellulaire qui avoisine le col vési-
« cal » et au niveau des « cellules enflammées et suppu-
« rantes qui sont communes vers le bas-fond de la vessie. »
On peut également en trouver, dit-il, sur les parties latérales du corps de la vessie et il peut y en avoir dans
plusieurs régions à la fois. « Dans le cas de Lapeyronie,
« il y avait un abcès au col vésical et un autre le long de
« l'uretère depuis son orifice inférieur jusqu'au rein. »

Dans certains cas, dit encore Civiale, l'abcès siège presque complétement dans l'épaisseur de la paroi vésicale et il ne communique pas avec la cavité de cet organe. Il cite à ce sujet une observation publiée par Chopart. Il s'agissait d'un abcès dont la « paroi interne était si mince « qu'elle se rompit en la pressant : un pus blanc et fétide « s'écoula en abondance. »

Dans d'autres cas, ajoute cet auteur, « il y a ramollis- « sement, destruction plus ou moins étendue de la mem- « brane muqueuse de la vessie, dont les fibres charnues « sont mises à nu comme si on les avait disséquées. La « filtration de l'urine dans les foyers est d'autant plus fa- « cile à comprendre alors que la vessie, presque toujours « hypertrophiée, se contracte avec force sur le liquide, « qui se trouve comprimé entre les parois du viscère, qui « le chassent, et les obstacles du col et de l'urèthre, qui « l'empêchent de couler. »

Dans une observation publiée par Lallemand, on trouva à l'autopsie, entre autres lésions, au niveau du sommet de la vessie, une cavité de neuf à dix centimètres de dia- mètre, inégale, anfractueuse; qui ne communiquait avec la cavité vésicale que par une ouverture de douze à quinze millimètres, parfaitement régulière, à bords lisses et minces, mais résistants. Il y avait aussi une poche ou excavation du bas-fond de la vessie, dit l'auteur, derrière et au-dessous du corps de la prostate désorganisé.

Les anciens auteurs, on le voit, connaissaient parfaite- ment les lésions de la péricystite *suppurée* aiguë et chro- nique. Ils avaient très bien constaté qu'il s'agit tantôt de foyers purulents enkystés au milieu du tissu scléro-adi- peux et tantôt d'un abcès plus ou moins volumineux en communication avec la cavité de la vessie. Si leurs des- criptions ne sont pas toujours bien précises, cela tient à ce qu'il est souvent difficile, pièces en main, de dire avec certitude s'il s'agit d'une péricystite chronique suppurée, de cellules vésicales complètes ou d'abcès interstitiels de la paroi de la vessie. Il faut parfois, disent certains auteurs, l'examen histologique pour trancher la question : cet examen fait reconnaître dans la paroi des vestiges de muqueuse et de fibres musculaires.

Du reste, ainsi que je l'ai dit, les deux lésions, abcès périvésicaux et abcès interstitiels de la paroi vésicale, coexistent assez souvent, surtout au sommet de la vessie. On trouve des foyers purulents superposés dans cette épaisse couche de tissu pathologique au milieu duquel on ne distingue pas toujours très bien d'ailleurs la couche musculaire de la vessie disséquée et stratifiée par des collections purulentes du tissu cellulaire sous-péritonéal épaissi.

Quant aux collections purulentes, ce sont tantôt de petits abcès multiples enkystés au milieu du tissu pathologique ; tantôt des collections volumineuses, à parois épaisses, inégales, déchiquetées, creusées en plein tissu fibreux ou limitées en partie par des anses intestinales adhérentes et par le péritoine épaissi.

Le contenu de ces abcès est tantôt du pus blanc épais, tantôt du pus séreux, d'odeur fétide, intestinale ou urineuse, même dans des cas où il n'existe pas de communication directe visible entre la cavité vésicale et la collection purulente.

Lorsque la péricystite est consécutive à une inflammation subaiguë ou chronique de l'utérus ou de ses annexes, les lésions que l'on rencontre, soit à l'autopsie, soit plutôt dans le cours des opérations que l'on pratique aujourd'hui chez ces malades, sont parfois considérables. Les parois de la poche purulente sont adhérentes à la vessie, à l'intestin, à l'épiploon, à l'appareil génital. Parfois le pus a ulcéré la paroi vésicale, l'abcès s'est vidé dans la vessie et il persiste une fistule dans ce point. Des adhérences multiples réunissent autour de ce foyer de suppuration la plupart des organes de la région : anses grêles, S iliaque, rectum, appendice cœcal, grand épiploon, utérus et annexes utérins. Tous ces organes ou la plupart de ces organes forment une tumeur solide parfois volumineuse. Quant à la vessie, elle est parfois fortement déviée. Dans un cas que j'ai publié il y a quelques années, ces accidents inflammatoires étaient survenus chez une malade atteinte d'un volumineux fibrome de l'utérus. Or, chez elle, la vessie avait été complétement déviée en haut et à droite, où elle se trouvait accolée à la paroi antérieure de l'abdomen. Dans d'autres cas, c'est la paroi postérieure du réservoir urinaire qui se trouve en partie immobilisée, ce qui empêche parfois la vessie de se vider complétement pendant la miction.

Chez d'autres malades, les adhérences immobilisent la vessie presque de toutes parts, ce qui diminue parfois considérablement sa capacité anatomique.

Dans certains cas, le foyer purulent périvésical communique d'une part avec la cavité vésicale et d'autre part avec l'intestin. Ces fistules vésico-intestinales succèdent rarement à des lésions d'origine vésicale. Le plus souvent, ce sont des lésions intestinales primitives et surtout des lésions inflammatoires des annexes de l'utérus qui produisent un foyer purulent péritonéal enkysté, lequel s'ouvre à la fois dans la vessie et dans l'intestin. Parfois c'est une lésion périvésicale de nature néoplasique qui a été le point de départ de ces graves désordres ; mais la péricystite suppurée est rare chez les malades atteints d'une tumeur de la vessie. Il en est de même dans les cas de tuberculose vésicale. Ici, il y a cependant parfois ulcération des parois de la vessie et abcès froid périvésical, comme dans le cas déjà cité de James Johnson. Dans quelques cas, il s'agit d'un abcès froid de voisinage, la lésion tuberculeuse siégeant sur un autre organe (Péan, Lavaux).

Mais la *péricystite chronique* n'est pas toujours suppurée. Souvent il n'existe qu'une simple inflammation scléreuse du tissu cellulaire périvésical, inflammation qui, il est vrai, présente ordinairement beaucoup moins d'intérêt que la forme précédente au point de vue clinique. Ainsi, chez les vieux rétrécis, chez les prostatiques atteints depuis de longues années d'une cystite chronique que l'on n'a pas su traiter d'une façon rationnelle et guérir, on trouve presque toujours à l'autopsie le péritoine qui adhère plus intimement et sur une plus grande étendue que dans l'état normal. A la coupe, on trouve, entre la séreuse et le muscle vésical, une couche plus ou moins épaisse de tissu fibro-adipeux dense et cet épaississement peut être étendu à tout l'organe ou disposé en plaques disséminées. Cette couche anormale, qui contient des veines volumineuses, atteint et parfois dépasse un centimètre sur certains points. Ce sont de véritables amas pathologiques de graisse dense et fibreuse.

Ces faits n'avaient point échappé à Civiale, qui les a surtout décrits sous le nom *d'induration et épaississement partiel des parois vésicales*. Après avoir rappelé les « amas graisseux qu'on observe au pourtour de quelques « vessies racornies ou seulement dans quelques points de « leur circonférence, et qui y adhèrent avec plus ou moins « de force » ; après avoir fait remarquer que les tissus qui forment ces épaississements offrent ordinairement beaucoup de résistance et paraissent « se produire surtout aux « dépens des parties voisines de la vessie, avec lesquelles « elle a contracté des adhérences intimes fort résis- « tantes » ; cet auteur ajoute que les lésions en question « se trouvent particulièrement à la face antérieure de la

« vessie, près du pubis, et à sa face postérieure, vers le
« bas-fond ; qu'elles peuvent être fort circonscrites ou
« occuper une large surface. »

Dans quelques cas, ces lésions forment des tumeurs
pérycistiques perceptibles au palper abdominale. Les auteurs en ont cité des exemples intéressants. Ainsi on a
trouvé de ces tumeurs siégeant au-dessus du pubis ou au
niveau du sommet même du réservoir urinaire qui avaient
le volume d'un œuf. Civiale parle d'un malade qui portait depuis de longues années, à la région hypogastrique,
une tumeur énorme.

Ces masses fibro-adipeuses peuvent également être
observées, je le répète, au niveau de la base de la vessie.
On les trouve surtout autour de la dernière portion des
uretères, au-dessus de la base de la prostate et des vésicules séminales, dans l'angle qui sépare les uretères de
la paroi vésicale, point qui est l'un des sièges d'élection
des cellules vésicales. Parfois il existe deux masses pos-
téro-latérales symétriques du volume d'un œuf. Ces
masses de tissu fibro-graisseux englobent et réunissent
les organes voisins. Une fois enlevées, on y dissèque
avec peine l'uretère, la vésicule séminale correspondante,
le canal déférent, le conduit éjaculateur et la prostate.
Parfois on y trouve des cellules vésicales volumineuses
(Mercier).

« La prostate, le rectum, les vésicules séminales et les
tissus qui unissent ces parties, a dit Civiale, concourent
autant, et même plus que la vessie, à former ces masses
indurées plus ou moins considérables. »

Cette couche fibro-graisseuse sous-péritonéale est parfois assez épaisse dans la cystite tuberculeuse au niveau
des ulcérations profondes que l'on rencontre chez ces malades lorsqu'on n'a pas appliqué dès le début de cette affection un traitement rationnel.

On l'observe encore chez certains néoplasiques atteints de cystite. Le tissu scléro-adipeux se rencontre surtout à la base de la vessie dans ces cas, mais on peut l'observer également à la face antérieure de cet organe, où l'on a constaté parfois l'adhérence du péritoine à la vessie.

Symptômes. — Les *symptômes généraux* de la *péricystite aiguë* sont ceux du phlegmon aigu : frissons, élévation de la température, qui atteint 39°, 39°,5, langue sèche, soif vive, anorexie, et parfois des symptômes de péritonisme : constipation, coliques, nausées, mais rarement des vomissements. Dans un cas observé par mon regretté Maître Horteloup, les premiers accidents firent croire à un « début de *péritonite* : douleurs générales dans le « ventre avec ballonnement, vomissements verdâtres, « figure crispée, pouls filiforme..... »

Ce mode de début est assez fréquent, chez la femme, dans la péricystite aiguë d'origine génitale.

La *douleur* est constante ; elle est plus ou moins vive, profonde, souvent lancinante ; elle est exaspérée par la marche, par la station debout et surtout par l'inclinaison en avant, lorsque la péricystite occupe la cavité de Retzius.

Les *symptômes locaux* varient suivant le siège de la péricystite. Lorsque celle-ci occupe l'espace prévésical, on constate d'abord un empâtement sus-pubien sous forme d'une plaque plus ou moins étendue, puis une véritable *tumeur* plate et étalée en bas, saillante et globuleuse à la partie supérieure (Bouilly). Cette tumeur occupe la ligne médiane et elle s'étend à peu près symétriquement de chaque côté dans une étendue qui varie de 4 à 10 centimètres. En hauteur, elle s'étend du pubis, derrière lequel elle semble se perdre, jusqu'à 6, 10 et parfois 20 centimètres au-dessus de la symphyse. Dans l'un des cas cités par Chopart, on sentait la fluctuation près de l'ombilic.

Cette tumeur, mate à la percussion, douloureuse à la pression, fait corps avec les muscles et les aponévroses, qui sont intimement appliqués sur elle. D'abord dure et résistante, elle donne plus tard une sensation de fluctuation profonde qui n'est pas toujours aisée à sentir, même lorsque l'abcès renferme une quantité notable de pus.

Chez la femme, on peut sentir par le toucher vaginal une induration étalée qui part de la face antérieure de l'utérus et descend parfois presque jusqu'à la vulve, en s'insinuant entre le bas-fond vésical et l'urèthre, d'une part et la paroi antérieure du vagin, d'autre part. Plus tard, on perçoit de la fluctuation dans un de ces points.

Dans d'autres cas, c'est à l'aide du toucher vaginal combiné à la palpation hypogastrique que l'on peut sentir un abcès périvésical situé entre les annexes de l'utérus et la face postérieure de la vessie.

Chez l'homme, c'est parfois au-dessus de la prostate que l'on perçoit par le toucher rectal les symptômes locaux de la péricystite aiguë.

Mais on observe encore dans le cours de cette affection un groupe de symptômes sur lequel je tiens à insister : je veux parler des *troubles urinaires*, dont quelques-uns ont été interprétés d'une façon absolument erronée.

La miction est souvent gênée, difficile ; la rétention d'urine serait même assez fréquente. « C'est ordinaire-« ment, ont dit Voillemier et Le Dentu, une rétention « d'urine reconnaissant sans doute la même cause que « celle qui suit les opérations pratiquées aux environs de « la vessie ou même à une grande distance, sur les mem-« bres inférieurs ou sur le tronc, rétention d'urine d'ordre « réflexe due généralement à une sorte de stupeur vési-« cale ; mais nous admettrions très volontiers comme « explication de cet accident, le spasme uréthro-vésical,

« pour les cas où le col se trouve englobé dans le foyer
« de l'inflammation. »

Il est probable que le *spasme* du *sphincter uréthral* joue
en effet un certain rôle dans la rétention d'urine dont il
s'agit ; mais je crois que la *douleur* a aussi une influence
notable sur cette rétention. On sait qu'au début de chaque miction, il faut faire un certain effort pour que l'u-
rine s'écoule au dehors, surtout lorsqu'on est dans la
position horizontale. Or, la contraction des muscles abdominaux est douloureuse chez ces malades ; aussi évitent-
ils instinctivement de la provoquer.

Mais ce n'est là qu'un détail de peu d'importance. C'est
principalement la *douleur* de la miction et la *fréquence*
des besoins d'uriner qui ont été interprétées d'une façon
fâcheuse par beaucoup d'auteurs dans certains cas de péricystite aiguë. Ces malades, a-t-on dit, ont de la cystite.
Il en est, en effet, chez lesquels la muqueuse vésicale est
enflammée ; parfois, ainsi que je l'ai dit, c'est même la
cystite muqueuse qui a causé la péricystite aiguë. Mais
dans un assez grand nombre de cas, ces troubles, auxquels
s'ajoutent fréquemment des urines plus ou moins épaisses,
laissant un dépôt au fond du vase, sont dus à la péricystite et non à une *complication* : l'inflammation de la muqueuse vésicale.

La *douleur* à la fin de la miction est en effet causée
par la rétraction vésicale qui suit l'évacuation de l'urine.

La *fréquence* des mictions, quand elle existe, est due
soit à la compression de la vessie, qui ne peut pas se distendre autant qu'à l'état normal, soit à la pression que le
globe vésical exerce sur le phlegmon à mesure que le réservoir urinaire se distend, pression qui peut être douloureuse ou éveiller le besoin d'uriner par action réflexe.

Quant à l'aspect *trouble* des urines, que l'on observe
souvent, il est dû aux sels normaux que contient ce li-

quide et qui se trouvent ici en proportion exagérée, parce qu'il existe une fièvre plus ou moins vive. Cet état de l'urine peut du reste contribuer à exagérer la fréquence des mictions. D'ailleurs, ce qui lève tous les doutes, c'est *l'examen microscopique* du dépôt : on n'y trouve pas un seul globule de pus. Il ne s'agit donc point d'une cystite. On comprend combien ce fait est important à constater au point de vue du traitement. J'y reviendrai.

Dans la forme *subaiguë* de la péricystite, les symptômes sont les mêmes que dans les cas précédents, mais ils sont plus ou moins atténués.

Dans la forme *chronique*, au contraire, les symptômes sont en général si peu accusés que parfois l'existence de la péricystite n'est pas soupçonnée. Dans quelques cas, la lésion, même volumineuse, n'est reconnue qu'à l'autopsie. Chez d'autres malades, on n'est averti de l'existence d'un abcès périvésical « que par la sortie de la « matière purulente à travers l'urèthre ou le rectum le « plus communément, et quelquefois par d'autres voies. » (Civiale).

Parfois des douleurs hypogastriques vagues, la constatation d'une tumeur périvésicale peu définie, des troubles vésicaux mal caractérisés, sont les seuls symptômes observés.

« Les ressources de l'art, dit Civiale, sont à peu près « restreintes aux cas dans lesquels la collection puru- « lente se dessine à la face antérieure et au sommet de « la vessie. On voit alors se développer, à la région infé- « rieure du ventre, une tumeur variable, eu égard à sa « forme, à son volume et à son mode de développement. « Le palper abdominal et la percussion fournissent des « notions alors importantes ; mais quand la tumeur est « petite et que le viscère a peu de capacité, elle peut de- « meurer cachée derrière le pubis. On peut même, et je

« ne saurais trop insister sur ce fait, ne point en soup-
« çonner l'existence, comme on le voit dans les cas an-
« ciens et, entre autres, dans celui dont j'ai parlé dans
« ma seconde lettre sur la lithotritie. Là une collection
« purulente ne fut découverte qu'au moment où l'on di-
« visa les parois abdominales pour pratiquer la cystotomie
« sus-pubienne. »

Parfois ce sont des symptômes de rétention d'urine
incomplète, une fréquence exagérée des mictions, qui
appellent l'attention et permettent de reconnaître ou tout
au moins de soupçonner l'existence d'une péricystite chronique avec adhérences entre la vessie et les organes voisins dans une étendue plus ou moins considérable, ou une
de ces volumineuses tumeurs fibro-adipeuses qui ont été
décrites dans le chapitre précédent. Ainsi Civiale a publié l'observation d'un malade « qui portait depuis lon-
« gues années, à la région hypogastrique, une tumeur
« énorme, dont le poids seul l'incommodait, car elle était
« absolument indolente. En quelque sens qu'on la pressât,
« elle ne causait aucune douleur ; mais la vessie ayant
« perdu beaucoup de sa capacité, les besoins d'uriner se
« reproduisaient souvent. »

Marche. — Durée. — Terminaison. — Elles varient
suivant la forme, la cause et le siège des lésions. La péricystite aiguë limitée à la cavité de Retzius se terminerait par la *résolution* dans plus du quart des cas, lorsqu'il
s'agit de la forme primitive. Dans ces cas, tantôt la guérison est complète dans l'espace de trois à six semaines
(Bouilly), tantôt il persiste une plaque d'induration qui
peut immobiliser la paroi vésicale antérieure, d'où persistance des troubles de la miction.

Quand il s'agit au contraire d'un phlegmon secondaire
de la cavité de Retzius, surtout lorsqu'il y a évacuation

du pus d'un abcès interstitiel dans le tissu cellulaire de l'espace prévésical, la *suppuration* est à peu près constante. La marche de l'affection est alors celle du phlegmon aigu et le pus, si l'on n'intervient pas, se fait habituellement jour par la paroi abdominale, sur la ligne médiane ou dans son voisinage, par un ou plusieurs orifices situés entre le pubis et l'ombilic. La quantité de pus qui s'échappe est en général énorme. Sa fétidité est ordinairement extrême comme il arrive presque toujours quand il s'agit de collections voisines de l'intestin.

L'ouverture spontanée de l'abcès dans la vessie, le vagin ou l'intestin est rare et coexiste en général avec l'ouverture hypogastrique ou bien il y a ouverture de la collection purulente dans deux de ces organes à la fois.

Lorsque l'abcès est ouvert en temps opportun, la guérison est habituellement obtenue en 15 ou 20 jours. Si l'on n'intervient pas, elle peut se faire attendre jusqu'à 18 mois; il peut même persister une fistule; l'induration consécutive dont je viens de parler est également fréquente dans ces cas; enfin, la mort n'est point rare : elle est presque toujours causée par l'irruption du pus dans le péritoine. Parfois elle est due à *l'infection générale*.

Lorsque la péricystite aiguë est consécutive à une lésion inflammatoire des annexes de l'utérus et siège sur la face postérieure ou la face inférieure de la vessie, l'ouverture de l'abcès dans le réservoir urinaire, le vagin ou l'intestin est fréquente, si l'on n'intervient pas. La guérison peut encore être obtenue dans ces cas au bout d'un temps plus ou moins long : j'en ai publié un cas intéressant en 1888. Mais il peut également persister une fistule et la mort est parfois, comme dans le cas précédent, la conséquence de l'ouverture de l'abcès dans la grande cavité péritonéale.

La péricystite aiguë limitée à la base de la vessie a une

marche et une terminaison analogues à celles qui ont été indiquées en étudiant les *abcès périprostatiques*.

Dans la forme *subaiguë* et surtout dans la forme *chronique* de la péricystite, l'évolution est très variable. « Il « est difficile de prévoir exactement, dit Civiale, quelle « sera l'issue d'une collection purulente développée au « pourtour de la vessie. La situation de la tumeur donne « la probabilité, mais non la certitude, que le liquide « prendra telle ou telle direction. On l'a vu s'épancher « dans la cavité péritonéale ; à l'extérieur, vers l'hypo- « gastre ou du côté de l'ombilic ; à l'intérieur, dans le « vagin, la matrice, le rectum, le colon. On pourrait « penser qu'il s'opère parfois une sorte de résolution in- « complète et que certaines indurations circonscrites des « parois vésicales n'ont pas d'autre origine. »

Il n'est pas rare, suivant les auteurs, de voir les abcès périvésicaux s'ouvrir dans l'intestin. Civiale a publié, entre autres, le fait suivant : « ..... Trois jours après, la « fluctuation était manifeste près de l'ombilic, mais il n'y « eut pas moyen de déterminer le malade à laisser pra- « tiquer une ouverture. L'abcès s'ouvrit spontanément « au-dessous de la cicatrice ombilicale. Il s'en écoula une « énorme quantité de pus fétide, peu consistant et bru- « nâtre...... Au bout de quelque temps il survint une in- « digestion, qui fut suivie de fièvre, de malaise général « et de douleur locale. Notre surprise fut grande, le len- « demain, de trouver des aliments dans la suppuration. « Ce passage des aliments par la plaie continua sans « qu'on parvînt à découvrir quel point du tube digestif « était ouvert. Tout ce qu'on fit pour tarir la suppuration « demeura inutile..... Je l'ai revu cinq ans après ; il con- « tinuait de rendre par la fistule du pus séreux, entraî- « nant parfois des aliments à demi digérés. Jamais on ne « découvrit de pus dans les selles, qui étaient d'ailleurs

« fort irrégulières. L'appétit était bon, la vessie faisait
« bien ses fonctions et l'urine contenait rarement des
« mucosités. »

Lorsque le diagnostic peut être fait en temps opportun, l'intervention chirurgicale permet aujourd'hui de
modifier l'évolution de la péricystite suppurée dans un
certain nombre de cas et d'en obtenir la guérison.

La péricystite *scléreuse* et *scléro-adipeuse* est au contraire presque toujours incurable ; mais on peut en arrêter
la marche progressive en faisant disparaître la cause habituelle de ces lésions : la cystite muqueuse chronique.

On peut encore faire l'ablation de certaines tumeurs
fibro-adipeuses, lorsqu'elles siègent par exemple au niveau de l'espace prévésical.

Diagnostic. — La *péricystite aiguë* est assez facile à
reconnaître quand on constate l'ensemble des symptômes
qui viennent d'être décrits ; mais, même limitée à l'espace
prévésical, elle peut être confondue au début avec la *péritonite.* Cependant la douleur est plus circonscrite dans la
péricystite et la constipation n'est pas habituellement
bien opiniâtre. Quant aux nausées et aux vomissements,
lorsqu'ils existent, ils sont en général de courte durée.
Aussi le diagnostic devient-il bientôt facile.

L'examen microscopique des dépôts que l'on peut
trouver dans l'urine permet de ne pas confondre la péricystite avec la *cystite ;* mais il ne faut pas oublier que les
deux affections peuvent coexister.

Le diagnostic de la péricystite aiguë d'avec la *distension vésicale,* sur lequel certains auteurs insistent beaucoup, est en général facile, parce que dans ce dernier
état pathologique la tumeur hypogastrique disparaît complétement ou en grande partie par le cathétérisme et
que d'autre part on ne constate pas les symptômes généraux qui ont été décrits.

Le *phlegmon sous-ombilical* a son siège plus élevé; mais il faut se rappeler, d'une part, qu'il pointe quelquefois jusqu'à la cavité de Retzius et d'autre part que l'abcès périvésical s'ouvre parfois à l'ombilic (Lallemand).

Certains auteurs pensent que la plupart des faits signalés de *péritonite purulente* ouverte à l'ombilic se rapportent à des phlegmons de l'espace prévésical.

Lorsque la péricystite aiguë siège au niveau de la base de la vessie, il n'est pas facile de la différencier du *phlegmon périprostatique*. Il faut se rappeler que les lésions sont situées dans une région plus élevée que dans cette dernière affection.

Dans la péricystite aiguë due à une lésion inflammatoire des annexes de l'utérus, c'est surtout le toucher vaginal seul ou combiné à la palpation hypogastrique qui permet de faire le diagnostic. Les troubles urinaires décrits ont également une grande valeur.

Dans les formes *subaiguë* et *chronique*, le diagnostic de la péricystite suppurée présente en général de grandes difficultés. « Le diagnostic, dit Civiale, offre beaucoup « d'obscurité. Soutenir une opinion différente, c'est faire « preuve d'inexpérience. » Cet auteur fait ensuite remarquer qu'il n'y a pas toujours tumeur appréciable dans ces cas d'abcès périvésicaux, « soit que celle-ci, ayant peu de « volume ou beaucoup de largeur, se fonde pour ainsi « dire avec les parties environnantes, soit que son siège « dans l'excavation pelvienne, vers la face postérieure ou « latérale de la vessie, la rende inaccessible à nos mo- « yens d'investigation, surtout chez les sujets chargés « d'embonpoint. Les complications existantes peuvent « d'ailleurs faire prendre le change au praticien, et ce « n'est alors que par un concours fortuit de circonstances « qu'il arrive quelquefois à soupçonner la véritable nature « du mal. La douleur n'a aucun caractère spécial et par-

« fois même elle n'existe pas. Le toucher par le rectum
« est presque toujours inutile. La saillie que la tumeur
« peut faire sur les côtés de la vessie est rarement assez
« prononcée pour qu'on l'apprécie ou du moins pour per-
« mettre de distinguer ce qu'elle contient. Les troubles
« fonctionnels de la vessie n'offrent rien de particulier,
« non plus que la douleur fixe dans un lieu déterminé,
« une matité insolite à la percussion, le ballonnement du
« ventre, le pouls petit et concentré, la fièvre, le hoquet,
« le vomissement dont on a parlé. Aucun de ces signes
« n'a de valeur absolue. Les circonstances commémora-
« tives telles que les accidents d'inflammation aiguë, pro-
« fonde, siégeant dans le bassin, n'en ont pas davantage,
« pour cette double raison que ces accidents ne peuvent
« que faire soupçonner un abcès sans localiser son siège,
« et que beaucoup d'abcès se produisent lentement, sans
« inflammation intense appréciable.
« ......J'en dirai autant des données fournies par l'ou-
« verture de l'abcès au dehors, dans l'intestin ou la vessie,
« et que l'on a présentée comme une preuve certaine. Il
« est bien vrai que dans plusieurs cas il a été facile de
« reconnaître que le pus venait soit des parois vésicales,
« soit du pourtour de la vessie, que l'abcès s'ouvrît d'ail-
« leurs dans l'aine, ce qui n'est pas rare, à l'hypogastre,
« à l'ombilic, dans la vessie ou dans l'intestin..... Mais
« d'abord, cette connaissance arrive un peu tard et j'ajou-
« terai de plus qu'elle ne suffit pas encore pour donner au
» diagnostic le caractère de certitude qu'on lui attribue...
« Sont-ce des abcès de la prostate, de la vessie, du tissu
« cellulaire pelvien ? Sont-ce des abcès stercoraux ? Sont-
« ce des tubercules ramollis ? Sont-ce des collections pu-
« rulentes formées dans les organes voisins et dont le
« produit se fait jour dans un point plus ou moins éloigné

« de leur siège ? Sont-ce des cellules en suppuration ?
« C'est-ce qu'on ne distingue presque jamais. »

Et Civiale cite plusieurs exemples d'erreurs de diagnostic commises par des chirurgiens exercés. Hunter, dans un cas, avait cru qu'il s'agissait d'une *ascite*. « Chez
« un malade dont la vessie regorgeait d'urine, dit Civiale,
« et que l'on croyait atteint d'ascite, Hunter ne reconnut
« cette grave erreur qu'à l'odeur et aux autres qualités du
« liquide fourni par la canule du trois-quarts qu'il avait
« plongée à travers les parois abdominales. La tumeur
« formée par la collection purulente peut être prise en
« effet pour une *ascite* ou pour la *vessie distendue*, surtout
« quand cette dernière fait saillie à l'aine et non sur la
« ligne médiane, ce qui arrive quelquefois. »

Un examen attentif du malade et le cathétérisme, *quand il est possible*, permettent cependant d'éviter habituellement cette erreur de diagnostic. Celle-ci tient, dit Civiale, aux difficultés que l'on éprouve dans ces cas à introduire la sonde dans la cavité vésicale.

Le diagnostic des abcès périvésicaux d'avec certaines collections purulentes formées dans des *cellules* de la vessie est toujours difficile et souvent même impossible, dit Civiale, qui ajoute : « Cependant la tumeur présente
« parfois, dans l'une et l'autre circonstance, des particu-
« larités qui peuvent éclairer le praticien. Lorsqu'il s'agit
« d'une cellule, elle est plus circonscrite, plus arrondie,
« plus saillante ; dans le cas d'abcès, elle est plus évasée,
« plus large, et gagne en étendue ce qui lui manque en
« élévation. »

Lorsque les abcès périvésicaux siègent à la région postérieure de la vessie, vers le bas-fond, dit encore Civiale, il est très facile de les confondre avec certains *abcès* de la *prostate* ou des *vésicules séminales*. Les commémoratifs et le toucher rectal, en faisant reconnaître le siège exact des lésions, permettront cependant de faire quelquefois un diagnostic précis.

On se rappellera également que la péricystite chronique suppurée peut être confondue avec des abcès développés dans les aines (Civiale), avec des abcès stercoraux (Dupuytren), avec des tumeurs nées dans le petit bassin ou les fosses iliaques, même avec les déplacements du rein (Rayer), ou avec les tumeurs que forment les testicules lorsqu'ils restent engagés dans les conduits inguinaux (Gama).

J'ai déjà dit qu'il est en général très difficile de différencier la péricystite suppurée d'un *abcès vésical interstitiel* un peu volumineux. D'ailleurs les deux lésions coexistent presque toujours.

Dans les cas de péricystite subaiguë ou chronique d'origine génitale chez la femme, le diagnostic peut être fait très souvent grâce aux commémoratifs, au toucher vaginal, aux troubles urinaires et parfois grâce à l'examen endoscopique de la vessie. Dans certains cas, on a pu constater que la paroi vésicale correspondante faisait une saillie appréciable et que la muqueuse était d'un rouge vif dans ce point. Chez quelques malades, on a même pu diagnostiquer ainsi l'existence d'une fistule : on voyait sortir du pus par l'orifice vésical lorsqu'on appuyait sur l'abdomen des malades. On aurait également pratiqué le cathétérisme de la fistule.

Dans la péricystite chronique scléreuse et scléro-adipeuse le diagnostic est en général très difficile. On comprend sans peine, dit Civiale, qu'il doit être fort rare que ces lésions n'entraînent pas des troubles notables dans les fonctions de la vessie ; « mais il est d'autant plus dif-« ficile d'être fixé à cet égard que presque toujours les « explorations sont infructueuses et que les phénomènes « morbides ne présentent rien de spécial ou de caracté-

« ristique. Dans certains cas seulement, un concours trop
« rare de circonstances peut faire soupçonner ces lésions.
« Ces circonstances sont le peu d'embonpoint du malade
« et la situation de la tumeur à la partie antérieure de la
« vessie. Quand elles se trouvent réunies, on peut éviter
« de se méprendre. La tumeur étant placée entre la sonde
« préalablement introduite dans la vessie et la main de
« l'opérateur appliquée sur l'hypogastre, on parvient alors
« à la circonscrire exactement, à mesurer son étendue, et
« même, jusqu'à un certain point, à en apprécier la
« nature..........

« Si la tumeur et l'induration existaient du côté du
« rectum, près du col vésical, il pourrait arriver aussi que
« le toucher anal combiné avec l'exploration intérieure de
« la vessie, conduisît à la faire soupçonner ; mais ici les
« difficultés augmentent en raison de la multiplicité des
« lésions auxquelles cette partie de la vessie est sujette,
« de l'étendue toujours très circonscrite du champ d'ex-
« ploration et de l'imperfection des procédés explorateurs.

« Sur tous les autres points de la vessie, le diagnostic
« devient presque toujours impossible et la lésion n'est
« généralement reconnue qu'après la mort. »

Les tumeurs fibro-adipeuses de l'espace prévésical peuvent être confondues avec des *tumeurs de la paroi abdominale*. Mais on se rappellera que celles-ci sont ordinairement latérales, qu'elles durcissent lorsque les muscles
de la paroi se contractent et que tôt ou tard la peau rougit
et adhère à ces tumeurs.

Le diagnostic d'avec les *tumeurs solides des organes
abdominaux* peut être ordinairement fait grâce à l'évolution et aux symptômes propres à ces différentes tumeurs.
Mais parfois celles-ci, le cancer de l'intestin surtout, contractent des adhérences avec la paroi abdominale antérieure, ce qui rend le diagnostic beaucoup moins facile.

Les tumeurs fibro-adipeuses périvésicales ne doivent pas être confondues avec les *néoplasmes vésicaux*. C'est là un diagnostic différentiel sur lequel il est bon d'insister. Lorsque le palper abdominal, combiné au toucher rectal ou vaginal et pratiqué pendant la réplétion puis pendant la *vacuité* de la vessie, permet de constater très nettement qu'il existe dans la région vésicale une tumeur bien circonscrite en connexion directe avec la vessie vidé, on devra penser plutôt à une péricystite chronique qu'à un néoplasme vésical. Ainsi qu'on l'a fait remarquer, les tumeurs de la vessie ne sont pas d'ordinaire facilement senties à la palpation et au toucher. Ce que l'on perçoit parfois c'est une augmentation plus ou moins considérable de l'épaisseur des parois du réservoir urinaire. Les commémoratifs, l'absence d'hématuries, les résultats négatifs de l'exploration vésicale, confirmeront le diagnostic. Il faut cependant reconnaître que l'on rencontre parfois des cas dans lesquels ce diagnostic présente de grandes difficultés.

Lorsque les tumeurs fibro-adipeuses existent au niveau de la base de la vessie, on a fait parfois le diagnostic de *tuberculose vésicale* ou de *tumeurs de la vessie*, alors qu'il s'agissait d'une cystite blennorrhagique chronique compliquée de *péricystite*. Ce sont les commémoratifs et la recherche minutieuse de tous les symptômes qui permettront d'éviter dans ces cas une erreur de diagnostic.

Les tumeurs fibro-adipeuses de la base de la vessie pourraient peut-être, dans des cas exceptionnels, être encore confondues avec une *hypertrophie* ou un *néoplasme* de la *prostate* ou avec une *vésiculite chronique*. L'âge du malade, les commémoratifs, le toucher rectal doivent cependant permettre d'éviter ces erreurs de diagnostic.

Le diagnostic des *complications* comprend, entre autres, celui des fistules consécutives à l'évacuation d'un abcès périvésical dans la vessie. J'ai déjà dit que la cystoscopie permet aujourd'hui, au moins dans certains de ces cas, de reconnaître facilement ces fistules.

Si l'abcès communique en même temps avec l'intestin, il passe ordinairement des gaz et des matières dans la vessie et de l'urine dans l'intestin. Je reviendrai plus tard sur ces faits.

Le diagnostic des *adhérences* de la vessie est parfois très facile. J'y reviendrai à propos du pronostic.

Enfin, on doit encore s'efforcer de diagnostiquer la *cause* de la péricystite, sa *nature*, son *siège*, son étendue; de voir si elle est *totale* ou *partielle*. On trouvera les éléments de ces différents diagnostics dans les commémoratifs, les symptômes qui viennent d'être indiqués, l'exploration de la vessie, l'examen des urines, l'examen des organes digestifs ou des organes génitaux internes chez la femme; mais ce sont là des questions que l'on ne pourra pas toujours résoudre.

Pronostic. — Le pronostic de la péricystite est généralement grave. Il varie beaucoup cependant suivant les cas. La péricystite aiguë limitée à l'espace prévésical guérit presque toujours quand il s'agit de la forme *primitive* et que l'on intervient en temps opportun. Mais si l'on n'a pas recours à un traitement énergique, le pus peut faire irruption dans le péritoine et causer la mort.

Dans les formes *secondaires*, le phlegmon de la cavité de Retzius présente beaucoup plus de gravité. Ainsi, lorsqu'il est consécutif à un abcès vésical interstitiel ou à une perforation des parois de la vessie chez des malades dont la cavité vésicale est infectée, il peut se produire une infection générale rapidement mortelle.

Chez la femme, la péricystite aiguë due aux lésions inflammatoires de l'utérus et de ses annexes est surtout grave par les adhérences vésicales-qui en sont fréquemment la conséquence et par les fistules qu'elle cause parfois. Mais la mort, quand elle survient, est surtout due aux lésions des organes génitaux internes et à leurs complications.

Voillemier et Le Dentu ont beaucoup insisté sur la gravité des adhérences vésicales dues à la péricystite. « Une des conséquences possibles des inflammations périvésicales, ont-ils dit, consiste dans la production d'adhérences entre la vessie et les organes voisins, non pas seulement dans un point limité, mais dans une étendue considérable. Ce fait, qu'on trouve mentionné çà et là dans des observations anciennes ou récentes, n'a peut-être pas suffisamment attiré l'attention des chirurgiens, au point de vue des troubles de la miction qui peuvent résulter de ces dispositions anormales. Le réservoir urinaire doit forcément être gêné dans sa rétraction, d'où la stagnation de l'urine...... Nous avons même vu chez une femme l'air pénétrer dans la vessie toutes les fois qu'on y avait introduit une sonde et qu'après avoir exercé une forte compression sur l'hypogastre on cessait cette compression. Alors un gargouillement facile à constater indiquait, à n'en pas douter, que la vessie aspirait de l'air qui se mélangeait à l'urine, et comme la sonde n'était pas noircie par le contact de ce mélange, il était bien certain qu'il ne s'agissait pas de gaz formés dans le réservoir urinaire. »

Dans certains cas, la vessie est presque complétement immobilisée par les adhérences, ce qui limite considérablement sa capacité anatomique. Aussi les mictions sont-elles extrêmement fréquentes.

Parfois des adhérences unissent la face antérieure de la vessie au péritoine de la région hypogastrique. Il y a donc suppression de l'espace prévésical, adhérence et immobilité du cul-de-sac péritonéal antérieur. S'il fallait pratiquer la taille chez ces malades, l'opération exigerait beaucoup de prudence.

Les tumeurs fibro-adipeuses périvésicales, même lorsqu'elles sont volumineuses, ne causent pas habituellement de douleur, « mais la vessie ayant perdu beaucoup « de sa capacité, dit Civiale, les besoins d'uriner se repro- « duisent souvent. » Il y a en effet compression de la vessie par la tumeur.

La péricystite scléro-adipeuse, ainsi qu'on l'a fait remarquer, provoque la dégénérescence des fibres musculaires sous-jacentes et augmente ainsi *l'inertie vésicale* causée par la cystite interstitielle.

Mais la péricystite scléreuse n'agit pas seulement sur la vessie ; elle peut encore causer indirectement des lésions rénales. On trouve souvent, je l'ai déjà dit, les uretères englobés, comprimés au milieu des masses indurées de la péricystite de la base, d'où une dilatation plus ou moins notable du rein correspondant. S'il existe de la cystite chez ces malades, on comprend que l'infection des voies urinaires supérieures est singulièrement favorisée par les lésions secondaires dont je viens de parler.

On s'est demandé si les lésions de la péricystite consécutive à la cystite chronique n'ont pas quelque influence sur les *symptômes* de l'inflammation de la muqueuse vésicale, si les douleurs, par exemple, ne pourraient pas être rapportées en partie aux conditions nouvelles où se trouvent les filets nerveux qui rampent dans le tissu cellulaire périvésical. Adhérents, chroniquement enflammés, sans cesse tiraillés à la moindre distension de l'organe, ces filets nerveux, a-t-on dit, peuvent être en cause dans les crises douloureuses de la cystite. C'est une erreur : ce qui le prouve, c'est la facilité avec laquelle on fait disparaître aujourd'hui la douleur dans les cas de *cystite chronique dite douloureuse* en agissant exclusivement sur la *muqueuse vésicale*. Les douleurs causées par la cystite muqueuse et celles, ordinairement peu vives du reste, qui peuvent être causées par la péricystite chronique scléreuse sont donc absolument distinctes.

J'en dirai autant de la fréquence des mictions. Dans la cystite muqueuse, le nombre des mictions dépend de la capacité *physiologique* de la vessie, tandis que dans la péricystite, comme dans la cystite interstitielle, il dépend de la capacité *anatomique* du réservoir urinaire. Cette distinction est très importante au point de vue du traitement, comme je le montrerai plus loin.

Ce qui est incontestable au contraire, c'est que la péricystite rend parfois la guérison de la cystite muqueuse plus difficile. Lorsque les adhérences périvésicales déterminent de la rétention d'urine incomplète, par exemple, on comprend que les malades sont dans de bien moins bonnes conditions pour guérir de leur infection vésicale que lorsque le réservoir urinaire se vide spontanément d'une façon complète.

Quant à la péricystite suppurée dont le foyer s'est ouvert dans la cavité vésicale, il est évident qu'elle retarde la guérison définitive de la cystite muqueuse en infectant la cavité de la vessie d'une façon permanente ou intermittente.

Certains auteurs ont affirmé que la muqueuse vésicale était indifférente au contact de ce pus, qu'il ne survenait pas de cystite dans ces conditions. J'ai prouvé il y a déjà plusieurs années que c'est là une erreur absolue. J'ai cité, entre autres, une observation que j'ai recueillie, en 1887, dans le service de M. Lancereaux et qui est fort intéressante à ce point de vue. Chaque fois que l'abcès périvésical, d'origine génitale, s'ouvrait dans la vessie, on constatait les symptômes d'une cystite intense. Celle-ci ne

disparut complétement qu'après la guérison de la péricystite. Il existe peut-être des cas d'absence totale d'infection de la muqueuse vésicale dans ces conditions : il
est des sujets qui présentent une résistance considérable
à l'infection. Mais il faut reconnaître que la plupart de
ces faits négatifs publiés jusqu'à présent ne sont guère
probants. Les faits d'infection, au contraire, les faits positifs, sont très nombreux. Je reviendrai du reste sur
cette question dans un autre chapitre.

On le voit, qu'il s'agisse de la forme aiguë ou de la
forme chronique, le pronostic de la péricystite est presque toujours grave.

Traitement. — Le traitement local et le traitement général de la péricystite aiguë primitive limitée à l'espace
prévésical sont les mêmes que dans les cas ordinaires de
phlegmon aigu circonscrit. Pendant la première période,
on s'efforce d'obtenir la terminaison par *résolution*. Si l'on
échoue, il faut intervenir dès que la présence du pus est
reconnue. L'ouverture du foyer doit en effet être pratiquée de bonne heure pour prévenir la perforation du péritoine et les fusées purulentes.

« Il ne faut pas attendre, dit Fürbringer, que les foyers
« purulents apparaissent au-dessus de la symphyse ou
« dans la région périnéale ; il faut inciser dès que l'exis-
« tence et le siège de l'abcès ont été déterminés d'une
« façon ou d'une autre, par exemple à l'aide de la ponc-
« tion exploratrice avec un trocart fin. »

Une seule incision sus-pubienne suffit, en général, lorsqu'on intervient dans ces conditions, si l'on a soin de désinfecter le foyer ; mais si l'on est appelé trop tard, qu'il
existe un abcès considérable avec des fusées purulentes,
il faut recourir aux incisions multiples : on doit, ainsi que

l'ont conseillé les auteurs, « poursuivre la suppuration partout où elle apparaît. »

L'indication est la même dans toutes les autres formes de péricystite suppurée. « Il est nécessaire, dit Civiale, « d'attirer au dehors les collections purulentes qui se « forment au pourtour de la vessie ou dans l'épaisseur « même de ses parois. On aurait tort de compter que cette « terminaison aura lieu spontanément, bien que certains « cas en laissent entrevoir la possibilité. Il faut donc la « provoquer par les moyens dont l'art dispose....... Ce qui « convient dans la majorité des cas, c'est de recourir au « bistouri aussitôt qu'on a établi le diagnostic et lorsque « la collection est accessible. C'est ce que j'ai fait avec « succès dans des cas dont j'ai parlé et dans un plus « récent...... Je fis donc, à la région hypogastrique, sur « la ligne médiane, une incision étendue et profonde, « comme s'il eût été question de pratiquer la cystotomie « sus-pubienne pour une petite pierre..... »

Civiale fait ensuite remarquer que dans certaines formes secondaires de la péricystite suppurée l'épaisseur des parois de l'abcès est ordinairement considérable. « La « même chose arrive, dit-il, à la plupart des abcès sur la « production desquels l'urine exerce de l'influence et tous « les jours on en a la preuve dans les dépôts urineux du « périnée. » Et il termine de la façon suivante :

« A l'égard de la manière d'ouvrir ces abcès, il serait « presque oiseux de dire qu'on doit procéder avec les plus « grandes précautions. En effet, les organes voisins peu- « vent avoir subi des déplacements : ils peuvent aussi « avoir été envahis par l'inflammation, d'où résultent des « adhérences ou des communications anormales, qui exer- « cent une grande influence sur la conduite à tenir et sur « les résultats de l'opération. Ainsi, on a quelquefois re- « connu, après la mort, que la paroi antérieure de l'abdo-

« men adhérait à la vessie, dans une grande étendue, soit
« en hauteur, soit en largeur. Ces adhérences, faciles à
« concevoir, multiplient les chances en faveur de l'opé-
« ration, car elles diminuent celles de pénétrer dans la
« cavité péritonéale. D'un autre côté, les déplacements
« accidentels du sommet de la vessie, dont j'ai cité plu-
« sieurs exemples remarquables, pourraient faire naître
« des dangers là où il n'y en a ordinairement point. Il en
« est de même des déformations du réservoir de l'urine
« et des déplacements des organes voisins, des intestins
« principalement, qui pourraient entraîner de déplorables
« méprises. »

Lorsque la péricystite suppurée est due à une lésion
inflammatoire de l'utérus ou de ses annexes, il faut encore
intervenir de bonne heure toutes les fois qu'on le peut,
mais le mode d'intervention est variable, parce qu'il est
en partie subordonné à l'affection qui a causé la péricystite. J'ai vu mon Maître M. Péan obtenir d'excellents et
brillants résultats en intervenant par la voie vaginale et
en pratiquant, suivant les cas, soit une simple incision,
soit l'ablation de l'utérus et de ses annexes, soit l'ablation
d'un fibrome utérin. Mais parfois il est préférable, chez la
femme comme chez l'homme, de faire une incision au
niveau de la région hypogastrique. Enfin, dans certains
cas, la laparotomie est l'opération de choix à pratiquer
chez ces malades, par exemple lorsque la péricystite suppurée coïncide avec un kyste de l'ovaire (Péan).

Lorsque la péricystite suppurée est due à une lésion de
l'intestin, l'incision hypogastrique peut suffire dans certains cas ; parfois, au contraire, il faut recourir à la laparotomie.

Mais dans les formes secondaires de la péricystite suppurée il ne suffit pas de traiter cette affection ; il faut encore agir énergiquement contre la lésion inflammatoire

qui a causé la péricystite. Assez fréquemment, cette lésion nécessite elle-même une opération dans la péricystite suppurée d'origine génitale chez la femme. On doit, en général, la pratiquer dans la même séance que l'opération nécessitée par la péricystite. Parfois cependant il est bon d'ouvrir d'abord l'abcès périvésical et de n'en traiter la cause que plus tard.

Dans les cas où la péricystite suppurée est causée par une cystite chronique qui n'a pas pu être traitée ou qui l'a été d'une façon irrationnelle, il faut se hâter de désinfecter les voies urinaires inférieures et de prendre ensuite les précautions nécessaires pour éviter une nouvelle infection de la muqueuse vésicale. Les moyens à employer pour obtenir ces résultats ont été indiqués en étudiant le traitement de la cystite ; je n'y reviens pas. Mais je tiens à insister sur la nécessité de toujours traiter la cystite dès le début de son évolution d'une façon rationnelle, méthodique et énergique. On vient de voir quelles lésions graves de péricystite peut causer parfois l'inflammation de la vessie lorsqu'elle passe à l'état chronique. On doit donc s'efforcer d'éviter d'aussi dangereuses complications, ce qui est en général bien facile aujourd'hui, grâce au traitement simple qui vient d'être décrit.

Si la vessie contient un calcul, il faut bien entendu la débarrasser de ce corps étranger le plus tôt possible.

Si la cystite est au contraire consécutive à la péricystite ; si, par exemple, l'abcès périvésical s'est ouvert spontanément dans le réservoir urinaire avant que l'on ait été consulté, il faut encore pratiquer de fréquents lavages de la vessie *sans sonde* avec une des solutions antiseptiques qui ont été indiquées dans le chapitre précédent. On peut obtenir ainsi, sans opération, la guérison de la cystite et de la péricystite. J'en ai publié un cas. Il s'agissait d'une péricystite suppurée d'origine génitale chez une jeune femme.

Mais il faut avoir soin de faire un diagnostic précis dans les cas de cystite consécutive à la péricystite ou simplement concomitante de cette affection. Je répète que parfois il existe certains troubles urinaires dus à la péricystite et non à une *cystite* concomitante. Dans ces cas, on comprend qu'il est au moins inutile de pratiquer des injections intra-vésicales avec des solutions antiseptiques et de déterminer des contractions de la vessie plus ou moins douloureuses.

Lorsque la péricystite est causée par une infiltration d'urine qui s'est produite dans la loge supérieure du périnée, il faut, bien entendu, traiter simultanément la péricystite, l'infiltration d'urine et la cause de cette infiltration. Une intervention énergique et rapide est ici nécessaire.

Je n'insiste pas sur le traitement des fistules vésicales que l'on observe parfois chez les malades atteints de péricystite. J'y reviendrai dans un autre chapitre.

Lorsqu'il existe des *adhérences périvésicales* étendues, le traitement varie sensiblement suivant les cas. Si l'on constate simplement de la fréquence des mictions, que la vessie se vide spontanément d'une façon complète et qu'il n'existe pas de cystite, il faut chercher à rendre au réservoir urinaire sa *capacité anatomique* normale, à rompre les adhérences qui empêchent cet organe de se développer librement dans la cavité abdominale. La fréquence des mictions n'est pas due en effet dans ces cas à une diminution de la *capacité physiologique* de la vessie, comme dans la cystite, mais à une diminution de sa *capacité anatomique*. Toutefois ces tentatives ne sont indiquées qu'après la disparition des symptômes aigus de la péricystite et l'évacuation des foyers purulents périvésicaux. On peut recourir alors à différents moyens.

Le plus simple et le plus inoffensif de ces moyens, c'est de pratiquer des injections intra-vésicales *sans sonde* avec des liquides *aseptiques tièdes* en suivant le procédé que j'ai décrit lorsque je me suis occupé du traitement de la *cystite interstitielle*, c'est-à-dire en recommandant aux malades de résister un peu au besoin d'uriner. On peut voir, sous l'influence de ce traitement, la capacité anatomique de la vessie augmenter peu à peu et redevenir normale.

Dans certains cas, l'emploi de l'électricité sous forme de courants continus peut rendre de réels services en favorisant, par exemple, la résolution de ces masses indurées que l'on observe parfois à la suite de la péricystite aiguë limitée à l'espace prévésical, masses qui compriment la vessie et l'empêchent d'atteindre sa capacité anatomique normale.

Chez la femme, certains auteurs auraient obtenu une amélioration sensible à l'aide du massage.

Quand il existe des adhérences périvésicales et de la rétention d'urine incomplète, celle-ci, ont dit Voillemier et Le Dentu, est en partie causée par l'inertie vésicale produite par « la dégénérescence des fibres musculaires « due à l'inflammation du tissu conjonctif ou séreux voi- « sin. » Et ces auteurs ont conseillé le traitement suivant : « Dans ces cas, ont-ils dit, le traitement comporte une « double indication : combattre ce qui reste d'inflamma- « tion dans les tissus périvésicaux, stimuler la vessie « paresseuse par les moyens indiqués contre l'atonie vé- « sicale » ; c'est-à-dire, recourir surtout aux « injections sous-cutanées d'ergotine », qui leur auraient donné quelques résultats satisfaisants.

Les auteurs ont encore conseillé dans ces cas les préparations de strychnine à l'intérieur, les injections intra-vésicales « fraîches d'abord, puis froides », et l'électrisation « en courants induits ou continus. »

Il faut d'abord avoir soin de vider la vessie, de sonder chaque jour les malades d'autant plus souvent que la rétention incomplète est plus accusée. Ensuite, le mieux est de pratiquer des injections intra-vésicales avec un liquide *aseptique* très chaud, aussi chaud que le malade peut le supporter, afin d'exciter la contraction du muscle vésical. Parfois l'électrisation rendra aussi, comme dans la forme précédente, de réels services.

Mais il est des cas dans lesquels tous ces moyens échouent : les adhérences périvésicales persistent dans ces deux variétés quoi qu'on fasse. Il en est surtout ainsi lorsque des adhérences multiples réunissent en une tumeur plus ou moins volumineuse l'intestin, le grand épiploon, l'utérus, les annexes utérins et la vessie.

Il est encore des cas dans lesquels ces lésions se compliquent d'une inflammation chronique de la vessie, affection parfois difficile à guérir chez ces malades. Or, la cystite contre-indique en général l'électrisation et la plupart des moyens qui viennent d'être indiqués pour combattre les adhérences périvésicales.

Mais je dois ajouter que ces adhérences peuvent être souvent détruites chez la femme ; par exemple, lorsqu'elles sont consécutives à une lésion de l'utérus ou de ses annexes nécessitant une opération. J'ai vu bien des fois mon Maître M. Péan rendre ainsi à la vessie sa mobilité normale. Il suffisait alors de quelques soins post-opératoires pour faire disparaître tous les troubles de la miction.

Pour terminer, un mot sur le traitement de la forme *scléreuse* et *scléro-adipeuse* de l'inflammation périvésicale. C'est presque exclusivement un traitement préventif. En effet, si les lésions sont limitées et forment une tumeur fibro-adipeuse assez volumineuse siégeant au niveau de l'espace prévésical, l'ablation de cette tumeur est possible. Mais ce sont là des cas exceptionnels. En général, il s'agit de lésions diffuses, très étendues, contre lesquelles on ne peut rien directement. Mais il est souvent possible d'arrêter l'évolution de cette variété de péricystite en faisant disparaître sa principale cause, la cystite chronique. Or, c'est déjà un résultat important, car la péricystite scléro-adipeuse, en provoquant la dégénérescence des fibres musculaires sous-jacentes, peut causer de l'inertie vésicale. On arrive donc encore à cette conclusion : guérir rapidement la cystite. Malheureusement, c'est parfois un résultat difficile à obtenir chez ces malades, parce que les moyens simples qui ont été décrits dans le chapitre précédent ne sont pas toujours applicables dans ces états pathologiques complexes.

CHAPITRE III

CYSTALGIE

Ce chapitre, ainsi qu'on l'a fait remarquer, appartient aux plus ardus de la pathologie de la vessie et même de la pathologie urinaire. Les troubles vésicaux dont il s'agit s'observent dans des circonstances multiples et leur pathogénie est encore aujourd'hui fort obscure. Civiale, qui les a bien étudiés dans son *Traité pratique sur les maladies des organes génito-urinaires*, pensait qu'ils sont dus à une névralgie du col vésical. Plus tard, on crut à une contracture du col. Dans ces dernières années, quelques auteurs (Hartmann, Desnos) sont revenus à l'opinion de Civiale ; mais ils ont décrit dans des chapitres différents des troubles vésicaux qui ont à peu près la même étiologie et qui d'ailleurs peuvent varier d'un instant à l'autre chez le même sujet. Sous les noms de *vessie irritable (irritable bladder* de Gant), de *cystalgie*, de *névralgies vésicales*, de *spasme de la vessie*, de *contracture du col* (Caudmont, Delefosse), on a décrit à peu près les mêmes troubles vésicaux. Il faut ajouter que certains auteurs ont confondu le spasme du sphincter uréthral avec le spasme de la vessie. D'autres ont décrit à tort dans ces chapitres certaines formes très douloureuses de la cystite. M. Guyon au contraire s'est occupé surtout du groupe le plus important des « *faux urinaires* », c'est-à-dire des neurasthéniques. C'est également cette catégorie de malades qu'a eu en vue le Dr Jules Janet dans son intéressante thèse sur les *troubles psychopathiques de la miction*. Après avoir éliminé les névropathes urinaires à lésions nerveuses et les névropathes urinaires hystériques et épileptiques, il s'est occupé tout spécialement de ce groupe de « *faux urinaires* » qui, d'une manière générale, doivent être rangés parmi les hypocondriaques. Il s'est efforcé de bien montrer comment se rattachent entre eux les troubles vésicaux si variés que présentent ces malades et d'en élucider la pathogénie.

Eh bien, je crois qu'il est bon ici de réunir tous ces faits dans une seule description et de les classer sous une dénomination aussi vague que possible, qui ne fasse point préjuger leur nature. Le mot *cystalgie* est consacré par l'usage : gardons-le.

Il faut en effet se placer surtout au point de vue clinique, éviter de commettre des fautes graves dans le traitement. Or, le meilleur moyen d'atteindre ce but, c'est d'opposer la *cystalgie* à la *cystite*, une affection vésicale essentiellement d'origine *nerveuse* à une autre affection vésicale presque toujours de nature *infectieuse*, en tout cas due toujours à une *substance irritante*, aseptique ou d'origine microbienne. De cette façon, on voit immédiatement qu'il s'agit de deux thérapeutiques absolument distinctes.

D'ailleurs, les troubles vésicaux dont il s'agit ressemblent beaucoup à ceux produits par la cystite et la plupart de ces malades viennent consulter parce qu'ils croient avoir une inflammation de la vessie.

On a dit, il est vrai, que la cystite peut être une cause de « névralgie vésicale chez un hypocondriaque. La lésion « très minime donne lieu à une grosse manifestation, « a-t-on ajouté, *par suite des conditions générales* défec- « tueuses de l'individu qui la porte. »

Ainsi que je l'ai fait remarquer dans mes *Leçons* (1), en 1890, je crois qu'il vaut encore mieux dire dans ces cas *cystite douloureuse* (Guyon) que *cystalgie* ou *névralgie vésicale*. En effet, si la douleur a été provoquée par l'inflammation de la vessie, il faut d'abord guérir la cystite : l'indication thérapeutique est ici bien nette.

Si les malades continuaient à souffrir après la disparition de l'inflammation vésicale, on dirait alors *cystalgie* consécutive à une *cystite douloureuse* et le traitement serait désormais celui de la cystalgie. De cette façon, la thérapeutique employée serait d'une logique irréprochable et ne présenterait aujourd'hui aucun inconvénient, parce qu'on sait que l'on peut actuellement faire disparaître l'inflammation de la vessie dans la cystite dite douloureuse *sans recourir à la taille.*

Il y a encore un autre avantage à envisager ainsi la question : c'est au point de vue de la nosologie. Si l'on n'admettait pas cette manière de voir, tout deviendrait extrêmement confus dans la description de la cystalgie et de la cystite. Sur quels signes pourrait-on s'appuyer pour différencier nettement ces deux affections ?

(1) Loc. cit., tome II.

Etiologie. — Les malades dont il s'agit peuvent être divisés, au point de vue de l'étiologie, en quatre catégories :

La *première* comprend les *neurasthéniques*.

Dans la *deuxième*, doivent être placés ceux qui présentent des lésions graves du système nerveux.

La *troisième* catégorie comprend les malades chez lesquels existent des lésions de l'appareil génito-urinaire.

Enfin, dans la *quatrième* doivent être classés ceux qui présentent une affection de l'anus ou du rectum.

Dans le premier cas, on dit qu'il s'agit d'une *cystalgie idiopathique* et dans les trois autres cas, d'une *cystalgie symptomatique*.

C'est particulièrement chez l'adulte que l'on rencontre la cystalgie idiopathique, mais elle peut exister dans la vieillesse et dans l'enfance (Civiale). Bien qu'elle soit assez fréquente chez la femme (Civiale), elle se montrerait le plus souvent dans le sexe masculin (Roux, Campaignac, Guyon, etc...).

Chez ces névropathes, l'apparition de la cystalgie pourrait être provoquée par un grand nombre de causes : une crise d'hystérie (Guibal), les affections vives et subites de l'âme (Civiale), la frayeur, la douleur ou le deuil (Ultzmann), la blennorrhée, l'uréthrite postérieure chronique, l'abus du coït et de l'onanisme (Civiale), l'hypocondrie génitale (J. Janet), l'abus des boissons spiritueuses, surtout le mélange des acides avec les spiritueux (Brodie), les maladies graves et prolongées (Civiale), la *trépidation* de la machine chez certains mécaniciens de tramways (White), la chlorose (Laboulbène), la dyspepsie, les troubles généraux de nutrition, le paludisme (Schonczewski), le froid (Hunter, Macilwain, Léveillé.)

La diathèse rhumatismale (Stoll), l'arthritisme et l'herpétisme (Lancereaux), la goutte (Barthez, Todd, Charcot), ont été également considérés comme des causes de la cystalgie idiopathique. On aurait vu les accidents vésicaux succéder à un exanthème (Merklen), à des névralgies d'autres régions, etc... ou alterner avec d'autres phénomènes douloureux rhumatismaux, par exemple une hémicrânie (Chauffard).

Mais ce qu'il faut bien retenir c'est que chez presque tous ces malades on trouve les signes de la *neurasthénie*. Ils offrent en général plusieurs des stigmates de l'état nerveux, entre autres, l'anesthésie pharyngée, de l'hémianesthésie sensitive ou sensorielle, du rétrécissement du champ visuel, crises de larmes, sensation de boule, parfois la diminution des réflexes patellaires, etc...

Quelle est la *pathogénie* des troubles vésicaux chez ces malades ? Pour le Dr J. Janet, ces troubles sont produits « par la concentration exagérée de l'attention sur les « phénomènes de la miction. »

Après avoir rappelé les intéressantes expériences de Mosso et de Pellacani, il adopte en effet en grande partie dans sa thèse la théorie que j'ai émise pour expliquer comment naît le *besoin d'uriner*.

En 1889, au *Congrès international de thérapeutique*, dans une communication sur l'emploi de la cocaïne dans le traitement des affections des voies urinaires (1), je montrai que l'anesthésie directe de la muqueuse uréthro-vésicale obtenue à l'aide d'une solution de chlorhydrate de cocaïne laisse persister la sensation du *besoin d'uriner*, ce qui prouve que l'ancienne théorie classique est inexacte.

Dans la discussion qui suivit ma communication et à laquelle prirent part deux confrères des plus distingués, M. Lefebvre (de Louvain) et Crocq (de Bruxelles), je dus reconnaître que la théorie de la *distension vésicale*, sou-

____

(1) *Compte rendu des séances*, page 25.

tenue à cette époque par M. Guyon, était également impuissante à expliquer tous les faits. Aussi, quelques mois plus tard, dans mes leçons faites à l'Ecole pratique de la Faculté de Médecine de Paris (1), proposai-je la théorie de la *contraction du muscle vésical*, théorie décrite dans l'ouvrage que je viens de citer.

Or, pour le Dr J. Janet, c'est en effet « une contraction vésicale qui nous procure immédiatement la sensation de l'envie d'uriner », contraction vésicale qui est, dit-il, le « dernier terme d'un arc réflexe très compliqué qui peut avoir aussi bien pour point de départ le sens musculaire de la vessie que l'idée cérébrale de miction. » Et il insiste sur ce dernier point. Il montre, fait déjà noté par Ultzmann, l'influence qu'ont sur la contraction des fibres de la vessie les préoccupations anxieuses de notre cerveau et il explique ainsi la pollakiurie normale. Quant aux psychopathes urinaires, dit-il, « perpétuellement préoccupés de leur vessie, ils excitent à tout moment ses contractions et se procurent ainsi des mictions d'une fréquence absolument anormale. »

Il en est de même, dit cet auteur, des phénomènes douloureux. « Notre attention amplifie nos sensations en les isolant et en scrutant leurs moindres détails. C'est ce qui arrive aux individus dont la pensée est perpétuellement braquée sur un de leurs organes, ils finissent par y reconnaître les phénomènes sensitifs et douloureux les plus bizarres.

« Les phénomènes de sensibilité les plus normaux des organes génito-urinaires deviennent pour le psychopathe urinaire des symptômes morbides de la plus haute importance. La sensation légèrement pénible de l'érection matinale, le sentiment de plénitude et de pesanteur qui ac-

_____

(1) *Leçons*, tome I, page 95.

compagne la réplétion de la vessie..... deviennent pour lui des douleurs sourdes, des tiraillements, des pesanteurs, des chaleurs et même de véritables névralgies. »

Les *lésions graves du système nerveux* jouent un rôle important dans l'étiologie de la *cystalgie symptomatique*. Ces malades sont des ataxiques, des myélitiques, des paralytiques généraux. *L'ataxie locomotrice* surtout est une cause relativement fréquente de cystalgie. Signalée par Duchenne (de Boulogne), Topinard, Voisin, Vulpian, M. Raynaud, Guyon, Geffrier, Féré, cette cause a été surtout bien mise en évidence par les professeurs Charcot et Fournier. C'est ordinairement à la période préataxique que l'on observe les troubles vésicaux dont il s'agit; mais ils ne sont point rares à la période d'état (Geffrier).

Dans un cas rapporté par M. le professeur Verneuil, le malade avait souffert pendant deux ans de crises atroces de cystalgie avant de présenter les premiers symptômes de la *paralysie générale*.

Les *lésions de l'appareil génito-urinaire* qui peuvent produire la cystalgie seraient assez nombreuses si l'on s'en rapporte aux faits signalés par les auteurs. Il faut citer d'abord les contusions et blessures du col et du corps de la vessie par des agents extérieurs (Civiale), notamment par des armes de guerre (Baron Larrey) et même une contusion violente de la région sus-pubienne (Péan, Lavaux).

Une cause admise par Ultzmann et rejetée par la plupart des auteurs, c'est la prostatite chronique.

Le rétrécissement du méat, l'étroitesse relative et congénitale de cet orifice, ont été surtout cités par Civiale et Otis. Ce sont des causes admises aujourd'hui par un grand nombre d'auteurs.

La cystalgie peut encore être produite chez un enfant par un phimosis comprimant le gland (Hurd), par un amas de smegma préputial sous un prépuce trop étroit (Schlegel).

Chez la femme, une déchirure, une simple fissure de l'orifice externe de l'urèthre seraient parfois une cause de cystalgie (Chaleix-Vivie); mais les auteurs ont surtout insisté sur les polypes de l'orifice uréthral (A. Richet, Tillaux, Pollock, Ch. Monod, Duncan), tumeurs décrites par le Dr Jondeau sous le nom de *tumeurs vasculaires polypoïdes du méat urinaire* (1).

Les *maladies des reins* méritent d'être notées d'une façon toute spéciale. Les calculs rénaux, entre autres, sont une cause indéniable de cystalgie. On sait que les coliques néphrétiques sont souvent accompagnées de ténesme vésical. On sait également que la cystalgie peut s'observer chez les calculeux rénaux en dehors des crises (Valsalva, Morgagni, Brodie, etc). Dans ces cas, la cystalgie est ordinairement déterminée par action réflexe (Frerichs, Verneuil), par un réflexe réno-vésical (Guyon). Dans le cas de Guillet, il s'agissait en effet d'un malade du service de M. Guyon chez lequel on put constater à l'autopsie l'intégrité de la muqueuse de la vessie. Les douleurs vésicales intenses que l'on avait observées chez ce malade étaient dues à l'engagement dans la partie supérieure de l'uretère droit d'un calcul de petites dimensions.

Dans d'autres cas, on peut attribuer la cystalgie à un changement dans la composition des urines (A. Robin), à l'émission d'un très petit sable (Civiale), surtout s'il s'agit de neurasthéniques (Péan, Lavaux).

Dans les cas d'abcès enkysté du rein, comme dans celui si intéressant publié par Pratt, il faut au contraire invoquer l'existence de douleurs vésicales réflexes. D'ailleurs, on a vu dans ces cas là néphrotomie être suivie de la cessation immédiate de tous les symptômes vésicaux (Bouilly).

____

(1) *Chirurgie contemporaine des org. gén.-urin.*, janvier 1892.

M. le professeur Dieulafoy a appelé tout particulièrement l'attention sur l'apparition au cours du mal de Bright
de mictions fréquentes et quelquefois douloureuses sans
polyurie, les mictions se faisant par petites quantités
(*pollakiurie*).

Les auteurs anglais, Morris entre autres, citent encore
comme des causes de cystalgie les abcès périnéphréti-
ques, la maladie kystique, les kystes hydatiques, les déplacements du rein, le cancer de cet organe et surtout la
tuberculose rénale.

Peut-être y a-t-il dans certains de ces cas, principalement dans les cas de tuberculose rénale, erreur d'interprétation. Il est probable que très souvent il s'agit chez
ces derniers malades d'une tuberculose concomitante de
la vessie.

Les *lésions de l'utérus* sont considérées par tous les
auteurs comme une cause importante de cystalgie. On a
même cité certaines lésions vaginales et vulvaires. Civiale
a insisté sur « l'abaissement du col utérin » et sur les
« maladies du col de la matrice ». Emmet a signalé surtout les déplacements de l'utérus et John Upshur les inflammations utérines. Il faut y ajouter, entre autres, les
fibromes utérins (Hüe).

L'influence de ces causes, sur lesquelles mon Maître
M. Péan a souvent appelé mon attention, n'est pas douteuse. Du reste, l'efficacité du traitement le prouve : on a
vu les troubles vésicaux disparaître après la guérison
d'une endométrite avec ulcération du col (A. Lawrence,
Upshur), après l'application d'un pessaire (Leroy d'E-
tiölles), après l'ablation d'un fibrome utérin (Péan), etc...
Mais on a fait remarquer avec raison (Hartmann) que le
plus souvent il s'agit de « femmes ayant une tare nerveuse. » Ce sont ordinairement des « névropathes, souvent même des hystériques. »

Les affections de *l'anus* et *du rectum* peuvent causer la cystalgie par action réflexe (Civiale, Lallemand, A. Stein). Après avoir signalé l'accumulation des matières fécales dans le rectum, les hémorrhoïdes, les ascarides du gros intestin et avoir particulièrement insisté sur les fissures à l'anus, Civiale ajoute que « tout état morbide du rectum peut jouer un très grand rôle dans la production des névralgies du col vésical. »

Ce sont néanmoins des causes assez rares de cystalgie.

Symptômes. — Les deux symptômes principaux sont la *fréquence des mictions* et la *douleur*. Quant aux *signes physiques*, ils sont presque tous négatifs, fait très important à noter au point de vue du diagnostic. Ainsi l'urine est habituellement normale et la capacité physiologique de la vessie est ordinairement la même que chez les sujets sains, « car on peut y introduire, dit Civiale, 300 à « 360 grammes d'eau tiède, qu'elle retient aisément. »

La *douleur provoquée* par une pression méthodique au niveau du réservoir urinaire vide est rare, mais on a eu tort de la nier. Je l'ai observée dans quelques cas ; elle était très nette et cependant il s'agissait bien d'une cystalgie et non d'une cystite, car les urines étaient absolument normales. Les malades étaient des *neurasthéniques*.

Mais revenons aux symptômes fonctionnels. La *fréquence des mictions* et la *douleur*, auxquelles s'ajoute parfois un *besoin impérieux* d'uriner, sont très variables suivant les cas.

Dans la cystalgie idiopathique, ce sont, a dit Civiale, « des besoins fréquents d'uriner et une sensation de ma- « laise, d'inquiétude, plutôt que de véritables douleurs, « quand le malade veut les satisfaire. Cette sensation « d'embarras, de gêne, de fatigue, a son siège spécial au « pubis, au périnée, au sacrum. Quelquefois un peu de « démangeaison se fait sentir dans l'urèthre. En général,

« cet état dure peu..... Mais les mêmes symptômes repa-
« raissent à une époque plus ou moins éloignée... Après
« un certain nombre de ces réapparitions des phénomènes
« morbides, le malade s'aperçoit que son état s'aggrave,
« que les crises deviennent plus longues et plus rappro-
« chées, que les sensations prennent une nuance plus
« douloureuse, qu'elles s'étendent vers l'hypogastre, l'om-
« bilic, les reins, la partie interne des cuisses et même
« jusqu'à la plante des pieds ; mais leur principal siège
« est toujours au pubis et au sacrum. Quant à la fré-
« quence des besoins d'uriner et à la difficulté de les sa-
« tisfaire, il y a presque autant de variétés que d'indi-
« vidus. »

Et Civiale montre que c'est parfois la crainte d'une rétention d'urine qui cause ces troubles de la miction :
« L'anxiété s'empare du sujet, dit-il, et la crainte de ne
« pouvoir uriner le porte à essayer de le faire avant que
« le besoin soit réel ou bien prononcé. La vessie n'étant
« pas suffisamment pleine, chasse difficilement ce qu'elle
« contient. Le même besoin factice, toujours provoqué
« par la peur de ne pouvoir le satisfaire, ne tarde pas à
« se manifester de nouveau ; mêmes obstacles, mêmes
« phénomènes. En agissant de la sorte, le malade con-
« tracte l'habitude d'uriner de plus en plus fréquemment.
« J'ai vu une foule d'hommes chez lesquels cette mau-
« vaise habitude avait fini par amener un agacement
« extrême du col vésical, d'où provenaient ensuite des
« troubles fonctionnels fort opiniâtres. »

Dans les cas de cystalgie due au tabes, les douleurs
sont parfois atroces ; elles s'irradient vers la verge, le
périnée, etc... Les besoins d'uriner sont impérieux et la
miction est difficile. « Le malade, a dit M. le professeur
« Fournier, anxieux, affolé, s'agite, geint, crie, se démène,
« se tord sur son lit, change de situation à toute minute,

« se plie en deux, se couche à plat ventre, etc... bref,
« prend les attitudes les plus variées et les plus bizarres,
« en vue d'en trouver une propice et d'échapper à l'an-
« goisse qui le torture.

« Et cela dure ainsi un certain temps, très variable du
« reste suivant les sujets, voire d'une attaque à l'autre
« chez le même sujet. Quelquefois une crise de ce genre
« ne dépasse pas une demi-heure et d'autres fois elle per-
« siste plusieurs heures. Il n'est même pas rare qu'avec
« des alternatives de rémission et d'exacerbation elle se
« prolonge deux ou trois jours.

« Puis, autre fait non moins curieux, une détente sou-
« daine se produit à un moment donné. Les douleurs de
« divers sièges diminuent et s'apaisent, le ténesme dis-
« paraît et tout est fini comme par enchantement. Pour
« cette fois, le malade est guéri. »

Lorsque la cystalgie est causée par des lésions rénales,
les symptômes sont également parfois très accusés : les
mictions sont fréquentes et elles exaspèrent ordinairement la douleur, qui, en général, irradie le long de la
verge, jusqu'à l'extrémité du gland ou vers le méat chez
la femme.

Souvent, au contraire, les symptômes présentent peu
d'intensité quand la cystalgie est due à une affection de
l'utérus. Il faut reconnaître cependant que dans la cystalgie symptomatique, comme dans la cystalgie idiopathique, les symptômes offrent une grande variabilité.
Ainsi que l'a fait remarquer Civiale, « on ne saurait
« trop le répéter, il n'y a pas de formes que la maladie
« ne puisse revêtir. »

Marche. — Durée. — Terminaison. — Dans certains
cas de cystalgie idiopathique, l'évolution morbide est
celle que le Dr J. Janet a décrite chez les psychopathes

urinaires. Ce sont des malades nés de parents qui font partie de la grande famille névropathique (Féré) et qui présentent eux-mêmes des signes de neurasthénie. Ils commencent par avoir dans l'enfance de la pollakiurie diurne et nocturne. Assez souvent la pollakiurie nocturne se transforme bientôt en incontinence nocture, qui dure plus ou moins longtemps, mais en général disparaît au plus tard à 20 ans. Il ne persiste alors que de la pollakiurie *diurne* et parfois du *bégaiement urinaire* (sir James Paget). Mais bientôt l'appareil génital entre en jeu et ajoute ses troubles à ceux de l'appareil urinaire. Ces accidents génito-urinaires prennent dans l'esprit du malade une importance considérable. On voit alors les troubles anciens s'exagérer, les douleurs apparaître et cette concentration exagérée de l'attention du malade sur les phénomènes de la miction finit par le conduire à l'hypocondrie la plus profonde.

C'est encore assez fréquemment après la guérison complète ou incomplète d'une blennorrhagie aiguë que se manifestent bien nettement les symptômes de la cystalgie chez ces malades, symptômes qui peuvent ensuite persister indéfiniment.

Mais cette marche n'est pas constante, fatale, même chez les psychopathes urinaires. Plusieurs des troubles qui viennent d'être indiqués peuvent manquer. Ainsi chez quelques-uns de ces malades il n'existe que de la *douleur*, douleur sourde, continue, offrant des recrudescences spontanément ou plus souvent sous l'influence d'un excès, d'une fatigue, d'une émotion. Parfois les troubles n'apparaissent au contraire que la nuit (Civiale).

D'autre part, la cystalgie idiopathique peut apparaître assez tard et brusquement, à la suite d'une chute, d'un coup sur le périnée, par exemple (Civiale) ou d'une blennorrhagie.

Enfin, la cystalgie idiopathique peut disparaître complétement, parfois sans raison apparente, mais ordinairement sous l'influence du traitement et surtout d'une bonne hygiène. Ainsi le mariage peut amener la guérison lorsque la cystalgie est provoquée par l'hypocondrie génitale. Mais en général la cystalgie se manifeste de nouveau si l'on voit reparaître la cause primitive. Dans les cas que je viens de citer, on a vu le veuvage ramener tous les accideuts 4 ans, 10 ans, *seize ans* (Guyon) après leur disparition complète. Aussi, malgré la variabilité extrême que présente la marche de la cystalgie idiopathique, a-t-on pu dire avec raison qu'il s'agit d'une affection très tenace, qui ne cause point la mort, mais dont la *durée* est *indéfinie*.

Dans les cas de *cystalgie symptomatique*, la marche de l'affection est également très variable. La cystalgie débute parfois deux ans, cinq ans (Fournier), avant l'apparition des premières douleurs fulgurantes de l'ataxie; mais ordinairement, suivant un assez grand nombre d'auteurs, les douleurs vésicales coïncident avec le début du tabes, avant la deuxième période ou période d'ataxie. Enfin, dans certains cas, la cystalgie ne se montre pour la première fois qu'à une période assez avancée, alors qu'il y a des douleurs fulgurantes et de l'incoordination des mouvements.

Parfois on constate chez ces malades le type de la *névralgie ano-vésicale;* mais ordinairement il ne s'agit que de troubles vésicaux. Dans certains cas, les douleurs, continues ou intermittentes, sont peu accusées au début et analogues à celles dues à la cystalgie idiopathique. Dans d'autres cas, c'est une douleur vive à la fin de l'émission de l'urine ou bien on note surtout une grande fréquence des mictions, et un besoin impérieux d'uriner. Mais en général la douleur ne tarde pas à augmenter d'intensité, et ces faux besoins, ces besoins « à vide » (Fournier) deviennent extrêmement douloureux. C'est alors que l'on constate ces crises si pénibles qui ont été décrites dans la symptomatologie. Ces crises se répètent plus ou moins souvent. Parfois il s'écoule plusieurs mois entre deux crises consécutives.

L'évolution des symptômes vésicaux est variable chez ces malades. Tantôt les douleurs persistent, s'aggravent, se compliquent lorsque les tabétiques arrivent à la période confirmée de l'ataxie ; tantôt elles s'atténuent, les crises devenant plus rares et moins violentes ; tantôt les troubles vésicaux se transforment et suivent le processus général du tabes : ainsi on voit succéder à l'hyperesthésie, l'anesthésie et à l'irritabilité vésicale l'incontinence d'urine (Chaleix-Vivie).

Lorsque la cystalgie est due à une lésion des reins, à un rétrécissement du méat, à une lésion de l'utérus, etc..., sa marche est subordonnée à la marche de ces affections. Si elles sont curables, la cystalgie guérit ordinairement quand la cause a été supprimée.

Diagnostic. — Le diagnostic de la cystalgie est ordinairement facile ; mais le diagnostic de sa cause, très important dans certains cas au point de vue du pronostic, présente souvent de grandes difficultés.

La *cystite* est l'affection que l'on a le plus souvent confondue avec la cystalgie. Cette erreur est cependant facile à éviter dans la grande majorité des cas. En général, les urines sont en effet absolument normales chez les malades atteints de cystalgie et très souvent tous les autres signes physiques de la cystite manquent. Si l'on trouve un dépôt dans les urines, il suffit d'en faire l'examen microscopique pour constater qu'il est formé non par du pus, mais par des urates, des phosphates ou des carbonates, suivant les cas. Chez les neurasthéniques, les carbonates et les phosphates (J. Janet, Fürbringer, Peyer) sont en effet souvent abondants, tandis que les urates en excès se rencontrent surtout chez les goutteux et chez la plupart des graveleux.

Parfois, a-t-on dit, la cystalgie est due à une pyélo-néphrite et alors l'urine contient du pus qui vient exclusivement des voies urinaires supérieures. Eh bien, ces faits ne sont plus guère admis aujourd'hui. On sait actuellement qu'il existe presque toujours, sinon toujours, une *cystite* plus ou moins intense chez ces malades, qu'il ne s'agit pas d'une véritable cystalgie. Le traitement, dans ces cas, doit être celui de la *cystite* compliquée *d'urétéro-pyélo-néphrite*. Il est donc inutile d'insister sur ces faits au point de vue du diagnostic.

L'uréthrite postérieure chronique et la *blennorrhée* classique sont faciles à différencier de la cystalgie, mais elles peuvent l'accompagner. Néanmoins le diagnostic ne présente encore aucune difficulté dans ces cas, parce que l'intensité et la variabilité des symptômes ne sont pas en rapport avec les lésions constatées.

L'exploration de la vessie permet de ne pas confondre la cystalgie avec un *calcul vésical* et l'exploration de l'urèthre montre qu'il n'y a pas ordinairement de *rétrécissement organique* de ce canal. Mais le *rétrécissement spasmodique* ou *spasme du sphincter uréthral* est au contraire assez fréquent chez les malades atteints de cystalgie. L'anesthésie directe de la muqueuse uréthrale et l'exploration du canal rendent le diagnostic de cette complication facile.

Le diagnostic de la *cause* de la cystalgie présente souvent de grandes difficultés. Il faut d'abord rechercher s'il ne s'agit pas d'une cystalgie symptomatique due à l'une des causes qui ont été énumérées lorsque j'ai décrit l'étiologie de cette affection. Il faut surtout explorer le rein pour voir s'il ne s'agit pas de calculs du bassinet, par exemple, donnant lieu à des symptômes vésicaux réflexes. Le méat urinaire, l'anus, le rectum, devront également être examinés. Chez la femme, il faudra rechercher avec soin s'il n'existe pas des lésions des organes génitaux, surtout des lésions de l'utérus. Civiale a beaucoup insisté sur l'emploi de ce procédé d'exclusion pour arriver à un diagnostic précis de la cystalgie.

Lorsqu'on a pu éliminer ainsi toutes ces causes, il ne reste plus qu'à rechercher s'il s'agit d'une cystalgie déterminée par une lésion grave du système nerveux ou d'une cystalgie idiopathique. Il est des cas tellement nets que le diagnostic s'impose ; mais il en est d'autres au contraire dans lesquels ce diagnostic est très difficile. Ainsi comment différencier la cystalgie du psychopathe urinaire de celle qui constitue le premier symptôme du tabès ? Les antécédents de ces malades, comme on l'a fait remarquer, se ressemblent absolument, parce qu'ils appartiennent à la même famille pathologique. Mais les antécédents d'incontinence nocturne et de pollakiurie précoce sont considérés par le Dr J. Janet comme caractéristiques de la psychopathie urinaire.

Les auteurs ont insisté particulièrement sur l'intensité des douleurs dans les cas de cystalgie due à l'ataxie locomotrice et sur la manière brusque dont se terminent les crises douloureuses.

Lorsque ces douleurs sont peu vives et qu'il existe surtout de la pollakiurie, on a fait remarquer que celle-ci est diurne et nocturne chez les tabétiques, tandis que chez les psychopathes urinaires elle est surtout diurne, bien souvent exclusivement diurne.

Néanmoins, il ne faut pas trop se hâter de faire le diagnostic de cystalgie causée par l'ataxie locomotrice.

Comme l'a dit le Dʳ J. Janet, on fera bien « d'attendre
« qu'un signe absolument net, comme la perte des ré-
« flexes patellaires, ou mieux encore le signe d'A. Ro-
« bertson, vienne confirmer pleinement le diagnostic du
« tabès.

« Faute d'avoir cette prudence, on s'exposerait à mé-
« connaître un simple psychopathe urinaire dont l'avenir,
« pour n'être pas très riant, est néanmoins plus conso-
« lant que celui du tabétique. »

Pronostic. — Le pronostic de la *cystalgie symptoma-*
tique est bénin quand la cause peut être supprimée, par
exemple quand il s'agit de l'étroitesse congénitale du
méat, d'un rétrécissement organique de l'urèthre, d'une
lésion utérine curable, etc...

Les calculs du bassinet pouvant être facilement extraits
aujourd'hui ne constituent plus une cause grave de cystalgie. Malheureusement on n'en peut pas dire autant de
la cystalgie due au tabes, ordinairement si douloureuse :
il est inutile d'insister sur la gravité du pronostic dans
ces cas.

Le pronostic de la *cystalgie idiopathique* n'est grave,
disent les auteurs, que par la durée de l'affection, qui
jamais n'entraîne une complication pouvant menacer
l'existence. « Vous souffrirez beaucoup et vous vivrez
longtemps », disait le frère Côme à Jean-Jacques Rous-
seau. « Nous venons de signaler à votre attention, a dit
M. Guyon en parlant surtout des psychopathes urinaires,
toute cette classe si nombreuse qu'on ne saurait ranger
parmi les bien portants, qu'il convient moins encore de
compter parmi les malades, qui se plaignent toujours et
souffrent quelquefois, que vous ne pourrez que difficilement améliorer, que vous ne guérirez pas et que vous ne
verrez, du reste, pas succomber, car ils sont atteints de

cette maladie dont on ne guérit pas plus qu'on n'en meurt
de l'hypochondrie. »

Il est plus juste d'admettre, au point de vue du pronostic de la cystalgie idiopathique, l'opinion de Civiale, qui
divise ces cas en cas simples et en cas graves. Chez les
malades de la première catégorie, le traitement produit
une amélioration prompte et parfois une guérison complète. Dans les cas graves, on peut très fréquemment
soulager les malades, mais on ne peut pas obtenir
une guérison complète et définitive. Ce sont surtout
les psychopathes urinaires sur lesquels le Dr J. Janet a
insisté qui entrent dans cette catégorie. Le moral de ces
malades ne cesse pas d'être affecté, dit Civiale. Ils éprouvent une tristesse, des inquiétudes, un découragement
hors de toute proportion avec la gravité réelle de leur
état. Voilà surtout ce qui aggrave le pronostic chez ces
malades, qui sont pour ainsi dire les auteurs de leurs
symptômes morbides par l'attention excessive qu'ils portent au fonctionnement de leur vessie.

Traitement. — Il faut tout d'abord s'efforcer de supprimer, si l'on peut, la cause de la cystalgie aussitôt
qu'elle a été reconnue. Ainsi on a vu une incision du méat,
une néphrotomie, etc... suivies de la disparition immédiate de la cystalgie.

Dans les cas de cystalgie idiopathique, il ne faut pas
croire que l'on soit toujours absolument désarmé à ce
point de vue. Sans parler du traitement général de la
neurasthénie, auquel il faut bien entendu recourir chez
ces malades : douches froides, bains, etc... il y a aussi,
dans un certain nombre de cas, le traitement de la cause
qui a déterminé cette attention excessive du malade sur
les phénomènes de la miction ou sur le fonctionnement
de l'appareil génito-urinaire : blennorrhée, hypocondrie

génitale, etc... On sait combien il est facile aujourd'hui d'obtenir la guérison de la blennorrhée dans presque tous les cas. On peut donc, en appliquant un traitement rationnel, faire disparaître rapidement cette cause déterminante et détacher peu à peu la pensée du malade des voies urinaires inférieures.

De même, dans les cas d'hypocondrie génitale, le mariage, ainsi que je l'ai dit, peut amener la guérison du malade.

Malheureusement on ne réussit pas toujours; du reste, dans bien des cas, il n'y a pas de cause déterminante absolument nette. Il est alors difficile de faire oublier leurs maux aux psychopathes urinaires, de détacher leur pensée de leur vessie.

Civiale attachait peu d'importance aux médications dirigées contre la goutte, l'herpétisme, le rhumatisme, l'arthritisme, tout en reconnaissant cependant qu'il est rationnel d'y recourir toutes les fois que ces états pathologiques existent. Il n'est pas douteux que même dans ces cas il faut surtout s'adresser, en général, à la neurasthénie. Parfois on peut néanmoins faire cesser les crises de cystalgies en modifiant l'état des urines. J'ai vu des malades chez lesquels la cause déterminante était bien nettement la présence en excès dans l'urine des sels que contient normalement ce liquide. Tantôt c'étaient des urates qui se déposaient en couche plus ou moins épaisse au fond du vase; tantôt des carbonates, des phosphates. Dès qu'une médication appropriée avait permis de modifier l'état des urines, les crises de cystalgies disparaissaient. Mais dans un certain nombre de cas, il est vrai, ce traitement pathogénique est insuffisant.

Civiale a beaucoup insisté sur l'hygiène. L'isolement serait nuisible chez ces malades. Le travail, les distractions leur sont utiles.

Les digestions doivent être régularisées et les intestins tenus libres. Le régime ordinaire du malade doit être doux. « Il importe, ajoute Civiale, que le malade prenne chaque jour une certaine quantité de boissons aqueuses, adoucissantes et rafraîchissantes, afin d'entretenir toujours l'abondance de l'urine. »

Le traitement proprement dit comprend la médication interne et le traitement local.

Les calmants (l'opium, le chloral, la belladone) doivent être employés au moment des crises. Il ne faut jamais conseiller les injections sous-cutanées de morphine dans la cystalgie idiopathique, car la morphinomanie est plus à craindre ici que dans aucune autre affection des voies urinaires. On doit au contraire y recourir, quand les autres moyens échouent, dans ces crises parfois atrocement douloureuses dues au tabès.

Les sédatifs du système nerveux, le bromure de potassium, la valériane, etc...; ne donnent pas en général de résultats appréciables.

Bien que le *traitement local*, que Civiale a beaucoup préconisé, soit ordinairement réclamé par tous ces malades, il est bon de n'y recourir qu'avec prudence et de n'employer que des procédés rationnels. C'est là un point très important du traitement de la cystalgie sur lequel je tiens à insister.

« Parmi les nombreuses affections contre lesquelles se sont dirigés les efforts de la thérapeutique, il n'en est peut-être pas une qui ait provoqué plus de tentatives de la part des chirurgiens que la cystalgie. » (Ch. Monod et H. Gautier).

On a dit que des opérations de taille, la dilatation forcée du col vésical, la cautérisation de cette région de la vessie pratiquée avec le nitrate d'argent, avaient été parfois suivies de la guérison de la cystalgie. Eh bien, au

point de vue du traitement proprement dit de cette affection, toutes ces interventions sont aujourd'hui contre-indiquées. Elles ne peuvent être discutées qu'au point de
vue du traitement de certains états pathologiques qui
sont parfois des causes bien nettes de cystalgie; mais ce
n'est pas ici que l'on doit aborder cette discussion : ce
serait sortir du sujet.

Dans les affections graves du système nerveux, tout
traitement local est encore généralement contre-indiqué.

Civiale a préconisé comme traitement local de la cystalgie le *passage de bougies* et les *injections intra-vésicales*. Je ne parle pas des douches, qu'il a aussi conseillées, parce qu'elles appartiennent au traitement de la
neurasthénie. Il s'agit surtout ici, en effet, de la cystalgie
idiopathique.

Le passage répété de bougies a pour but d'émousser la
sensibilité de la muqueuse au niveau de l'urèthre et du
col vésical. Civiale a obtenu ainsi des guérisons; mais
dans un assez grand nombre de cas on ne fait qu'aggraver
l'état des malades.

Les injections intra-vésicales, que Civiale employait
« dans les cas plus avancés et plus graves », peuvent rendre de réels services, surtout aujourd'hui que l'on n'est
pas obligé de recourir à la sonde pour les pratiquer, car
parfois, dit cet auteur, la sonde « irrite l'urèthre et le col
« vésical et cette surexcitation nuit plus que l'injection
« n'est utile. »

Les injections intra-vésicales pratiquées *sans sonde*
avec un liquide *non irritant*, simplement *aseptique*, l'eau
bouillie ou une solution faible et *bouillie* d'acide borique,
m'ont souvent donné d'excellents résultats. Il est vrai
que j'ai eu soin de recourir en même temps à *l'anesthésie
directe* de la muqueuse uréthro-vésicale pratiquée avec
une solution de chlorhydrate de cocaïne injectée égale-

ment *sans sonde*. Je n'ai jamais recours aux *instillations de cocaïne*, qui nécessitent l'introduction d'un instrument dans l'urèthre. Je n'emploie jamais non plus les solutions fortes de cette substance. Aujourd'hui, je ne fais guère usage que de la solution *au centième*. J'ai constaté qu'elle est presque toujours suffisante, à *condition, bien entendu, qu'elle soit injectée sans sonde* dans la cavité uréthro-vésicale.

Comment agit ce mode de traitement? Simple effet moral, a-t-on dit. Je crois que c'est exagéré, au moins dans certains cas. On ne peut nier que l'hyperesthésie de la muqueuse uréthro-vésicale soit fréquente chez ces malades. Or, la cocaïne en la supprimant, momentanément il est vrai, procure un soulagement immédiat au malade, qui « sort tranquillisé, confiant dans l'avenir » (J. Janet). Il oublie un instant sa vessie et, en répétant le traitement, l'amélioration fait des progrès, la pensée se détache de plus en plus des organes génito-urinaires et tous les accidents disparaissent.

Dans d'autres cas, la muqueuse est réellement irritée par l'urine, qui contient en excès parfois des urates, mais le plus souvent des carbonates et des phosphates. Peyer a beaucoup insisté sur cette phosphaturie des neurasthéniques. Or, ces malades sont très soulagés par les lavages de la vessie pratiqués *sans sonde* et précédés de l'anesthésie directe de la muqueuse uréthro-vésicale réalisée à l'aide d'une solution de chlorhydrate de cocaïne. J'en ai observé plusieurs cas des plus probants, parce que j'avais d'abord soumis ces malades au traitement général, qui n'avait produit aucune amélioration.

Ces lavages servent également à prévenir les calculs vésicaux en évacuant les dépôts qui se forment dans le bas-fond de la vessie.

Une dernière remarque. Il ne faut jamais employer les

instillations de nitrate d'argent chez ces malades : J'en connais dont l'état a été ainsi considérablement aggravé. Ce ne sont pas, je le répète, des caustiques, des irritants, des antiseptiques, qu'il faut employer dans la *cystalgie*, mais des calmants, des solutions de chlorhydrate de cocaïne, qui, employées d'une façon rationnelle, permettent de réaliser en quelques minutes, ainsi que je l'ai montré dès 1887, l'anesthésie directe de toute la muqueuse uréthro-vésicale.

CHAPITRE IV

CALCULS VÉSICAUX

L'affection calculeuse de la vessie est une des maladies les plus anciennement connues. Aussi loin que puissent remonter dans le passé les recherches historiques, on trouve mentionnées les pierres de la vessie. C'est une affection qu'il faut bien connaître, afin de pouvoir en faire le diagnostic de bonne heure. Le traitement chirurgical, déjà si simplifié par les beaux travaux de Civiale et de ses élèves sur la *lithotritie*, présente en effet actuellement dans ces conditions une remarquable bénignité.

Etiologie. — *L'étiologie* et la *pathogénie* des calculs vésicaux *primitifs* se confondent sur les points essentiels avec celles de la *lithiase urinaire*, qui sera étudiée dans un autre chapitre.

Quant aux *calculs secondaires*, leur étiologie et leur pathogénie ont été décrites dans le chapitre qui a été consacré à la cystite chez les calculeux.

Ces notions seront donc résumées ici le plus brièvement possible.

On a dit que les calculs vésicaux sont surtout fréquents

en France, en Angleterre, en Hollande et en Danemark. En Asie, on cite la Perse et surtout l'Inde. Mais il faut convenir que les documents sur lesquels on s'est basé sont bien incomplets et que les conditions *climatériques* jouent un rôle assez mal déterminé.

Les calculs vésicaux sont beaucoup plus rares chez la femme que chez l'homme. Dans sa statistique, Wedenski n'a trouvé pour le sexe féminin que 2 0/0 du chiffre total. Coulson avait trouvé 5 p. 100 et R. Leroy d'Etiolles 42 femmes contre 1100 hommes. On attribue cette rareté des calculs vésicaux chez la femme à sa sobriété ordinaire et à l'évacuation facile des calculs qui descendent des reins.

Les statistiques anciennes, celle de Civiale par exemple, montrent une grande fréquence des calculs chez les enfants, tandis que les relevés les plus récents donnent un résultat absolument opposé.

Sur 5383 calculeux, Civiale avait trouvé :

Jusqu'à 10 ans	1946
De 10 à 20 ans	943
De 20 à 30 ans	460
De 30 à 40 ans	336
De 40 à 50 ans	392
De 50 à 60 ans	513
De 60 à 70 ans	577
De 70 à 80 ans	199
Au-dessus de 80 ans	17

Or, M. Thompson a constaté que les calculs vésicaux se voient de 50 à 70 ans dans la proportion de 65 p. 100 et de 22 p. 100 au-dessus de 70 ans, soit 13 p. 100 seulement au-dessous de 50 ans.

Sur 210 cas, M. Guyon a trouvé :

Au-dessous de 50 ans	10 p. 100
De 50 à 70 ans	70 p. 100
Au-dessus de 70 ans	20 p. 100

Il est à noter que les enfants des classes pauvres sont beaucoup plus souvent atteints de la pierre que ceux des classes riches, tandis que les vieillards riches, au contraire, y sont plus sujets que les vieillards pauvres. Nous reviendrons sur ces faits en étudiant la lithiase urinaire.

Le rôle de *l'hérédité*, des *diathèses*, des *aliments* solides et *liquides*, ne présente ici rien de spécial. Il sera également étudié avec la *lithiase urinaire*.

Parmi les *causes locales*, il faut citer la *stagnation de l'urine*, la *présence d'un corps étranger* dans la vessie et surtout la *cystite*. Mais ce ne sont guère que des causes *prédisposantes*. Il faut ordinairement autre chose pour qu'un calcul se produise dans ces cas. En général, c'est la fermentation ammoniacale de l'urine qui produit le calcul. Or, on sait que cette fermentation est due à la pénétration de *certains microbes* dans la vessie. C'est donc en réalité *l'infection vésicale* qui joue chez ces malades le principal rôle. C'est là un fait très important, qui mérite d'être bien retenu.

Anatomie pathologique. — Les calculs vésicaux offrent à étudier leur nombre, leur volume, leur poids, leur forme, leur aspect, leur couleur, leur consistance, leur structure, leur composition chimique, leur mode de formation et d'accroissement.

Le *nombre* des calculs vésicaux est parfois considérable : 200 et 300 (Civiale), 1000 (Keyes), mais habituellement il n'en existe qu'un seul, surtout chez les enfants. Sur 296 cas, le calcul a été trouvé unique 158 fois (Guyon). Assez souvent, il en existe deux et même trois.

Leur *volume* est ordinairement en raison inverse de leur nombre. Les plus communs mesurent 4 centimètres sur 3. En général, les gros calculs, ceux qui atteignent le volume d'un œuf de poule, de dinde et même d'Autruche (Leroy d'Etiolles) sont uniques.

Leur *poids* dépend de leur volume, de leur composition chimique et du mode d'agrégation de leurs molécules constituantes. Il est en général de 20 à 40 grammes; mais on en a vu peser 500 grammes, 750 gr. (Deschamps), 1400 gr. (Bacle), 1596 gr. (Musée Dupuytren). Les plus denses sont formés d'oxalate de chaux ou d'acide urique.

Leur *forme* est très variable : lenticulaire, discoïde, ovale, elliptique, rarement sphérique. Lorsqu'ils sont multiples, ils sont habituellement munis de facettes planes. Il en est qui offrent des prolongements par lesquels ils s'engagent dans l'orifice du col ou dans des cellules vésicales, plus rarement dans l'orifice des uretères.

En général, il faut reconnaître aux calculs vésicaux trois diamètres : un longitudinal, un transversal et un troisième correspondant à leur épaisseur.

Leur *surface* est souvent lisse, ce qui indique habituellement un calcul urique. Les phosphatiques sont assez fréquemment grenus et ceux d'oxalate de chaux offrent des saillies mamelonnées (calculs mûraux).

Leur *couleur* est variable. Les calculs d'acide urique sont d'un jaune fauve. La teinte des calculs d'urates est plus grisâtre. La couleur blanche indique des calculs de phosphate de chaux, de carbonate, de phosphate d'ammoniaque. Les calculs d'oxalate de chaux sont parfois noirâtres.

La *consistance* des calculs vésicaux est très variable. Parfois c'est une concrétion pâteuse ; dans d'autres cas, au contraire, le calcul présente la dureté du marbre (Civiale). Enfin, tous les degrés intermédiaires peuvent se rencontrer. On peut dire d'une façon générale que les calculs d'oxalate de chaux, ceux d'acide urique et d'urate, sont remarquables par leur dureté, tandis que les pierres formées de carbonate et de phosphate de chaux sont ordinairement molles. Mais la dureté des calculs vésicaux ne dépend pas seulement de leur composition chimique ; elle dépend aussi du mode d'agrégation de leurs molécules. Ainsi, il n'est pas rare de voir des pierres de même composition offrir une consistance très différente. Le noyau est souvent plus dur que l'écorce.

Leur *structure* est facilement montrée par des coupes pratiquées suivant leurs diamètres au moyen d'une scie fine. On voit alors qu'il existe habituellement deux parties distinctes : une centrale, qui est le *noyau* et une périphérique, qui est *l'écorce*.

Le *noyau* est parfois constitué par du sang, de la fibrine, des débris de tissus normaux ou pathologiques provenant des parois des voies urinaires par un corps étranger, des œufs d'entozoaires, etc... ; mais habituellement il est formé par des graviers tombés des reins dans la vessie à la suite de coliques néphrétiques et composés d'acide urique, d'urates, d'oxalates, etc...

Le noyau est habituellement unique ; mais certains calculs en possèdent deux et même trois.

L'écorce est formée de dépôts calcaires ordinairement disposés en zones concentriques ; mais le nombre et l'épaisseur de ces couches est variable et leur composition est souvent différente. Aussi tranchent-elles les unes sur les autres par leur coloration.

Parfois l'écorce offre à la coupe un aspect uniforme ou granuleux. Au lieu de présenter cet aspect lamelleux rappelant la disposition d'un oignon (calcul alternant des auteurs anglais) il semble qu'elle soit formée de grains agglomérés par une matière unissante.

Ordinairement le noyau est en continuité par adhérence intime avec les couches qui l'enveloppent. Lorsque c'est un corps étranger dur qui le constitue, l'adhérence n'existe cependant pas toujours et il en est parfois ainsi même quand le noyau est de nature saline. Alors, après avoir brisé le calcul, on retire de son centre une concrétion qui s'y trouve logée dans une cavité moulée sur sa propre forme. Dans certains cas, ces cavités sont complétement vides : le noyau a disparu.

La formation de ces cavités, désignées sous le nom de *géodes*, a été expliquée par la disparition d'un corps mou organique, une concrétion fibrineuse par exemple, ayant représenté primitivement le noyau. D'autres auteurs ont pensé que ces géodes pourraient bien être la reproduction dans les pierres vésicales de ce qui s'observe dans le cours de la cristallisation de certains minéraux.

Au point de vue de leur *constitution chimique*, il est à noter que les calculs vésicaux sont ordinairement formés par l'agrégation de sels qui se rencontrent normalement dans l'urine. L'acide urique, les urates de soude, d'ammoniaque et de magnésie, les phosphates de chaux et ammoniaco-magnésiens, sont les substances qui entrent le plus souvent dans la composition de ces calculs ; puis viennent par ordre de fréquence : l'oxalate de chaux, le carbonate de chaux, la cystine et la xanthine. Les concrétions (urostéalithes) formées d'une matière grasse et savonneuse inconnue et de phosphate et de carbonate de chaux sont des curiosités pathologiques.

Les calculs vésicaux sont rarement homogènes et constitués par une substance unique. Aussi Fourcroy les a-t-il classés en :

1° *Calculs simples*, formés d'une seule substance, en totalité ou presque totalité : acide urique, urate d'ammoniaque, urate de magnésie, oxalate de chaux, phosphate de chaux, phosphate ammoniaco-magnésien, cystine, xanthine ;

2° *Calculs composés*, les plus fréquents, formés de deux

ou plusieurs substances en proportions variables et en zones plus ou moins distinctes : acide urique et phosphate terreux (*calculs fusibles*) ; acide urique et oxalate de chaux ; acide urique et urate d'ammoniaque ; oxalate et phosphate de chaux ; urate d'ammoniaque et phosphate terreux, etc...

3° Calculs ayant pour *noyau un corps étranger*, presque exclusivement formés de sels terreux.

Keyes a proposé la classification suivante :

1er groupe. — *Calculs primaires : se développent dans une urine acide ou du moins non alcaline*

- Calculs d'acide urique
- — d'urates, de soude, de potasse, de chaux
- — d'oxalate de chaux
- — de cystine
- — de xanthine
- — de carbonate de chaux
- — de phosphate bicalcique
- — d'indigo.

2e groupe. — *Calculs secondaires ou symptomatiques : se développent dans une urine alcaline et en présence de lésions inflammatoires de la muqueuse des voies urinaires*

- Calculs d'urate d'ammoniaque
- — de phosphate tricalcique
- — de phosphate ammoniaco-magnésien
- — de phosphate amorphe de chaux
- — d'urostéalithe.

Le *mode de formation* des calculs vésicaux est encore assez mal connu. Il est à remarquer, en effet, que ni la quantité exagérée de matières en solution dans l'urine ni l'état pathologique des voies urinaires ne suffisent pour donner naissance à un calcul. Il faut donc se demander sous quelle influence les substances normales ou anormales en solution dans l'urine se précipitent et pourquoi une fois précipitées elles s'agglutinent en masse.

La précipitation des sels, dit Scherer, résulte de la fermentation acide ou alcaline que subit l'urine dans l'intérieur de ses voies d'excrétion. La première décompose les urates et met en liberté l'acide urique ; la seconde décompose l'urée en carbonate d'ammoniaque, sel peu fixe, dont la base se déplace avec la plus grande facilité pour former des urates et des phosphates.

Pourquoi les substances précipitées s'agglutinent-elles en masse ? L'adhésion, toute physique, résulte simplement, a dit Ch. Robin, de la juxtaposition immédiate par contact réciproque des particules constituantes.

Une autre théorie a été soutenue par W. Ord : c'est la théorie des colloïdes, basée sur les deux faits suivants démontrés, dit-on, par un autre savant anglais, G. Rainey :

1° Les sels qui se précipitent au sein d'une solution gommeuse tendent à revêtir la forme de sphères d'une structure différente dès cristallisations ordinaires de ces mêmes sels ;

2° Ces sphères artificiellement produites placées dans de nouvelles solutions gommeuses de densité différente, se brisent, se désagrègent et retournent à leur disposition moléculaire primitive.

Or, W. Ord serait parvenu, en se basant sur ces recherches de Rainey, à déterminer le rôle des différentes substances colloïdes contenues dans l'urine normale (matière colorante) ou pathologique (albumine, sucre, sang, pus). Il aurait constaté que sous leur influence les sels en dissolution dans l'urine sont susceptibles, par suite d'une modification de leur forme cristalline, de s'agglomérer, de se modeler en sphéroïdes, de constituer des calculs.

Bien que cette théorie soit admise aujourd'hui par un certain nombre d'auteurs, il faut convenir qu'elle est loin d'être parfaite.

Pour expliquer *l'accroissement* des calculs vésicaux, on a dit que le corps étranger contenu dans la vessie constitue un centre d'attraction autour duquel se précipitent les substances solides en dissolution dans l'urine.

Il faut se rappeler que les calculs phosphatiques s'accroissent très rapidement, qu'ils peuvent atteindre en quelques mois un volume considérable. Les autres variétés de calculs se développent plus ou moins vite, mais toujours plus lentement que les pierres phosphatiques.

La *fragmentation spontanée* des calculs est un phénomène curieux, mais exceptionnel. On l'a attribuée à un changement de réaction et de densité de l'urine, à l'imbibition, etc.

Quelle est la *position de la pierre dans la vessie?* Le plus souvent les calculs, lorsqu'ils sont de moyenne dimension, jouent librement dans le bas-fond vésical. Parfois ils siègent au niveau du col et même au sommet de l'organe, ce qui est dû à l'existence de cellules vésicales, surtout aux contractions partielles du réservoir urinaire et parfois au volume considérable de la pierre, qui lui permet de s'arc-bouter contre les parois par ses deux extrémités (Guyon).

En augmentant de volume, le calcul devient de moins en moins mobile et il finit par se constituer une sorte de loge dans le point de la vessie qu'il occupe. C'est habituellement au niveau du bas-fond vésical, qu'il déprime, que siège cette cavité.

Chez la femme, l'excavation est bilatérale, parce que

l'utérus soulève la partie médiane de cette région du réservoir urinaire.

Lorsque le calcul est volumineux et que la vessie est raccornie, ses parois peuvent être constamment appliquées sur le corps étranger (Mallez).

Sans être volumineux, le calcul peut être fixé s'il envoie des prolongements soit dans l'urèthre, cas le plus fréquent, soit dans des cellules vésicales, soit dans les uretères, ce qui est rare.

Le calcul peut encore être fixé à la paroi vésicale par des productions villeuses qui s'insinuent parfois entre les mamelons de certaines pierres.

Mais de toutes les pierres fixes celles qui présentent le plus grand intérêt sont celles qui sont dites *enchatonnées* et *enkystées*.

L'enchatonnement d'un calcul dans une cellule se rencontre surtout chez des malades âgés souffrant depuis longtemps de troubles urinaires. Au début de leur évolution, alors que la cellule communique largement avec la cavité vésicale, ces pierres ne sont pas absolument fixes. Presque tous les auteurs admettent qu'elles peuvent jouir d'une certaine mobilité et quitter même momentanément la loge qui les contient, de sorte qu'après avoir éprouvé un contact caractéristique la sonde métallique ne retrouve plus rien à une seconde épreuve. Mais le développement progressif et le rétrécissement qui se produit au niveau de l'orifice de communication de la poche avec la vessie ne tardent pas à isoler complétement le calcul, qui est alors véritablement fixe, enchatonné. Il peut arriver que la pierre continue à se développer par sa portion tournée vers la cavité vésicale et qu'elle prenne la forme d'un sablier ou d'une gourde.

Les *calculs enkystés*, excessivement rares, diffèrent des précédents en ce que la poche qui les contient est absolument close. Elle est séparée de la cavité vésicale par une membrane plus ou moins mince.

Les *incrustations calcaires de la paroi vésicale* sont admises par M. Thompson, qui a trouvé des « plaques phosphatiques » sur la muqueuse et parfois à la surface de certaines tumeurs vésicales. Mais d'autres auteurs, qui ne considèrent point comme de véritables incrustations les semis calcaires qui peuvent saupoudrer pour ainsi dire la muqueuse chroniquement enflammée ou dégénérée, regardent les faits signalés par M. Thompson comme étant tout à fait exceptionnels.

Parmi les *lésions vésicales* dues à la présence d'un calcul dans le réservoir urinaire, les auteurs ont cité celles de la cystite, l'hypertrophie de la tunique musculaire, l'ulcération de la muqueuse et la perforation de la vessie.

Il faut tout d'abord éliminer la *cystite*, qui est causée, comme on l'a vu dans l'un des chapitres précédents, par l'infection de la vessie et non par le calcul.

L'ulcération de la muqueuse vésicale produite par un calcul volumineux est extrêmement rare et la *perforation* spontanée des parois de la vessie l'est encore bien plus. Du reste, il existe toujours de la cystite dans ces cas.

L'hypertrophie de la *tunique musculaire* se produit, a-t-on dit, sous l'influence de l'irritation et des contractions provoquées par le calcul, mais à un degré beaucoup moindre, ajoute-t-on, que lorsqu'il existe une cystite concomitante. L'hypertrophie est générale ou partielle; mais celle-ci est plus fréquente et se présente sous la forme de colonnes, qu'on rencontre seulement vers le col, au début de l'affection et qui, plus tard, envahissent le bas-fond.

Il est probable qu'il s'agit encore là de lésions dont la pathogénie est plus complexe qu'on ne le croit.

Symptômes. — Bien qu'on ait vu des calculs volumineux qui ne s'étaient révélés au médecin ni même au malade par aucun symptôme, il faut reconnaître que ce sont là des faits exceptionnels. En général, les calculeux présentent un certain nombre de symptômes dits *rationnels* qui attirent l'attention du côté de l'appareil urinaire et conduisent le chirurgien à pratiquer une exploration vésicale à l'aide d'instruments spéciaux, exploration qui seule permet de constater les *signes certains* du calcul vésical. Assez souvent il existe même un *signe précurseur* qui a une certaine valeur : c'est l'émission par l'urèthre d'une quantité plus ou moins considérable de graviers. « Toutes les fois, dit M. Guyon, qu'un malade, après avoir rendu pendant un certain temps des graviers par l'urèthre, cesse brusquement d'en rejeter, s'il présente en même temps quelques troubles vésicaux, on a presque le droit de penser qu'il s'agit d'une pierre en voie de formation. *Qui ne charrie pas bâtit*, dit un proverbe populaire qui serait bien applicable à la circonstance. »

Les *symptômes rationnels* comprennent la *douleur*, certains *troubles de la miction* et quelques *modifications dans les caractères de l'urine.*

L'intensité de la *douleur* est variable; mais en général elle n'est réellement très vive que lorsqu'il existe de la cystite. En dehors de cette complication, elle consiste habituellement d'abord en une sensation de pesanteur qui se fait sentir du côté du périnée et du rectum, puis en douleurs proprement dites qui se manifestent au niveau du bas-ventre, du périnée, des aines, parfois du rectum.

Des *irradiations* ont été observées du côté des bourses et des testicules, dans quelques cas du côté des membres supérieurs, plus souvent dans la cuisse, la jambe, la plante du pied, le gros orteil (Guyon) et principalement du côté de l'urèthre. Les malades accusent surtout une douleur vive à l'extrémité de la verge, au niveau du gland et les auteurs ont beaucoup insisté sur ce point. Ainsi qu'on l'a fait remarquer, l'origine de cette douleur peut être rapportée au col vésical, car ces sensations existent surtout chez les enfants et les adultes, tandis qu'elles manquent le plus souvent lorsque la prostate hypertrophiée empêche le calcul de buter contre le col. Cette irradiation de la douleur s'observe d'ailleurs dans d'autres affections.

Chez certains calculeux et particulièrement chez les enfants, la douleur ressentie à l'extrémité de la verge est momentanément calmée par des tiraillements exercés sur le pénis, d'où parfois un allongement assez prononcé du prépuce ou de la verge tout entière. Mais ce qui caractérise surtout la douleur chez tous les calculeux, ce sont, comme on l'a fait remarquer, les circonstances qui la réveillent ou l'exagèrent. La douleur véritablement *spontanée* est rare en effet quand il n'existe pas de complications. Ce sont toutes les causes pouvant provoquer la locomotion du calcul qui font naître la douleur ou l'augmentent, tandis que le repos la calme très vite. Aussi les malades ne souffrent-ils que le jour, surtout le soir. La nuit, la douleur disparaît.

La *miction* est une des principales causes qui réveillent la douleur ou l'exagèrent. C'est au moment de l'émission des dernières gouttes d'urine que la douleur se produit. Les malades ne souffrent pas ordinairement ni avant ni pendant l'écoulement de l'urine, mais la douleur persiste après la miction. Voici comment on explique ces particularités. Lorsque la vessie contient une certaine quantité d'urine, le calcul perd, en vertu du principe d'Archimède, une partie de son poids égale à celui du volume de liquide qu'il déplace. Son contact avec la paroi vésicale se trouve donc adouci. En même temps, comme la capacité du réservoir urinaire est plus grande, le corps étranger gagne les parties les plus déclives, c'est-à-dire le bas-fond de la vessie, qui est bien moins sensible que la région du col.

Lorsque le réservoir urinaire est vide, au contraire, le calcul, toujours d'après le même principe, est plus lourd et surtout il est repoussé par les contractions vésicales contre le col, région la plus sensible de l'organe, d'où l'apparition de la douleur et sa persistance jusqu'à ce que l'urine ait de nouveau écarté les parois vésicales et atténué les contacts.

Ces sensations douloureuses qui accompagnent la fin de la miction présentent une intensité variable ; mais si faibles qu'elles soient elles ont une grande valeur. Il faut du reste noter qu'elles sont *plus marquées chez les enfants et les adultes que chez les vieillards*. Lorsque la prostate est très développée, elle empêche en effet le calcul de venir buter contre le col.

C'est également lorsqu'il existe de la cystite que cette douleur peut présenter une violence extrême accompagnée de ténesme. Chez les enfants il peut se produire des hernies et du prolapsus rectal dus à l'énergie des efforts d'expulsion que font les petits malades (Droixhé).

La douleur est encore provoquée par les mouvements du malade, qui déterminent la locomotion du calcul. C'est même là une cause de douleur beaucoup plus importante que la précédente. Les mouvements brusques, rapides ou étendus, en un mot tous les mouvements qui impriment à la pierrre une locomotion saccadée, sont particulièrement propres à déterminer cette douleur. Ainsi la course, le saut, l'équitation et même le seul fait de se mettre au lit sont des mouvements qui font souvent apparaître les symptômes douloureux. Leur répétition fréquente agit bien entendu encore plus puissamment.

Les promenades en voiture sont en général mal supportées. Certains malades qui peuvent marcher et faire même à pied d'assez longues promenades sans éprouver de douleur souffrent au contraire dès qu'ils sont en voiture. Cette particularité a une grande valeur au point de vue du diagnostic. Mais les différences dues aux divers véhicules ne sont peut-être pas aussi prononcées que certains auteurs l'ont cru. On comprend que le tramway soit mieux supporté que l'omnibus, mais en général on ne constate pas que les coupés les mieux suspendus sont moins bien tolérés que l'omnibus.

Le chemin de fer cause souvent des douleurs assez vives. Un grand nombre de calculeux peuvent néanmoins supporter d'assez longs voyages en chemin de fer s'ils prennent la précaution de voyager couchés sur le dos ou sur le côté (Civiale).

Parmi les *troubles de la miction* dus aux calculs vésicaux, il en est qui sont, dans une certaine mesure, sous la dépendance des phénomènes douloureux. Ainsi la *fréquence des mictions*, que l'on observe en général de bonne heure, subit toutes les influences qui agissent sur la douleur. Elle augmente ou diminue suivant que le malade subit des mouvements brusques et répétés ou qu'il garde le repos. Les calculeux n'urinent pas fréquemment la nuit.

L'interruption brusque du jet peut être due à un spasme du sphincter uréthral que la douleur provoque par action réflexe. Il en est de même parfois de la *rétention d'urine*. Mais il faut bien reconnaître que ces deux symptômes sont habituellement causés directement par la pierre et qu'ils présentent alors une grande valeur au point de vue du diagnostic des calculs vésicaux.

Quand elle est observée dans les conditions bien déterminées qui vont être indiquées, *l'interruption brusque du jet* est un symptôme d'une réelle importance. Dans ces cas, la durée de l'interruption est généralement éphémère : à la suite d'un mouvement exécuté par le malade, qui arrive souvent de lui même à savoir quelle position il doit prendre, l'émission de l'urine recommence pour être quelquefois de nouveau interrompue dans les mêmes conditions. L'arrêt peut être plus ou moins complet. La douleur qu'il provoque est également variable.

Cet arrêt est dû à ce que le calcul joue le rôle de soupape : entraîné par le courant de l'urine, il vient s'appliquer sur l'orifice de l'urèthre. Mais pour que cette obstruction momentanée du col ait lieu, il faut la réunion de tout un ensemble de conditions spéciales que l'on ne rencontre pas généralement chez les vieux calculeux. En effet, le calcul doit être petit, léger et très mobile, pour que le courant de l'urine puisse l'entraîner. Il faut aussi que dans son trajet la pierre ne rencontre pas d'obstacle, une saillie même modérée du lobe médian de la prostate par exemple. Ce n'est donc que chez les jeunes sujets et chez la femme que cette condition se trouvera réalisée. Enfin, il faut que la position prise au moment de la miction favorise le transport du calcul sur l'orifice interne de l'urèthre. C'est en effet dans la *miction debout* que se produit l'arrêt brusque du jet. Cette interruption n'a pas lieu si l'on fait uriner le malade dans la position horizontale, contre-épreuve qui donne à ce symptôme une valeur presque pathognomonique. Son importance est telle en effet dans ces conditions qu'il faudrait renouveler les recherches si une première exploration était restée infructueuse.

Lorsque l'interruption du jet a lieu aussi bien dans la position horizontale que debout, on peut être presque sûr qu'il ne s'agit pas d'un calcul. Cependant chez les adolescents et surtout chez les enfants porteurs de pierres assez volumineuses, l'arrêt brusque de l'urine peut avoir lieu même dans la position horizontale. Dans ces cas, les parois vésicales, parfaitement régulières, font en effet converger toute l'action de la vessie contractée vers un orifice en situation normale, très souple et contre lequel la pierre s'applique facilement.

Il faut également se rappeler que cet arrêt peut encore être dû à un spasme du sphincter uréthral et par suite être observé chez l'adulte et même chez les prostatiques. Ce symptôme existait chez deux calculeux que j'ai opérés récemment. Or, tous les deux ont plus de 50 ans et dans l'un de ces cas j'ai pu constater une hypertrophie notable de la prostate.

La *rétention d'urine* est très rare chez les calculeux. Elle est due soit au spasme du sphincter uréthral, soit à l'engagement du calcul dans l'orifice interne de l'urèthre ou dans ce canal.

L'incontinence d'urine, que l'on observe surtout chez les enfants et qui constitue parfois chez eux le premier symptôme de la pierre, est plus fréquente que la *rétention*. Elle est causée également par l'engagement dans l'urèthre du calcul; mais celui-ci est irrégulier : il n'obture qu'incomplétement le col, qui se trouve maintenu béant.

L'hématurie est la plus importante des *modifications que l'on observe dans les caractères de l'urine* chez les calculeux. C'est même la seule qui soit due à la présence du calcul dans la vessie. C'est un symptôme fréquent, d'une grande valeur, qui reconnaît toujours pour cause la locomotion de la pierre : l'hématurie due seulement à la présence du calcul n'est en effet jamais spontanée. Ce sont principalement les mouvements du corps dont il a été question à propos de l'étude de la douleur qui déterminent cette hématurie. La totalité de l'urine est alors teintée à des degrés divers qui varient depuis le rose, disent les auteurs, jusqu'au rouge le plus hématique. Parfois l'urine a l'aspect d'un mélange de marc de café ou de suie avec une quantité d'eau plus ou moins considérable. Dans d'autres cas, au contraire, elle conserve son aspect normal. L'examen microscopique seul permet de faire le diagnostic de l'hémorrhagie vésicale.

L'hématurie cesse ordinairement aussitôt que les malades sont au repos. Elle se prolonge bien rarement au-delà de quelques heures : elle est donc en général peu abondante. Il est même exceptionnel que la locomotion du calcul produite par la miction soit suffisante pour la produire. Elle se manifeste dans ces cas à la fin de l'émission de l'urine. La plus grande partie de ce liquide est normale ; les dernières gouttes seules sont teintées de sang. C'est le col qui est alors plus ou moins lésé par le calcul, que les contractions vésicales appliquent énergiquement contre cette région.

Les autres modifications que l'on peut observer dans les caractères de l'urine chez les calculeux sont toutes dues soit à la lithiase urinaire, soit à une complication, la cystite.

Quant à la *polyurie*, elle est rare chez les calculeux et lorsqu'elle existe il est probable qu'elle est toujours due chez ces malades à des complications rénales.

Telle est la symptomatologie de l'affection calculeuse de la vessie lorsqu'il n'existe pas de complications. Quand le réservoir urinaire est au contraire infecté, on constate les symptômes qui ont été indiqués dans la description de la cystite calculeuse et sur lesquels il est inutile de revenir. Ce sont en effet uniquement les symptômes propres aux calculs vésicaux qui doivent être étudiés dans ce chapitre.

Marche. — Durée. — Terminaison. — Les symptômes par lesquels les calculs vésicaux manifestent leur présence sont très variables au début de l'affection. Ainsi il est des enfants qui souffrent depuis le plus bas âge. Civiale a rapporté l'observation d'un enfant qui commença à souffrir de la pierre quatre semaines après sa naissance et qui jusqu'à sa vingtième année, âge auquel il se suicida, ne fit que crier presque sans interruption.

L'arrêt brusque du jet pendant la miction est parfois le premier symptôme observé chez l'enfant et l'adolescent. Dans d'autres cas, c'est par de l'incontinence d'urine que le calcul se manifeste pour la première fois chez l'enfant. Mais ces deux modes de début sont rares. Ordinairement, surtout chez l'adulte, les symptômes se manifestent dans l'ordre qui vient d'être indiqué dans leur description. Cependant l'hématurie est très souvent chez l'adulte le premier symptôme du calcul. Elle se manifeste en général à l'occasion d'un mouvement brusque et assez fréquemment la sensation douloureuse concomitante manque. Les malades sont très étonnés de rendre une urine plus ou moins sanglante.

L'époque de l'apparition du premier symptôme est très variable suivant les individus. Il est fréquent de voir les calculs descendus du rein ne donner lieu pendant longtemps à aucun signe. Dans certains cas, exceptionnels il est vrai, la pierre, ainsi qu'il a été dit, peut même arriver à un gros volume sans se manifester par aucun signe qui puisse révéler sa présence.

Après l'apparition des symptômes, la *marche* de l'affection est également très variable. Ce n'est parfois qu'à des intervalles assez longs qu'on voit reparaître les troubles vésicaux. Mais le caractère important, qui doit être bien retenu, c'est que la marche des accidents est subordonnée principalement aux causes de locomotion du calcul. C'est en évitant ces causes que certains calculeux arrivent parfois à avoir des périodes d'accalmie assez longues.

Les calculs secondaires dus au catarrhe vésical affectent la marche spéciale qui a été indiquée dans la description de la cystite calculeuse.

Il faut encore rappeler que chez les calculeux atteints d'hypertrophie de la prostate ou de paralysie de la vessie, les symptômes sont bien moins accusés que lorsque ces organes sont sains. On sait également que certains de ces symptômes, l'interruption brusque du jet par exemple, sont exceptionnels dans ces cas.

La *durée* de l'affection est excessivement variable. Il est impossible de l'indiquer d'une façon même approximative. On sait bien que le développement des calculs phosphatiques secondaires est en général assez rapide, mais on a peu de données sur la rapidité du développement des calculs primitifs.

Quoi qu'il en soit, on voit tôt ou tard les symptômes s'accuser de plus en plus et l'état général s'altérer par suite de l'insomnie et de l'inappétence dues au retentissement sur le système nerveux des phénomènes douloureux. Mais c'est principalement sous l'influence des *complications* que l'on voit l'état général s'aggraver avec rapidité. On sait que la *cystite* est parfois très douloureuse chez les calculeux et qu'elle s'accompagne fréquemment *d'urétéro-pyélo-néphrite* et de *fièvre urineuse*. Aussi voit-on l'appétit se perdre, le malade maigrir et succomber, après un temps plus ou moins long, dans l'hecticité, épuisé par la douleur, la suppuration et *l'infection*. C'est en effet l'infection qui cause le plus souvent la mort de ces malades.

La fièvre, ont dit les auteurs, manque habituellement lorsque les calculeux sont abandonnés à eux-mêmes. Cela ce conçoit. Ainsi que je l'ai fait remarquer en étudiant la cystite calculeuse, c'est la fièvre urineuse que l'on observe chez ces malades. Or, elle ne peut se produire que s'il existe une infection vésicale et celle-ci est presque toujours produite chez les calculeux par une exploration pratiquée avec des précautions antiseptiques insuffisantes. L'infection spontanée de la cavité vésicale est rare chez ces malades et ordinairement tardive. Il s'agit, bien entendu, des calculs primitifs.

C'est encore l'infection qui cause la mort quand elle est consécutive à l'engagement du calcul dans le col ou même à son expulsion spontanée. Le traumatisme produit par ce corps étranger permet le passage dans le torrent circulatoire des microbes et des poisons microbiens contenus dans la cavité uréthro-vésicale.

C'est donc la fièvre urineuse aiguë ou chronique qui presque toujours cause la mort chez les calculeux.

La mort par *hydronéphrose double* due à l'occlusion des embouchures urétérales par de volumineux calculs vésicaux a été signalée ; mais elle est exceptionnelle.

La mort est du reste un mode de *terminaison* rare aujourd'hui. En général, les malades sont opérés et la *guérison* est habituellement obtenue : tous les accidents disparaissent comme par enchantement et les calculeux sont fort surpris, *après la lithotritie*, de revenir aussi rapidement à une santé parfaite.

L'expulsion spontanée de la pierre est rare. On l'observe surtout chez la femme lorsque le calcul est petit ou qu'il a subi la fragmentation spontanée (Ségalas).

L'élimination par une voie artificielle, par une fistule consécutive à la taille périnéale par exemple ou par une fistule spontanée vésico-vaginale, etc... est tout à fait exceptionnelle.

Diagnostic. — Les symptômes rationnels qui viennent d'être décrits ont incontestablement une très grande valeur ; leur réunion, jointe aux conditions de leur production, est même presque pathognomonique. Cependant on

ne doit jamais affirmer l'existence d'un calcul vésical,
avant d'avoir exploré la vessie. C'est, en effet, l'exploration seule qui peut permettre de faire un diagnostic précis. D'autre part, on doit se rappeler que l'ensemble des
symptômes rationnels présente une telle valeur qu'il faudrait procéder à une nouvelle exploration si la première
n'avait pas permis de constater la présence d'une pierre
vésicale.

Le *toucher rectal* n'a guère de valeur chez l'adulte ni
chez le vieillard, parce que l'extrémité du doigt n'arrive
pas habituellement chez eux à sentir nettement le calcul,
à moins qu'il ne soit très volumineux ou qu'il ne présente
un prolongement uréthral, mais il renseigne sur l'état de
la prostate.

Chez les adolescents et surtout chez les enfants, le toucher rectal donne parfois au contraire des renseignements
précis. Le développement encore très incomplet de
la prostate, les dimensions relativement faibles des organes par rapport au doigt permettent d'atteindre à cet
âge le bas-fond de la vessie. Comme le cathétérisme est
difficile à pratiquer chez les enfants sans le chloroforme,
le toucher rectal peut rendre chez eux de réels services.
On doit faire cette recherche en suivant le même
procédé que l'on emploie pour la recherche du ballotte-
ment vaginal dans la grossesse. On imprime à la paroi
antérieure du rectum un choc brusque qui repousse le
calcul en avant; il retombe ensuite sur le doigt.

Chez la femme, le *toucher vaginal* a une réelle valeur;
il permet souvent de sentir le calcul. Il présente
surtout une grande importance dans les cas de cystocèle,
car c'est particulièrement dans ces cas que le cathétérisme vésical chez la femme ne donne pas toujours une
certitude absolue lorsqu'il est négatif.

Le toucher rectal ou le toucher vaginal combiné avec

la palpation hypogastrique ne fournit pas ordinairement de renseignements beaucoup plus précis que lorsqu'il est employé seul suivant le procédé qui vient d'être indiqué. On peut même dire que c'est le contraire dans bien des cas. Chez l'enfant, il peut néanmoins rendre des services.

Du reste, *l'exploration intra-vésicale* est nécessaire pour obtenir des renseignements certains sur l'existence, le nombre, le volume des calculs. Cette exploration peut être faite avec des instruments souples. Les uns ont conseillé la sonde en gomme, d'autres l'explorateur en gomme à boule olivaire, qui a l'avantage de permettre en même temps l'exploration méthodique du canal uréthral. On reconnaît à l'aide de l'explorateur si l'urèthre est rétréci, s'il est occupé par un gravier, si un calcul vésical est engagé dans l'orifice interne du canal. Dans ces cas, l'explorateur donne lieu à un frottement caractéristique, sensation que ne fournissent pas toujours les instruments métalliques coudés en passant contre le corps étranger.

Lorsqu'il existe un calcul dans le réservoir urinaire, on peut sentir avec l'explorateur à boule ou la sonde en gomme un choc plus ou moins net. Parfois le corps étranger fuit sous la pression de l'instrument; dans d'autres cas, il reste en place et l'on peut avoir alors la sensation d'un frottement dur, râpeux, lorsqu'on enfonce l'instrument dans la cavité vésicale.

Chez les prostatiques, c'est presque toujours pendant qu'on retire la sonde après avoir vidé la vessie que l'on constate la sensation de frottement, surtout quand le malade est dans la *position verticale*. Il se produit en même temps une douleur plus ou moins vive.

Ce mode d'exploration, signalé depuis longtemps par les auteurs, n'est pas assez connu. Très souvent il donne des renseignements assez précis et il n'effraie pas habituellement les malades, surtout les vieillards qui ont l'habitude de se sonder. De plus, grâce à l'anesthésie directe de la muqueuse uréthro-vésicale, l'usage de ces instruments en gomme ne détermine en général aucune douleur.

Mais l'emploi des *instruments métalliques* est néanmoins indispensable pour compléter le diagnostic, pour affirmer qu'il s'agit bien d'un calcul de la vessie. L'instrument à tige souple et terminé par une boule métallique dont se servait parfois Mallez pour pratiquer l'électrolyse circulaire suffit dans certains cas. On l'introduit comme l'explorateur en gomme et lorsque la boule rencontre le calcul, il se produit un choc, un bruit métallique caractéristique.

Dans la plupart des cas cependant, il faut employer un instrument métallique rigide. La sonde de trousse ordinaire est en général un mauvais instrument pour cet usage ; il est préférable de se servir des sondes à petite courbure de Mercier et de Leroy d'Etiolles, de l'explorateur de M. Thompson ou d'un explorateur plein (Guyon).

Lorsqu'un lithotriteur est nécessaire au diagnostic, on a surtout conseillé d'employer le n° 1 à mors plats.

Le *microphone* appliqué à l'exploration vésicale pourrait, dit-on, faire commettre des erreurs de diagnostic. Un tube acoustique adapté au manche de l'explorateur présenterait les mêmes inconvénients. Ce tube aurait cependant rendu parfois des services.

Dans certains cas, *l'aspiration* peut faire reconnaître un calcul ou un fragment de calcul qui échappe aux autres modes d'exploration. L'instrument ne présente dans ce cas rien de spécial.

Pour pratiquer l'exploration de la vessie avec ces divers instruments, on doit faire coucher le calculeux sur un lit un peu dur et lui recommander de se placer sur le bord droit. Les cuisses et les jambes sont demi-fléchies.; on a soin de soulever le bassin en plaçant au-dessous un coussin dur, de façon à ce que la paroi postérieure de la vessie soit dans une position déclive, ce qui éloigne le calcul du col vésical. Un oreiller plié en deux et lié par le milieu peut servir de coussin. On peut l'assujétir en le calant avec des livres.

Le chirurgien doit toujours être à la droite du malade, de manière à ce que sa main droite soit bien libre.

Le mode d'introduction de ces instruments dans la vessie a été indiqué lorsque j'ai décrit le cathétérisme (1). Je n'y reviens pas.

Mais avant d'introduire l'explorateur il faut prendre certaines précautions. Si les voies urinaires inférieures ne sont pas infectées et que le malade puisse uriner, il suffit de pratiquer *l'anesthésie directe de la muqueuse uréthro-vésicale* et d'injecter *sans sonde* dans la vessie 100 grammes d'une solution saturée d'acide borique.

Si le malade ne peut pas uriner, on injecte une quantité de solution suffisante pour éveiller ce besoin et lorsque le calculeux a vidé sa vessie on injecte alors 100 grammes de la solution.

Si la capacité physiologique de la vessie est faible, il faut injecter moins de liquide, afin de ne pas déterminer le besoin d'uriner.

Quand les voies urinaires inférieures sont infectées, il est prudent de soumettre préalablement les malades au traitement de la cystite avant de pratiquer l'exploration de la vessie et s'il était urgent d'intervenir, il faudrait prendre les plus grandes précautions antiseptiques : faire le lavage de la vessie sans sonde d'abord avec une solution saturée et bouillie d'acide borique, puis, après l'ex-

(1) Tome I.

ploration, employer une solution de nitrate d'argent au millième.

Autrefois on avait recours assez souvent au chloroforme pour pratiquer cette exploration vésicale ; mais aujourd'hui on ne l'emploie que chez les enfants. On pratique simplement, chez l'adulte et le vieillard, l'anesthésie directe de la muqueuse uréthro-vésicale.

Lorsque l'explorateur est introduit dans la vessie, on le pousse d'avant en arrière jusqu'à ce qu'il soit en contact avec la paroi postérieure de cet organe. Par un léger mouvement de rotation imprimé au pavillon, on fait tourner à droite, par exemple, le bec de l'instrument, que l'on ramène jusqu'au niveau du col, en analysant bien attentivement toutes les sensations que fournit l'explorateur. Si l'on ne rencontre pas de pierre, on enfonce de nouveau l'instrument, puis on exécute la même manœuvre du côté opposé. Si cette recherche est également négative, on revient encore au niveau de la paroi vésicale postérieure et l'on renverse complétement le bec de l'explorateur, dont on relève même le manche, de manière à bien explorer le bas-fond et à circonscrire tout le pourtour du col.

En général, on reconnaît de suite ,et sans difficulté la présence d'un calcul, qui est révélée aussitôt par la *sensation d'un choc* ou d'un *frottement* très net contre un corps dur, sensation que perçoit la main qui tient le pavillon de l'instrument. Il se produit aussi un *bruit métallique* que l'on entend parfois à distance.

Dans quelques cas, l'exploration avec les instruments métalliques ne fait reconnaître, a-t-on dit, l'existence d'un calcul qu'en exécutant sur la muqueuse vésicale une véritable *percussion* avec le bec de l'explorateur. Cette manœuvre, qui a du reste l'avantage, disent les auteurs, de mieux renseigner sur la situation exacte, le volume, la consistance et même le nombre des corps étrangers, consiste à communiquer au bec de l'explorateur, en le faisant tourner sur son axe, une succession de petits mouvements alternatifs d'élévation et d'abaissement.

La *mensuration approximative* du calcul est obtenue de la façon suivante. On note sur la tige de l'explorateur, avec l'index de la main gauche, le point qui correspond au méat lorsque le bec de l'instrument ramené d'arrière en avant rencontre le calcul; puis on continue à percuter en ramenant l'explorateur à soi et l'on s'arrête quand on cesse de rencontrer le calcul. La distance notée sur la tige entre le méat et le doigt représente approximativement l'un des diamètres du calcul. On sait alors si la pierre est grosse, moyenne ou petite (Guyon).

Lorsque la percussion donne un son métallique plus ou moins éclatant, on peut en conclure que le calcul est dur et si les urines sont claires et acides qu'il est de nature urique ou oxalique. Un son obscur indique au contraire une pierre molle ou dont les couches superficielles sont molles et si les urines sont ammoniacales qu'elle est de nature phosphatique. Mais ce ne sont là que de simples présomptions, parce que le noyau peut être formé d'une tout autre substance que les couches superficielles de l'écorce. Il faut bien se rappeler qu'on ne peut avoir de notions absolues au sujet de la consistance des calculs qu'avec le lithotriteur et au moment de l'opération.

Si les mouvements alternatifs du bec de l'explorateur font entendre un *bruit de choc double ou multiple*, c'est qu'il existe deux ou plusieurs pierres.

Mais il est des cas dans lesquels on ne trouve pas aussi facilement le calcul. On a conseillé de laisser échapper alors une certaine quantité de liquide, puis de continuer les recherches, soit pendant que l'urine coule, soit lorsqu'on a suspendu l'écoulement. On doit faire varier aussi la position du malade : par exemple, on le fera incliner

soit à droite, soit à gauche; on a même conseillé de le
faire tenir sur ses genoux. Habituellement on arrive ainsi
à rencontrer le calcul, que ces divers mouvements finissent par déplacer.

Civiale a conseillé dans ces cas difficiles d'injecter de
l'eau froide dans la vessie et de répéter cette injection
jusqu'à ce que cet organe se contracte avec force sur la
sonde. « Au moment où les parois se resserrent, dit-il,
« et chassent le liquide avec énergie, je promène la sonde
« sur la face interne; comme la cavité se rétrécit progres-
« sivement et que le champ à explorer diminue en pro-
« portion, un moment arrive où la pierre et la sonde se
« rencontrent. »

Il est préférable d'employer un liquide très chaud, qui
donne les mêmes résultats. De plus, ce liquide doit être
au moins *aseptique*, une solution faible et bouillie d'acide
borique par exemple.

D'ailleurs, il est bon d'employer le *lithotriteur* dans ces
cas difficiles. Il s'agit en effet soit d'un calcul dissimulé
momentanément dans une cellule ou suspendu pour ainsi
dire au plafond de l'organe par des *contractions irrégulières* dans ces vessies dites *vessies en portefeuille* (Guyon),
soit de calculs dont le poids spécifique est faible ou dont
la consistance est molle. Ces pierres fuient devant l'instrument, flottent dans le liquide, et quand elles sont rencontrées par la sonde elles ne donnent lieu à aucune sensation appréciable. Il faut les saisir entre les mors d'un
lithotriteur pour reconnaître ces calculs ou ces fragments
de calculs, car de semblables constatations et de semblables recherches se font surtout au cours des séances de
lithotritie.

Pour reconnaître de petits fragments, on a conseillé
d'aller à leur recherche avec les mors renversés du lithotriteur et surtout de recourir à l'artifice suivant. On ouvre

les mors du lithotriteur, dont on relève fortement le manche avec la main droite et l'on déprime avec la branche femelle le bas-fond de la vessie pour lui donner en quelque sorte la forme d'un entonnoir ; on imprime ensuite avec la main gauche à la hanche et au bassin du malade une série de petites secousses brusques destinées à provoquer le déplacement de fragments vers les régions les plus déclives ; puis on rapproche doucement les mors du lithotriteur et l'on saisit ainsi les fragments de la pierre. Si l'on ne réussit pas la première fois, on recommence la même manœuvre en inclinant successivement les mors à droite et à gauche avant d'imprimer des secousses au bassin et de fermer le lithotriteur. Le diagnostic est presque toujours possible grâce à ce mode d'investigation.

Le lithotriteur permet de diagnostiquer le volume approximatif du calcul et, armé d'une première pierre, de reconnaître s'il en existe d'autres restées libres dans la cavité vésicale. On a dit, il est vrai, que l'explorateur renseigne tout aussi bien que le lithotriteur à ce double point de vue, ce qui est peut-être exagéré, mais tous les auteurs reconnaissent que la consistance des calculs ne peut être diagnostiquée exactement qu'avec le lithotriteur. Il est bon de ne faire cette recherche qu'au moment de la lithotritie.

L'aspiration rend surtout des services au point de vue du diagnostic des petits fragments de calcul. On peut ainsi les diagnostiquer alors que le lithotriteur avait complétement échoué dans leur recherche. En venant frapper la sonde, ces fragments produisent un *cliquetis spécial* qui révèle leur présence.

Chez la *femme* et chez *l'enfant*, le diagnostic est plus difficile que chez l'homme adulte et le vieillard, parce que les parois de la vessie sont molles et mal soutenues, de telle sorte qu'elles se laissent facilement déprimer par le calcul. Il faut donc avoir bien soin d'explorer toute la région déclive en renversant le bec de l'instrument et même en relevant son manche.

Lorsque la prostate est très volumineuse et le bas-fond vésical très déprimé, il faut avoir soin d'employer un explorateur à plus longue courbure que celui dont on se sert dans les cas ordinaires.

L'existence des pierres *enchatonnées* ou *enkystées* ne peut en général qu'être soupçonnée. Le frottement est dans ces cas tout à fait obscur. Certains auteurs disent qu'il est parfois possible cependant de reconnaître les calculs enchatonnés à une sensation de choc et non de simple contact. On obtiendrait dans ces cas toujours les mêmes résultats à chacune des explorations et dans toutes les positions que l'on peut donner au bassin.

Les *incrustations calcaires de la paroi vésicale* seraient reconnues par le même procédé.

En prenant les précautions qui viennent d'être indiquées, le diagnostic des calculs vésicaux est presque toujours possible. Il est des cas cependant dans lesquels l'exploration peut rester négative bien qu'il existe un calcul, soit parce que ce corps étranger est caché dans une cellule ou derrière une prostate volumineuse, soit parce qu'il est dissimulé par des contractions partielles de la vessie, ce qui serait beaucoup plus fréquent (Guyon).

La *cystoscopie* peut rendre dans ces cas de réels services.

Il faut également avoir soin de ne pas commettre l'erreur contraire, de ne pas croire à un calcul vésical alors que l'explorateur est venu heurter une *colonne dure* et résistante. On se rappellera que la percussion ne donne pas dans ces cas un son métallique comme lorsqu'il existe un calcul.

S'il y a dans la région prostatique de l'urèthre des concrétions calcaires, il suffira de bien préciser le siège de la lésion pour éviter une erreur de diagnostic. C'est le sphincter uréthral qui est dans ce cas le point de repère le plus précieux. L'instrument de choix pour faire ce diagnostic, c'est l'instrument souple à boule olivaire métallique de Mallez, parce qu'il présente ici tous les avantages de l'explorateur en gomme et qu'il permet en plus d'obtenir ce son spécial que donnent seuls les instruments métalliques. Avec cet instrument, on sent nettement quand on franchit la région sphinctérienne de l'urèthre et l'on peut constater le choc ou la sensation de frottement quand la boule arrive dans la région prostatique, avant son entrée dans la vessie.

Une tumeur osseuse du bassin, une déviation de l'utérus, une accumulation de matières fécales dans le rectum, en auraient imposé, suivant les auteurs, pour une pierre vésicale à des chirurgiens tels que Dupuytren et Roux ; mais la percussion ne donne pas lieu dans ces cas à un bruit métallique. S'il y a doute, le lithotriteur permettra d'éviter cette erreur de diagnostic. On a conseillé de recourir aussi dans ces cas à la cystoscopie.

Lorsqu'il existe, par exemple, une hypertrophie du lobe moyen de la prostate telle qu'elle empêche l'introduction des instruments métalliques coudés, il faut recourir à l'instrument de Mallez dont je viens de parler et si cet instrument ne passe pas ou ne rencontre pas le calcul, ce qui est à craindre chez ces malades, un diagnostic précis est impossible. Il faut alors analyser avec le plus grand soin les symptômes rationnels et rechercher surtout quels sont les caractères que présente l'hématurie. On se rappellera qu'elle n'a pas la spontanéité ni l'abondance de celle des *néoplasmes* et qu'elle cesse dès que le malade est au repos. Mais la vessie peut contenir un calcul chez les néoplasiques.

La *cystalgie* ne cause pas d'hématurie.

Lorsqu'il existe une cystite intense qui ne permet pas de recourir d'emblée à l'exploration intra-vésicale, on peut se demander parfois s'il ne s'agit pas d'une *cystite tuberculeuse* et réciproquement, car les symptômes se ressemblent beaucoup dans certains cas. Cependant on se rappellera que les malades atteints de tuberculose vésicale continuent à souffrir la nuit, tandis que chez les calculeux le repos calme ordinairement la douleur ainsi que les autres symptômes et souvent les fait même disparaître.

Après le *diagnostic différentiel*, le *diagnostic des complications* est le dernier point qui reste à examiner. La *cystite* est facile à diagnostiquer d'après les symptômes qui ont été décrits dans les chapitres précédents. On a noté parfois la variété membraneuse : une pierre hérissée d'aspérités, disent les auteurs, aurait amené la gangrène d'une portion plus ou moins étendue de la membrane muqueuse, dont les portions sont éliminées et sortent mélangées à l'urine. J'ai montré, en étudiant cette variété de cystite, que c'est *l'infection* qui joue ici le principal rôle.

La *perforation* du rectum ou du vagin, notée dans des cas exceptionnels, se reconnaît à l'examen le plus superficiel.

Le diagnostic de *l'urétéro-pyélo-néphrite* est au contraire difficile dans bien des cas ; mais ce diagnostic ne présente ici rien de spécial.

L'engagement du calcul dans le col sera reconnu par les symptômes propres aux calculs de cette région de l'urèthre et par l'exploration.

Le diagnostic de la *fièvre urineuse* ne présente pas de difficulté. Il suffit d'examiner avec soin les malades pour constater les symptômes ordinaires de cette redoutable complication.

L'infection locale des voies urinaires et l'infection générale ou fièvre urineuse doivent toujours être recher-
chées avec soin chez les calculeux. C'est la partie la plus
importante du diagnostic des complications des calculs
vésicaux.

Pronostic. — Le pronostic de l'affection calculeuse de
la vessie est surtout grave lorsqu'on n'intervient pas chirurgicalement. Le calcul bien supporté, ainsi qu'on l'a
fait remarquer, est l'exception, tandis que celui qui cause
de graves accidents et qui tue est la règle.

Dans le tome II de son ouvrage intitulé *Diagnostic et
traitement des tumeurs de l'abdomen et du bassin* (1), mon
Maître M. Péan a montré que lorsque les calculs vésicaux
compliquent la grossesse, ils peuvent causer des accidents redoutables pour la mère et pour l'enfant. Mentionnée déjà par Aétius, cette cause de dystocie est surtout
connue depuis les travaux de Puchett *(Petersb. médic.
Zeil.,*1875) et de Billroth *(Handb. der Frauenkrankheinten).*

Le pronostic varie, a-t-on dit, suivant la consistance, le
nombre, le volume et la nature des calculs. C'est exact ;
mais il ne faut pas oublier qu'un petit calcul n'est point
inoffensif, surtout chez l'homme. Il peut en effet s'engager
dans l'urèthre postérieur et causer soit des rétentions difficiles à vaincre, soit un traumatisme qui peut être le
point de départ d'accidents généraux infectieux mortels
si les voies urinaires inférieures sont infectées.

Le pronostic est encore sérieux parce que tout individu
porteur d'un calcul conserve des prédispositions à un
second, à un troisième. Cependant les calculs secondaires
dus à l'infection de la vessie ne récidivent plus quand les
voies urinaires sont redevenues aseptiques. Le traitement

(1) Tome II, page 803.

préventif permet également d'éviter la récidive dans un grand nombre de cas de calculs primitifs.

Ce qui aggrave principalement le pronostic des calculs vésicaux, ce sont les complications et tout particulièrement l'*infection des voies urinaires*. On sait combien les magnifiques travaux de Civiale sur la lithotritie ont permis d'atténuer la gravité du pronostic de l'affection calculeuse de la vessie. Quand les voies urinaires sont aseptiques et que la lithotritie est pratiquée par un chirurgien compétent, la guérison est constante aujourd'hui.

Lorsqu'il existe une cystite intense au contraire et surtout quand elle se complique d'urétéro-pyélo-néphrite, la lithotritie est non seulement une opération grave, mais encore impraticable dans bon nombre de ces cas : elle est donc contre-indiquée. Autrefois, on avait recours à la taille chez ces malades, opération bien plus grave que la lithotritie. Aujourd'hui, on n'opère pas ces calculeux, à moins qu'il n'y ait absolument urgence à intervenir : on traite d'abord la cystite. Grâce aux progrès que j'ai réalisés dans le traitement de cette affection, on obtient en général très rapidement une amélioration notable de l'inflammation de la vessie et indirectement de l'urétéro-pyélo-néphrite. La lithotritie peut alors être pratiquée dans de bonnes conditions et donner d'excellents résultats.

On peut donc dire aujourd'hui que les progrès réalisés dans le traitement proprement dit des calculs vésicaux et dans la thérapeutique de la cystite calculeuse ont considérablement atténué la gravité du pronostic de l'affection calculeuse de la vessie.

Traitement. — Le traitement des calculs vésicaux est *préventif, palliatif* ou *curatif.*

Le *traitement préventif* des calculs *primitifs* consiste à combattre les diathèses urique, oxalique et phosphatique, dont le traitement sera décrit lorsque je m'occuperai des maladies des reins.

Mais on sait que les calculs phosphatiques sont presque toujours secondaires, qu'ils sont consécutifs à l'*infection de la vessie*. On peut donc empêcher la formation de cette variété de calculs vésicaux en évitant l'infection des voies urinaires inférieures ou en la faisant cesser rapidement lorsqu'elle s'est produite : c'est le traitement de la cystite. Il vient d'être décrit ; inutile d'y revenir.

Le *traitement palliatif* des calculs vésicaux ne doit être aujourd'hui, dans l'immense majorité des cas, que le premier temps du traitement curatif. La cystite est surtout l'accident qu'il faut combattre. On sait que les calculeux souffrent peu en général avant l'apparition de l'inflammation de la vessie. Le repos et l'anesthésie directe des voies urinaires inférieures suffisent dans ces cas pour obtenir la disparition des phénomènes douloureux. Mais quand la cystite est venue compliquer l'affection calculeuse, il n'en est plus ainsi. La douleur est beaucoup plus vive et des accidents graves peuvent se produire. Il faut donc intervenir plus énergiquement, employer les moyens qui ont été décrits lorsque je me suis occupé du traitement de la cystite calculeuse.

Le *traitement palliatif* des calculs vésicaux comprend encore le traitement des complications rénales, de l'urétéro-pyélo-néphrite. Or, on se rappellera qu'en guérissant la cystite on fait disparaître la cause qui, en général, entretient l'infection des voies urinaires supérieures, infection qui ne tarde pas alors à s'améliorer d'elle-même. Il est bon cependant d'agir directement sur les reins ; mais les moyens à employer sont ici les mêmes que dans les autres variétés d'urétéro-pyélo-néphrite.

Quelque complets que puissent être les résultats fournis aujourd'hui par le traitement palliatif des calculs vésicaux, il ne faut pas oublier que ces résultats ne sont que temporaires. Pour obtenir une guérison définitive, il faut détruire la cause des accidents, c'est-à-dire extraire ou détruire le calcul. C'est l'objet du *traitement curatif*, qu'il faut maintenant examiner.

Le *traitement curatif* comprend : 1° l'usage des lithontriptiques ; 2° l'extraction des calculs entiers par les voies naturelles ; 3° la lithotritie ; 4° la taille.

On a eu recours pour dissoudre les calculs vésicaux à la médication interne et aux injections ; mais les résultats qui ont été obtenus sont bien peu encourageants. Cependant on pourrait agir, suivant M. Thompson, sur les calculs phosphatiques de petit volume en injectant dans la vessie une ou deux gouttes d'acide chlorhydrique dilué dans trente grammes d'eau distillée.

Mais les progrès réalisés dans le traitement des calculs vésicaux par la lithotritie ont considérablement diminué l'intérêt que pouvaient présenter autrefois ces tentatives, dont il sera question plus longuement dans la description de la thérapeutique de la lithiase urinaire. Le véritable traitement curatif des calculs vésicaux consiste aujourd'hui dans l'intervention opératoire.

L'extraction du calcul entier par les voies naturelles est une méthode qui n'est applicable que chez la femme, dont l'urèthre, court et rectiligne, est très dilatable. On commence donc par dilater ce canal le plus possible, puis, après avoir injecté dans la vessie, comme pour l'exploration, une petite quantité d'une solution saturée d'acide borique, on pratique l'extraction du calcul, pourvu qu'il soit bien entendu d'assez petit volume. Si la vessie est infectée, on prend les mêmes précautions antiseptiques que si l'on devait faire la lithotritie.

C'est la dilatation rapide du col vésical et de l'urèthre que l'on pratique après avoir soumis la malade au chloroforme. Bien des instruments ont été proposés pour cette opération : dilatateur préputial de Thibault (A. Richet), 7 petits spéculums en gomme (Simon d'Heidelberg), trois petits spéculums coniques, en buis, de calibre variant entre 11 et 18 millimètres (Ch. Monod), etc...

Mais un instrument spécial n'est point indispensable. On sait qu'il n'est pas prudent de pousser trop loin cette dilatation. On admet que lorsqu'elle a été portée jusqu'à l'admission facile dans le canal du doigt indicateur, il faut s'arrêter. Or, j'ai vu mon Maître M. Péan opérer de la façon suivante. Après avoir obtenu au moyen du chloroforme une anesthésie complète et avoir placé la malade en travers sur son lit, comme pour l'examen au spéculum, il commence par introduire dans l'urèthre une grosse bougie conique, qu'il enfonce très lentement. Ensuite, il introduit le petit doigt, puis l'index, en procédant toujours avec beaucoup de lenteur. Si l'orifice externe de l'urèthre résiste et paraît sur le point de se déchirer, on pratique de petits débridements latéraux comme si l'on employait un instrument spécial.

Les manœuvres d'extraction du calcul sont souvent assez compliquées, à cause de la dépressibilité et de la flaccidité de la vessie, qui rendent difficile la recherche de la pierre. Il est bon d'avoir sous la main des tenettes, des pinces, des curettes de formes et de dimensions variables. Avec le doigt introduit dans le vagin ou dans la vessie, on dirige si c'est possible le calcul vers l'instrument. Quand on peut introduire un doigt et une pince par l'urèthre dans la vessie, a dit Nélaton, on peut considérer l'extraction du calcul comme assurée.

Bien que l'on ait pu extraire ainsi sans inconvénient des calculs de 3 et même de 4 centimètres (Borelli), il est préférable de n'employer ce procédé que si le diamètre du calcul ne dépasse pas deux centimètres, sinon on s'expose à voir l'opération suivie d'une incontinence d'urine incurable, d'hémorrhagies abondantes, de rupture de l'urèthre et d'infiltration d'urine, ayant parfois causé la mort. Comme la lithotritie donne d'excellents résultats chez la femme et chez la petite fille, il est bien inutile en effet d'exposer les malades à d'aussi graves complications.

LITHOTRITIE

La *lithotritie* ou opération de Civiale consiste à introduire dans la vessie des instruments dont les uns permettent de broyer le calcul et les autres d'en évacuer les fragments.

C'est le 13 janvier 1824 que Civiale, le premier, broya un calcul sur l'homme vivant avec un plein succès.

Depuis cette époque, d'importants perfectionnements ont été successivement apportés aux lithotriteurs et à la lithotritie par Civiale lui-même, Leroy d'Etiolles, le baron Heurteloup, Amussat, Mercier, Reliquet, Thompson ; mais la modification la plus heureuse a été réalisée par un ancien élève de Civiale, Bigelow, chirurgien de Harward-University, à Boston.

Avant les recherches de Bigelow, on faisait un grand nombre de séances de broiement très courtes et très répétées. La principale préoccupation des chirurgiens était d'éviter l'irritation vésicale, qui, suivant eux, devait fatalement succéder à des manœuvres trop prolongées. Bigelow renversa complétement les idées admises : il démontra que la vessie supporte parfaitement de longues séances de lithotritie, à la condition de broyer et d'évacuer en une seule fois tout le calcul. Avec l'aide du *chloroforme* et en ayant soin de recourir également à l'*aspiration*, il est facile en effet de prolonger les manœuvres et de débarrasser la vessie en une seule séance : c'est la *litholapaxie* ou *lithotritie rapide avec évacuation*.

Les recherches de Otis avaient montré que l'urèthre peut admettre des instruments beaucoup plus volumineux qu'on ne l'avait cru jusque-là. Bigelow put donc, en s'appuyant sur ces recherches, employer des sondes évacuatrices d'un calibre assez considérable pour permettre l'évacuation immédiate des débris calculeux.

L'idée d'employer l'*aspiration* pour débarrasser la vessie des fragments de calcul après la lithotritie avait été déjà mise en pratique. Nélaton était l'un des premiers qui l'avaient employée. M. Thompson se servait aussi quelquefois de l'aspirateur de Clover et il avait eu déjà recours également dans certains cas à l'anesthésie pour allonger les séances de lithotritie ; mais c'est bien à Bigelow que revient l'honneur d'avoir montré les avantages considérables que présente la lithotritie en une seule séance. Ce procédé est maintenant universellement adopté ; c'est le seul que l'on emploie dans l'immense majorité des cas et celui que l'on trouve décrit avec le plus de soin dans les ouvrages classiques.

La lithotritie est l'une des plus belles conquêtes de la chirurgie. C'est la découverte considérée comme la plus brillante de celles qui ont été faites depuis le commencement de ce siècle dans le traitement des affections des voies urinaires. La néphrectomie, qui présente encore aujourd'hui, il est vrai, beaucoup de points discutables, a bien moins passionné le monde médical. L'anesthésie directe des voies urinaires inférieures, le traitement direct des infections locales de ces organes et même le *traitement préventif de la fièvre urineuse*, réalisé surtout à l'aide du lavage continu de l'urèthre antérieur et du lavage de la vessie *sans sonde*, traitements qui ont pourtant rendu beaucoup plus de services aux urinaires que la lithotritie, parce qu'ils s'appliquent à un bien plus grand nombre de malades, ont eu aussi moins de retentissement que la découverte de Civiale, malgré le grand nom de Pasteur, dont les immortels travaux ont servi de base à cette nouvelle thérapeutique, qui a déjà sauvé la vie à tant d'urinaires.

Lorsque les voies urinaires sont aseptiques et que le calibre de l'urèthre est normal, s'il n'y a pas de contre-indication à l'emploi du chloroforme, on ne fait habituellement subir aujourd'hui aucune préparation à l'urèthre ni à la vessie avant de pratiquer la lithotritie.

Si la chloroformisation est contre-indiquée, si le malade la refuse ou si le calcul est petit, facile à broyer et à évacuer, il est bon de suivre le conseil de Civiale, de préparer l'urèthre en passant dans le canal pendant plusieurs jours avant l'opération des bougies en gomme ou des bougies métalliques pour en émousser la sensibilité. Il faut également, à l'aide du repos et des injections intra-vésicales d'une solution de chlorhydrate de cocaïne pratiquées *sans sonde*, diminuer le plus possible l'irritabilité de la vessie. En prenant des précautions antiseptiques rigoureuses, cette préparation de l'urèthre et de la vessie ne présente aucun inconvénient et elle permet d'obtenir, ainsi que je l'ai constaté, une anesthésie directe de la muqueuse uréthro-vésicale plus complète pendant l'opération. On peut ainsi pratiquer la lithotritie dans de bien meilleures conditions. J'en ai publié, entre autres, une intéressante observation recueillie le 28 mai 1890 (1). J'avais injecté dans la vessie 20 grammes d'une solution de chlorhydrate de cocaïne au cinquantième, puis, au bout de dix minutes, j'avais introduit dans cette cavité 150 grammes d'une solution saturée d'acide borique et j'avais commencé la lithotritie. La pierre était très dure; je dus recourir au marteau : les assistants furent très surpris de

_____

(1) *Chirurgie contemporaine des org. génito-urinaires,* janvier 1892.

constater que toutes ces manœuvres n'occasionnaient aucune douleur et n'excitaient que de légères contractions de la vessie.

Quand il existe un rétrécissement de l'urèthre, il faut le dilater, si l'on peut, de façon à introduire facilement, disent les auteurs, une bougie en gomme n° 25. La lithotritie est évidemment d'autant plus facile que l'on peut employer des instruments plus volumineux ; mais il faut bien savoir que cette opération est possible alors même que le calibre de l'urèthre est inférieur au n° 25. J'ai pu la pratiquer chez un rétréci dont le canal n'admettait qu'une bougie n° 23 et tout récemment chez un calculeux dans l'urèthre duquel on ne pouvait introduire qu'une bougie n° 21.

Si les voies urinaires inférieures sont infectées, il faut, avant de pratiquer la lithotritie, employer le traitement palliatif qui vient d'être décrit. Lorsque la cystite est guérie ou tout au moins considérablement améliorée, la capacité physiologique de la vessie a beaucoup augmenté, une antisepsie rigoureuse des voies urinaires inférieures est bien plus facile à réaliser et la lithotritie peut alors être pratiquée dans de bonnes conditions.

Lorsqu'il y a urgence à intervenir et que la capacité physiologique de la vessie est assez considérable pour permettre de recourir à la lithotritie, il faut prendre les plus grandes précautions antiseptiques. J'ai soin de faire dans ces cas immédiatement avant l'opération plusieurs lavages de la vessie sans sonde avec une solution saturée et bouillie d'acide borique et d'employer après l'opération une solution de nitrate d'argent au millième ou à 1^{gr} 50/1000.

En prenant ces précautions, on constate que la lithotritie donne d'excellents résultats même dans les cas où il existe de l'infection des voies urinaires. Les lithotrities que j'ai ainsi pratiquées en 1888 et depuis cette époque,

opérations dont un certain nombre ont été publiées, justi-
fient pleinement cette manière de voir (1).

Si le calculeux est atteint de blennorrhagie, les indications varient suivant les cas. S'il s'agit d'une blennorrhagie aiguë, il faut ajourner l'opération. Si l'affection est
au contraire à la période chronique, des précautions antiseptiques rigoureuses permettent de pratiquer la lithotritie sans trop d'inconvénient. Il est préférable cependant
de traiter cette affection avant de s'occuper du calcul
vésical. La guérison de la blennorrhée est si vite obtenue
aujourd'hui, quand on sait appliquer un traitement rationnel, que l'on aurait tort de faire d'emblée la lithotritie, à
moins qu'il n'y eût urgence à intervenir.

Les indications sont les mêmes quand il s'agit d'une
uréthrite simple, dont la guérison est encore plus rapidement obtenue que dans la forme blennorrhagique.

Il est bon de purger légèrement le malade la veille de
l'opération et de lui conseiller de prendre un lavement le
matin même où il doit être opéré.

On ne se sert plus d'un lit mécanique spécial. Tous les
chirurgiens suivent l'exemple de Civiale : ils laissent le
malade couché sur son lit. Ils le placent le plus près possible du bord droit ; le lit est garni d'alèzes en quantité
suffisante. On place sous le sacrum un coussin roulé dont
l'épaisseur varie. « Chez les jeunes sujets, dit Civiale,
« et dans les cas simples, un très petit rouleau suffit pour
« maintenir la position horizontale et empêcher le malade
« de s'enfoncer dans le lit. Le coussin roulé sera plus gros
« si l'on suppose qu'il y a déviation en haut de l'orifice
« interne de l'urèthre. »

Certains auteurs ont dit que la vessie devait être portée de 15 à 20 centimètres au-dessus du lit.

_____

(1) *Chirurgie contemporaine des org. gén.-urin.*, 1892.

Le malade est couché sur le lit, dit Civiale, « les genoux « écartés, les talons rapprochés, les cuisses légèrement « fléchies. »

Le coussin ou la couverture roulée qui soulève le siège est maintenue calée sur le matelas au moyen de petits objets. Les membres inférieurs sont entourés de couvertures de laine.

Après avoir vidé complétement la vessie, il faut y injecter 120 à 150 grammes d'une solution saturée et bouillie d'acide borique avant de pratiquer la lithotritie. Lorsqu'il s'agit de vessies ayant une grande capacité et dont les parois sont flasques et atones, on a conseillé d'y injecter 200 à 300 grammes de liquide. Mais il est un précepte qu'il faut toujours suivre : c'est de ne jamais injecter une quantité de liquide supérieure à la capacité physiologique de la vessie. Or, on sait que les injections intra-vésicales faites sans sonde permettent de reconnaître facilement cette capacité physiologique. On aura donc soin de la noter pendant le traitement palliatif, lorsqu'une cystite ou une irritation vésicale vive nécessitera l'emploi de ce traitement préliminaire. Cette capacité physiologique du réservoir urinaire peut ne pas dépasser 50 grammes et permettre néanmoins la lithotritie.

L'antisepsie du gland et de la verge ne présente ici rien de particulier à noter. Il est bon de placer autour de la région, dans les endroits où l'on peut avoir besoin de déposer les instruments une gaze antiseptique.

Les lithotriteurs et autres instruments seront rendus aseptiques par les moyens ordinaires et ils seront enduits de vaseline mélangée d'acide borique bien pulvérisé.

Il est bien entendu que les mains de l'opérateur et celles de ses aides devront elles-mêmes avoir été rendues aseptiques.

Lorsqu'on a pris tous ces soins préliminaires et que le

malade est bien endormi, on procède à l'opération proprement dite.

Instruments : L'opérateur doit avoir :

1° Une série de lithotriteurs ;

2° Un appareil aspirateur avec la série de sondes métalliques spéciales qui peuvent y être adaptées et munies de leurs mandrins ;

3° Un marteau ;

4° Des sondes en gomme à béquille n⁰ˢ 18 à 20 ;

5° Un appareil pour les lavages de la vessie sans sonde ;

6° Une sonde uréthrale à double courant pour le lavage continu de l'urèthre antérieur ;

Certains spécialistes, M. Guyon entre autres, se servent de deux seringues à anneaux et à embouts de rechange ;

7° Comme instruments accessoires : un explorateur à boule en gomme ou l'instrument de Mallez, un brise-pierre uréthral, une pince pour les corps étrangers de l'urèthre, des bougies, etc.... ;

L'aide chargé du chloroforme doit avoir à sa portée : une pince à langue, une petite éponge montée, une seringue à injections hypodermiques avec un petit flacon d'éther, etc....

Si le chloroforme ne peut pas être employé, il faut avoir le petit appareil à cocaïne qui sert à faire l'anesthésie directe de la muqueuse uréthro-vésicale et une solution de chlorhydrate de cocaïne au cinquantième. Cette anesthésie ne présente aujourd'hui rien de particulier à noter.

Les liquides que l'on doit avoir sous la main sont, en dehors des solutions de sublimé ou d'acide phénique, qui servent pour l'antisepsie des instruments, plusieurs litres d'une solution saturée et bouillie d'acide borique, solution qui doit être employée tiède, et une solution de nitrate d'argent au millième, parfois à 1ᵍʳ· 50/1000.

Opération. — L'opérateur se place à la droite du malade, afin de manœuvrer à son aise. Après s'être assuré que le calculeux est bien endormi, si l'on a eu recours à la chloroformisation, il introduit le lithotriteur.

Premier temps : introduction du lithotriteur. — Le cathétérisme est pratiqué comme s'il s'agissait d'introduire un explorateur métallique coudé (1).

Deuxième temps : préhension de la pierre ; broiement. — La manœuvre est la même que pour l'exploration. Quand on a trouvé le calcul et que l'on s'est rendu compte de la capacité et des dispositions de la vessie, on procède de la façon suivante. Lorsque le lithotriteur, maintenu exactement dans le plan de l'axe du corps, est arrivé en contact avec la paroi postérieure de la vessie, on applique sur la paroi inférieure, sans la déprimer, le talon de l'instrument. On saisit alors « avec légèreté et fermeté à la fois », de la main gauche, l'armature cylindrique, prenant de la main droite le volant terminal de la branche mâle et l'on ouvre le mors dans la vessie. On fait ensuite un mouvement en sens inverse et l'on rapproche doucement, lentement, les mors ; ce simple mouvement suffit parfois pour que la pierre soit saisie.

Si l'on n'a pas rencontré le calcul, on éloigne de nouveau les deux mors, puis on imprime à l'instrument un mouvement de rotation, soit à droite ou à gauche, de façon à ce que les mors se couchent sur la muqueuse. On rapproche ensuite les branches de l'instrument en ayant bien soin de ne pas déprimer la paroi vésicale. Si les deux mors arrivent encore en contact, on recommence la même manœuvre du côté opposé ; on fait aussi pivoter le lithotriteur sur lui-même, de manière à tourner en bas la concavité du bec et à explorer tout à fait le fond et le

(1) Tome I, page 338.

voisinage du col : on arrive ainsi à saisir le calcul, soit dans un point, soit dans un autre.

Lorsque les mors du lithotriteur ne peuvent se rapprocher, on ramène le bec de l'instrument vers le centre de la vessie et l'on essaye de nouveau de rapprocher les mors. C'est là un point très important : il peut arriver en effet que ce soit un repli de la muqueuse qui ait été saisi. Or, en exécutant cette manœuvre sans exercer de pression, la muqueuse se dégage et les branches du lithotriteur arrivent alors en contact. Si c'est au contraire le calcul qui a été saisi, la résistance persiste. On ferme dans ce cas complétement le lithotriteur, auquel on imprime divers mouvements pour bien s'assurer une fois de plus qu'aucun pli de la muqueuse n'a été pincé.

Quand *l'extrémité du lithotriteur est parfaitement libre au centre de la vessie*, on peut procéder sans crainte au *broiement*. En général, pour broyer la pierre, il suffit de tourner le volant terminal : le calcul éclate assez facilement. On broie ensuite chacun des fragments, que l'on s'efforce de réduire en poussière, ce qui en rend l'évacuation très facile. C'est un détail sur lequel M. Guyon a insisté avec juste raison.

La recherche de ces fragments, leur préhension et leur broiement ne présentent rien de particulier à noter. Ce sont toujours les mêmes manœuvres qu'il faut exécuter. Les auteurs ont fait remarquer cependant que presque toujours les fragments retombent pour la plupart dans un même point du réservoir urinaire, où on en retrouve jusqu'à la fin du broiement. « Chaque vessie a son *aire*, son lieu d'élection pour l'opération », a dit M. Thompson. Si l'on a soin d'élever le pelvis, c'est pour que « l'aire » ne soit pas trop rapprochée du col de la vessie, région très sensible, qu'il faut éviter de heurter pendant l'opération.

Chez les prostatiques, il faut parfois retourner entièrement le lithotriteur pour saisir les fragments, qui se cachent derrière la prostate.

Il est bon également, avant de retirer l'instrument, de le porter au niveau du fond de la vessie, où l'on peut trouver, dans certains cas, des fragments plus ou moins volumineux. On a conseillé encore de percuter avec la pomme de la main la crête iliaque, de façon à rejeter les fragments entre les mors du lithotriteur.

Il faut aussi explorer les parties latérales et même le col, où les fragments sont ramenés quand la vessie est contractile.

Lorsqu'on ne peut pas faire éclater le calcul en tournant le volant terminal, il faut recourir à la percussion. On relève la bascule, on saisit l'instrument par la poignée avec la main gauche dont le pouce et l'index maintiennent la branche mâle au contact du calcul, puis, avec la main droite armée d'un marteau, on frappe de petits coups secs sur l'extrémité de cette branche. Si l'on n'arrive pas à faire éclater le calcul de cette façon, il faut prendre un lithotriteur plus puissant. Si l'on ne réussit pas encore, il faut renoncer à la lithotritie.

Quand le broiement est possible, on ne retire en général le lithotriteur aujourd'hui que lorsqu'on ne rencontre plus de fragments ayant un volume supérieur à cinq millimètres environ. On cherche, je le répète, à réduire le calcul en poussière en le triturant, pour ainsi dire, avant de recourir à l'évacuation.

Certains chirurgiens n'ont pas craint cependant de réintroduire trois ou quatre fois et plus les instruments pour une pierre de moyen volume (Bigelow, Thompson); mais c'est ordinairement inutile.

Avant de retirer le lithotriteur, il faut s'assurer que les deux branches sont bien rapprochées. S'il persiste un

écartement, on *vide les mors* en serrant vigoureusement
la vis de la branche mâle ; au besoin, on peut donner de
petits coups de marteau. Du reste, pour éviter l'engorgement du lithotriteur pendant le broiement, on a recours
de temps en temps à cette petite manœuvre.

TROISIÈME TEMPS : ÉVACUATION. — Depuis les belles
recherches de Bigelow, les chirurgiens ont presque tous
employé l'aspiration pour évacuer les débris du calcul.
Les uns ont eu recours exclusivement à ce mode d'évacuation (Bigelow, Thompson) ; d'autres ne l'ont employé
que lorsque la vessie ne se contractait pas ou ne se vidait qu'incomplétement ; enfin, il en est qui ont continué
à se servir de la seringue au début de l'évacuation pour
terminer en employant l'aspiration. Aujourd'hui, je préfère, après avoir retiré le lithotriteur et avoir introduit
une sonde métallique à petite courbure n° 25, munie d'un
mandrin, vider la vessie, puis faire de grands lavages
avec l'appareil qui me sert à pratiquer des injections intra-vésicales *sans sonde*. J'emploie le mandrin tubulé n° 6
et je fais placer le récipient de l'appareil à 1^m50 au-dessus
du malade. De cette façon, j'ai un courant liquide assez
fort qui permet d'évacuer la plus grande partie des débris
calculeux. Je termine en ayant recours à l'aspiration.

L'aspiration se pratique de la façon suivante. L'anesthésie chloroformique est poussée aussi loin que possible : le malade doit être dans la *résolution la plus complète*. On injecte alors dans la vessie une quantité d'un
liquide *tiède aseptique* ou *antiseptique* mais *non irritant*
suffisante pour en écarter les parois et l'on adapte à la
sonde l'aspirateur rempli du même liquide tiède. Certains
auteurs, Thompson entre autres, ont même conseillé de
supprimer cette injection préalable.

Un aide soutient l'aspirateur de la main gauche placée
à plat sous le récipient et de la main droite, qui tient l'ar-

mature supérieure. Le chirurgien saisit de la main droite le centre de la poire en caoutchouc et exerce sur elle une pression énergique et brusque, puis il écarte rapidement les doigts. Le caoutchouc se dilate, l'aspiration se produit et le courant entraîne après lui une quantité de débris, qui tombent dans le récipient et ne peuvent retourner à la vessie. On recommence la pression et on l'alterne plusieurs fois avec le mouvement de dilatation, jusqu'à ce qu'il n'y ait plus de débris.

Il faut avoir soin de ne pas trop rapprocher les pressions, afin de laisser le temps aux fragments non aspirés de retomber sur la paroi inférieure de la vessie. La position de la sonde doit varier à chaque instant et le bec doit parcourir successivement toutes les régions de la vessie. « L'aire » dont il a été question à propos du broiement se retrouve en général au moment de l'aspiration.

« Lorsque vous verrez survenir subitement un arrêt dans le cours du liquide se rendant à l'aspirateur, et que le réservoir en caoutchouc cessera de se distendre, a dit M. Thompson, vous pouvez en conclure qu'un petit calcul arrondi ou qu'un fragment de calcul obstrue le passage et bouche la sonde. Dans ces cas, pressez vivement deux à trois fois sur l'aspirateur, de façon à chasser l'eau vigoureusement; cela suffira pour déplacer l'obstacle et laisser le passage libre. »

Si cette manœuvre ne suffisait pas pour déplacer le calcul, il faudrait recourir au mandrin que possède chaque sonde employée pour l'aspiration.

Lorsque le *cliquetis caractéristique* dont il a été question à propos du diagnostic se reproduit plusieurs fois, c'est un signe certain qu'il reste un fragment trop gros pour être évacué. Il faut alors retirer la sonde munie de son mandrin et *réintroduire un lithotriteur*. On choisit ordinairement un petit lithotriteur à mors plats, qui s'in-

sinue plus facilement entre les plis de la vessie. Le broiement et l'évacuation se font ensuite de la même façon que
la première fois.

On a conseillé de terminer l'opération en introduisant
une sonde béquille en gomme avec laquelle on vide complétement la vessie en exerçant une pression sur l'hypogastre pour en chasser les quelques bulles d'air qui auraient pénétré pendant l'aspiration.

Quand la vessie est infectée, c'est à ce moment-là que
j'injecte habituellement la solution de nitrate d'argent ;
mais je fais cette injection *sans sonde*, afin de bien agir
sur toute l'étendue des voies urinaires inférieures.

On ne laisse pas ordinairement de sonde à demeure, à
moins qu'une lésion du col ou de l'urèthre se soit produite
pendant l'opération ou que l'on redoute qu'il ne reste des
fragments susceptibles de s'engager dans le canal. Cette
sonde est retirée le lendemain.

Comme des lésions de l'urèthre peuvent être dues aux
introductions successives des instruments dans le canal
rempli de graviers, j'ai soin, pour éviter ces lésions, de
pratiquer d'abord le lavage continu de l'urèthre antérieur
avec la petite sonde en argent à double courant, puis une
injection intra-vésicale sans sonde avant de réintroduire
ces instruments. De cette façon, les graviers contenus
dans l'urèthre antérieur sont rejetés au dehors et ceux
contenus dans l'urèthre postérieur sont refoulés dans la
vessie.

Les soins consécutifs à la lithotritie sont les mêmes
qu'après toute grande opération ayant nécessité le chloroforme. Après avoir retiré le coussin qui lui élevait le
siège, on laisse le malade se réveiller peu à peu ; on le recouvre chaudement, on l'entoure de boules d'eau chaude,
etc...

On ne fait habituellement pas d'injections intra-vésicalés le soir de l'opération ni le lendemain. D'ailleurs, les suites sont en général des plus simples ; si les urines présentent une teinte rouge ou rose, elle disparaît en grande partie dans la journée.

Quand la lithotritie a été pratiquée d'après le procédé qui vient d'être décrit, il est évident qu'une *vérification ultérieure* est inutile. Si le malade présentait encore quelques symptômes de calcul, il faudrait cependant, au bout de six ou sept jours, introduire un lithotriteur à mors plats, rechercher les fragments qui peuvent avoir été laissés, les broyer et les évacuer.

Il ne faut pas recourir au chloroforme pour ces différentes manœuvres, mais employer simplement la cocaïne. Je rappelle que cette anesthésie doit être pratiquée suivant les règles que j'ai formulées et non en faisant usage des doses énormes qu'ont employées certains chirurgiens. Ainsi on aurait injecté dans la vessie 3, 5, 7 gr. 50 et même 20 grammes de chlorhydrate de cocaïne ! C'est insensé.

LITHOTRITIE A COURTES SÉANCES

C'est la méthode ancienne, celle qui était employée avant la belle découverte de Bigelow.

Les soins préliminaires, les manœuvres pour la préhension du calcul, le broiement, etc... sont les mêmes que dans le cas précédent. On n'a pas recours au chloroforme ; on emploie la cocaïne.

Les séances, différence capitale, ne durent que 3 à 4 minutes et les fragments broyés sont abandonnés dans la vessie sans faire ni lavages, ni aspiration. On place une sonde à demeure, surtout quand la prostate est petite, et on laisse les débris s'évacuer pendant les mictions.

On laisse 5 à 6 jours s'écouler entre les séances de broiement, qui sont renouvelées aussi souvent qu'il est néces-

saire, sans que leur durée dépasse jamais un petit nombre de minutes. Toutefois, les dernières séances peuvent
être un peu plus prolongées. On peut également, disent
les auteurs, pratiquer quelques lavages évacuateurs.

On verra plus loin ce qu'il faut penser aujourd'hui de
ce procédé.

**Accidents, complications et difficultés de la litho-
tritie.** — Les accidents dus à la lithotritie se produisent
les uns pendant l'opération, les autres le jour même ou
le lendemain et quelquefois plus tard.

Les *déchirures* de la muqueuse vésicale peuvent être
évitées en prenant les précautions qui ont été indiquées,
c'est-à-dire en ne broyant jamais sur place et en faisant
exécuter de multiples mouvements à l'instrument avant
de faire éclater le calcul.

Si un petit lambeau de muqueuse se trouve déchiré, il
faut placer une sonde à demeure et la maintenir ouverte.

La *perforation* de la vessie aurait été observée. On
évite cet accident grave en prenant les précautions qui
viennent d'être rappelées.

L'hémorrhagie est un accident rare. Quand elle se produit, elle cesse en général facilement sous l'influence des
injections intra-vésicales très chaudes, sinon il faut craindre, comme l'ont fait remarquer les auteurs, une dégénérescence organique de la vessie et suspendre la séance.
On place une sonde à demeure et l'on continue les injections très chaudes.

La *déchirure des parois uréthrales* par un fragment de
calcul qui déborde les mors du lithotriteur ou l'œil de la
sonde peut être évitée en vidant bien les mors du brise-
pierre ou en rejetant dans la vessie avec le mandrin à
spirale le fragment engagé dans l'orifice de la sonde ou
bien encore en poussant pendant le retrait de celle-ci une
injection qui maintient écartées les parois de l'urèthre.

Pour éviter les déchirures du canal produites pendant le cathétérisme par les instruments refoulant latéralement un gravier engagé dans l'urèthre, j'ai déjà dit qu'il faut recourir, avant de les réintroduire, au lavage de l'urèthre antérieur avec la petite sonde en argent à double courant et aux injections intra-vésicales pratiquées sans sonde.

L'enclavement des mors du lithotriteur dans un calcul qu'on ne peut pas broyer est un accident exceptionnel. Il faut dans ces cas ouvrir l'instrument et frapper de petits coups à l'aide du marteau sur une des branches. On détermine ainsi des secousses qui peuvent dégager le calcul.

La *rupture des mors du brise-pierre* est aujourd'hui assez rare. C'est presque toujours la branche mâle qui se brise et la rupture se produit au point où la portion droite se recourbe. Pour éviter cet accident, il faut, dès qu'on sent que l'élasticité de l'acier est mise en jeu, s'arrêter et prendre un lithotriteur plus puissant.

Quand la rupture s'est produite, on peut essayer de retirer ce fragment de l'instrument; mais si la pierre est très dure, il vaut mieux recourir de suite à la taille.

Parfois les mors du lithotriteur se *faussent* et restent écartés l'un de l'autre. Si l'on ne peut pas retirer l'instrument après cette flexion, il faut pratiquer au plus vite la taille hypogastrique et retirer le brise-pierre par cette voie après l'avoir scié au niveau du manche.

Voilà quels sont les accidents que l'on peut constater pendant la lithotritie. Passons maintenant à ceux qui sont consécutifs à cette opération.

L'engagement des fragments dans l'urèthre, fréquent dans la lithotritie ancienne, est excessivement rare aujourd'hui. La sonde à demeure permet d'éviter cet accident quand on craint d'avoir laissé des fragments dans la vessie.

L'infiltration d'urine est due à une déchirure du canal. La sonde à demeure permet ordinairement de l'éviter.

On aurait noté un *spasme du sphincter uréthral* assez accusé pour causer de la rétention d'urine, mais ce rétrécissement spasmodique doit être bien rare chez ces opérés. Son traitement ne présente rien de spécial (1).

Les auteurs ont signalé dans quelques cas un accès de *colique néphrétique* après les manœuvres de la lithotritie, accident qui peut présenter une réelle gravité si les voies urinaires supérieures sont infectées.

- Mais les auteurs ont surtout insisté sur les *complications* : *cystite, néphrite, uréthrite, prostatite, orchite.* Or, on sait aujourd'hui que toutes ces complications sont dues à *l'infection.* Il suffit donc d'employer des précautions antiseptiques rigoureuses pendant la lithotritie pour les éviter.

J'en dirai autant des *accidents fébriles.* Il s'agit d'une infection générale, de la *fièvre urineuse.* C'est donc en appliquant le *traitement préventif* de cette grave complication des affections des voies urinaires que l'on évitera la fièvre chez les opérés qui ont subi la lithotritie.

Il reste encore à signaler certaines *difficultés* qui rendent la lithotritie plus laborieuse et par suite plus grave.

L'hypertrophie de la prostate gêne parfois notablement l'introduction des instruments; il n'est point rare même qu'elle rende la lithotritie impossible. Si l'on insistait, on pourrait faire une fausse route et causer ainsi des accidents qui ont été parfois mortels.

L'étroitesse du méat urinaire et les *rétrécissements* de l'urèthre sont des obstacles qu'il est en général facile de faire disparaître, même dans les cas les plus complexes. J'en ai cité un exemple bien instructif en 1891 (2).

(1) Voir tome I, page 114.
(2) *Chirurgie contemporaine des org. gén.-urin.*, décembre 1891.

Le spasme du *sphincter uréthral* est en général assez facilement vaincu aujourd'hui, grâce à l'anesthésie directe de la muqueuse uréthrale.

Ce sont les *contractions vésicales* qui créent ordinairement les plus grandes difficultés, car elles ne sont pas supprimées par le chloroforme, mais simplement atténuées. Lorsque la capacité physiologique de la vessie est petite et que cet organe se contracte spasmodiquement, on est parfois obligé *d'opérer à sec.* La lithotritie est alors difficile et présente des dangers. On risque en effet de blesser la vessie. Il ne faut pas opérer, à moins de nécessité absolue, dans de semblables conditions.

Sans présenter cette intensité, les contractions vésicales peuvent être *partielles* et empêcher l'évacuation complète des débris du calcul en dissimulant un fragment derrière un repli.

L'irrégularité des parois vésicales peut encore être anatomique. Une cellule, certaines colonnes volumineuses, peuvent également dissimuler la présence d'un fragment. Un petit lithotriteur à mors plats est l'instrument de choix pour faire reconnaître ces fragments et les saisir.

La *flaccidité* des parois est à redouter quand la vessie est vaste et accepte une grande quantité de liquide. Les parois vésicales peuvent alors s'insinuer entre les mors du lithotriteur. On ne saurait donc agir avec trop de prudence dans ces cas.

L'atonie de la vessie contre-indiquait autrefois la lithotritie. Aujourd'hui, grâce à l'aspiration, la lithotritie peut être pratiquée chez ces malades comme chez les autres calculeux.

La lithotritie est, dit-on, d'une exécution beaucoup plus difficile chez la femme que chez l'homme : l'absence de parois résistantes, les dimensions de la vessie ordinairement plus grandes, ses contractions partielles et sa dépressibilité, rendent pénibles et incertains la recherche et le broiement des fragments calculeux. C'est exact, mais j'ai pu constater que ces difficultés ont été cependant exagérées. C'est encore là une opération assez facile. D'ailleurs, l'évacuation se fait plus facilement que chez l'homme. On peut en effet employer chez la femme des sondes volumineuses et aspirer de gros fragments.

Chez les petites filles, la lithotritie est considérée également comme une bonne opération, mais présentant plus de difficultés que chez l'homme, ce qui est incontestable.

Chez les petits garçons, la lithotritie donne des résultats moins satisfaisants. Je reviendrai sur cette question.

Il y a quelques années, la *mortalité*, après la lithotritie, était de 6 p. 0/0 environ. Elle a encore notablement diminué, grâce aux progrès qui ont été réalisés dans le traitement de la cystite calculeuse, progrès qui permettent de pratiquer aujourd'hui la lithotritie dans de bien meilleures conditions qu'autrefois chez ces malades.

Si les calculeux consultaient de bonne heure et se décidaient de suite à subir l'opération, on a tout lieu de croire que la guérison serait actuellement constante chez ces opérés.

TAILLE

La taille est une opération qui consiste à extraire, en entier ou fragmentés, les calculs vésicaux à travers une incision faite aux parties molles et à la vessie.

La taille a été pratiquée dès la plus haute antiquité. Les procédés qui ont été proposés sont nombreux. On peut distinguer, d'après le siège variable de l'incision des parties molles, trois méthodes principales de taille : la *taille hypogastrique*, la *taille périnéale* et la *taille vésico-vaginale*.

TAILLE HYPOGASTRIQUE

La taille hypogastrique consiste à aller extraire un calcul vésical à travers une incision pratiquée à la paroi abdominale, au-dessus du pubis, et à la paroi antérieure du réservoir urinaire.

Décrite aussi sous les noms de *lithotomie sus-pubienne* ou *par le haut appareil*, la taille hypogastrique aurait été pratiquée pour la première fois par Franco, en 1561. Tour à tour abandonnée et reprise depuis cette époque, elle occupe aujourd'hui le premier rang, grâce à l'antisepsie et aux perfectionnements apportés au manuel opératoire. C'est en 1880, que Petersen, de Kiel, publia un important mémoire réhabilitant la taille hypogastrique. Ce chirurgien montra qu'en employant la méthode antiseptique et en introduisant dans le rectum un ballon destiné à soulever la vessie, cette opération donne d'excellents résultats.

Lorsqu'il existe de la cystite, la taille hypogastrique, comme la lithotritie, ne doit en général être pratiquée que lorsque le traitement palliatif a permis de la faire disparaître ou tout au moins d'en atténuer notablement l'intensité. Plus la capacité physiologique de la vessie est considérable, plus la taille hypogastrique est facile et par suite bénigne.

D'autre part, il est bien plus avantageux de pratiquer cette opération quand les voies urinaires inférieures sont aseptiques que lorsqu'elles sont infectées. C'est là un fait évident et sur l'importance duquel on ne saurait trop insister.

Pendant le traitement palliatif, il faut avoir soin de noter la capacité physiologique de la vessie.

Les *soins préliminaires* sont les mêmes que pour la lithotritie. De plus, la région doit être rasée, lavée au savon, etc... en un mot être rendue aseptique. La solution de sublimé au millième est le liquide antiseptique de choix à employer pour obtenir ce résultat. Des compresses antiseptiques recouvrent les régions voisines.

De nombreux travaux ont été publiés dans ces quatre dernières années sur la technique de la taille hypogastrique et les opinions les plus contradictoires ont été soutenues avec la même ardeur par des auteurs qui ont eu le grand tort d'être beaucoup trop absolu. Il serait bien impossible de se faire une opinion sur cette question si l'on s'en tenait à la seule lecture des mémoires dont il s'agit. La clinique montre heureusement qu'il faut se tenir à égale distance de ces pratiques extrêmes et reconnaître que la taille hypogastrique n'est pas toujours l'opération facile, simple, banale même, dont nous parlent certains auteurs. Aussi est-on parfois obligé de modifier le manuel opératoire qui convient à la majorité des cas. Voilà la vérité.

Le chirurgien doit avoir à sa disposition les *instruments généraux* que nécessite toute opération sanglante : bistouris, pinces hémostatiques de Péan, écarteurs divers, dont un spécial en forme de valve de Sims pour la vessie et dont on se sert quelquefois, sonde cannelée, etc...

Il doit avoir également des sondes en gomme, une *sonde métallique à grande courbure* munie d'un robinet, un *ballon de caoutchouc*, dit ballon de Pétersen, deux tubes de caoutchouc accolés parallèlement en canons de fusil. M. Guyon emploie deux tubes « en caoutchouc superposés et courbés ; la courbure est fixe, les tubes ont 8 à 10 millimètres de diamètre. Cette superposition des tubes et leur courbure fixe aide à les maintenir toujours en même position. »

Si la vessie est encore infectée, il est bon en général

de pratiquer des lavages de cette cavité *sans sonde* avant de commencer la chloroformisation.

Quand on a pris toutes ces précautions et que le malade est endormi, on relève le bassin au moyen d'un coussin placé sous les fesses ou au moyen d'un mécanisme spécial si l'on emploie une table spéciale d'opération, ce qui est toujours préférable, quand on le peut. On reporte ainsi la masse intestinale vers le diaphragme et on l'empêche de s'abaisser sur la vessie et le cul-de-sac péritonéal.

On introduit alors la sonde métallique à robinet, on évacue et on lave encore la vessie avec une solution antiseptique non irritante, puis on place dans le rectum le ballon de caoutchouc. On enduit largement de vaseline le pourtour de l'anus et le ballon; celui-ci est roulé et introduit doucement dans l'intestin : on le dirige avec le doigt pour qu'il ne se replie pas sur lui-même et l'on s'assure qu'il a bien franchi le sphincter anal.

Ensuite, on fait l'injection intra-vésicale. Pour éviter le reflux du liquide entre la sonde et les parois du canal, on a conseillé de placer sur la verge une ligature élastique : on lie la verge avec un tube en caoutchouc que l'on arrête avec une pince hémostatique.

La quantité de liquide à injecter, une solution saturée et bouillie d'acide borique, varie suivant les cas. Il ne faut jamais franchir les limites de la capacité physiologique de la vessie, que l'on a eu soin de noter très exactement avant l'opération. On se sert donc de l'appareil gradué que l'on emploie pour les lavages de la vessie *sans sonde* et l'on cesse l'injection un peu avant d'avoir atteint la limite de la capacité physiologique.

La sonde métallique peut rendre des services pendant l'opération; mais elle n'est pas absolument nécessaire. Du reste, une lésion de la prostate ou de l'urèthre peut empêcher son introduction. On se sert alors d'une sonde en gomme et si un rétrécissement de l'urèthre, par exemple, s'oppose à tout cathétérisme, on ne permet d'introduire que de petites bougies, on pratique l'injection intra-vésicale *sans sonde.* En prenant les précautions qui viennent d'être indiquées, le reflux du liquide au dehors n'est pas à craindre. On verra bientôt pourquoi.

Après avoir fait l'injection vésicale, on distend le ballon rectal. Les uns y injectent une solution d'acide borique, d'autres emploient l'insufflation. Cette distension doit toujours être modérée. On peut aller, disent les auteurs, jusqu'à 500 centimètres cubes et plus ; mais il est préférable, en général, de ne pas dépasser 400.

On sait que l'urèthre est dévié et allongé par le ballon rectal. Or, après avoir retiré la sonde, j'ai constaté, même chez des sujets dont l'urèthre était sain, que la vessie ne se vide pas lorsque le ballon rectal a été distendu. Il est vrai que dans ces cas j'étais resté en deçà de la limite de la capacité physiologique de la vessie en faisant l'injection intra-vésicale.

Lorsque tous ces soins préliminaires sont achevés et que les précautions antiseptiques habituelles ont été prises, on commence l'opération.

Opération. — On incise les téguments exactement sur la ligne médiane. Il ne faut pas craindre de faire cette incision un peu longue, de 10 à 12 centimètres au moins, et de la prolonger au-delà du bord supérieur du pubis ; on a ainsi un point de repère assuré formé par le bord de l'os et l'on évite la formation d'un clapier à ce niveau.

On incise successivement la peau, le tissu cellulaire sous-cutané et le tissu graisseux, dont l'épaisseur atteint parfois chez les sujets obèses 3 à 4 centimètres ; on arrive ainsi sur la ligne blanche, peu large dans cette région. C'est ici principalement que l'incision doit être faite bien

sur la ligne médiane pour tomber exactement dans l'inter-
stice musculaire. On fait donc sur cette aponévrose, au
niveau du bord de la symphyse pubienne, une petite incision par laquelle on introduit la sonde cannelée, que l'on
dirige de bas en haut. On refoule ainsi le cul-de-sac péritonéal et l'on évite de se perdre dans les muscles pyramidaux, ce qui peut arriver quand on incise de haut en bas.

Quand la ligne blanche est incisée, on écarte les muscles
droits et pyramidaux et l'on aperçoit le tissu graisseux
sous musculaire, d'une coloration « *jaune beurre frais caractéristique* ». S'il est un peu abondant, il vient faire
hernie de lui-même. On reconnaît les fibres aponévrotiques du fascia transversalis, que l'on saisit le plus près
possible du pubis et que l'on incise en dédolant. On ne
saurait en effet prendre trop de précautions, car on est
alors dans *l'espace prévésical*. Le chirurgien introduit
l'index de la main gauche dans cette ouverture, l'agrandit
en déchirant les tissus et refoule de bas en haut, dans une
étendue variable, 3 à 4 centimètres en général, le tissu
cellulaire et avec lui le cul-de-sac péritonéal, qui, n'étant
plus retenu, remonte alors facilement (Guyon). D'autres
chirurgiens enlèvent une partie du tissu adipeux quand il
est abondant (Péan). La vessie, de forme globuleuse, apparaît alors au fond de la plaie rappelant l'aspect d'une
tête de fœtus à la vulve, disent les auteurs. C'est exact
chez certains malades, dans les cas simples, faciles. Mais
si la capacité physiologique de la vessie est très faible ou
si le malade est obèse, par exemple, il peut arriver non
seulement qu'on ne distingue pas nettement la vessie,
mais encore qu'on ait de la peine à la sentir, d'autant plus
que le cul-de-sac péritonéal peut être difficile à refouler
parfois dans ces cas. Ainsi, nous opérions il y a quelques
mois, à la maison de santé de St-Jean-de-Dieu, M. Péan et
moi, un malade bien connu du monde parlementaire chez

lequel la vessie se trouvait à une grande profondeur et le cul-de-sac péritonéal très rapproché du pubis : la taille hypogastrique présenta de réelles difficultés chez cet opéré. Il est bon d'insister sur ces faits, car en lisant les auteurs on croirait que la taille hypogastrique est toujours une opération extrêmement facile. C'est une grande exagération, qu'il est bon de signaler surtout aux jeunes chirurgiens qui n'ont pas l'expérience de ce genre d'opération.

Dans ces cas difficiles, il faut procéder avec une extrême douceur en recherchant avec le doigt la paroi antérieure du réservoir urinaire, afin d'éviter la déchirure du tissu cellulaire rétro-pubien. Il faut également, lorsqu'une sonde métallique a pu être introduite dans la vessie, la faire basculer avec précaution. Le bec de l'instrument déprime ainsi la paroi antérieure de l'organe, que l'on peut alors sentir beaucoup plus facilement.

Si les voies urinaires sont infectées, on laisse baigner toute la plaie dans un peu de solution de sublimé au millième ou dans une solution forte d'acide phénique avant d'inciser la vessie. Cette incision peut être faite de plusieurs façons. Un aide maintient le cul-de-sac péritonéal et la masse des intestins avec une éponge bien aseptique placée à l'angle supérieur de la plaie ; le chirurgien ponctionne alors franchement la vessie au niveau du pubis et l'incise de bas en haut dans une étendue de deux à trois centimètres (Amussat) et même de 4 à 5 centimètres. D'autres chirurgiens au contraire préfèrent maintenir eux-mêmes avec l'index gauche le tissu graisseux prévésical et faire à ce niveau la ponction de la vessie en plongeant d'un seul coup le bistouri à travers la paroi vésicale et se servant de l'ongle comme conducteur. Ils descendent ensuite l'incision vers le pubis en ayant soin de ne pas trop la plonger, car on pourrait blesser les plexus veineux péricervicaux. D'ailleurs, il vaut mieux ne pas donner d'emblée à l'incision une trop grande étendue. On l'agrandit ensuite s'il est nécessaire.

Le pincement des vaisseaux se fait comme dans les autres régions; mais il faut avoir des pinces hémostatiques un peu longues.

Lorsque la contractilité exagérée de la vessie ou parfois un volumineux calcul empêche de distendre le réservoir urinaire, les auteurs conseillent d'inciser la paroi vésicale sur l'extrémité du cathéter ou sur le calcul lui-même.

Certains chirurgiens, M. Péan entre autres, placent aussitôt avec précaution, des pinces hémostatiques sur les lèvres de l'incision vésicale pour les soulever et maintenir la vessie pendant que l'on s'occupe de l'hémostase. D'autres, M. Guyon par exemple, plongent le doigt dans la cavité vésicale et en soulèvent la paroi antérieure ; puis ils passent dans chacune des lèvres de la plaie une *anse de fil* de soie qui permet d'en maintenir les bords relevés et d'éviter le décollement prévésical pendant la recherche et l'extraction du calcul.

Lorsqu'on a pris ces différentes précautions, on lave la vessie avec une solution saturée d'acide borique, on retire la sonde métallique et l'on explore la cavité vésicale avec le doigt pour se rendre compte de la situation, du volume du calcul et parfois du nombre des calculs. Si la pierre est petite, elle peut être retirée d'emblée avec deux doigts; mais le plus souvent on est obligé d'employer des pinces ou des tenettes. Avant de charger le calcul, il faut le placer avec le doigt de façon à mettre son plus petit diamètre dans l'axe de la plaie vésicale. On l'extrait ensuite par des tractions lentes et douces exercées de droite à gauche ou selon une ligne oblique en haut et en arrière (Thompson), en évitant de produire une déchirure de la vessie. Parfois, quand la pierre est volumineuse, ont est obligé, pour se donner de l'espace, de faire une légère incision latérale.

Dans d'autres cas, il est bon de se servir de tenettes-forceps, dont les deux branches se placent séparément pour s'articuler ensuite (frère Côme).

Bien que l'on ait réussi, paraît-il, à extraire en entier des calculs de plus de 10 centimètres de diamètre, il est préférable, dans des cas de pierres très volumineuses, de les broyer avant de les extraire ; mais les manœuvres doivent être exécutées avec beaucoup d'attention et de soins. L'extraction des fragments doit être faite également ment avec beaucoup de précautions : il faut éviter la contusion de la plaie vésicale et les dilacérations du tissu cellulaire prévésical.

Après avoir retiré le ou les calculs, on doit explorer la cavité vésicale pour s'assurer qu'il ne reste plus aucun corps étranger dans cette cavité. On a conseillé d'abandonner les incrustations des parois par des matières calcaires, leur ablation pouvant donner lieu à des accidents graves et parfois mortels.

Lorsqu'il s'agit d'un calcul enchatonné, il faut quelquefois débrider la muqueuse vésicale au niveau du collet de la cellule. La taille hypogastrique rend ce débridement facile. C'est le traitement de choix de cette variété de calcul. A l'aide d'un écarteur, de la *suspension de la vessie* (Guyon) et de l'éclairage électrique, on peut en effet explorer toute la cavité vésicale et agir sur tous les points de cette cavité.

Quand on s'est assuré par le toucher et quelquefois par l'éclairage électrique, qu'il ne reste plus ni calcul, ni fragment de calcul dans la vessie, on vide puis on retire le ballon de Pétersen, et l'on fait un dernier lavage.

Je dois faire remarquer que beaucoup de chirurgiens vident et retirent le ballon de Pétersen dès que l'incision vésicale est complète et que l'on a placé les fils suspenseurs, parce que ce ballon, disent-ils, en comprimant les plexus postérieurs, peut entretenir l'écoulement sanguin. C'est exact; cependant il faut reconnaître que dans certains cas il facilite l'exploration de la vessie. Je sais bien que l'on a dit qu'il pouvait aussi faire commettre une erreur de diagnostic; mais il suffit d'être prévenu et d'explorer une dernière fois la cavité vésicale après avoir retiré le ballon, pour reconnaître si les parois de cette cavité sont normales et si la vessie contient encore des calculs.

Après avoir bien lavé le réservoir urinaire et la plaie hypogastrique avec une solution antiseptique variable suivant l'état des voies urinaires (la solution phéniquée forte est inutile si l'urine est aseptique et il ne faut jamais l'introduire dans la vessie), on s'occupe de la suture partielle de l'incision vésicale et du drainage de la vessie. M. Guyon conseille de commencer par suturer la partie inférieure de la plaie. Il fait remarquer que c'est là, en effet, que la cicatrisation s'obtient le plus difficilement, que la cavité de Retzius a toute sa profondeur et que l'urine peut stagner. On ferme près de la moitié de la vessie au-dessous des tubes, tout au moins un bon tiers. On se sert de catgut n° 1. On place le point supérieur en faisant tendre la vessie par les fils suspenseurs. On garde cette première anse de catgut sans la nouer et on la confie à un aide. Elle facilite la pose des autres fils, qui doivent être très rapprochés. Le dernier se place un peu au-dessous de l'extrémité inférieure de l'incision. On pique à quelques millimètres de la tranche vésicale et l'on sort immédiatement au-dessus de la muqueuse (Péan, Guyon). Cependant on aurait reconnu que le catgut peut sans inconvénient traverser la muqueuse et baigner dans l'urine. Quand tous les fils sont placés, on les noue successivement et l'on introduit alors les deux tubes à drainage

accolés en canons de fusil, tubes qui doivent être absolument aseptiques et présenter des orifices latéraux analogues à ceux des drains près de leur extrémité vésicale.
Il faut bien voir le trajet que ces tubes vont suivre et les
conduire jusqu'au bas-fond, qu'ils affleurent. On attire
alors en bas vers le pubis, bien parallèlement, les fils
suspenseurs et l'on place un premier catgut un peu au-
dessus du sommet de l'incision vésicale, que l'on voit très
bien. Le dernier catgut doit venir au contact des tubes ; il
ne doit plus y avoir, lorsque la suture est terminée, que
tout juste le passage des tubes.

Après avoir placé une éponge aseptique dans la partie
supérieure de la plaie, on pratique une injection d'acide
borique par l'un des tubes pour constater s'ils fonctionnent
bien. Le tube que l'on choisit pour faire l'injection est relevé presque verticalement tandis que celui qui doit laisser
s'écouler le liquide reste déclive et plonge dans un bassin.
On se sert de l'appareil pour le lavage de la vessie sans
sonde. L'écoulement du liquide doit être d'abord très lent,
puis, quand il apparaît à l'extrémité du second tube, on
augmente la vitesse du courant. Il arrive souvent que l'un
des tubes fonctionne mieux que l'autre ; on a soin dans ces
cas d'inciser obliquement son extrémité pour qu'on puisse
le reconnaître.

Les tubes sont alors fixés. On peut se servir de crin de
Florence. On a soin de prendre toute l'épaisseur de la peau
et de la couche celluleuse sous-cutanée et de disposer les
fils de façon à maintenir les tubes superposés pour qu'ils
se présentent à la plaie dans leur moindre diamètre. On
introduit au-dessous des tubes avant de les fixer une mince
languette de gaze iodoformée qui plonge jusqu'au contact
immédiat de la face antérieure de la vessie tout contre le
pubis et qui ressort par l'angle inférieur de la plaie
(Guyon) ou un petit drain (Péan). Je me garde soigneuse-

ment, dit M. Guyon, de faire la moindre suture au-dessous
des tubes. C'est au-dessus que l'on doit faire les étages
de suture destinés à assurer la solidité de la paroi abdominale. Ces étages s'étendent du sommet de l'incision aux
tubes et s'y juxtaposent ; il n'y a donc que l'emplacement
même de ces tubes où la paroi n'est pas suturée, aussi
dans la cicatrice la partie froncée qui représente la cicatrice à ce niveau est-elle juxta-pubienne.

La suture à étages de la paroi abdominale sera décrite
plus loin à propos de la suture complète de cette paroi et
de la vessie.

Quand les voies urinaires sont aseptiques, on n'utilise
pas les fils suspenseurs pour la suture ; on les retire. Lorsque ces organes sont infectés, on agit aujourd'hui de la
même façon dans presque tous les cas. Parfois cependant,
quand l'infection est grave et que la taille hypogastrique
doit être pratiquée d'urgence, on transfixe au moyen de
ces fils la lèvre correspondante de la plaie cutanée et on
la rapproche de la plaie vésicale. J'ai vu mon Maître
M. Péan suturer ainsi complétement les lèvres des deux
plaies. On évite de cette façon l'infection du tissu cellulaire prévésical, mais on s'expose à voir persister une fistule hypogastrique. C'est ce qui est arrivé chez un opéré
de M. Péan. Je l'ai revu huit mois après son opération :
sa fistule n'était pas encore complétement guérie.

On fait une dernière injection avec une solution saturée
et bouillie d'acide borique pour voir si les tubes fonctionnent bien, puis on lave les téguments avec une solution
de sublimé au millième et l'on s'occupe du pansement. On
met sur la ligne de suture de la poudre d'iodoforme et de
la gaze iodoformée chiffonnée, qui passe aussi au-dessous
et au-dessus des tubes et enveloppe même les organes
génitaux (Guyon). Des couches épaisses de ouate super-
posées complètent le pansement. On doit bien envelopper

les organes génitaux et les plis fémoraux. Une large couverture de Lister, perforée pour le passage des tubes, enveloppe le tout. Un bandage de flanelle serré maintient la partie abdominale du pansement et des sous-cuisses en caoutchouc à élasticité modérée par une ficelle assujettissent sa partie fémorale et périnéale. Il faut que la ouate soit bien étagée pour que les sous-cuisses assurent le maintien exact de cette partie du pansement.

Pas de sonde à demeure.

Les tubes passent par-dessus le pubis et viennent plonger dans un urinoir placé entre les jambes du malade et contenant une petite quantité d'une solution saturée d'acide borique.

Il faut avoir soin de surveiller attentivement le malade le jour de l'opération. On s'assure que les tubes fonctionnent bien, que le pansement n'est pas mouillé. Si les voies urinaires ne sont pas infectées et si les urines sont limpides, on ne fait absolument rien. Le premier pansement est fait le troisième jour et il est renouvelé le cinquième ou le sixième jour pour enlever les fils profonds et les tubes. Le petit drain ou la gaze placée dans l'espace prévésical peut être supprimée en général dès le premier pansement. On met une sonde à demeure dès l'enlèvement des tubes et l'on en surveille avec soin le fonctionnement. Ainsi qu'on l'a fait remarquer, c'est le moment critique du traitement. Il est rare que la sonde fonctionne d'emblée d'une façon absolue; aussi est-on obligé de changer souvent le pansement.

Lorsqu'on a enlevé les tubes, il faut avoir recours à une compression méthodique. Pour l'obtenir, on a conseillé de placer à quelques centimètres des bords de la plaie deux rouleaux de ouate un peu serrés et de presser avec le bandage de corps après avoir convenablement garni. Les rouleaux, plus ou moins épais suivant les cas, doivent être appliqués sur la peau et ne pas dépasser le pubis. De la gaze antiseptique protège la ligne de réunion et le reste du pansement est fait avec de la ouate (Guyon).

Si la sonde fonctionne bien, on ne renouvelle le pansement que tous les trois ou quatre jours ; mais il est bon, en général, de changer la sonde tous les jours ou tous les deux jours.

On enlève habituellement les sutures vers le dixième jour et l'on supprime la sonde à demeure lorsque la cicatrisation est complète ; mais pendant quelques jours, on a soin de pratiquer le cathétérisme évacuateur.

On ne doit pas laisser lever les malades avant la cicatrisation complète de la partie inférieure de la plaie cutanée, vers le vingtième, le dix-huitième, le quinzième jour dans les cas simples, sinon on s'expose à voir la plaie se rouvrir.

Lorsque les voies urinaires sont infectées, les suites opératoires ne sont pas toujours aussi simples que dans le cas précédent. On est obligé de pratiquer de fréquentes injections par l'un des tubes pour combattre cette infection et pour assurer le fonctionnement de ces tubes, qui se bouchent souvent. Ces injections doivent être faites avec une faible pression et l'appareil qui sert à pratiquer les lavages de la vessie sans sonde. En exerçant une légère pression sur le pansement pendant les injections, on peut éviter que le liquide filtre entre les tubes et les lèvres de la plaie ; mais il faut bien dire que le pansement est souvent mouillé chez ces malades et par suite doit être fréquemment renouvelé. Néamoins la guérison est en général assez rapidement obtenue même dans ces cas.

Tel est le procédé classique, procédé qui a donné d'excellents résultats. On peut dire que c'est surtout à cette technique qu'est due la bénignité relative de la taille hypogastrique. Etudions cependant les modifications qui ont été proposées et voyons si elles peuvent rendre dans certains cas de réels services.

On a proposé de supprimer le ballon de Pétersen, que l'on a accusé de produire une parésie passagère de l'intestin et parfois une rupture du rectum. On a ajouté qu'il ne sert à rien chez l'homme, qu'il est plutôt nuisible, parce qu'il détermine des efforts d'expulsion, efforts qui s'exercent aussi vers la vessie pour en chasser le liquide qu'elle contient, ce qui oblige à ligaturer la verge quand on emploie ce ballon, tandis qu'il n'est pas nécessaire de le faire quand on s'en passe.

Il y a là une exagération évidente. Si l'on a soin de n'employer qu'une dilatation moyenne du ballon, la rupture du rectum n'est point à craindre.

On ne peut pas dire non plus qu'il est inutile. Certes, il ne soulève pas autant la vessie qu'on l'a cru. A ce point de vue, l'injection vésicale a bien plus d'importance. Aussi doit-on s'efforcer de donner à la vessie la plus grande capacité physiologique possible en appliquant avant l'opération un traitement palliatif rationnel. Cependant le ballon soulève et immobilise le réservoir urinaire.

Si l'on a soin de ne l'introduire que lorsque le malade est bien endormi, les efforts d'expulsion sont souvent peu marqués et comme le ballon distendu dévie et allonge l'urèthre j'ai pu constater, je le répète, que le liquide contenu dans la vessie n'est point évacué quand on ne laisse pas de sonde dans le canal.

Il faut reconnaître néanmoins que le ballon n'est point indispensable chez l'homme pour pratiquer la taille hypogastrique et qu'il présente quelques inconvénients.

Chez la femme, on le place dans le vagin et l'on veut bien admettre « qu'il peut utilement soulever le bas-fond vésical »; mais on ajoute qu'un tamponnement aseptique avec de l'ouate ou de la gaze peut rendre les mêmes services. Il est cependant permis de se demander si l'emploi du ballon n'est pas un moyen plus efficace, plus simple et plus rapide.

Néanmoins le ballon de Petersen ne doit être employé que bien désinfecté et avec beaucoup de précautions chez la femme. On y renoncera même s'il existe une affection de l'utérus et surtout des lésions périutérines.

Pour empêcher l'évacuation du liquide contenu dans la vessie, on a conseillé de faire comprimer l'urèthre par un aide, qui introduit un tampon de ouate aseptique dans le vagin et l'appuie sur le canal.

Mais passons à une question plus importante, à la *suture complète de la plaie vésicale*. Quand les voies urinaires sont aseptiques et que l'urèthre est normal, l'idéal est en effet de fermer la vessie et de supprimer tout drainage de cette cavité, même la sonde à demeure. On l'a fait et on a pu obtenir ainsi une guérison rapide. Rasumovsky a publié *dix observations* de taille hypogastrique pour calculs vésicaux chez des enfants de 18 mois à 12 ans faite avec la suture totale de la vessie et sans sonde à demeure. Il avait laissé les petits malades uriner spontanément. Tous les opérés ont guéri sans avoir présenté la moindre complication. Ce chirurgien a eu soin de ne pas faire descendre l'incision vésicale trop bas pour en rendre la suture plus facile. Il a fait en outre la suture de la paroi antérieure de la vessie à la face postérieure des muscles droits à l'aide de deux ou quatre points de suture. Il aurait constaté sur des opérés revus longtemps après l'opération que cette cystopexie n'exerce aucune influence fâcheuse sur la miction.

Le Dr Lauwers (de Courtray) en a publié également deux observations. Il s'agissait d'un enfant de 4 ans et d'un enfant de 7 ans.

Chez l'adulte, j'en connais deux cas, l'un suivi de guérison, l'autre suivi de mort.

Quand les voies urinaires sont infectées, il serait très imprudent, surtout chez l'adulte, d'employer ce procédé ; mais on a pratiqué souvent dans ces cas la suture primitive et totale de la vessie *avec une sonde à demeure*. On a obtenu ainsi de beaux succès ; mais les cas de *mort* ne sont point rares non plus. L'écueil ici, c'est l'oblitération de la sonde, qu'il s'agisse d'une algalie ordinaire ou d'une sonde spéciale, celle de Malécot par exemple. Comme l'a très justement fait remarquer M. Guyon, si la suture réussit mieux dans le jeune âge, c'est que la vessie ne saigne pas. Or, l'hémorrhagie après la taille avec suture, c'est l'oblitération de la sonde, c'est la tension et la désunion de la suture, et si l'urine est infectée, des accidents graves, même mortels, sont fort à craindre. Ces opérés ont besoin d'être soumis à une surveillance intelligente et attentive et la personne qui en est chargée doit pouvoir les sonder chaque fois que l'oblitération de la sonde l'exige ou chaque fois que le besoin se fait sentir, si l'on ne veut pas laisser la sonde à demeure.

Quand on pense que le seul avantage sérieux de ce procédé chez l'adulte est d'obtenir la guérison quelques jours plutôt qu'avec le procédé classique, on ne peut s'empêcher de conclure que c'est bien peu en raison des dangers auxquels on expose les malades, surtout quand les voies urinaires sont infectées.

Voici les différentes sutures que l'on a conseillées dans ces cas :

1° Un premier plan à points séparés très rapprochés et faits au catgut n° 1 affronte bord à bord la surface cruentée de l'incision de la paroi vésicale. On pique à quelques millimètres de la tranche vésicale et l'on sort immédiatement au-dessus de la muqueuse. On a constaté cependant, je le répète, que la muqueuse peut être traversée : l'emploi du catgut, même baignant dans l'urine, n'aurait aucun inconvénient

2° Deuxième plan, suture de Lembert passant à 5 millimètres environ en dehors de la précédente

3° Suture de la paroi abdominale comprenant habituellement trois plans :

a/ Suture au catgut pour les muscles ;

b/ Suture au catgut pour les aponévroses ;

c/ Suture de la peau au crin de Florence, et comprenant quelques *points profonds* distancés d'environ 2 centimètres, pénétrant à peu près à cette distance des bords de la plaie, dont les anses passent dans l'aponévrose ainsi que dans les parties superficielles des muscles, et des *points superficiels* dont la distance est calculée de façon à affronter très exactement les téguments.

Les sutures des deux premiers plans peuvent être faites en surjet.

En général, il est prudent de placer à l'angle inférieur de la plaie abdominale un drain plongeant dans la cavité de Retzius.

Chez la femme, ce drainage peut être plus souvent supprimé que chez l'homme, en raison des difficultés moins grandes qu'éprouve habituellement chez elle l'écoulement de l'urine.

Quatre autres modifications ont été proposées dans la technique de la taille hypogastrique : la *position inclinée* du malade, *l'incision transversale*, la *résection du pubis* et la *symphyséotomie*.

La *position inclinée* du malade, dite *position de Morand-Trendelenburg*, consiste à placer l'opéré sur la table à inclinaison la tête en bas et le bassin en haut, de telle sorte que la tête et le tronc soient fortement inversés. Cette position favorise les manœuvres en éloignant la masse intestinale du pubis, mais il est en général inutile d'incliner autant la tête des malades quand on veut pratiquer la taille hypogastrique. Cette pratique n'est point d'ailleurs sans inconvénient. Mais il faut reconnaître qu'elle rend de réels services lorsque les malades, épuisés par l'hémorrhagie, sont pour ainsi dire « en imminence de syncope ».

Si Trendelenburg a autant insisté sur la position inclinée du malade, c'est parce que son procédé comprend en même temps la *section transversale* des muscles droits de l'abdomen et de la vessie : c'est la *taille hypogastrique transversale*, très employée en Allemagne grâce aux efforts persévérants du chirurgien de Bonn. Ce procédé consiste à faire immédiatement au-dessus du pubis une incision transversale de 6 à 8 centimètres dont les extrémités sont légèrement relevées en forme de croissant, lorsque l'on croit nécessaire de l'agrandir. Les muscles droits sont sectionnés en travers le plus près possible de leur insertion pubienne ; le tissu cellulo-graisseux prévésical est refoulé en haut avec le péritoine et la vessie est incisée transversalement. Ensuite, on suture les bords de la plaie vésicale aux lèvres de l'incision cutanée. Quand les manœuvres intra-vésicales que l'on doit pratiquer sont terminées, on coupe ces sutures temporaires et l'on en place d'autres définitives, qui réunissent partiellement la plaie vésicale en laissant la place pour un drain en T au milieu de l'incision. On termine en suturant les muscles droits aux tissus fibreux qui couvrent le pubis et en fermant partiellement la plaie cutanée.

Ce procédé est peu employé en France, parce qu'il présente, entre autres, un gros inconvénient : la crainte, après l'emploi de ce procédé, de *l'éventration consécutive* à la cicatrisation et de la hernie primitive des viscères abdominaux à travers la plaie n'a été que trop justifiée par les faits. On a bien dit qu'en faisant l'incision à un travers de doigt au-dessus de la symphyse pubienne, en empêchant la rétraction des muscles droits dans leur gaîne et en surveillant les sutures ces accidents pouvaient être évités ; mais la plupart des chirurgiens français n'ont pas été convaincus. La taille longitudinale est d'ailleurs moins longue, plus simple. Je reviendrai néanmoins sur le procédé de Trendelenburg lorsque je décrirai le traitement des tumeurs de la vessie.

La *résection du pubis* comprend deux procédés : celui d'*Helferich* et celui de *Nihans*.

Helferic se contente d'une résection partielle. Un fragment osseux comprenant la moitié supérieure de la hauteur de la symphyse peut être réséqué, paraît-il, sans danger et sans qu'il en résulte d'inconvénient ultérieur pour la marche. La vessie se trouve ainsi mise largement à découvert.

Nihans sectionne le pubis et la branche ascendante de l'ischion qui y correspond, puis il divise la symphyse et il rabat le fragment osseux. Il a ainsi une large brèche qui met à nu toute une moitié de la vessie, l'uretère, l'origine de l'urèthre et la prostate.

Quand l'opération intra-vésicale est terminée, on replace le fragment osseux et on le suture : si la réunion se fait, il n'y a pas d'impotence fonctionnelle consécutive.

Inutile de dire que ces procédés sont absolument contre-indiqués dans le traitement des calculs vésicaux.

J'en dirai autant de la *symphyséotomie*. Cette opération ne peut être sérieusement discutée qu'à propos du traitement des tumeurs de la vessie.

Difficultés, accidents et complications de la taille hypogastrique. — Les difficultés peuvent tenir à une disposition spéciale du péritoine, à la rétraction extrême de la vessie, au volume et à la situation du calcul.

Le péritoine peut rester abaissé au-devant de la paroi vésicale antérieure, malgré la distension de la vessie, ou ne s'élever que très peu au-dessus de la symphyse chez les sujets porteurs de hernie double. Des adhérences du péritoine peuvent aussi avoir été produites par une péricystite ou par une taille hypogastrique antérieure. Cependant on a pu pratiquer trois fois la taille hypogastrique longitudinale avec succès chez le même sujet et sans blesser le péritoine (Wassilieff). Dans un autre cas analogue, on a cru cependant qu'il était prudent de faire une incision en T renversé (⊥), à branche horizontale longue et à branche verticale courte (Cameron).

Dans tous ces cas, il faut redoubler de précaution en ouvrant l'abdomen.

La contracture et la rétraction de la vessie créent parfois de très grandes difficultés. Aussi, quand il y a urgence à intervenir dans ces cas, ce qui empêche de recourir au traitement palliatif qui vient d'être décrit, est-il quelquefois préférable de renoncer à la taille hypogastrique et de pratiquer la taille périnéale.

L'extraction du calcul est difficile dans les cas de pierre volumineuse, de calcul enchatonné, d'adhérences étendues entre la muqueuse vésicale et le calcul : parfois les fongosités de la muqueuse pénètrent en effet le calcul et son extraction ne peut se faire que par morceaux.

Dans les cas de pierres volumineuses, on peut ajouter quelques incisions transversales peu profondes à l'incision longitudinale ; mais le mieux est encore de briser la pierre.

Les deux principaux *accidents* de la taille hypogastrique sont *l'hémorrhagie* et la *blessure du péritoine*. La *rupture du rectum* est aujourd'hui évitée, parce qu'on attache beaucoup moins d'importance qu'autrefois à l'emploi du ballon de Petersen et que l'on a soin de ne plus faire usage que d'une dilatation moyenne de ce ballon.

Grâce aux pinces hémostatiques de M. Péan, *l'hémorrhagie* peut être facilement évitée aujourd'hui dans l'immense majorité des cas. Quand le sang vient de la muqueuse, il faut écarter les lèvres de la plaie vésicale, éclairer avec la lumière électrique la cavité du réservoir urinaire, bien voir d'où vient le sang et placer des pinces hémostatiques un peu longues sur les vaisseaux qui ont été lésés. Parfois on a laissé ces pinces à demeure. Dans d'autres cas, on a cru préférable, à cause de la forme de l'hémorrhagie, de pratiquer le tamponnement avec de la gaze au salol. Mais il faut bien dire que dans ces cas rares il s'agissait habituellement d'un calcul chez un malade atteint d'un néoplasme de la vessie.

La *blessure du péritoine* est rare si l'on immobilise la vessie à l'aide du ballon rectal et si l'on élève le cul-de-sac péritonéal en le refoulant avec le doigt pendant l'opération et en distendant le réservoir urinaire avant de pratiquer la taille. Mais si l'on ne prend pas ces précautions, cet accident est fréquent. Parfois, on s'en aperçoit aussitôt; dans d'autres cas, cet accident s'annonce par la sortie de l'épiploon ou de l'intestin. Il faut réduire de suite ces organes et se hâter de suturer le péritoine au catgut.

Quand on fait une antisepsie rigoureuse, cet accident n'a pas habituellement de suites fâcheuses. On ne peut pas cependant le considérer comme une quantité négligeable; aussi doit-on blâmer les chirurgiens qui négligent de prendre les précautions nécessaires pour éviter la blessure du péritoine.

Les principales *complications* sont la *péritonite* et *l'infiltration d'urine.*

La *péritonite* est rare aujourd'hui. Elle est due à *l'infection* de la séreuse péritonéale. On ne l'observe guère que

dans les cas de blessure du péritoine. Parfois elle se loca-
lise autour de la vessie : c'est une péricystite qui se termine par la production d'adhérences. Mais dans d'autres
cas elle se généralise et les opérés succombent. Quand
les voies urinaires sont infectées, on ne saurait donc
prendre trop de précautions pour éviter cette grave complication de la taille hypogastrique.

L'infiltration d'urine est assez rare aujourd'hui ; mais
c'est une complication plus fréquente que la péritonite.
On l'observe surtout après la suture complète de la vessie
et des téguments. C'est le grand danger à redouter après
l'emploi de ce procédé. Si les voies urinaires sont aseptiques, l'urine normale ne cause pas rapidement des accidents graves ; mais quand les voies urinaires sont infectées, il peut en résulter un phlegmon suraigu, de la
péritonite même et une infection générale qui parfois
cause très vite la mort des opérés. Voilà pourquoi on doit
généralement préférer le procédé classique de la taille
hypogastrique, au moins chez l'adulte et le vieillard, au
procédé de la suture complète.

Dès que l'on observe les premiers signes de cette grave
complication, il faut désunir la plaie abdominale, désinfecter la région le mieux possible et drainer le cul-de-sac
rétro-pubien au moyen d'un ou de plusieurs drains assez
volumineux que l'on fait ressortir par une contre-ouver-
ture pratiquée au-dessous de la symphyse pubienne.

Parmi les complications consécutives à la taille hypogastrique, les auteurs ont noté la *péricystite suppurée*, la
persistance d'une *fistule urinaire*, la *rupture de la cicatrice et l'éventration*.

Les *abcès périvésicaux* sont dus à une cicatrisation incomplète de la plaie vésicale et à la filtration d'un peu
d'urine infectée dans le tissu cellulo-graisseux de la cavité
de Retzius. Il faut donc surveiller avec soin la cicatrisa-

tion non seulement des parties superficielles mais surtout celle des parties profondes et désinfecter le plus rapidement possible les voies urinaires inférieures.

Les *fistules* sont plus rares qu'à la suite de la taille périnéale et l'on en obtient plus facilement la guérison.

La *rupture de la cicatrice* a été observée plusieurs fois. Elle est ordinairement totale et les cicatrices cutanée et vésicale se rouvrent ensemble dans presque tous les cas. Parfois cependant la vessie seule a cédé et a déterminé un épanchement d'urine dans la cavité de Retzius (Guyon).

Dans le premier cas, il faut placer une sonde à demeure et en général la fistule se ferme d'elle-même au bout d'un temps plus ou moins long.

Dans le second cas, au contraire, il faut s'empresser d'inciser la paroi abdominale et de désinfecter l'espace prévésical si l'urine est purulente. Dans tous les cas, une large irrigation avec une solution saturée et bouillie d'acide borique ne pourra qu'être utile. On placera également une sonde à demeure.

L'éventration ne s'observe plus pour ainsi dire dans la taille hypogastrique *longitudinale* depuis que l'on pratique soigneusement la suture des muscles droits et de tous les tissus de la paroi abdominale. Elle est au contraire fréquente, je le répète, après la taille hypogastrique transversale.

La *mortalité* à la suite de la taille hypogastrique est aujourd'hui très faible, quand on a soin d'employer le procédé classique du drainage de la vessie ; mais cette bénignité relative ne peut être comparée à la bénignité réelle, absolue, de la *lithotritie*. La taille hypogastrique est une opération bien plus grave que l'opération de Civiale. C'est là un fait que l'on ne doit pas oublier. J'y reviendrai.

TAILLE PÉRINÉALE

La taille périnéale comprend plusieurs procédés. Celui qui est le plus employé actuellement, surtout en France, c'est le procédé de Nélaton, la *taille prérectale*, modification heureuse, on le reconnaît aujourd'hui, de la taille bilatérale de Dupuytren.

Les *soins préliminaires* sont les mêmes que pour la taille hypogastrique, quel que soit le procédé employé. D'ailleurs, les différences ne portent guère que sur la manière d'aborder la vessie ; les procédés d'extraction de la pierre sont sensiblement les mêmes dans toutes les variétés de taille périnéale.

Le périnée est rasé, lavé au savon, rendu bien aseptique.

Le malade est couché sur le dos, le bassin un peu relevé par un coussin et dépassant le bord de la table. Il est maintenu par deux aides dans la *position dite de la taille*, c'est-à-dire les membres inférieurs dans la flexion forcée et dans l'abduction. Depuis l'emploi de l'anesthésie, on n'attache plus guère ensemble les pieds et les mains du patient ou l'on fait usage simplement de lacs quelconques de toile ou de cuir, si l'on y a recours.

Avant de commencer l'opération, on introduit dans la vessie un cathéter courbe cannelé sur sa convexité. On s'assure du contact de la pierre avec l'instrument, puis on place celui-ci verticalement de façon que son bec pénètre de quelques centimètres seulement dans la vessie, qu'il appuie contre le pubis, au niveau de la symphyse et on le confie à un aide expérimenté et sûr — à son meilleur ami, dit sir H. Thompson — Cet aide doit se placer derrière les cuisses et relever le scrotum.

Le chirurgien se place devant le périnée, sur un siège de hauteur convenable.

La taille périnéale nécessite plusieurs *instruments spéciaux*. Le cathéter cannelé, à bougie conductrice (Guyon), doit être d'un diamètre aussi considérable que possible, à cannelure large et profonde, ayant une extrémité mousse assez longue pour qu'elle ne puisse pas quitter la vessie et une plaque manuelle large et épaisse.

Le bistouri sera droit, à manche fixe et à pointe solide. Il est bon d'avoir aussi un bistouri boutonné à long manche.

Les autres instruments sont : 1° le *lithotome* double à lame cachée de Dupuytren modifié par Nélaton ; 2° un *gorgeret* mousse ou gouttière métallique destiné à guider le doigt ou les instruments ; 3° des *tenettes* droites et courbes, de dimensions et de formes variées ; 4° des *casse-pierres* ou tenettes à broiement destinées à broyer le calcul dans la vessie, s'il est trop volumineux pour être extrait en totalité ; 5° un *bouton à crête* et curette, tige métallique droite terminée d'un côté par un bouton qui rend inoffensive l'introduction de l'instrument dans la vessie, de l'autre par une curette ; une crête médiane située sur presque toute la longueur de la tige sert à conduire les tenettes dans la vessie. Certains chirurgiens emploient encore une canule à chemise.

Lorsque le malade est bien endormi et que toutes les précautions antiseptiques ont été prises, on commence l'opération.

Opération. — « Le double but que l'on se propose, dit Nélaton, quand on pratique cette taille, est : 1° d'éviter la blessure du bulbe de l'urèthre, et l'on comprend tout de suite qu'il faut se rapprocher de l'anus pour éviter cet accident ; 2° de pratiquer l'ouverture de l'urèthre dans un point bien déterminé et d'accomplir ce temps important de l'opération avec la précision qu'il convient.

« On commence par explorer la paroi antérieure du

rectum avec l'index, pour déterminer exactement le point qui correspond au sommet de la prostate, et surtout la distance de ce sommet au bord antérieur de l'anus, afin de savoir d'avance dans quelle étendue il faudra décoller cette paroi pour arriver au point qu'il faudra ponctionner. Par cette exploration rectale, on reconnaît en même temps le cathéter vers le sommet de la prostate, et l'on est sûr d'avoir le doigt sur ce point de la glande, quand, à mesure qu'on s'en éloigne en avant ou en arrière, on cesse de sentir le cathéter. Cela s'explique par la direction de l'urèthre pendant qu'il traverse la prostate, puisque M. Sappey a prouvé que la direction de ce canal dans cette glande est dans un sens diagonal, c'est-à-dire en allant de la partie supérieure de la base vers la partie inférieure de son sommet. Chez les sujets dont la prostate est très petite, on sent très bien la cannelure du cathéter à travers la paroi inférieure de la glande.

« Le sommet de cette glande correspond précisément au sommet de l'angle que forme la seconde portion du rectum avec la troisième, c'est-à-dire là où cet intestin change sa direction antéro-postérieure, pour se porter verticalement en bas.

« L'espace compris entre la prostate et l'anus est de 4 centimètres de longueur, suivant Sanson ; mais cet auteur doit avoir nécessairement mesuré cet organe détaché des parties qui l'environnent, puisque les expériences de Malgaigne prouvent que cette partie a tout au plus 3 centimètres.

« Trois temps composent l'opération de la taille prérectale : 1° incision des parties molles jusqu'à l'urèthre exclusivement ; 2° ponction de l'urèthre ; 3° introduction du lithotome double et incision de la prostate.

Premier temps. — « On peut pratiquer l'incision de la peau en ayant le doigt dans l'anus, ou bien sans cette précaution. Nous pensons que l'on peut, avec avantage, introduire le doigt dans l'anus dès le commencement de l'opération, pour faciliter l'incision de la peau, puisqu'on tend facilement ainsi la partie postérieure du périnée au moyen d'une petite traction ; mais du moment qu'on arrive au sphincter anal, il est indispensable que le doigt soit placé dans le rectum, la face palmaire en avant, et qu'il reste là jusqu'à ce que le lithotome soit introduit dans la vessie.

« L'incision peut se faire de deux manières : 1° incision courbe, dont la partie moyenne, qui correspond au raphé périnéal, tombe à 1 centimètre et demi au-devant du bord antérieur de l'anus et dont les extrémités arrivent à 2 centimètres des parties latérales de cet orifice (1) ; 2° au lieu de faire cette incision de la peau en un seul temps, on peut, pour agir avec plus de précision et éviter le froncement de cette membrane à la partie moyenne de la région, faire d'abord une incision transversale de 3 centimètres de longueur et à 1 centimètre et demi de la partie antérieure de l'anus, et, à mesure qu'on avance en profondeur, c'est-à-dire à mesure qu'on coupe les diverses couches du sphincter, on fait partir des deux extrémités de cette incision transversale deux incisions obliques qui se terminent à 2 centimètres des parties latérales de l'anus.

« On donne 3 centimètres d'étendue à l'incision transversale pour qu'elle déborde de quelques millimètres les parties latérales de l'extrémité antérieure du sphincter anal, car autrement on ne serait jamais bien sûr de la couper comme il faut. De cette façon on distingue très

____

(1) Marquer les tubérosités ischiatiques et un point à un centimètre et demi au-devant de l'anus, sur le raphé médian du périnée, puis faire une incision courbe, à concavité vers l'anus, passant par ces trois points.

bien les fibres de ce muscle du tissu cellulaire adipeux qui l'environne de chaque côté, et l'on voit ce qu'on fait à chaque coup de bistouri.

« La peau coupée, on saisit la lèvre postérieure de la plaie avec le pouce de la main gauche appuyé contre l'index de la main qui se trouve dans le rectum. Cela se fait pour tendre le sphincter et faire la section de sa pointe d'une manière facile. Le sphincter est coupé avec lenteur et, pour ainsi dire, couche par couche ; à ce moment, l'opérateur fait, s'il le juge convenable, pour se mettre plus à son aise et pratiquer, pour ainsi dire, en plein jour, une incision verticale, c'est-à-dire suivant le raphé même, d'une étendue de 3 centimètres environ, et qui viendra tomber au milieu de la lèvre antérieure de la plaie. Chaque coup de bistouri doit être suivi d'un coup d'éponge et, pendant cette section des fibres du sphincter, l'opérateur doit avoir soin de s'éloigner du bulbe et de se rapprocher du rectum, dont il constate la position exacte à l'aide du doigt introduit dans l'anus.

« On agira avec lenteur pendant cette section, afin de bien surveiller l'action de l'instrument.

« Lorsque les fibres du sphincter sont coupées, toute la paroi antérieure du rectum (1) s'abaisse avec facilité et le fond de la plaie se met à découvert ; on arrive facilement sur le sommet de la prostate et sur l'urèthre (2).

Deuxième temps. — « Cela fait, on attaque les voies urinaires. On introduit dans la plaie un bistouri à lame longue et étroite, à pointe un peu mousse et à dos très gros, de façon que le tranchant regarde la lèvre antérieure de la plaie ; le dos de cet instrument vient s'ap-

(1) La couleur de cette paroi est caractéristique.

(2) Si l'on met l'index de la main droite dans la plaie, on constate que pour atteindre ce point il faut introduire la première phalange et la moitié environ de la deuxième.

puyer contre la paroi antérieure du rectum soutenue par le doigt introduit dans cet organe. L'extrémité de ce doigt et l'œil de l'opérateur reconnaissent la pointe de la prostate, et l'on ponctionne l'urèthre précisément dans le point où il va traverser cette glande. Cette ponction se fait à ciel ouvert si le sujet n'a qu'un embonpoint assez médiocre ; si le périnée est très épais, on la fait avec la même facilité, il n'y a qu'à préciser avec le doigt introduit dans le rectum le sommet de la prostate ; on sent le cathéter très bien dans cette partie de la glande, comme nous l'avons déjà dit. Cela fait, on repousse avec ce doigt, à travers la portion antérieure du rectum, la portion du dos du bistouri qui avoisine la pointe, de manière à couper l'urèthre en s'aidant d'un léger mouvement de bascule de l'instrument qui agit comme un levier du premier genre. Cette petite manœuvre est si facile que, malgré l'épaisseur du périnée, on la fait toujours aussi bien qu'à ciel ouvert.

Troisième temps. — « On glisse par la cannelure du cathéter la pointe du lithotome double, et tout se passe dans la taille prérectale comme dans la taille bilatérale de Dupuytren, c'est-à-dire qu'on coupe avec cet instrument la prostate dans ses deux rayons obliques inférieurs. »

On doit prendre le lithotome caché comme une plume à écrire, sa concavité étant tournée en haut et en avant. L'index de la main gauche bien désinfecté et mieux encore un autre doigt de la main gauche est placé au fond de la plaie uréthrale sur la cannelure du cathéter. On fait glisser la pointe du lithotome sur le dos de l'angle et on la pousse jusqu'à ce qu'elle arrive en contact avec la rainure du cathéter, contact qui est facilement reconnu. Le chirurgien retire alors son doigt, saisit le pavillon du cathéter de la main gauche, relève cet instrument en l'appuyant contre la symphyse pubienne, puis par un mouvement simultané des deux mains, il abaisse légèrement le manche des deux instruments sans rien changer à leur situation respective. Le bec du cathéter s'enfonce ainsi plus profondément dans la vessie et le lithotome le suit et s'engage avec lui. Une petite propulsion lente et graduée fait glisser le lithotome sur le conducteur maintenu fixe jusqu'à ce que la pointe du premier arrive à l'arrêt terminal de la cannelure. Un léger mouvement de rotation en sens inverse dégage la pointe de cette cannelure et le cathéter est retiré. La liberté des mouvements de la pointe du lithotome et le contact du calcul indiquent avec certitude la pénétration de l'instrument dans la cavité de la vessie.

Pour faire manœuvrer le lithotome, le chirurgien se lève et il retourne l'instrument de façon à ce que sa concavité regarde en bas. Le lithotome doit être tenu bien horizontal et perpendiculairement au plan du périnée. L'opérateur en développe alors les lames, dont l'écartement a été fixé d'avance, en appuyant avec les quatre doigts de la main droite sur le manche à bascule de l'instrument. L'écartement de chaque lame ne doit pas dépasser 35 millimètres. Le lithotome est retiré lentement et en abaissant graduellement son manche vers l'anus. Le défaut de résistance indique que la prostate est dépassée ; on cesse alors la pression sur le manche à bascule et les lames rentrent dans leur gaîne. Les tissus sont ainsi sectionnés dans une étendue déterminée, qui varie de 25 à 30 millimètres. L'incision est faite suivant les deux rayons obliques postérieurs.

Lorsque le lithotome a été retiré, le liquide contenu dans la vessie s'écoule aussitôt. On introduit alors l'index gauche dans la vessie ; on régularise ainsi la plaie périnéale, on dilate au besoin le trajet, on explore la vessie et l'on reconnaît la position du calcul ; puis, tournant la face palmaire de ce doigt en avant, on glisse sur elle le conducteur à crête, qui sert à son tour à diriger les tenettes. On peut également, si on le préfère, introduire comme conducteur le gorgéret mousse, dont on applique la gouttière sur le bord radial de l'index et que l'on retourne, une fois le doigt retiré.

Lorsqu'on se sert comme conducteur du bouton à crête, on fait glisser la tenette sur le conducteur de façon que la crête soit placée entre les deux mors. Toute déviation de l'instrument est ainsi évitée. Ces tenettes sont droites ou courbes suivant que le bas-fond est peu développé ou qu'il existe une grosse prostate.

Enfin on retire le conducteur et l'on *charge le calcul*. On reconnaît de nouveau avec la tenette la position de la pierre. Lorsque les mors sont en contact avec le calcul, on les ouvre et l'on couche l'instrument à plat. On fait glisser ensuite d'avant en arrière un des mors, qui déprime le bas-fond et vient se placer au-dessous de la pierre. On abaisse alors le mors supérieur et le calcul se trouve saisi.

Dans certaines vessies anfractueuses, il faut faire la prise sur place, car la manœuvre qui vient d'être indiquée est impraticable.

Lorsque le calcul a été saisi, on exerce une pression suffisante pour qu'il ne s'échappe pas, mais on évite de le briser.

Avant d'extraire la pierre, on a soin de s'assurer par quelques mouvements légers de va-et-vient que la muqueuse vésicale n'a pas été saisie. On retire le calcul en plaçant les cuillers de la tenette de façon à ce que leur convexité corresponde aux lèvres de l'incision. On exécute des mouvements alternatifs d'abaissement et d'élévation, des petits mouvements de latéralité et l'on fait une traction soutenue dans l'axe de la plaie, c'est-à-dire suivant une ligne oblique en bas et en dehors, à droite et à gauche de l'opérateur. C'est à ce moment que la dilatation de la plaie vésicale arrive à son maximum; aussi faut-il plus que jamais procéder avec douceur et réflexion (Thompson).

Si la pierre est trop volumineuse, il faut la briser dans la vessie, ce qui constitue une complication plus grave que dans la taille hypogastrique. Divers instruments ont été construits pour cet usage. On peut se servir du lithoclaste de Dolbeau, qui est très puissant.

L'extraction des fragments exige encore plus de douceur que celle du calcul entier, car ils peuvent déchirer beaucoup plus facilement les lèvres de la plaie.

Quand l'extraction paraît terminée, on introduit un explorateur dans la vessie pour s'assurer qu'il n'existe pas d'autres calculs ou fragments de calcul. Si l'on a fragmenté la pierre, il faut employer des curettes et faire des irrigations répétées. L'aspiration est impraticable.

Soins consécutifs. — Lorsque les voies urinaires ne sont pas infectées, les suites opératoires sont ordinairement les plus simples et la cicatrisation des plaies est rapide, malgré le passage de l'urine. Il en est de même, en général, dans les cas d'infection de la vessie quand on a soin de prendre des précautions antiseptiques suffisantes. D'ailleurs, cette large ouverture du col vésical rend l'expulsion de l'urine si rapide et si facile que l'absorption par la plaie est en somme très faible. Aussi n'emploie-t-on guère aujourd'hui la canule à chemise de Dupuytren ou les appareils analogues. Chez l'opéré dont j'ai publié l'observation en 1892 (1), je laissai la miction s'effectuer naturellement, mais j'eus soin de faire prati-

____

(1) *Chirurgie contemporaine des org. génito-urinaires,* mars 1892.

quer de fréquents lavages de la vessie sans sonde avec une solution saturée et bouillie d'acide borique, dont la plus grande partie revint d'abord par la plaie périnéale, puis pénétra bientôt dans la cavité vésicale. On voit donc que la taille périnéale, quoi qu'on en ait dit, ne rend point « illusoire l'application des pansements antiseptiques ». Chez cet opéré, les suites de l'opération furent des plus simples.

Dès le dixième ou le douzième jour, la miction redevient habituellement normale. Si elle tardait à se rétablir, on aurait recours au cathétérisme évacuateur ou à la sonde à demeure.

En général, la plaie cutanée ne se ferme qu'au bout de quatre ou six semaines environ.

On a recommandé de donner un peu d'opium à ces opérés pour qu'ils n'aillent à la selle que le troisième ou le quatrième jour (Thompson).

Il faut avoir soin de changer souvent les linges souillés par l'urine et d'enduire de vaseline boriquée les parties voisines de la plaie.

L'opéré est placé dans le décubitus dorsal, la tête et les épaules légèrement élevées, les membres inférieurs maintenus par des coussins dans la flexion et l'abduction, le bassin reposant sur une alèze propre et facile à renouveler.

Pansement antiseptique classique.

TAILLE LATÉRALISÉE

Ce procédé est surtout employé par les chirurgiens anglais.

Mêmes soins préliminaires et mêmes instruments que pour la taille prérectale. Lithotome à lame unique ou simplement un bistouri (Thompson).

Position. — Comme pour la taille de Nélaton.

INCISION. — Marquer : 1° un point à 6 millimètres à gauche du raphé et à 3 centimètres ou 3 centimètres 5 en avant de l'anus ; 2° un autre sur le milieu d'une ligne qui va de l'anus à la tubérosité ischiatique et distant du premier de 7 centimètres 5 environ. Plonger de suite le bistouri assez profondément en dirigeant sa pointe vers le cathéter. Au fur et à mesure qu'on prolonge l'incision par en bas, la faire de moins en moins profonde. Cette première incision doit être nette. Mettre l'index gauche dans la plaie. Sentir la rainure du cathéter. Au sommet de la prostate, engager l'ongle du doigt dans la cannelure. Ponctionner l'urèthre, faire pénétrer dans la cannelure la pointe du bistouri et inciser la prostate obliquement en bas et en dehors en poussant avec assurance le bistouri le long de la cannelure jusque dans la vessie (Thompson) ou bien introduire le lithotome et inciser dans la même direction.

Terminer l'opération comme dans la taille prérectale.

Difficultés, accidents et complications de la taille périnéale. — Les principales difficultés sont dues à l'*hypertrophie de la prostate*, qui peut même empêcher l'introduction du cathéter, qui ôte toute souplesse au col vésical et oblige à de grandes incisions; à la nécessité de broyer un *calcul volumineux*; à la *petite capacité* et aux *contractions exagérées* de la vessie. L'évacuation complète de *calculs multiples* est parfois irréalisable. Des fragments épars, très anguleux, peuvent également rester dans la vessie ou s'engager dans le canal périnéal artificiel, où ils deviennent parfois le noyau de volumineux calculs périuréthraux (1). La grande épaisseur du périnée, la présence de cicatrices ou d'indurations dans la région ont bien moins d'importance. Quant à l'étroitesse du bassin, elle est rare.

(1) Tome I, page 261.

L'enchatonnement du calcul crée encore bien plus de difficultés dans la taille périnéale que dans la taille hypogastrique.

Parmi les *accidents*, on a cité les lésions des parois vésicales. Ces parois, disent les auteurs, sont souvent pincées, déchirées, arrachées par les tenettes, parce qu'on est obligé de manœuvrer sans guide dans une cavité vide, à parois flasques.

On doit noter aussi les *fausses routes* produites par le cathéter cannelé. « *Il faut avec le cathéter lui-même au moment de la taille percevoir nettement le contact et le choc de la pierre* », a dit sir H. Thompson.

Mais les trois accidents spéciaux à la taille périnéale sont : la blessure du rectum, la blessure du bulbe et l'hémorrhagie.

La *blessure du rectum* est rare si l'on a recours à la taille prérectale. Cependant, chez certains vieillards, l'ampoule rectale dilatée enveloppe presque la prostate et le col vésical, de sorte que cette blessure est encore possible ; il faudra donc redoubler de précautions dans ces cas.

La *blessure du bulbe* est évitée avec la taille prérectale.

L'*hémorrhagie* est l'accident le plus grave et le plus important. Elle peut se produire au moment de l'opération et dans la journée où le malade a été opéré.

L'hémorrhagie due à une lésion des artères du périnée ne présente aujourd'hui aucun danger, grâce au pincement des vaisseaux ; mais il n'en est plus de même lorsque l'écoulement de sang provient d'une lésion de la muqueuse vésicale ou des plexus veineux périprostatiques. On peut bien avec de longues pinces hémostatiques agir profondément, mais souvent on est obligé de recourir à la compression exercée par le *tamponnement* de la plaie.

Lorsque l'écoulement sanguin est dû à une lésion de la

muqueuse vésicale, il faut recourir aux injections pratiquées avec un liquide aseptique *très chaud*.

Parmi les *complications*, les auteurs citent l'infiltration d'urine, la cellulite pelvienne, la péritonite aiguë, l'infection purulente, la phlébite, la cystite, la néphrite, etc...

Quand les voies urinaires sont aseptiques et que l'on prend des précautions antiseptiques rigoureuses, l'*infiltration d'urine*, qui est du reste une complication assez rare aujourd'hui, parce qu'on évite les grandes incisions de la prostate, ne présente pas trop de gravité. Mais si les urines sont infectées, cette complication est souvent mortelle, par suite des accidents infectieux généraux qui l'accompagnent.

C'est encore l'*infection* qui est la cause de toutes les autres complications. Il est donc très important d'appliquer avant la taille le traitement palliatif des calculs vésicaux et de prendre pendant et après l'opération les précautions antiseptiques les plus rigoureuses.

La taille périnéale peut être suivie de trois infirmités, qui sont : la persistance d'une fistule urinaire, l'incontinence d'urine, l'impuissance ou la stérilité.

La *persistance d'une fistule urinaire* serait assez fréquente, suivant les auteurs. Pour l'éviter, il faut surveiller avec grand soin la cicatrisation de la plaie périnéale.

L'*incontinence d'urine* ne s'observe guère que chez les enfants avant l'âge de la puberté.

L'*impuissance* et la *stérilité* sont assez rares après la taille périnéale. Sir H. Thompson les considère comme étant la conséquence d'une inflammation des deux conduits éjaculateurs déterminant leur oblitération. D'autres pensent que l'oblitération de ces canaux est consécutive à leur section.

TAILLE VÉSICO-VAGINALE

Cette opération consiste à pénétrer dans la vessie chez la femme à travers la cloison vésico-vaginale en respectant l'urèthre et le col de la vessie.

Mêmes soins préliminaires que chez l'homme. De plus, rendre le vagin aseptique, raser et laver la région vulvaire.

Mêmes instruments que chez l'homme. En plus, une valve de Sims très large. On a conseillé aussi d'avoir une sonde de Sims présentant, au lieu d'une cannelure, une longue et étroite fenêtre ; mais des cathéters cannelés ordinaires suffisent.

Position. — Position de l'examen au spéculum, les cuisses fortement repliées sur le tronc.

Mettre le cathéter dans la vessie et déprimer le bas-fond exactement sur la ligne médiane. Déprimer la paroi postérieure du vagin avec la valve de Sims.

Incision. — Reconnaître avec le doigt les deux extrémités de la cannelure du cathéter, ponctionner avec le bistouri la paroi à un centimètre en arrière du col vésical et inciser d'un seul coup sur une étendue de 3 à 4 centimètres. Cette incision doit comprendre toute l'épaisseur de la cloison vésico-vaginale.

Extraction du calcul. — Introduire le doigt dans la cavité vésicale, reconnaître la pierre, qui se présente habituellement d'elle-même, accommoder son plus petit diamètre à l'axe de la plaie et l'extraire à l'aide des tenettes.

Après l'extraction du calcul, on lave soigneusement la vessie avec une solution saturée d'acide borique, si cette cavité est aseptique et avec une solution de nitrate d'argent au millième, à 1 gr. 50 et même 2 gr. pour mille, si elle est infectée, on s'assure que l'hémostase est complète et l'on procède à la réunion *immédiate* de la plaie vaginale. En un mot, on termine l'opération comme s'il s'agissait de la cure d'une fistule vésico-vaginale. Les soins consécutifs sont aussi les mêmes.

CHOIX DE LA MÉTHODE

A SUIVRE

Dans le traitement des calculs vésicaux

Quand on a reconnu l'existence d'un calcul vésical, il faut tout d'abord se demander si l'on doit appliquer le *traitement palliatif* ou recourir de suite au *traitement curatif*.

Si les voies urinaires sont infectées, il faut toujours commencer par soumettre les calculeux au traitement palliatif, à moins qu'il n'y ait urgence à les opérer. Quand l'urine est redevenue aseptique ou à peu près aseptique, il faut alors se hâter, dans l'immense majorité des cas, de recourir au traitement curatif.

L'infection générale ou *fièvre urineuse* nécessite aussi l'usage préalable du traitement palliatif. Parfois cependant, quand il s'agit de la forme chronique, il vaut mieux opérer ces calculeux immédiatement en ayant soin, bien entendu, de prendre les plus grandes précautions antiseptiques. C'est la lithotritie qui est ici l'opération de choix.

Si les voies urinaires sont aseptiques, l'irritation vésicale est en général peu vive. Le repos et l'anesthésie directe de la muqueuse uréthro-vésicale permettent bien vite, en général, d'opérer ces calculeux.

Mais doit-on toujours recourir au traitement curatif? Sir H. Thompson a fait remarquer avec juste raison qu'il est des cas dans lesquels il vaut mieux s'abstenir. Ainsi, à un âge très avancé, au-dessus de 80 ans, l'abstention est souvent préférable. A une période très avancée du cancer ou du tubercule siégeant dans une région autre que l'appareil urinaire, d'une affection cardiaque, du diabète, du mal de Bright, il est également préférable de s'en tenir d'ordinaire au traitement palliatif.

Lorsque les calculs vésicaux compliquent la grossesse, il faut se hâter d'intervenir, car ils peuvent causer des accidents graves, a dit M. Péan, qui ajoute (1) :

« Certains chirurgiens ont cherché à relever et à maintenir la pierre au-dessus du pubis avec la main jusqu'à ce que les parties fœtales fussent engagées. Les autres n'ont pas hésité à la broyer et à l'extraire.

« Chez quatre malades traités par De la Motte, Deschamps, Velpeau et Henri Thomas, le calcul fut enlevé pendant la grossesse. Dans l'observation de Thomas, le calcul, long de 1 pouce 1/2, large d'un pouce, pesait 6 drachmes. Il fut extrait au 4e mois de la grossesse par la taille vestibulaire. La guérison fut complète en 32 jours. La malade accoucha prématurément à 7 mois d'un enfant mort et macéré.

« Chez une autre citée par Hügenberger, la pierre fut extraite par une incision vaginale au 8e mois de la grossesse. Il y eut des accidents septiques au moment de l'enlèvement des sutures. 23 jours après l'opération la mère accoucha d'un enfant vivant, mais 39 jours après elle succombait.

« Chez huit autres malades, on facilita le dégagement de l'enfant. — 2 fois on fit l'extraction de l'enfant avec la main (Villocgley, Arnaud). — 4 fois on appliqua le forceps (Dubois, Richard, Nagel). — 2 fois on perfora le crâne (Threfall, Prichson).

« Dans 7 cas, on enleva la pierre pendant l'accouchement. Lagouche et Levret firent l'extraction par l'urèthre.

(1) Loc. cit.

— Monod et Deumain pratiquèrent 2 fois la taille vaginale. De ces 4 dernières, 3 guérirent, une succomba.

« Une fois Dubois repoussa la pierre avec succès.

« Enfin, sept autres femmes accouchèrent spontanément, mais leurs couches ne furent pas normales : elles présentèrent pour la plupart des accidents graves. Voici la relation succincte de ces 7 observations.

« 1. — Elévation du calcul, qui redescend. Mortification et perforation de la paroi vésicale.

« 2. — Perforation vésico-vaginale. Accouchement de l'enfant avec issue de la pierre. Incontinence persistante d'urine.

« 3. — Fistule vésico-vaginale. Extraction de la pierre par cette fistule.

« 4. — Fistule vésico-vaginale. Enlèvement de la pierre par l'urèthre dilaté.

« 5. — L'obstacle que la pierre oppose à l'accouchement ne peut être levé que par l'ablation par l'urèthre incisé.

« 6. — Fistule vésico-vaginale et issue du calcul.

« 7. — Fausse couche à trois mois. Expulsion par une fistule vésico-vaginale d'une pierre mesurant 5 cent. de longueur, 3 cent. de largeur et 4 cent. d'épaisseur. »

Lorsque le traitement curatif est indiqué, à quelle opération faut-il recourir ? Tous les chirurgiens réellement *compétents* répondent aujourd'hui sans hésiter que la lithotritie est l'opération de choix à pratiquer dans la grande majorité des cas. C'est une opération bien supérieure à la taille, au point de vue du traumatisme produit, de la rapidité de la guérison, de la bénignité des suites opératoires et de la mortalité. On ne peut comparer l'état du malade après la taille à l'état du calculeux qui vient de subir la lithotritie. Tandis que celui-ci a son appareil urinaire intact, puisqu'on a opéré par les voies naturelles, ce qui va lui permettre de reprendre presque immédiatement ses occupations, l'autre a subi au contraire un traumatisme sérieux de la vessie et des régions voisines, traumatisme qui expose toujours l'opéré à des accidents graves, parfois mortels, et dont la guérison exige un temps assez long. De plus, on sait tous les ennuis que le mauvais fonctionment des tubes et des sondes à demeure cause habituellement à ces opérés, dont la plupart sont presque constamment souillés par l'urine. Mais tout ceci est tellement évident qu'il est inutile d'insister sur la supériorité de la lithotritie sur la taille dans le traitement des calculs vésicaux.

On a dit que la lithotritie est une opération délicate qui n'est pas à la portée de tous les chirurgiens, qu'elle doit être réservée à un certain nombre, « d'artistes ». C'est exact, quoique exagéré. Mais c'est là une remarque applicable à toutes les véritables spécialités chirurgicales. Les difficultés dont on parle sont l'une des principales raisons d'être de ces spécialités. L'iridectomie aussi est une opération délicate, difficile, mais on ne peut pas dire que c'est une mauvaise opération. La chirurgie des voies urinaires, comme la chirurgie oculaire, présente incontestablement des difficultés spéciales ; elle exige de la part de l'opérateur certaines qualités chirurgicales qui ne s'acquièrent pas toujours. Mais, je le répète, tout ceci ne prouve nullement que la lithotritie n'est pas supérieure à la taille.

Quant aux récidives du calcul, d'ailleurs bien moins fréquentes qu'on ne l'a dit, on les observe aussi bien après la taille qu'après la lithotritie, parce qu'elles sont habituellement dues soit à la lithiase urinaire, soit à la persistance de la cystite ou à une nouvelle infection de la vessie.

Mais la lithotritie présente certaines contre-indications, qu'il faut maintenant énumérer.

La *dureté excessive* du calcul, quel que soit son volume, doit être tout d'abord signalée. Si la pierre résiste aux manœuvres qui ont été indiquées, il ne faut pas insister. On retire le lithotriteur et l'on pratique la taille.

Le *volume exagéré* du calcul est encore une contre-indication admise par tous les chirurgiens compétents. Bien que l'on soit arrivé à broyer et à évacuer en une seule séance des calculs de 5 à 6 centimètres et pesant 50, 70, 80 grammes et plus, il est en général préférable dans ces cas de recourir à la taille. Quand la pierre est un peu dure, il faut reconnaître qu'au delà de 4 centimètres le broiement et l'évacuation représentent une opération laborieuse. Certains calculs bien plus volumineux, mais mous, rendent la lithotritie moins pénible. Il faut encore tenir compte de l'habileté et de l'expérience de l'opérateur. Il est donc assez difficile de préciser d'une façon absolue la contre-indication due au volume exagéré du calcul.

L'*hypertrophie de la prostate* ne contre-indique aujourd'hui la lithotritie que lorsqu'elle rend le cathétérisme difficile ou impossible. Grâce à l'aspiration, l'évacuation des fragments, quand on peut pratiquer la lithotritie, est réalisée en effet chez ces malades comme chez les autres calculeux.

Les *rétrécissements de l'urèthre* contre-indiquent bien rarement la lithotritie. Ainsi que je l'ai dit, j'ai montré que dans ces cas la préparation du canal est possible actuellement sans déterminer d'accidents si l'on fait une antisepsie directe et rigoureuse des voies urinaires inférieures et si l'on pratique l'anesthésie directe de la muqueuse uréthro-vésicale.

La *cystite* ne contre-indique la lithotritie que si elle est très intense et qu'il y ait en même temps urgence à intervenir ; mais ces cas sont bien rares. Aujourd'hui, on peut employer presque toujours le traitement palliatif, puis pratiquer la lithotritie dans de bonnes conditions.

Chez la femme, si le diamètre du calcul ne dépasse pas un centimètre et demi, on doit tenter, à partir de 16 à 18 ans, l'extraction de la pierre entière après *dilatation de l'urèthre*. Si le calcul est plus volumineux, il faut recourir à la lithotritie.

Chez les enfants, c'est-à-dire entre un et 12 ou 14 ans (Thompson), on ne pratique guère encore aujourd'hui la lithotritie, à moins que le calcul ne soit très petit. On préfère recourir à la taille. La lithotritie a cependant donné d'excellents résultats chez des petites filles.

Ainsi qu'il a été dit, c'est presque toujours la lithotritie rapide, en une seule séance, que l'on pratique aujourd'hui. Les indications de la lithotritie à courtes séances, suivant l'ancien procédé, sont rares ; mais il arrive encore assez fréquemment que, tout en employant le procédé habituel, on soit obligé de faire plusieurs séances de lithotritie pour débarrasser complétement la cavité vésicale des calculs ou des fragments de calcul qu'elle contient. C'est surtout chez les prostatiques atteints de rétention habituelle et de cystite, chez les calculeux phosphatiques, a dit M. Guyon, que l'on est obligé d'agir ainsi. Quand la vessie de ces malades est très sensible, ajoute cet auteur, quels que soient d'ailleurs le volume et le nombre de leurs pierres, il faut faire dans une première séance tout ce qu'il est possible au point de vue du broiement et de l'évacuation et faire autant de séances ultérieures qu'il est nécessaire.

D'un autre côté, il ne faut pas oublier que le traitement palliatif permet aujourd'hui, dans presque dans tous ces cas, de faire disparaître cette sensibilité exagérée de la muqueuse vésicale et de pratiquer la lithotritie en une seule séance.

Lorsque des difficultés prolongent trop la première séance, on a aussi conseillé de cesser le chloroforme et de remettre à des séances ultérieures le broiement et l'évacuation des calculs ou des fragments qui restent dans la vessie.

Enfin, quand on ne peut pas employer le chloroforme, mais seulement l'anesthésie directe de la muqueuse uré-thro-vésicale, on est parfois obligé de recourir exclusivement chez ces calculeux à l'ancien procédé de la lithotritie à courtes séances.

Quand faut-il employer la taille? On doit y recourir toutes les fois que le traitement curatif est indiqué et que la lithotritie ne peut pas être pratiquée ou ne pourrait l'être que dans de mauvaises conditions. Chez la femme, il faut ajouter que le calcul doit avoir plus d'un centimètre et demi de diamètre, parce qu'une pierre plus petite peut en général être facilement extraite en entier après la simple dilatation de l'urèthre.

Lorsque la taille est indiquée, quel procédé faut-il employer? Quand le calcul est très gros ou emprisonné dans une loge située sur le plan antéro-supérieur, lorsque l'urèthre est tellement déformé qu'il y a impossibilité de faire parvenir un conducteur dans la vessie, la taille hypogastrique est seule possible. Il en est de même dans certains cas de rétrécissement du détroit inférieur du bassin consécutif au rachitisme (Thompson) ou au traumatisme : le rapprochement des limites osseuses de la région peut alors être tel qu'un calcul même de moyen volume ne puisse les franchir après une incision périnéale.

Dans les autres cas, on admet généralement aujourd'hui que c'est encore la taille hypogastrique qui est le procédé de choix auquel il faut recourir. Elle expose ordinairement à moins d'accidents que la taille périnéale, elle permet de meilleures manœuvres intra-vésicales et elle n'entraîne à sa suite ni l'incontinence d'urine, ni l'impuissance ou la stérilité, qui, après la taille périnéale, résulte parfois de l'oblitération après section des conduits éjaculateurs. Enfin, la taille hypogastrique abrège, en général, la durée du séjour au lit.

La taille périnéale présente néanmoins quelques indications. Lorsque la vessie possède une très petite capacité, par exemple à la suite d'une cystite interstitielle; dans les cas urgents où il existe une cystite muqueuse intense; quand on soupçonne que le péritoine descend très bas, il vaut mieux employer la taille périnéale que la taille hypogastrique.

Chez la femme, quand la taille est indiquée, il faut pratiquer la taille hypogastrique si le calcul est très volumineux et dans les autres cas la taille vésico-vaginale.

Chez les enfants des deux sexes, on pratique presque toujours aujourd'hui la taille hypogastrique. On a vu que ce procédé suivi de la suture immédiate de la plaie vésicale et de la plaie de la paroi abdominale, sans sonde à demeure, a même donné d'excellents et brillants résultats.

Chez les petits garçons, certains auteurs conseillent encore cependant la taille périnéale, bien que la section et l'oblitération de l'un ou des deux conduits éjaculateurs soient à craindre.

Quel procédé de taille périnéale faut-il employer? Chez les enfants, quand on a recours à la taille périnéale, on pratique généralement la taille latéralisée. En Angleterre, on a encore recours assez souvent, paraît-il, à ce procédé chez l'adulte; mais dans les autres pays, surtout en France, on emploie presque toujours actuellement chez l'adulte la taille prérectale.

Telle est aujourd'hui la conduite à tenir dans le traitement des calculs vésicaux.

CHAPITRE V

CORPS ÉTRANGERS DE LA VESSIE

L'étude de ces corps étrangers a été faite en grande partie lorsque je me suis occupé des corps étrangers de l'urèthre (1). C'est en effet par le canal uréthral que la plupart des corps étrangers pénètrent dans la vessie et ceux qui sont introduits directement dans cette cavité pénètrent assez souvent dans l'urèthre, où ils peuvent être arrêtés soit par un rétrécissement, soit par l'étroitesse relative de la région. J'ai dit aussi dans ce chapitre un mot de la *pilimiction* ainsi que de la matière sébacée et des débris osseux dus à un kyste dermoïde.

Certains auteurs ont classé les corps étrangers de la vessie de la façon suivante :

1° Flexibles, mous ou de petit volume ;

2° Longs, mais friables ;

3° Longs et résistants.

La *position dans la vessie* de ces corps étrangers est variable. Ceux des deux premiers groupes obéissent à l'action de la pesanteur ou se placent dans une situation quelconque. Quelques-uns flottent dans la vessie ou gardent une grande mobilité. Les corps creux, les bouts de sonde, par exemple, occupent presque toujours le fond. Ceux de la troisième catégorie, longs de 6 à 9 centimètres et à extrémités mousses, se placent *transversalement* et près du col (Henriet) parce que le diamètre transversal de la vessie est seul constant.

Une tige de plus de 9 centimètres ne peut pénétrer que lorsque le réservoir urinaire est distendu. Elle conserve

(1) Tome I, page 264.

ensuite une direction verticale ou oblique ou reste dans le diamètre antéro-postérieur.

Pendant leur séjour dans la vessie, les corps étrangers mous et flexibles se pelotonnent et se nouent (Guyon).

Les corps étrangers arc-boutés contre les parois vésicales peuvent produire une ulcération à leurs extrémités et quelquefois même perforer ces parois.

L'infection de la vessie est à peu près constante. Aussi la cystite est-elle très fréquente chez ces malades, surtout quand le corps étranger est offensif ou qu'il produit de la rétention.

Tous les auteurs insistent sur ce fait qu'au bout de peu de temps le corps étranger, quel qu'il soit, s'incruste de phosphates, surtout de phosphate ammoniaco-magnésien. Les objets de fer et de fonte s'incrustent plus facilement, dit-on, que ceux de plomb et s'ils sont allongés tous ces corps deviennent fusiformes par suite du revêtement phosphatique. Mais la rapidité avec laquelle se dépose la couche phosphatique dépend surtout de l'infection vésicale. Dans les cas de catarrhe de la vessie, ces calculs secondaires se forment quelquefois avec une très grande rapidité.

Il s'agit parfois d'une véritable pétrification (Lavaux). Dans le cas publié en 1891 (1), c'était un rétréci qui avait pratiqué le cathétérisme avec une jeune pousse d'arbre. Celle-ci se brisa dans le canal et le fragment postérieur pénétra dans la vessie, où il séjourna assez longtemps pour présenter les caractères qui viennent d'être rappelés. Ce corps étranger se trouve au musée de ma clinique.

Symptômes. — Certains corps étrangers de la vessie, disent les auteurs, peuvent rester plusieurs années dans

______

(1) *Chirurgie contemporaine des org. gén.-urin.*, décembre 1891.

cotte cavité sans donner lieu à aucun trouble ; mais en général, ajoutent-ils, au bout d'un temps plus ou moins long, apparaissent des signes fonctionnels analogues à ceux des calculs. C'est exact, seulement il me semble que ces cas sont plus rares qu'on ne l'a dit. Je répète que l'infection de la vessie est la règle et que la cystite, une cystite tenace, souvent très douloureuse, comme la cystite calculeuse, est fréquente. Dans le cas que je viens de rappeler, il y avait des crises de ténesme vésical extrêmement douloureuses.

Marche. — Durée. — Terminaison. — L'expulsion spontanée des corps étrangers de la vessie est assez fréquente. On l'aurait notée 28 fois sur 87 corps étrangers d'origine traumatique : morceau d'étoffe, épingle, bougie conductrice, etc..., corps ayant subi parfois l'incrustation phosphatique. Mais il n'est pas rare de voir ces corps s'arrêter dans le canal et produire les accidents qui ont été indiqués lorsque j'ai décrit les corps étrangers de l'urèthre.

Dans d'autres cas, les contractions violentes du muscle vésical sur un corps offensif produisent une ulcération, puis une perforation des parois de la vessie et le corps étranger est expulsé, au bout d'un temps plus ou moins long, par cette voie artificielle.

Enfin, chez la plupart des malades, le corps étranger reste dans la vessie, où il devient habituellement très vite le noyau d'un calcul secondaire, et la marche de l'affection ne diffère pas de celle qui a été indiquée dans le chapitre précédent. Si l'on ne s'empresse pas d'intervenir, on ne tarde pas, en général, à voir survenir des accidents douloureux et infectieux graves et les malades succombent.

Si l'on intervient, au contraire, la guérison est habituellement obtenue comme dans les autres variétés de calculs vésicaux.

Diagnostic. — Les commémoratifs, ainsi qu'on l'a fait remarquer, ont une grande importance pour le diagnostic; mais il ne faut pas croire qu'il est toujours facile d'obtenir ces renseignements. Certains malades cachent soigneusement au contraire la cause de leurs souffrances. Il serait bon pourtant de connaître la nature, la longueur et la consistance du corps étranger.

Le diagnostic ne peut être fait que par l'exploration de la vessie, qui doit être pratiquée avec beaucoup de prudence et beaucoup de douceur, car les mouvements imprimés à un corps offensif peuvent être dangereux pour les parois vésicales. Elle doit toujours être précédée de l'exploration de l'urèthre. L'explorateur ordinaire doit être remplacé, quand il s'agit d'un corps mou, par un petit lithotriteur à mors plats. On a même construit des explorateurs spéciaux ayant la forme d'un lithotriteur: quand le corps étranger, si mince qu'il soit, empêche la fermeture exacte de l'instrument, une petite pédale met en mouvement une sonnerie à trembleur. Mais ces instruments peuvent faire commettre une erreur de diagnostic. Il est habituellement préférable de pratiquer cette exploration comme s'il s'agissait de la recherche d'un calcul.

La *cystoscopie* a rendu parfois de réels services pour diagnostiquer de petits corps étrangers de la vessie, des épingles à cheveux et des corps mous par exemple.

Pronostic. — Le pronostic des corps étrangers de la vessie est presque toujours grave. Il varie cependant beaucoup suivant la nature, le volume, la consistance du corps étranger, avec la possibilité de son extraction par les voies naturelles ou la nécessité d'une opération sanglante, avec l'état antérieur des voies urinaires, les complications, etc... Le pronostic est très grave quand il y a perforation des parois vésicales et que la vessie est infectée. Chez la femme, quand c'est la paroi vésico-vaginale qui est intéressée, le pronostic présente cependant moins de gravité.

L'expulsion spontanée est également suivie parfois d'accidents graves quand les voies urinaires inférieures sont infectées, soit que le corps étranger s'arrête dans l'urèthre, soit qu'il produise un traumatisme de cet organe pendant son expulsion.

L'*infection* aggrave donc considérablement le pronostic des corps étrangers de la vessie.

Traitement. — Il ne faut pas trop compter en général sur l'*expulsion spontanée* des corps étrangers de la vessie. Certains auteurs ont cependant conseillé de dilater au besoin l'urèthre et d'attendre quelques jours. Mais ils reconnaissent que les succès sont rares, et je répète que cette expulsion présente des dangers, lorsque les voies urinaires sont infectées, si le corps étranger produit une lésion des parois du canal uréthral. Il faut donc avoir soin de rendre la cavité uréthro-vésicale aseptique tout en facilitant l'expulsion spontanée du corps étranger.

L'*extraction par les voies naturelles* est le procédé ordinairement employé ; mais les moyens auxquels on a recours varient suivant les cas. Si le corps est petit (perles, grains de plomb, etc...), on fait usage de l'aspirateur comme après le broiement d'un calcul. Lorsqu'il est friable et que les fragments ne sont pas de nature à blesser les parois vésicales, quand il s'agit d'un morceau de craie par exemple, on peut essayer de l'écraser avec un lithotriteur et faire ensuite l'aspiration. Certains bouts de sonde incrustés de phosphates peuvent être broyés et évacués de la même façon.

Quand il s'agit d'un morceau de verre et même d'une esquille osseuse, on doit au contraire renoncer à ce moyen et pratiquer la taille.

Pour la plupart des autres corps étrangers, on se sert habituellement d'un lithotriteur à mors plats. Si l'on échoue, on a conseillé de recourir à divers instruments spéciaux. Si le corps étranger peut être plié, on emploie un *plicateur*. S'il s'agit d'un objet allongé : morceau de bois, crayon, porte-plume, comme il est en général placé transversalement, on peut essayer de le sectionner avec le sécateur de Civiale ou celui de Caudmont, ce qui en facilite l'extraction ; mais aujourd'hui on préfère recourir à la taille.

On a essayé aussi d'extraire ces corps étrangers en entier en les faisant basculer et l'on a imaginé pour obtenir ce résultat des instruments ingénieux appelés *redresseurs* ou *basculeurs*. Mais que l'on emploie l'un de ces instruments ou un lithotriteur, il faut toujours arriver à saisir le corps étranger par l'une de ses extrémités. Il faut donc, la prise étant faite sur un point quelconque, ramener le corps étranger vers le col vésical, desserrer un peu les mors de l'instrument et tirer soigneusement à soi : le corps étranger glisse tout en étant saisi. Une fois qu'on le tient par l'une de ses extrémités, on serre de nouveau les mors et on tente l'extraction (Caudmont). Le toucher rectal chez l'homme et le toucher vaginal chez la femme peuvent favoriser le redressement et l'extraction de ces corps étrangers.

Pour extraire les épingles à cheveux, le crochet mousse enroulé de Collin peut rendre des services.

On conseille généralement de ne pas faire d'injections intra-vésicales, parce que celles-ci rendraient, dit-on, la préhension plus difficile en éloignant le corps étranger du col de la vessie.

Quand il existe des inscrustations phosphatiques, on a conseillé *d'opérer en deux temps*. On s'attaque d'abord au calcul par la *lithotritie*, puis on procède à l'*extraction* du corps étranger dépouillé de ses concrétions et ramené par suite à ses conditions premières (Guyon). Mais il est des cas dans lesquels ces procédés ne sont guère applicables, parce que le corps étranger est trop friable. On peut alors broyer le tout et recourir à l'aspiration ; mais l'évacuation n'est pas toujours facilement obtenue. Dans le cas que j'ai publié, j'avais employé le procédé suivant, qui m'avait donné un excellent résultat, bien que le malade fût atteint en même temps d'un rétrécissement de l'urèthre. J'avais morcelé avec le litho-explorateur de M. Mathieu le corps étranger, j'avais comprimé fortement chaque fragment entre les mors de l'instrument et j'en avais pratiqué l'extraction.

Quand le corps étranger devenu le centre d'un calcul est métallique, M. Guyon conseille actuellement de faire la taille.

Quel que soit le procédé employé, il faut prendre après l'extraction du corps étranger les mêmes précautions antiseptiques qu'après la lithotritie.

L'extraction par une voie artificielle est parfois la seule possible. Certains auteurs conseillent aujourd'hui de toujours recourir dans ces cas à la taille hypogastrique. Cependant, quand il s'agit de corps étrangers petits, non offensifs, la boutonnière périnéale est habituellement suffisante.

Chez la femme, il suffit, en général, de recourir à la *dilatation forcée de l'urèthre et du col vésical* pratiquée sous le chloroforme, pour extraire les corps étrangers de la vessie.

Je dois mentionner en terminant l'extraction des corps étrangers de la vessie chez l'homme et surtout chez la femme à l'aide de la cystoscopie et de la pince endoscopique. C'est un procédé qui a déjà rendu dans certains cas de réels services pour reconnaître et extraire de petits corps étrangers, des épingles à cheveux par exemple. On devra toujours y recourir chez la femme avant de pratiquer l'extraction par une voie artificielle.

CHAPITRE VI

TUMEURS DE LA VESSIE

Les tumeurs de la vessie sont connues depuis plusieurs siècles ; mais c'est à Civiale que l'on doit la première étude importante sur l'ensemble de la pathologie de ces tumeurs. Civiale a donné une description macroscopique très exacte des tumeurs de la vessie, qu'il a distinguées nettement de celles de la prostate. La distinction qu'il a établie entre le cancer vésical et le fongus, « tumeur bénigne dont la guérison peut être obtenue par une intervention chirurgicale », mérite également d'être notée, bien qu'elle ne soit pas absolument exacte. Il a aussi insisté sur la transformation possible d'une tumeur primitivement bénigne en tumeur maligne, question qui a été soulevée de nouveau il y a quelques années et qui n'est pas encore complétement élucidée.

Depuis vingt ans, de nombreux travaux ont été publiés sur les tumeurs de la vessie par Billroth, Volkmann, sir H. Thompson, Simon (d'Heidelberg), Guyon, Ultzmann et beaucoup d'autres auteurs, dont les principaux seront cités dans le cours de la description. Cependant bien des points sont encore obscurs dans l'histoire clinique de cette affection de la vessie. Aussi est-on toujours obligé de confondre les tumeurs bénignes et malignes dans une description commune.

Etiologie. — Les causes qui président à la formation des néoplasmes vésicaux ne sont pas mieux connues que celles des tumeurs des autres organes et leur *pathogénie* est toujours un mystère. Les maladies antérieures de la vessie et de l'urèthre ne paraissent avoir aucune influence sur la production des tumeurs vésicales (Guyon). Cependant d'autres auteurs admettent qu'une *cause irritative extérieure* quelconque peut, chez un sujet dont les cellules ont une prédisposition spéciale à proliférer, être le point de départ de l'apparition d'une tumeur vésicale.

Les tumeurs de la vessie représentent 3 p. 100 environ des affections des voies urinaires (Ultzmann), même près de 4 p. 100 suivant d'autres auteurs. C'est donc néanmoins une affection heureusement assez rare.

Les néoplasmes vésicaux sont beaucoup plus fréquents chez l'homme que chez la femme. Féré, dans sa statistique, indique 110 hommes pour 28 femmes. Les dernières statistiques ont confirmé ce fait. On aurait même trouvé 14 p. 100 seulement de femmes atteintes de cette affection.

Les tumeurs de la vessie peuvent s'observer à tous les âges, mais elles sont rares dans l'enfance et même avant 20 ans. C'est de 50 à 60 ans qu'elles sont le plus fréquentes dans les deux sexes. Chez l'homme, elles sont également fréquentes de 60 à 70 ans et elles ne sont point rares dans les deux sexes de 20 à 40 ans.

Anatomie pathologique. — Il existe fréquemment plusieurs tumeurs (deux, trois, quatre) dans la vessie d'un même sujet : on a estimé à 25 0/0 et même à 40 0/0 (Fenwick) le nombre des malades atteints de ces tumeurs multiples. Quelquefois on en trouve un très grand nombre disséminées sur toute la surface de la muqueuse. J'en ai montré un exemple remarquable aux élèves qui suivaient mon cours en 1890. (Un cas de cancer villeux ou *maladie villeuse* des auteurs anglais). Le plus souvent cependant il n'existe qu'une tumeur vésicale.

Le *siège* des tumeurs de la vessie doit être bien connu. C'est là en effet une question importante au point de vue du traitement de cette affection. Tous les auteurs reconnaissent que ces tumeurs occupent presque toujours la moitié inférieure du réservoir urinaire. C'est la face postérieure et la base qui en sont le siège le plus fréquent. Il faut ajouter que plus de la moitié des tumeurs épithéliales sont implantées dans le voisinage immédiat des orifices urétéraux et parfois sur le bord même de ces orifices.

Le col et le trigone seraient moins fréquemment envahis qu'on ne l'a cru.

La paroi antérieure, rarement atteinte seule, serait assez fréquemment envahie en même temps qu'une région voisine ou dans les cas de néoplasmes vésicaux multiples.

Le sommet est rarement atteint. J'en ai montré un cas; il fait partie de la collection des pièces anatomo-pathologiques qui sont à ma clinique. Cette tumeur est unique : les autres parties de la paroi vésicale sont saines.

La surface des tumeurs de la vessie est tantôt lisse, unie, tantôt framboisée ou *villeuse*; mais il faut bien dire que presque toutes ces tumeurs ont une tendance à se présenter sous ce dernier aspect.

La *forme* des néoplasmes vésicaux est très variable. Les auteurs admettent à ce point de vue la classification suivante :

34

1° Tumeurs implantées
{ pédiculées.
{ sessiles.

2° Tumeurs infiltrées
{ saillantes dans la cavité vé-
{ sicale.
{ non saillantes.

Les *tumeurs pédiculées* sont de beaucoup les plus fréquentes des tumeurs vésicales, mais elles n'existent pas toujours seules ; elles sont souvent accompagnées chez le même sujet de néoplasmes sessiles ou infiltrés.

Presque toutes les tumeurs bénignes présentent une forme pédiculée ; mais beaucoup de néoplasmes pédiculés sont aussi des épithéliomes.

La base d'implantation n'est pas en général très large ; mais il est assez rare que la pédiculisation soit assez prononcée pour que la tumeur jouisse d'une certaine mobilité. C'est à peine une fois sur six ou sept que les tumeurs « se rattachent à la paroi de la vessie par un pédicule étroit et ressemblant plus ou moins, comme configuration, à une figue », a dit sir H. Thompson.

Parfois le pédicule est au contraire long de 3 à 4 centimètres et son extrémité terminale s'élargit en forme de massue arrondie.

Ces tumeurs sont habituellement implantées sur la muqueuse, qui glisse en général facilement sur la musculeuse. Aussi lorsqu'on tire sur la tumeur et que l'on coupe à la base le pédicule, la section porte-t-elle souvent sur la muqueuse elle-même et non sur le vrai pédicule.

Les *tumeurs sessiles* vraies n'offrant aucune trace de resserrement à leur point d'implantation sont rares. Elles sont profondément implantées. Ce sont presque toujours des épithéliomas. Les couches sous-jacentes à la muqueuse sont ordinairement envahies.

Les *tumeurs infiltrées saillantes dans la vessie* sont très fréquentes et souvent fort étendues. Il n'est même point rare de les voir englober presque tout le réservoir urinaire. Ces tumeurs sont toujours malignes dans leur évolution; presque toutes sont des épithéliomas, qui envahissent en général toutes les couches de la paroi vésicale et parfois même les tissus voisins.

Les *tumeurs infiltrées ne faisant pas saillie dans la cavité vésicale* sont bien plus rares que les précédentes. Petites, limitées dans certains cas, le plus souvent fort étendues, elles apparaissent mamelonnées, bosselées et irrégulières, fronçant à leur niveau la surface muqueuse ou bien sous la forme de tumeurs ulcérées à bords surélevés, à surface grenue, irrégulière. On leur a donné le nom de tumeurs cancroïdales à cause de leur ressemblance macroscopique avec les cancroïdes de la peau (Albarran). Ce sont des épithéliomas.

Mais l'*infiltration macroscopique* des parois vésicales n'est pas la seule que l'on observe; il faut encore citer l'*infiltration larvée* (Guyon), que l'on ne peut reconnaître qu'avec le secours du microscope et qui joue un si grand rôle dans la récidive de la plupart des néoplasmes vésicaux opérés. Les cellules d'un épithélioma s'infiltrent, en suivant les traînées du tissu conjonctif, dans les couches sous-jacentes à la muqueuse.

Il est à noter que cette infiltration larvée peut exister même dans les cas où la tumeur est pédiculée. L'infiltration néoplasique est donc très fréquente. C'est là un fait important à retenir au point de vue du traitement des tumeurs de la vessie.

Le *volume* des néoplasmes vésicaux est très variable. Les uns atteignent le volume d'un œuf de dinde, d'une orange, tandis qu'il en est qui ne dépassent pas les dimensions d'un pois. Quelques-unes, ainsi que je l'ai dit, sont constituées par un long et mince pédicule un peu renflé à son extrémité terminale. Civiale en a cité plusieurs

exemples. Dans l'un de ces cas, la tumeur, de la grosseur
d'une cerise, était attachée par un long et très mince pédicule.

La *consistance* des tumeurs vésicales est ordinairement
faible. La plupart sont même extrêmement friables. Aussi
peut-on souvent les détruire avec l'ongle ou des instruments de raclage.

Je répète que les *villosités vasculaires* sont fréquentes
sur toutes les variétés de tumeurs de la vessie et qu'elles
peuvent donner lieu aux hématuries que l'on observe si
souvent dans le cours des néoplasmes vésicaux.

L'ulcération des tumeurs vésicales est rare, au contraire, même dans les variétés les plus malignes. J'y reviendrai.

L'*absence habituelle de généralisation* (1) et la *rareté de
la propagation* des néoplasmes vésicaux aux tissus voisins méritent une mention toute spéciale. Les auteurs ont
beaucoup insisté sur ces faits. Cependant le Dr Albarran,
dans le chapitre, assez confus il est vrai, qu'il a consacré
à cette question, dit que « si l'on n'a pas trouvé les ganglions engorgés dans les cystites et dans le cancer de la
vessie, c'est peut-être qu'on ne s'est pas donné assez de
peine pour les chercher, car pour mon compte, ajoute-t-il,
je les ai presque toujours rencontrés ». Mais plus loin cet
auteur dit qu'il n'a trouvé des ganglions cancéreux que
11 fois sur 17 cas de cancers de la vessie ; il reconnaît que
la prostate, les vésicules séminales, l'urèthre, les uretères
même, le péritoine, l'intestin, le tissu cellulaire du bassin, le pubis et, chez la femme, le vagin, sont bien rarement envahis ; il admet que « les faits de généralisation
sont rares dans le cancer de la vessie », et il termine en
disant qu'il « est incontestable que ces propagations sont

(1) J'ai trouvé chez un malade atteint d'un cancer vésical une tumeur
cérébrale.

discrètes. En clinique, ajoute-t-il, ces néoplasmes paraissent presque toujours vivre et évoluer sur place et il est très rare de rencontrer à l'autopsie d'énormes masses ganglionnaires.. »

Pour expliquer ces faits, on a invoqué l'absence de lymphatiques dans les parois vésicales, le mode de développement des tumeurs de la vessie et le mécanisme de la mort chez les malades qui sont atteints de cette affection.

Mais si les lymphatiques de la vessie sont niés par M. Sappey, il sont au contraire admis par un assez grand nombre d'auteurs, entre autres par Cruveilhier, Hoggan, Luschka, Englisch, Stöhr. Albarran aurait vu les lymphatiques de la muqueuse vésicale chez une fillette de 16 mois, dont *il avait fait l'autopsie* « trois quarts d'heure après la mort », ce qui est monstrueux, soit dit en passant.

D'autre part, on a dit que les malades meurent fréquemment d'*infection urinaire* avant que le cancer de la vessie ait évolué. Mais on arrive souvent aujourd'hui à éviter ces accidents infectieux mortels, à faire vivre ces malades des années, alors même que les lésions vésicales sont considérables, et pourtant les faits de généralisation sont rares. Du reste, une autre question se pose : pourquoi l'évolution des cancers de la vessie est-elle si lente?

On répond à cela que la tumeur est d'abord bénigne, puis qu'elle se transforme en tumeur maligne et que c'est à partir de ce moment que l'évolution du néoplasme devient rapide. D'abord, c'est là une simple hypothèse. En second lieu, cette évolution n'est pas rapide du tout dans la majorité des cas, *si l'on a soin de ne pas opérer ces malades*. C'est en effet à la suite d'une intervention chirurgicale que l'on constate habituellement cette marche rapide de l'affection. Le malade dont j'ai parlé dans la communication que j'ai faite, en 1891, à l'Académie de médecine, sur les tumeurs de la vessie et que j'ai cité bien souvent depuis cette époque, vit toujours. Dans trois mois et quelques jours il y aura *cinq ans* que ce néoplasique présentait l'état local grave que j'ai décrit à cette époque.

Il faut donc insister sur ces faits de *propagations* « discrètes », c'est-à-dire *rares*, sur la *généralisation exceptionnelle*, sur l'*évolution lente* des néoplasmes vésicaux, alors même qu'il s'agit de tumeurs manifestement malignes, et reconnaître que nous n'en connaissons pas les causes.

La *multiplicité* fréquente des tumeurs de la vessie chez le même sujet mérite également d'être retenue ; mais l'hypothèse de la *propagation par contact*, de la *greffe épithéliale*, ingénieuse sans doute, n'est qu'une hypothèse. L'*infiltration néoplasique* est si fréquente, même dans les cas où le néoplasme paraît bénin, que l'on ne peut s'empêcher de faire remarquer que l'hypothèse en question est bien superflue pour expliquer la multiplicité des tumeurs de la vessie chez un seul individu.

Variétés histologiques. — Non seulement il est en général impossible de déduire la constitution histologique d'une tumeur vésicale de l'apparence qu'elle présente à l'œil nu, mais l'histologie même est impuissante à elle seule à définir le pronostic de cette tumeur. « Même en limitant à l'envahissement des tissus et à la récidive la caractéristique des tumeurs malignes, l'exament histologique seul, dit le Dr Albarran, ne peut nous donner les éléments de la solution... En clinique, ce qu'il faut dire, c'est que toute tumeur vésicale est maligne ou peut le devenir. »

Cet aveu mérite d'être noté ; il montre le peu d'intérêt que présente en général l'étude microscopique des tumeurs de la vessie au point de vue pratique. Aussi serai-je bref sur ce sujet. Je donnerai cependant le tableau de l'auteur que je viens de citer, bien qu'il soit basé sur une simple hypothèse, la spécificité cellulaire, que le Dr Bard, de Lyon, défendait encore récemment au Congrès français de chirurgie avec beaucoup de talent.

Tumeurs nées de l'épithélium

- Groupe vésical adulte
  - Groupe atavique. Type allantoïdien (Papillomes)
  - Type de revêtement commun (Papillomes)
  - Type de revêtement à cellules claires (Papillomes)
  - Type glandulaire (kystes, adénomes).
- Groupe atypique. Epithélioma
  - 1° Lobulé ou tubulé
  - 2° Cylindrome
  - 3° Carcinoïde
  - 4° Réticulé
  - 5° Myo-Epithéliome

Tumeurs nées du tissu conjonctif

- Groupe atavique
  - Sarcome
  - Myxome
  - Fibro-myxome
- Groupe adulte ... Fibrome

Annexe aux tumeurs conjonctives. Angiomes

Tumeurs nées du tissu musculaire

- Groupe atavique.
- Groupe adulte. Myôme adulte

Tumeurs hétérotopiques

- Kystes dermoïdes
- Epithéliomas cornés
- Chondrome
- Rhabdomyômes

Appendice .... Kystes hydatiques.

Je ferai d'abord remarquer que les kystes hydatiques doivent être éliminés. Il s'agit là d'une affection absolument différente de celle que l'on désigne ordinairement sous le nom de tumeurs vésicales. D'ailleurs, il n'en existe qu'une observation probante. Dans presque tous les autres cas cités, il s'agit très probablement de kystes hydatiques développés dans le tissu cellulaire périvésical, surtout dans le tissu cellulaire sous-péritonéal situé entre

la vessie et le rectum et qui peuvent s'ouvrir dans la
cavité vésicale.

J'en dirai autant de certains kystes séreux volumineux.
Ce sont des kystes rétro-vésicaux, que English croit développés aux dépens des débris embryonnaires des conduits de Müller et de l'organe de Wolff.

Les vrais kystes de la vessie sont très rares, petits et
multiples. Klebs leur a donné le nom d'herpès de la vessie. Limbeck a dit qu'ils ont parfois l'apparence des œufs
de caviar et Litten, dans un cas, les a comparés aussi à
des œufs de poisson. Dans certains cas, ils atteignent la
grosseur d'un petit pois et semblent se pédiculiser ; mais
leur volume est ordinairement celui d'une tête d'épingle,
d'un grain de plomb.

Ces kystes s'étendent parfois à presque toute la surface
de la vessie. Dans d'autres cas, on en rencontre quelques-
uns au niveau du trigone et du bas-fond, souvent dans
l'intérieur des uretères et même au niveau du bassinet.

Dans un cas, que j'ai publié en 1892 (1), de petites tumeurs que l'on pouvait comparer à des œufs de poisson,
siégeaient au niveau de l'urèthre postérieur et du col
vésical, mais l'examen histologique montra qu'il s'agissait très probablement d'un adénome (Lavaux et M. Nicolle). « Ces tumeurs étaient composées essentiellement
« de cavités revêtues d'épithélium cylindrique typique »
(M. Nicolle). Ce malade, opéré le 9 juillet 1891 (Péan et
Lavaux), n'a plus eu de rétention d'urine et actuellement
il va encore très bien.

Parmi les tumeurs de la vessie, la variété de beaucoup
la plus fréquente est l'*épithélioma*. Les *papillomes* sont
également très fréquents, mais on se demande aujourd'hui
si beaucoup de tumeurs vésicales considérées autrefois

(1) *Chirurgie contemporaine des org. gén.-urinaires*, mars 1892.

comme des papillomes n'étaient pas de véritables épithéliomas. Je reviendrai sur cette question à propos des lésions secondaires des tumeurs vésicales.

Le *sarcome* est une variété rare.

Le *myxome* est fort rare. Comme la variété précédente, on l'observe surtout chez l'enfant. Il en serait de même du *fibro-myxome* et du *myxo-sarcome*. Ces variétés de tumeurs ont ordinairement une évolution rapide. Elles sont plus fréquentes chez l'enfant que les tumeurs épithéliales.

Toutes les autres variétés sont très rares. Les *angiomes* et les kystes dermoïdes, par exemple, sont même exceptionnels.

Lésions secondaires. — Ces lésions ont pour siège la tumeur vésicale elle-même, la vessie et les voies urinaires supérieures.

Les lésions secondaires que l'on aurait notées au niveau des tumeurs sont : la dégénérescence graisseuse ou granulo-graisseuse, la dégénérescence colloïde, la surcharge calcaire, la transformation des tumeurs bénignes en tumeurs malignes et les lésions dues à l'infection : l'inflammation, l'ulcération et les incrustations calcaires des tumeurs.

La *dégénérescence graisseuse ou granulo-graisseuse* est fréquente, mais elle est souvent limitée à des portions flottantes du néoplasme, qui se séparent de la masse principale.

La *dégénérescence colloïde* limitée à de petites portions du néoplasme ne serait pas très rare dans les épithéliomas, mais le cancer colloïde dû à la dégénérescence totale de la tumeur est peu fréquente.

La *surcharge calcaire* s'observerait comme dans les autres néoplasmes de l'organisme (Albarran). Cependant le cas cité par cet auteur n'est guère probant, parce que la tumeur était infectée et ulcérée. Ne s'agissait-il pas tout simplement d'incrustation calcaire de la tumeur?

La *transformation des tumeurs bénignes en tumeurs malignes*, admise par Civiale, ainsi que je l'ai dit, est une question encore discutée. Sir H. Thompson a créé une classe de tumeurs du *type de transition*; mais d'autres auteurs ont fait remarquer que dans les cas cités par le distingué chirurgien anglais il s'agit tout simplement d'une infiltration lymphoïde des tumeurs par le fait de l'inflammation de leur tissu.

Cependant Virchow aurait vu des myômes vésicaux subir à leur surface la dégénérescence cancéreuse. La dégénérescence à la fois cancéreuse et sarcomateuse de ces tumeurs aurait été observée par Billroth et Gussenbauer.

Albarran prétend avoir observé plusieurs cas démonstratifs et il ajoute qu'en fait « la transformation des tumeurs bénignes en tumeurs malignes est chose fréquente dans les néoplasmes vésicaux ». Presque toujours, dit cet auteur, la tumeur secondaire est du même type blastodermique que la tumeur primitive; c'est-à-dire qu'un épithélioma typique donnera lieu, par exemple, à un épithélioma atypique, à un cancer. En un mot, un *papillome* deviendra un *épithélioma*.

Mais comment cet auteur peut-il savoir qu'il y a transformation des tumeurs bénignes en tumeurs malignes, puisqu'il admet avec M. Guyon que l'on attend « encore en clinique les papillomes promis par les statistiques » et qu'il dit lui-même que l'histologie est impuissante à définir le pronostic d'une tumeur? Parce que l'activité cellulaire devient plus grande, il admet le développement d'une nouvelle tumeur sur la tumeur préexistante et il invoque pour soutenir cette hypothèse la *diathèse néopla-*

sique (Verneuil), c'est-à-dire la tendance à la prolifération qu'ont les cellules de l'organisme dès la formation de la tumeur primitive.

Ce qui paraît plus vraisemblable c'est qu'il doit s'agir presque toujours d'un épithélioma, dont l'évolution est habituellement lente tant qu'on n'y touche pas. C'est en effet à la suite d'une intervention chirurgicale que l'on observe habituellement cette grande activité cellulaire dont il vient d'être question, parce que l'opération est souvent incomplète. La plupart de ces tumeurs sont de vrais *noli me tangere*, tandis qu'Albarran, avec sa transformation des tumeurs bénignes en tumeurs malignes, est arrivé à cette conclusion que toute tumeur de la vessie étant maligne ou pouvant le devenir « doit être opérée », conclusion dont la clinique prouve aujourd'hui comme autrefois l'évidente absurdité.

L'inflammation des tumeurs vésicales ne s'observe que lorsque la vessie est infectée. Parfois, il s'agit d'une simple infiltration leucocytique. Dans d'autres cas, on observe une suppuration en foyers.

L'ulcération de ces tumeurs, qui paraît due à la fois à des lésions nutritives et à l'infection, n'est pas fréquente. Il est très rare qu'elle arrive à déterminer une *perforation* des parois vésicales.

L'incrustation calcaire ne s'observe que chez les néoplasiques dont la vessie est infectée et dont les urines sont ammoniacales. La pathogénie n'est autre que celle que j'ai indiquée en étudiant les calculs secondaires. D'ailleurs, certains de ces calculs ont pour noyau un fragment de néoplasme détaché.

La coexistence d'une tumeur et d'un calcul primitif s'observe quelquefois ; mais il s'agit alors de deux affections absolument distinctes, qui n'ont aucun rapport entre elles.

L'incrustation totale de la tumeur est exceptionnelle. Cette véritable pétrification a été notée dans les néoplasmes villeux. Ce que l'on observe habituellement, c'est un dépôt calcaire plus ou moins abondant à la surface de la tumeur. Cette incrustation partielle elle-même est d'ailleurs rare (Guyon).

Les *lésions secondaires* que l'on a observées au niveau de la vessie sont l'hypertrophie ou l'amincissement des parois vésicales et les lésions de la cystite et de la péricystite, lésions dues à l'infection du réservoir urinaire.

L'hypertrophie des parois de la vessie en dehors du point d'implantation du néoplasme est rare. Elle a été signalée, entre autres, par Küster. On a remarqué qu'il s'agit surtout d'un accroissement du tissu conjonctif interstitiel, mais parfois, chez les individus jeunes, l'hypertrophie musculaire est réelle.

L'amincissement des parois de la vessie est encore une lésion plus rare que l'hypertrophie, mais qui a été notée dans plusieurs observations. Lorsqu'on pratique la taille hypogastrique chez les néoplasiques, il faut donc y penser et faire l'injection intra-vésicale avec précaution. On ne devra jamais franchir les limites de la capacité physiologique du réservoir urinaire si l'on ne veut pas s'exposer à provoquer la rupture de ses parois.

Les lésions de la *cystite* des néoplasiques a été décrite dans l'un des chapitres précédents. Je n'y reviens pas. Je rappelle simplement que parfois il existe de petites mais nombreuses villosités très vasculaires qui paraissent jouer un rôle important dans la production de certaines hématuries.

Je ne dirai également qu'un mot des lésions de la *péricystite* des néoplasiques, lésions qui ont été décrites lorsque je me suis occupé des inflammations périvésicales. On a trouvé chez les néoplasiques la *péricystite scléreuse,* qui n'est pas rare dans les vieux néoplasmes infectés, surtout au niveau du bas-fond vésical et parfois au niveau de la cavité de Retzius, où le péritoine peut adhérer à la vessie ; la *péricystite suppurée* (Golding Bird, Ebenau), qui est rare, et la *péricystite lipomateuse*, beaucoup plus fréquente, mais qui paraît due simplement à l'inflammation chronique de la vessie.

Les *lésions secondaires* sont fréquentes au niveau des *voies urinaires supérieures*. Tantôt il s'agit d'une simple dilatation de ces organes, l'urine étant aseptique, tantôt d'une infection des voies urinaires supérieures ou enfin à la fois de la dilatation et de l'infection de cette partie de l'appareil urinaire.

La *dilatation* des voies urinaires supérieures avec rétention d'urine aseptique ou *uronéphrose* (Guyon) est assez rare. Cette lésion est ordinairement due à la compression des uretères, qui sont eux-mêmes, je l'ai déjà dit, très rarement envahis par le néoplasme. Parfois l'oblitération de l'uretère est complète. Dans les cas cités par Albarran et au nombre de six, il s'agissait de « néoplasmes épithéliaux atypiques, de cancers circumurétéraux qui avaient comprimé l'uretère au niveau de son entrée dans la vessie ou dans son trajet intra-pariétal. Un stylet introduit par l'uretère fendu au-dessus du point oblitéré n'arrivait pas à pénétrer jusque dans la vessie, on ne pouvait s'y frayer un passage qu'à travers une étroite filière. Presque toujours le rein était diminué de volume. »

Dans d'autres cas, ainsi que je l'ai constaté, on trouve au contraire une volumineuse hydronéphrose.

Dans un cas, Küster a observé une double hydronéphrose due à ce que des papillomes placés à l'embouchure des uretères obstruaient les orifices de ces canaux.

Les *lésions secondaires* dues à *l'infection des voies urinaires supérieures* sont très fréquentes. Souvent il s'agit d'une simple *urétéro-pyélo-néphrite*; mais il n'est point rare de voir l'inflammation des voies urinaires supérieures coïncider avec leur dilatation et d'observer des *pyoné-phroses* plus ou moins volumineuses. Parfois l'uretère correspondant à la pyonéphrose est complétement obli-téré.

Enfin, dans certains cas, l'oblitération de l'un des ure-tères se produit avant l'infection de la vessie et l'on peut alors trouver à l'autopsie une hydronéphrose d'un côté et une urétéro-pyélo-néphrite du côté opposé avec dilata-tion plus ou moins considérable du bassinet correspon-dant et même de l'uretère.

Ces lésions des voies urinaires supérieures, si fré-quentes chez les malades atteints de tumeurs de la ves-sie, doivent être bien connues. Elles ont une grande im-portance au point de vue du diagnostic, du pronostic et du traitement des néoplasmes vésicaux.

Symptômes. — Les tumeurs de la vessie qui ne se révèlent par aucun symptôme durant la vie des malades et qui ne sont constatées qu'à l'autopsie paraissent excep-tionnelles. Le plus souvent, l'existence des néoplasmes vésicaux se traduit par des symptômes assez accusés. Mais le mode de début est variable.

Dans les trois quarts des cas environ, l'*hématurie* est le premier symptôme observé. Lorsqu'il s'agit d'un pa-pillome, ce mode de début serait même presque constant. Ainsi on l'aurait constaté 57 fois sur 62 cas.

Après l'hématurie, le mode de début le plus fréquent serait la *cystite*, ce qui ne me paraît pas très exact.

Chez la femme et surtout chez les petites filles, il ne serait point rare de voir comme symptômes de début *l'incontinence d'urine* et *l'apparition de la tumeur* à la vulve à travers l'urèthre dilaté. Les myxomes et les myxosarcomes, si fréquents chez les enfants, croissent en effet très rapidement, s'engagent dans l'urèthre, le dilatent et viennent faire saillie au méat.

Chez l'homme, la *rétention d'urine* ou l'*incontinence* est un mode de début rarement observé. Il s'agit habituellement d'une tumeur pédiculée qui vient obstruer le col. La rétention d'urine est plus fréquente quand il existe de l'hématurie ; elle est alors produite par des caillots accumulés dans la vessie.

Un mode de début sur lequel j'ai insisté, en 1892, et que j'avais déjà signalé, en 1891, dans le travail que j'avais présenté à l'Académie de Médecine (1), c'est le début par la *pollakiurie*. Chez un de mes malades, âgé de 44 ans, ce symptôme avait été pendant *quinze ans* le seul observé. Il n'y avait pas de *cystite* : les urines étaient parfaitement claires et le malade insistait d'autant plus sur ce fait que c'était cette particularité qui l'avait rassuré ainsi que l'absence de toute douleur.

Il est à noter que chez ce malade les mictions étaient surtout fréquentes la nuit. Au début, la pollakiurie était même exclusivement nocturne. J'ai noté cette même particularité dans un second cas, chez un malade à peine âgé de 20 ans. Pendant deux mois, la pollakiurie ne se manifesta que la nuit. Un troisième malade insistait beaucoup également sur la fréquence des mictions la nuit ; mais il existait peut-être de la cystite dès le début chez ce néoplasique.

Chez un malade que j'ai vu il y a quelques mois et qui est âgé de 35 ans, la pollakiurie a été encore le premier symptôme observé. Ce n'est qu'au bout de plusieurs mois qu'est survenue la première hématurie.

Chez ces malades, j'ai pu constater que la tumeur ou

____

(1) *Chirurgie contemporaine des org. gén.-urin.* avril 1892.

l'une des tumeurs siégeait dans le voisinage du col. Cependant, chez le dernier néoplasique, la cystoscopie a montré que la principale tumeur est implantée sur la paroi postérieure ; mais il est probable qu'il existe aussi deux petites tumeurs près du col, tumeurs qui paraissent présenter chacune le volume d'un pois.

Ce n'est pas à une rétention d'urine incomplète que l'on peut attribuer, au moins dans tous les cas, la pollakiurie. Chez deux de ces malades, j'ai constaté en effet que la rétention était peu accusée, presque nulle même dans le dernier cas.

J'insiste sur ce mode de début parce qu'il doit être bien connu pour éviter dans certains cas une erreur de diagnostic et parce qu'il n'est pas indiqué dans les travaux français les plus récents, soit que les auteurs décrivent la symptomatologie des tumeurs de la vessie, soit qu'ils s'occupent de la *pollakiurie*.

Quant aux anciens auteurs, il n'est pas douteux qu'ils ont dû confondre assez souvent la pollakiurie avec la *cystite*, mode de début qui me paraît moins fréquent qu'on ne l'a dit.

La *symptomatologie* des tumeurs de la vessie comprend des *symptômes fonctionnels* et des *signes physiques*.

Les *symptômes fonctionnels* sont : l'hématurie, la présence de débris de la tumeur dans les urines, la douleur et certains troubles de la miction.

L'hématurie est le symptôme de beaucoup le plus important ; c'est celui qui domine toute la symptomatologie des néoplasmes vésicaux. A une période un peu avancée de l'affection, ce symptôme est presque constant. Cependant il peut manquer complétement pendant toute la durée de l'évolution du néoplasme ; mais ces cas sont tout à fait exceptionnels. Dans les deux cas cités par Dittrich, la tumeur fut méconnue.

L'hématurie présente ici des caractères spéciaux, qui ont une grande valeur au point de vue du diagnostic des tumeurs vésicales.

Dans là grande majorité des cas, l'hématurie est *précoce*. Elle est même habituellement, ainsi qu'il vient d'être dit, le premier symptôme observé et pendant longtemps elle peut être la seule manifestation du néoplasme vésical. Dans l'intervalle des crises hématuriques, les malades peuvent se croire en bonne santé. L'hémorrhagie vésicale acquiert dans ce cas une valeur presque pathognomonique.

Les caractères dominants de l'hématurie des tumeurs vésicales sont la *spontanéité* dans son apparition et sa disparition, *l'absence de toute douleur* accompagnant l'hématurie, son *abondance* et sa *persistance* sans modification appréciable par le repos ou par le mouvement et la *répétition* des accès d'hématurie. Mais ces caractères de l'hémorrhagie vésicale ne sont pas absolus; aussi quelques détails sont-ils nécessaires.

La *spontanéité* est très fréquente. C'est après un repos complet, assez souvent la nuit ou au réveil que l'hématurie est constatée. Parfois cependant elle est provoquée par une fatigue exagérée, un effort ou une exploration intra-vésicale. Dans ce dernier cas, l'hémorrhagie est en général abondante et hors de proportion avec la cause qui l'a provoquée.

D'autre part, il est à noter que toutes ces causes, même le cathétérisme explorateur pratiqué avec des instruments métalliques, peuvent ne point déterminer d'hématurie chez un néoplasique qui a eu déjà des hémorrhagies vésicales spontanées.

La *disparition de l'hématurie* est souvent brusque et spontanée, comme son apparition. « D'une miction à l'autre, dit M. Guyon, s'accomplit un changement complet que rien ne pouvait faire présager et qui tient, comme on l'a dit, de la féerie. A la dernière miction, les urines étaient noirâtres ou de teinte jus de pruneaux; à la suivante, et sans qu'on sache pourquoi, elles sont d'emblée absolument claires et limpides. »

Assez souvent on observe aussi une diminution lente et progressive de l'hémorrhagie vésicale : les urines deviennent de moins en moins rouges et elles présentent au bout d'un temps plus ou moins long leur coloration normale.

Enfin, dans certains cas, le traitement peut aujourd'hui faire cesser l'hématurie soit brusquement, soit progressivement.

L'absence de toute douleur accompagnant l'hématurie est habituelle lorsqu'il n'existe pas de cystite et que l'écoulement sanguin ne donne pas lieu à la formation de caillots abondants et assez volumineux pour gêner la miction. L'existence de l'hématurie n'est révélée à ces malades que par la coloration des urines ou les taches qu'ils constatent sur leur linge. Mais si les caillots produisent de la rétention d'urine, la douleur se manifeste comme dans les autres cas de distension brusque des parois vésicales.

L'*abondance* de l'hématurie est presque toujours considérable. La totalité des urines est d'un rouge plus ou moins foncé. Il se forme assez souvent des caillots, qui sont rejetés pendant la miction. Lorsque le sang est abondant et s'accumule dans la vessie, il se prend quelquefois en caillots énormes, qui peuvent distendre cet organe jusqu'à l'ombilic et que l'on ne parvient pas toujours à évacuer même avec l'aspiration ; mais ces cas sont heureusement exceptionnels.

Dans certains cas, au contraire, on ne constate qu'un peu de sang mêlé à l'urine, surtout à la fin de la miction, ou bien ce sont de petits caillots. Enfin, l'examen microscopique seul permet quelquefois de reconnaître l'hématurie.

La *persistance* de l'hématurie est un caractère important sur lequel les auteurs ont beaucoup insisté. Au début, elle ne se prolonge souvent qu'un jour ou deux; parfois même on ne l'observe qu'à une ou deux mictions. Plus tard, elle a en général une durée bien plus longue. Elle persiste habituellement plusieurs jours, plusieurs semaines ou même plusieurs mois avec des alternatives variables dans *son intensité*; mais elle se reproduit en général à chaque miction : aussi les malades perdent-ils ordinairement une quantité considérable de sang.

Rien ne modifie cette hématurie ni en bien ni en mal, disent les auteurs. Le repos, le mouvement, les *médications les plus variées* sont sans influence sur son abondance et sa durée. Il y a là un peu d'exagération. Dans certains cas, le mouvement a une influence fâcheuse manifeste et chez certains néoplasiques un traitement rationnel peut faire cesser l'hématurie.

La *répétition* de l'hématurie est à peu près constante; mais parfois l'intervalle qui sépare les crises hématuriques est très long, surtout au début de l'évolution du néoplasme. Ainsi on a vu la suspension de l'hématurie se prolonger pendant 3 ans, 5 ans, 10 ans, 11 ans. On a même cité un intervalle de 28 ans. Mais il s'agit là de cas exceptionnels. En général, la période interhématurique est beaucoup moins longue. Souvent elle ne dépasse guère quelques mois, quelques semaines, parfois quelques jours même. D'ailleurs, à mesure que la maladie avance les hématuries se rapprochent en même temps que leur durée augmente (Guyon).

Certains auteurs ont beaucoup insisté sur les caractères que présentent les urines *au moment de la miction;*

mais ces caractères n'offrent souvent rien de spécial. Ce sont les mêmes que l'on observe en général dans toutes les hématuries dues à une lésion vésicale grave. Si l'hémorrhagie est un peu abondante et continue, le sang est mélangé à toute l'urine et la teinte rouge de ce liquide persiste pendant toute la durée du jet, comme on peut le constater en recueillant l'urine dans trois verres. Le liquide du dernier verre est habituellement plus coloré parce que l'hémorrhagie se manifeste ou augmente sous l'influence des contractions vésicales. C'est en effet du sang presque pur, quelques gouttes de sang rouge, vermeil, fraîchement émis que l'on recueille souvent à la fin de l'émission de l'urine, et si l'hémorrhagie est peu considérable dans l'intervalle des mictions, elle peut présenter les caractères les plus nets de l'*hématurie terminale.*

Parfois, lorsque le néoplasme est placé très près du col, c'est au commencement et à la fin de la miction, que l'on observe le liquide le plus coloré. Je reviendrai sur ces faits ; mais je répète que l'on aurait tort de considérer ces particularités comme ayant une valeur pathognomonique.

L'hématurie, sa longue durée, son abondance, ne paraissent pas en rapport avec la nature histologique de la tumeur vésicale. Elles sont également indépendantes du volume du néoplasme. Des tumeurs énormes ne causent parfois que des hématuries relativement modérées, alors qu'on a vu une tumeur du volume d'un pois déterminer une hématurie mortelle (Guyon).

Dans l'intervalle des crises hématuriques, s'il n'existe pas de complications, l'urine présente habituellement ses caractères normaux. Parfois cependant il se produit un dépôt dont l'examen microscopique peut fournir de précieux renseignements. On peut y trouver en effet une grande quantité de cellules épithéliales de formes variées.

Ces cellules ne présentent, il est vrai, rien de spécial ;

mais leur abondance a une réelle valeur. Ainsi elle est parfois telle qu'elle suffit pour rendre les urines troubles (Guyon).

L'existence de cristaux d'urates, de phosphates et même d'oxalates en forme de rosace, que Ultzmann n'aurait rencontrés que dans les néoplasmes ulcérés, ne paraît pas avoir l'importance que lui accorde cet auteur.

La *présence de fragments de néoplasme dans l'urine émise* est au contraire un symptôme d'une très grande valeur, presque pathognomonique. On l'a également observé en effet dans certains cas de tumeurs du rein. Ces débris se présentent ordinairement sous forme de petites masses grisâtres, de houppes détachées des villosités de la tumeur. Parfois cependant il s'agit de volumineux fragments.

Pour ne pas confondre les fragments de néoplasme avec des caillots décolorés, on a conseillé de les saisir avec une pince et de les agiter dans un verre d'eau. On voit souvent les villosités qui flottent alors dans le liquide. Néanmoins il est bon de recourir toujours à l'examen microscopique, qui permet de reconnaître dans tous les cas l'existence d'un fragment de néoplasme, mais permet bien rarement de diagnostiquer la nature de la tumeur. Certains fragments de myôme ou d'épithéliome ont pu cependant être reconnus. Il paraît impossible au contraire d'affirmer qu'il s'agit d'un papillome pour les raisons qui ont été déjà indiquées dans le chapitre de l'anatomie pathologique et parce que les vrais épithéliomas présentent fréquemment à leur surface des franges papillaires que rien ne distingue de celles des tumeurs décrites sous le nom de papillomes. Aussi, comme le diagnostic des tumeurs de la vessie est aujourd'hui facile sans que l'on ait besoin de faire cet examen microscopique, a-t-on soin de ne plus recourir aux manœuvres conseillées par les anciens auteurs et qui avaient pour but de détacher un fragment du néoplasme pour le soumettre à l'examen microscopique, manœuvres qui peuvent provoquer des hématuries graves.

La *douleur* due exclusivement au néoplasme vésical paraît bien plus rare que ne l'avait cru M. Thompson, qu'il s'agisse d'une tumeur maligne ou d'une tumeur bénigne. Elle se manifeste surtout, disent les auteurs, sous la forme d'irradiations douloureuses dans le bas-ventre et dans les membres inférieurs, où ces douleurs présentent en général les caractères de la névralgie sciatique. Cette pseudo-névralgie est très rare ; c'est dans le cancer de la prostate surtout qu'on l'observe (Guyon).

Les irradiations dans le bas-ventre sont plus fréquentes. Un de mes malades se plaignait aussi de souffrir parfois dans l'aine droite et même dans le testicule correspondant.

Quand la tumeur siège près du col, ce qui paraît habituel chez les néoplasiques qui souffrent en dehors de toute complication, il se produit parfois une sensation de cuisson assez vive pendant la miction et surtout à la fin de l'émission de l'urine (Lavaux).

Mais la douleur chez les malades atteints de tumeurs de la vessie est presque toujours causée par la cystite ou par la rétention d'urine, que celle-ci soit due au néoplasme ou à des caillots. Aussi la douleur doit-elle être considérée comme un symptôme peu important au point de vue du diagnostic des néoplasmes vésicaux.

Les *troubles de la miction* cités par les auteurs sont la *rétention* d'urine et *l'incontinence*. Il faut y ajouter la *pollakiurie*.

La *rétention d'urine* peut être *complète* ou *incomplète*. La rétention complète est assez fréquente ; mais elle est ordinairement aiguë et passagère, parce qu'elle est surtout causée par des caillots contenus dans la vessie. Elle peut encore être produite par la tumeur elle-même, que cette tumeur soit munie d'un long pédicule et placée près du col ou qu'il s'agisse d'un néoplasme volumineux. Parfois un fragment de la tumeur se détache et laisse de nouveau libre l'orifice interne de l'urèthre.

La rétention incomplète chronique présente les mêmes particularités que lorsqu'elle est due à une hypertrophie de la prostate. Si j'en juge d'après mes observations personnelles, c'est un symptôme fréquent des tumeurs vésicales. Quand le néoplasme est implanté sur le col même, la rétention incomplète est observée de bonne heure; mais c'est en général à une période avancée de l'affection qu'on l'observe, lorsque le néoplasme, plus ou moins éloigné du col au début, s'est développé et a réussi soit à déformer la vessie, soit à obstruer en partie l'orifice interne de l'urèthre. Parfois peu accusée, la rétention d'urine incomplète est au contraire considérable dans certains cas. Elle peut même s'accompagner de distension de la vessie.

L'incontinence d'urine est rare au contraire chez les malades atteints de tumeurs de la vessie. Parfois il s'agit, comme je viens de le dire, d'une incontinence par regorgement consécutive à une rétention d'urine incomplète avec distension du réservoir urinaire ; mais chez d'autres malades c'est une *incontinence vraie*, la vessie étant à peu près vide. Dans ce dernier cas, le col est détruit ou déformé par le néoplasme. Ordinairement il s'agit, je le répète, d'un sarcome ou d'un myxome qui, chez des petites filles, s'est insinué dans le col de la vessie et est venu faire saillie à travers le méat.

La *pollakiurie* est fréquente, mais elle est due le plus souvent soit à une rétention d'urine incomplète, soit à une cystite ou au volume considérable du néoplasme, qui remplit la plus grande partie de la cavité vésicale. Dans tous ces cas, elle ne présente aucun intérêt.

En général, lorsque la fréquence des mictions accompagne l'hématurie, elle a également peu de valeur.

La pollakiurie acquiert au contraire une réelle importance quand elle existe seule, soit au début de l'affection, soit, à une période plus avancée, dans l'intervalle des crises hématuriques. J'ai déjà indiqué les caractères de cette pollakiurie ; je n'y reviens pas.

Les *signes physiques* des tumeurs de la vessie seront décrits dans le chapitre consacré au diagnostic.

Marche. — Durée. — Complications. — Terminaison. — La *marche* des néoplasmes vésicaux doit être bien connue. C'est là en effet l'un des points les plus importants et les plus intéressants de l'histoire clinique des tumeurs de la vessie. Cette marche est en général extrêmement *lente*, même lorsqu'il s'agit de tumeurs cancéreuses. Ainsi, lorsque les malades viennent consulter pour la première fois il n'est point rare d'apprendre que le premier symptôme constaté par eux date déjà de 4 ans, 5 ans, 8 ans et la *durée* totale de l'affection est parfois de 15 ans, 20 ans, 25 ans. On en a même cité de 30 ans et de 32 ans. Dans ce dernier cas, il s'agissait précisément d'une tumeur cancéreuse. Il est à noter du reste que ces chiffres n'indiquent pas la durée réelle. On ignore en effet le temps qui s'est écoulé entre l'apparition du néoplasme et sa première manifestation.

Je rappelle que c'est l'hématurie qui est ordinairement le premier symptôme observé. Elle ne se manifeste parfois qu'à une ou deux mictions ou pendant deux ou trois jours, puis elle disparaît et le malade se croit guéri. Dans d'autres cas, l'hématurie disparaît, mais les malades urinent plus fréquemment qu'à l'état normal. Comme ils ne souffrent point, en général, cette légère pollakiurie ne les inquiète pas. Au bout d'un temps variable, de plusieurs années quelquefois, l'hématurie reparaît plus abondante, plus tenace. Ensuite, les périodes interhématuriques deviennent de plus en plus courtes et l'hémorrhagie vésicale de plus en plus abondante. Bien que la quantité de sang perdue soit considérable, les malades conservent longtemps la propriété de réparer, pendant les intervalles des hématuries, l'anémie qui en est la conséquence rapide ; mais ces hématuries finissent néanmoins par les jeter dans un état d'anémie profonde. C'est alors que l'on constate la teinte pâle, cireuse des téguments, que les malades présentent de l'œdème des extrémités, qu'ils s'essoufflent au moindre mouvement, qu'ils deviennent incapables de refaire des globules, de reprendre des forces, alors même que les hématuries viendraient à cesser complétement, ce que l'on observe parfois à cette période avancée de la maladie, et que ces néoplasiques succombent.

Dans d'autres cas, les tumeurs de la vessie évoluent pendant plusieurs années sans déterminer d'accidents graves, puis il survient des hématuries très abondantes et les malades meurent au bout de très peu de temps.

Enfin, on a vu de petites tumeurs du volume d'un pois produire dès le début des hématuries très abondantes et même mortelles ; mais ces cas sont tout à fait exceptionnels.

La mort est d'ailleurs rarement causée par l'*hématurie* et la *cachexie cancéreuse* en est également une cause rare. Il est encore exceptionnel de voir les tumeurs de la vessie envahir les organes voisins et déterminer ainsi la mort des malades. Ainsi sur 62 cas de cancer de la prostate, on n'aurait trouvé que deux fois cette glande envahie par un cancer de la vessie.

La terminaison fatale est presque toujours due à des *complications*. Parfois c'est une *hydronéphrose double* qui cause la mort. On sait combien est fréquente l'implantation des tumeurs vésicales dans le voisinage de l'embouchure des uretères, d'où la compression fréquente et parfois même l'oblitération de ces conduits. Quand la lésion est unilatérale, le rein du côté opposé subit ordinairement une hypertrophie compensatrice et supplée le rein dont le fonctionnement est annulé ou considérablement diminué. Mais si le néoplasme, au bout d'un temps variable, comprime graduellement l'uretère resté libre, il se développe également une hydronéphrose de ce côté et le malade meurt d'*urémie*. Parfois la sécrétion rénale s'arrête brusquement dans ces cas : la mort survient par *anurie*. Il s'agit, disent les auteurs, d'une *anurie réflexe*, car c'est à la suite d'une extirpation de la tumeur et quelquefois après un simple cathétérisme que l'on observe cette anurie brusque et complète ; mais il est probable que cet accident est causé par une intoxication due à l'absorption des substances antiseptiques employées pendant l'opération ou par l'infection.

L'*infection* est en effet la cause de beaucoup la plus fréquente de la mort chez les malades atteints de tumeurs de la vessie. Cette grave *complication* joue un rôle considérable dans l'évolution des néoplasmes vésicaux, dont elle abrége très souvent la durée.

Limitée à la vessie, l'infection produit cette variété de cystite qui a été étudiée dans l'un des chapitres précédents sous le nom de *cystite des néoplasiques*, variété quelquefois très douloureuse. C'est alors que l'on observe parfois chez les malades atteints de tumeurs de la vessie, cette *odeur infecte* des urines sur laquelle les anciens auteurs ont beaucoup insisté. Civiale a raconté qu'une pierre phosphatique en était tellement pénétrée qu'elle infecta son cabinet.

C'est également chez ces malades que l'on a constaté la *fibrinurie*, symptôme rare caractérisé par ce fait que les urines offrent, peu de temps après leur émission, une grande tendance à se prendre en masse, sous forme de gelée, dans le vase qui les contient (Guersant, Ultzmann, Guyon). Pour expliquer cette *gélatinisation* de l'urine, due à la grande quantité de fibrine qu'elle contient, on a invoqué la transsudation du plasma sanguin à travers les minces parois des capillaires des tumeurs villeuses, transsudation produite par un violent ténesme vésical. Mais ce n'est en réalité qu'une variété de cystite pseudo-membraneuse.

La cystite due à l'infection de la cavité vésicale est fréquente chez les malades atteints de tumeurs de la vessie, parce que beaucoup de chirurgiens pratiquent le cathétérisme chez ces malades en ne prenant que des précautions antiseptiques insuffisantes. Or, le développement des microbes est favorisé ici par l'hématurie et par les anfractuosités que présentent ordinairement les tumeurs vésicales.

Comme cette variété de cystite a déjà été décrite, je n'insiste pas. Je rappelle seulement que les progrès réalisés dans le traitement de cette complication en ont beaucoup diminué la gravité. Ce n'est pas la cystite qui tue les néoplasiques, c'est l'*infection générale*, la *fièvre urineuse*.

L'infection de la vessie est aussi la cause habituelle de l'*infection des voies urinaires supérieures* chez ces malades, complication grave, surtout quand il existe déjà des lésions rénales consécutives à la dilatation de cette partie de l'appareil urinaire ou bien qu'il y a oblitération de l'un des uretères. Ces nouvelles lésions d'urétéro-pyélo-néphrite, ajoutées à l'atrophie de la substance rénale, viennent encore rendre plus lente et plus difficile l'élimination des produits toxiques dus à l'auto-intoxication par les déchets de la vie cellulaire (Bouchard). Elles contribuent donc à causer la mort des malades par insuffisance rénale, par urémie. —

D'autre part, l'infection des voies urinaires supérieures, ajoutée à l'infection de la vessie, augmente encore les chances d'infection générale, non seulement parce que la surface infectée est plus considérable mais aussi parce que l'infection générale spontanée est fort à craindre au niveau des glomérules. Or, dans les cas de lésions rénales graves antérieures, l'infection générale peut causer très rapidement la mort des malades. C'est alors que l'on peut observer une *anurie* brusque et complète, que l'on a cru provoquée par voie réflexe, mais qui est habituellement causée par l'infection générale, due elle-même ordinairement à un traumatisme produit au niveau des voies urinaires infectées. Le rein était déjà à peine suffisant; l'élimination des poisons bactériens contenus dans le sang cause une irritation vive de la substance rénale et celle-ci cesse complétement de fonctionner.

Dans d'autres cas, les malades succombent en présentant les symptômes classiques de la *fièvre urineuse*.

La *guérison* peut-elle être observée chez les malades atteints de tumeurs de la vessie? Il existe quelques cas de polypes éliminés spontanément pendant la miction et dont l'expulsion fut suivie de la disparition des symptômes pendant plusieurs années : 5 ans, 7 ans, 9 ans; mais la *guérison spontanée* n'est point prouvée par ces faits; car on sait qu'un intervalle bien plus long a été plusieurs fois constaté entre deux crises hématuriques.

L'intervention chirurgicale permet-elle d'obtenir cette guérison complète, définitive? C'est une question qui sera examinée lorsque je m'occuperai du traitement des néoplasmes vésicaux.

Diagnostic. — Bien que, dans un certain nombre de cas, les symptômes fonctionnels et surtout l'étude minutieuse de l'hématurie permettent presque d'affirmer l'existence d'une tumeur vésicale, on ne peut faire un diagnostic précis qu'en recherchant les *signes physiques*, c'est-à-dire en pratiquant l'exploration de la vessie.

Cette exploration comprend : le *cathétérisme*, le *toucher rectal* chez l'homme et le *toucher vaginal* chez la femme, l'un et l'autre combinés à la *palpation abdominale*, le *toucher intra-vésical* et la *cystoscopie*.

Le *cathétérisme* doit être pratiqué en prenant les précautions antiseptiques les plus rigoureuses. On introduit d'abord un *explorateur en gomme à boule olivaire* pour reconnaître l'état du canal uréthral. Parfois cet instrument en entrant dans la vessie permet de sentir un corps qui se déplace. Dans d'autres cas, si l'on a soin de prendre le sphincter uréthral pour point de repère, on constate que l'explorateur parcourt dans la cavité vésicale une certaine étendue avant que son extrémité devienne complétement libre. Il semble, disent les auteurs, que cet instrument chemine à travers une prostate d'une longueur indéfinie.

Le *cathétérisme évacuateur* est ensuite pratiqué avec la *sonde molle de Nélaton*. En prenant les précautions connues, on constate si la vessie se vide complétement ou s'il existe de la rétention incomplète. En général, on constate également que les dernières gouttes recueillies séparément sont constituées par du sang presque pur. Si la tumeur occupe le voisinage du col, le premier jet peut être aussi plus rouge que l'urine recueillie après ce jet.

Parfois, pour bien reconnaître *l'hématurie terminale*, il est bon de pratiquer le lavage de la vessie avec une solution tiède, saturée et bouillie d'acide borique, afin de débarrasser cette cavité du sang qui s'y est accumulé.

Il est encore une cause d'erreur qui doit être signalée. La coloration rutilante des gouttes de sang recueillies à la fin de l'évacuation du réservoir urinaire a été observée quelquefois alors qu'il s'agissait d'une *abondante héma-turie rénale*.

L'explorateur métallique ne doit être employé que dans l'intervalle des hématuries, dont il provoque souvent du reste la réapparition; aussi doit-il être manœuvré avec beaucoup de douceur. Le manuel opératoire est le même que pour le diagnostic des calculs vésicaux. J'ai publié une intéressante observation qui montre que ce mode d'exploration donne parfois des renseignements précis. C'est quand les tumeurs sont assez fermes et saillantes dans la cavité vésicale que l'on obtient surtout ces résultats. On constate qu'à une certaine profondeur lorsqu'on tourne le bec de l'instrument à gauche du malade, par exemple, ce bec touche la paroi dès qu'il forme avec le plan vertical un angle de 30, 40 ou 50 degrés, tandis qu'en avant et en arrière de la tumeur il tourne complétement et forme avec le plan vertical un angle de 90 degrés au moins. On peut également constater qu'au niveau de cette saillie l'explorateur ne rencontre aucun obstacle du côté opposé, c'est-à-dire à droite du malade dans le cas supposé.

Mais parfois il existe deux tumeurs, l'une à droite et l'autre à gauche. Si elles ne sont pas situées au même niveau, l'explorateur permet de constater des deux côtés les particularités qui viennent d'être indiquées. Si, au contraire, elles sont implantées sur deux points correspondants ou si les néoplasmes sont multiples ou encore très volumineux, on manœuvre péniblement; parfois même l'instrument, introduit avec difficulté, ne peut se mouvoir en aucun sens.

Si la tumeur siège près du col, on ne peut pas la contourner et le cathétérisme explorateur ne donne parfois dans ce cas aucun résultat alors que le malade a eu des hématuries caractéristiques. Dans d'autres cas, au contraire, on reconnaît très bien l'épaississement de l'une des lèvres du col.

Dans les tumeurs villeuses, l'explorateur métallique, dit M. Guyon, semble quelquefois passer sur une barbe soyeuse ou s'enfoncer dans une substance spongieuse.

Dans les cas de tumeurs-pédiculées, on peut quelquefois accrocher le pédicule de la tumeur.

Ce mode *d'exploration* est actuellement peu employé : on préfère recourir à la cystoscopie. Il faut cependant reconnaître que l'explorateur métallique a rendu parfois de réels services au point de vue du diagnostic des tumeurs de la vessie, qu'il renseigne sur la coexistence d'un calcul vésical et qu'il ne provoque pas plus l'hématurie que l'introduction et les manœuvres du cystoscope.

Il faut dire dès maintenant que ces explorations doivent être suivies d'injections intra-vésicales pratiquées avec une solution très chaude d'acide borique, injections qui permettent en général de faire cesser immédiatement l'hématurie provoquée par l'exploration.

Le *toucher rectal combiné à la palpation hypogastrique* donne souvent des renseignements très importants. Chez la femme, il en est de même du *toucher vaginal combiné à la palpation abdominale.* On doit vider la vessie avant de recourir à ce mode d'exploration. « Dans le cas d'un néoplasme infiltré, dit M. Guyon, on rencontre une surface plus ou moins irrégulière et bosselée, dont la consistance souvent inégale d'un point à l'autre est parfois élastique, parfois ferme ou même d'une dureté fibreuse. Ces bosselures peuvent être parfaitement circonscrites ou diffuses et étendues assez loin soit en hauteur, soit sur les côtés pour que le doigt ne puisse en atteindre la limite.

« Dans le cas, au contraire, où le néoplasme est simplement implanté, on sent, au lieu de bosselures, un empâtement diffus, une sorte d'épaississement plus ou moins régulier de la paroi, épaississement qui offre une consistance variable. »

Dans ce dernier cas, la paroi vésicale peut rester souple même quand le néoplasme est volumineux.

Il faut encore ajouter que dans cette dernière variété de néoplasmes souvent on ne sent absolument rien, renseignement qui, bien que négatif, a cependant une réelle valeur au point de vue du diagnostic, du pronostic et du traitement de l'affection néoplasique. Il montre en effet que s'il existe une tumeur, elle n'est pas volumineuse et qu'elle n'infiltre pas d'une manière sensible la paroi vésicale.

Le *palper hypogastrique* seul donne en général peu de renseignements ; mais le toucher rectal ou le toucher vaginal employé seul fournit parfois des renseignements presque aussi précis que le toucher combiné. Cependant celui-ci permet de mieux apprécier l'épaisseur des parois de la vessie. Souvent on saisit très bien la tumeur entre le doigt introduit dans le rectum ou le vagin et la main qui déprime l'hypogastre.

Le *toucher intra-vésical* n'est plus employé chez l'homme. Chez la femme, il rend parfois de réels services ; mais la cystoscopie en a singulièrement restreint les indications.

La *cystoscopie* joue actuellement un grand rôle dans le diagnostic des tumeurs de la vessie. Il ne faut pas cependant en exagérer l'importance. Il est des cas en effet dans lesquels elle est formellement contre-indiquée, d'autres où elle est inutile et enfin des cas dans lesquels elle échoue complétement.

Quand la vessie est *infectée*, l'introduction dans cette cavité d'un volumineux instrument coudé comme le *cystoscope à lumière directe* présente des dangers, surtout s'il existe une cystite intense qui a réduit considérablement la capacité physiologique du réservoir urinaire. Non seulement l'infection générale est à craindre chez ces malades, mais on court encore le risque d'augmenter l'intensité de la cystite et de brûler les parois vésicales.

Quant à la *cystoscopie à lumière externe*, elle présente aussi des dangers dans les cas dont il s'agit. En général, ce mode d'exploration donne d'ailleurs peu de renseignements précis chez l'homme.

Lorsque les malades sont très affaiblis par des hématuries qui se reproduisent facilement, la cystoscopie est encore contre-indiquée.

Si la tumeur vésicale est *volumineuse*, ou si le diagnostic est rendu évident par l'analyse des symptômes fonctionnels et le *palper bimanuel*, la cystoscopie est inutile : il ne faut donc pas y recourir, d'autant plus que ce mode d'exploration est souvent douloureux.

Enfin la cystoscopie est impraticable dans certains cas de rétrécissements organiques de l'urèthre, chez certains prostatiques et lorsqu'il existe une hématurie un peu abondante. Dans les deux premiers cas, on ne peut pas introduire l'instrument dans la vessie et dans le troisième on ne peut rien voir, malgré les irrigations que l'on pratique. Quoi qu'en disent certains auteurs, ce dernier groupe de cas reste toujours assez nombreux.

En général, la cystoscopie à lumière directe ne donne encore aucun résultat si la capacité physiologique de la vessie ne permet pas d'introduire dans cette cavité 60 à 80 grammes de liquide. Si le néoplasme est situé chez ces malades sur la face antérieure de la vessie, la cystoscopie à lumière externe ne peut également donner aucun renseignement chez l'homme.

Mais lorsque l'urèthre est assez large pour permettre d'introduire un explorateur à boule n° 23, quand la vessie présente une capacité physiologique suffisante pour qu'elle puisse tolérer 80 grammes de liquide et que celui-ci reste transparent, en un mot lorsque la cystoscopie peut être pratiquée dans de bonnes conditions, il faut reconnaître que c'est le mode d'exploration qui permet le mieux de diagnostiquer l'existence d'une tumeur de la vessie de moyen et de petit volume. La cystoscopie permet alors de préciser le diagnostic déjà établi par l'analyse clinique des symptômes fonctionnels, par le cathétérisme évacuateur et le toucher bimanuel ; elle affirme souvent un diagnostic douteux et elle fait parfois reconnaître une tumeur qu'on ne soupçonnait même pas. Elle permet encore de diagnostiquer le *siège*, souvent la *forme*, le volume, le nombre et parfois la nature des néoplasmes.

Dans la grande majorité des cas, c'est à la cystoscopie à lumière directe qu'il faut recourir. La cystoscopie à lumière externe peut donner cependant des renseignements assez précis chez la femme. Ce mode d'exploration a rendu parfois des services dans des cas où le premier procédé était impraticable, soit à cause de la grande irritabilité de la vessie, soit parce que l'hématurie était assez abondante pour empêcher d'obtenir la transparence et la clarté du milieu vésical.

Mais, même chez la femme, quand elle est applicable, la cystoscopie à lumière interne est de beaucoup préférable au second procédé, parce qu'elle donne un champ beaucoup plus vaste et qu'elle permet d'embrasser d'un coup d'œil l'ensemble de la tumeur.

Le *manuel opératoire* de la cystoscopie ne présente ici rien de spécial. Je ferai simplement remarquer que le nouveau cystoscope que le Dr Boisseau du Rocher vient de faire construire permet « de voir de face, et avec la « même netteté, toutes les parties de la muqueuse vési-« cale, aussi bien celles qui sont situées à la partie pos-

« térieure et sur les côtés que celles qui avoisinent le col
« et le col lui-même, *sans qu'on soit obligé d'introduire*
« *successivement deux endoscopes* différents. » Il suffit en
effet de changer la partie optique.

Ce cystoscope conserve un calibre restreint et il garde
la disposition qui permet de faire des lavages abondants
et rapides de la cavité vésicale. Il m'a rendu tout récemment un réel service dans un cas où il existait une hématurie assez abondante. Nous avons pu constater, malgré
l'hémorrhagie, l'existence d'une tumeur sur la paroi postérieure de la vessie.

Tels sont les *signes physiques* qui, joints aux *symptômes fonctionnels*, permettent aujourd'hui de faire facilement, dans l'immense majorité des cas, le diagnostic
des tumeurs de la vessie. Ce n'est que dans des cas exceptionnels, quand aucun symptôme fonctionnel n'appelle
l'attention du côté du réservoir urinaire, que l'existence
de ces tumeurs est méconnue. Il en est encore ainsi parfois, pendant un temps plus ou moins long, lorsqu'il
n'existe que de la *pollakiurie*. Chez les sujets jeunes, on
pense à la neurasthénie et chez les vieillards on croit
qu'il s'agit d'une hypertrophie de la prostate. Les faits
que j'ai publiés appelleront, je l'espère, l'attention des
chirurgiens, qui pourront alors, en examinant plus complétement leurs malades, reconnaître qu'il s'agit d'un
néoplasme vésical.

Est-il nécessaire, pour faire le diagnostic des tumeurs
de la vessie, de toujours employer tous les modes d'exploration qui viennent d'être indiqués? M. Guyon ne le
pense pas. Il croit que dans un certain nombre de cas une
analyse attentive et complète de l'hématurie, qu'il a fort
bien étudiée, et le palper combiné suffisent pour affirmer
l'existence d'un néoplasme vésical. Il est bon, dit-il, « que
l'expérience apprenne à arriver au diagnostic en ne fai-

sant que le strict nécessaire. » C'est très exact. Il est en effet des cas dans lesquels l'ensemble des symptômes fonctionnels est déjà presque pathognomonique et où le toucher rectal combiné à la palpation abdominale donne des renseignements tellement nets qu'il est absolument inutile de recourir au cathétérisme explorateur et à la cystoscopie, qui sont des modes d'exploration plus ou moins douloureux et qui déterminent souvent de l'hématurie.

Passons maintenant au *diagnostic différentiel*. Deux affections surtout peuvent dans la pratique faire commettre une erreur de diagnostic : ce sont les *tumeurs du rein* et la *tuberculose de l'appareil urinaire*.

Dans les cas de *tumeurs du rein*, l'erreur est en général facile à éviter, parce que l'exploration de la vessie est négative, tandis que l'exploration de l'un des reins est au contraire positive ; mais, dans certains cas, la cystoscopie seule permet de faire un diagnostic précis. En la pratiquant *pendant une période hématurique*, on constate que la vessie est normale et l'on a des chances de surprendre le saignement du rein. On a pu voir en effet chez plusieurs malades l'urine sanglante jaillir de l'un des uretères. On a ainsi reconnu qu'il ne s'agissait pas d'une tumeur de la vessie et l'on a pu diagnostiquer d'une façon précise le siège de l'hématurie. Aussi ne recherche-t-on plus guère aujourd'hui à pratiquer le cathétérisme des uretères dans ces cas.

Il est encore un moyen simple qui m'a permis plusieurs fois de reconnaître le siège de l'hématurie. Il consiste à sonder le malade, à constater les caractères de *l'hématurie terminale* et à pratiquer ensuite des injections intra-vésicales avec une solution saturée d'acide borique aussi chaude que le malade peut la supporter. Si l'hémorrhagie est due à une lésion vésicale, en général elle cesse aussitôt et les gouttes d'urine recueillies après ces injections sont claires, tandis que le liquide qui s'écoule contient toujours la même quantité de sang si l'hématurie est causée par une affection du rein.

Dans la *tuberculose de l'appareil urinaire* le sang peut venir du rein ou de la vessie; mais l'hématurie est en général bien moins abondante que chez les malades atteints de tumeurs vésicales. D'autre part, on constate habituellement de bonne heure des symptômes de cystite, on trouve parfois dans les urines le bacille de Koch et souvent il existe des tubercules dans l'appareil génital. Dans les cas les plus difficiles, la cystoscopie lève tous les doutes.

Les *varices de la vessie* sont très rares. Le diagnostic différentiel est ici presque impossible sans le secours de la cystoscopie. Ce mode d'exploration permet au contraire de reconnaître dans ces cas la cause de l'hématurie.

Le *cancer de la prostate* est en général facile à distinguer des néoplasmes vésicaux. Le toucher rectal montre en effet que c'est la prostate et non la vessie qui est le siège de la tumeur. D'ailleurs, l'hématurie est habituellement tardive dans cette affection.

Les *hématuries des pays chauds* sont faciles à reconnaître par leurs symptômes propres; mais parfois le distome coexiste avec de vraies tumeurs vésicales (Reginald Harrisson).

L'*hémoglobinurie* sera reconnue à l'aide du microscope.

L'*hématurie hystérique* doit bien rarement présenter les caractères de l'hémorrhagie due aux tumeurs vésicales. La cystoscopie, dans les cas douteux, permettra de reconnaître que la vessie n'est pas le siège de tumeurs.

Un *hématome anté-utérin ouvert dans la vessie* aurait

fait commettre dans un cas une erreur de diagnostic, que la cystoscopie aurait permis d'éviter.

Les *ulcérations de la vessie* qui, en dehors de la tuberculose, causent des hématuries abondantes sont rares. C'est encore la cystoscopie qui permet ici d'éviter une erreur de diagnostic.

L'hypertrophie de la prostate et les *calculs vésicaux* ont habituellement une symptomatologie tellement nette qu'une erreur de diagnostic paraît bien difficile; mais ces affections peuvent coexister avec une tumeur de la vessie. Aussi la cystoscopie est-elle parfois nécessaire pour faire un diagnostic complet plutôt que pour éviter une erreur de diagnostic.

Il est néanmoins des cas dans lesquels une erreur est possible. C'est quand l'affection débute par de la *pollakiurie* et qu'il n'existe pas d'autres symptômes pendant plusieurs années, comme chez l'un des malades dont j'ai parlé dans la communication que j'ai faite, en 1891, à l'Académie de Médecine. Lorsqu'il s'agit d'un individu encore jeune, l'erreur est facile à éviter; mais si l'âge du malade varie de 55 à 65 ans, si la prostate est sensiblement augmentée de volume, ce qui est fréquent à cet âge, on sera bien tenté de faire le diagnostic d'hypertrophie de la prostate à la première période, jusqu'au moment où apparaîtra l'hématurie, qui fera enfin soupçonner l'existence du néoplasme et conduira à un diagnostic précis.

La *cystite chronique* et surtout la *péricystite* ont fait parfois commettre des erreurs de diagnostic à des chirurgiens des plus expérimentés. C'est la *cystite blennorrhagique chronique* et la *cystite tuberculeuse* qui ont presque toujours été la cause de ces erreurs. Le toucher rectal et le toucher bimanuel peuvent en effet faire reconnaître dans certains de ces cas un épaississement de la paroi vésicale, des indurations, des bosselures. Le diagnostic ne peut être élucidé que par la cystoscopie.

J'en dirai autant à propos de ces volumineuses *tumeurs extra-vésicales*, de ces *myômes excentriques* que l'on sent facilement par la simple exploration de l'hypogastre (Polaillon et H. Legrand). Bien que l'on puisse reconnaître ainsi certaines tumeurs vésicales volumineuses, il faut en général se méfier des néoplasmes qu'on sent de suite par la simple exploration de l'hypogastre (Guyon). Ce sont ordinairement des tumeurs extra-vésicales.

Le *diagnostic du siège* de la tumeur ou des tumeurs et celui du *nombre* des néoplasmes multiples ne peuvent en général être faits d'une façon précise qu'à l'aide de la cystoscopie.

Le diagnostic du *volume* fait à l'aide de ce mode d'exploration est moins précis. D'ailleurs, le palper combiné permet souvent, dans les cas de grosses tumeurs, d'en évaluer le volume.

Le diagnostic de *l'infiltration néoplasique* peut être fait à l'aide du toucher rectal ; mais la cystoscopie peut encore rendre de grands services à ce point de vue.

L'infiltration larvée au contraire ne peut être reconnue qu'au microscope. Il faut donc, si l'on pratique l'ablation du néoplasme, examiner avec soin les fragments de la paroi enlevés en même temps que la tumeur.

La *pédiculisation* du néoplasme peut être diagnostiquée parfois à l'aide du toucher rectal combiné à la palpation hypogastrique. C'est d'ailleurs le seul moyen ou à peu près le seul, dit M. Guyon, de faire ce diagnostic quand il s'agit d'une masse déjà volumineuse. Dans ces cas, si l'on trouve la vessie plus ou moins remplie par des masses molles et avec des parois entièrement souples, ajoute cet auteur, on peut hardiment conclure que « les néoplasmes qu'elle contient ne font pas corps avec elle, qu'ils se sont épanouis dans sa cavité, qu'ils sont pédiculés. »

Le *diagnostic de la nature de la tumeur* est le plus souvent impossible, ce qui ne doit pas surprendre, puisqu'on a vu au chapitre de l'anatomie pathologique que même à l'autopsie il est rarement possible de différencier nettement une tumeur bénigne d'une tumeur maligne. On se rappellera donc que de toutes les variétés de tumeurs vésicales la plus commune est l'épithélioma. D'ailleurs, les grosses tumeurs infiltrées que l'on sent très bien à l'aide du toucher rectal appartiennent à cette variété. Le diagnostic dans ces cas est donc facile. Je répète que *l'examen microscopique* des fragments de tumeurs que l'on trouve parfois dans l'urine peut au contraire induire en erreur, parce qu'il s'agit souvent de franges papillaires que l'on peut rencontrer à la surface de toutes les variétés de néoplasmes, surtout dans les épithéliomas.

Chez les enfants, les *sarcomes* et les *myxomes* sont à peu près les seules tumeurs observées. On sait que leur évolution est rapide, presque galopante.

On pourrait peut-être reconnaître au cystoscope certains myômes. C'est quand la tumeur paraît recouverte par la muqueuse vésicale saine.

Dans les cas rares de *pilimiction*, la cystoscopie permettra ordinairement de reconnaître si le kyste dermoïde siège dans la vessie ou s'il s'agit d'un kyste périvésical ouvert dans le réservoir urinaire.

Le diagnostic des *complications* sera fait d'après les symptômes propres aux affections dont il s'agit : cystite, urétéro-pyélo-néphrite, fièvre urineuse, hydronéphrose, etc....

Il est à noter que l'augmentation de volume de l'un des reins permet de préciser le mode d'implantation et le siège de la tumeur, qui obstrue ou comprime dans ces cas l'uretère correspondant. Ainsi qu'on l'a fait remarquer, il n'est guère possible qu'un néoplasme mou et pédiculé, à moins qu'il n'obstrue l'embouchure de l'uretère, puisse causer par compression de ce conduit une hydronéphrose.

Pronostic. — Le pronostic des tumeurs de la vessie est très grave. Il s'agit presque toujours d'une affection mortelle. On verra bientôt combien la guérison complète, définitive, est en effet problématique. Dans un petit nombre de cas cependant, elle paraît avoir été réellement obtenue. La division en tumeurs bénignes et tumeurs malignes est le plus souvent arbitraire ici. On a vu en effet de petits polypes causer rapidement la mort alors que de vrais cancers ont mis 10, 15, 27, 32 ans à évoluer. D'autre part, nombre de papillomes repullulent sur place après l'intervention chirurgicale, comme de véritables épithéliomas. Je reviendrai sur ces faits dans le chapitre suivant.

Il faut ajouter que les progrès réalisés dans le traitement palliatif des tumeurs de la vessie et dans l'antisepsie directe des voies urinaires inférieures ont diminué cependant la gravité du pronostic de cette affection en permettant de prolonger la vie des malades et en leur épargnant ces douleurs atroces que l'on observait si fréquemment autrefois dans la cystite des néoplasiques.

Traitement. — Le traitement des tumeurs de la vessie comprend le traitement *palliatif proprement dit* et *l'intervention opératoire.*

Le *traitement palliatif* offre ici une très grande importance. Comme il s'agit d'une affection dont l'évolution est ordinairement très lente, si l'on peut éviter les complications dues à l'infection et les grandes hématuries, on a bien des chances de prolonger pendant des années la vie

des malades et de leur épargner toute douleur vive. C'est
là un fait sur lequel on ne saurait trop insister.

La *cystite*, a dit le Dr Albarran, « est par là force des
choses une compagne habituelle des néoplasmes, surtout
de ceux que leur ancienneté et leur gros volume rendent
inopérables. » Ceci n'est vrai, dans la majorité des cas,
que lorsqu'on a sondé les malades en prenant des précautions antiseptiques insuffisantes. La cystite spontanée est
en effet assez rare chez les néoplasiques. Quand on sait
pratiquer l'antisepsie directe des voies urinaires inférieures chez les malades atteints de tumeurs de la vessie,
on peut donc éviter aujourd'hui l'infection de cette cavité
ou la guérir rapidement si elle se produit. Or, l'infection
est la cause de beaucoup la plus fréquente de la mort de
ces malades. En évitant l'apparition ou le développement
de cette grave complication, on assure donc une survie
très longue à la plupart des néoplasiques, survie en général bien plus longue, dans les cas de tumeurs malignes
de la vessie, que celle observée après l'intervention opératoire. Voilà ce que ne disent pas certains auteurs et ce
que les cliniciens consciencieux doivent bien savoir.

Comme le traitement de la cystite des néoplasiques a
été décrit dans l'un des chapitres précédents, il est inutile d'y revenir.

L'hématurie « résiste à tous les moyens », ont dit les
auteurs jusqu'au jour où j'ai fait connaître, dans une communication à l'Académie de médecine, un moyen bien
simple de faire cesser l'hémorrhagie de la vessie due aux
néoplasmes de cet organe. Ce moyen consiste à pratiquer
des injections intra-vésicales avec une solution saturée
d'acide borique employée aussi chaude que le malade
peut la supporter. Sous l'influence de ces injections très
chaudes, l'hématurie cesse presque instantanément. C'est
surtout à la température élevée du liquide qu'est due l'ac-

tion hémostatique de la solution saturée d'acide borique, température élevée qui a encore l'avantage d'augmenter d'une façon notable l'action antiseptique de cette solution.

Parmi les faits que j'ai publiés, le plus intéressant est celui désigné sous le n° 1 dans le travail que je viens de citer. Ce malade vit toujours et il y a, je le répète, près de *cinq ans* que j'ai obtenu ce succès. Or, dès cette époque, il s'agissait de tumeurs volumineuses présentant les caractères du cancer et ayant causé depuis un an des hématuries tellement graves, contre lesquels un confrère luttait en vain en employant toutes les médications possibles, que le malade paraissait sur le point de succomber.

Pour obtenir ces résultats, il faut prendre certaines précautions. Je me sers presque toujours actuellement pour faire ces injections d'une sonde spéciale dont l'extrémité est presque aussi inoffensive que la sonde en caoutchouc, mais dont le calibre correspondant est beaucoup plus considérable. Il faut avoir soin de ne pas laisser la vessie se vider complétement entre deux injections successives et quand l'hémorrhagie a cessé il faut retirer la sonde en faisant une dernière injection.

Lorsqu'il existe de la cystite et une irritation vive de la vessie, chez les sujets jeunes surtout, on est parfois obligé de recourir en même temps à un autre moyen, à l'injection d'une solution tiède de nitrate d'argent au millième. Cette injection est habituellement pratiquée *sans sonde* et précédée de l'anesthésie directe de la muqueuse uréthro-vésicale, anesthésie qui exige ici toutes les précautions qui ont été indiquées dans l'un des chapitres précédents (1).

Les injections de tannin à 2 0/0, après évacuation complète des caillots et l'emploi de la solution très chaude

---

(1) Voir tome 1.

d'acide borique, peuvent rendre aussi des services pour combattre l'hémorrhagie vésicale.

Dans les cas assez rares où l'hématurie est entretenue par des caillots qui provoquent des contractions de la vessie, il faut prendre l'une des volumineuses sondes spéciales dont je viens de parler et parfois une grosse sonde de lithotritie, puis adapter au pavillon de la sonde une seringue vide et aspirer les caillots (Chopart). Dans ces cas, il faut évacuer complétement les caillots qui existent dans la cavité vésicale. On termine en pratiquant des injections très chaudes avec la solution saturée d'acide borique.

Mais tout cela ne suffit pas. Au traitement local, il faut ajouter un traitement général tonique et qui puisse agir aussi contre l'hématurie. Le quinquina rend à ce double point de vue de réels services ; cependant le médicament qui m'a le mieux permis de combattre l'hématurie, c'est la térébenthine à faible dose, un gramme au plus dans les 24 heures.

Sir H. Thompson a conseillé le mélange suivant :

Alun de potasse
Alun de fer } âa . . . . . . 0 gr. 50 centigrammes

qu'il prescrit dans une solution additionnée de 50 ou 75 centigrammes d'acide sulfurique et d'une quantité de sirop suffisante pour rendre la préparation agréable au goût. « Ce médicament est certainement efficace, dit-il, et, en « tout cas, inoffensif pour l'estomac. » Il ne faudrait pas cependant en prolonger trop l'usage.

Tels sont les moyens qui permettent de faire cesser l'hématurie ou de la rendre assez faible pour qu'elle soit longtemps compatible avec l'existence, même à une période très avancée de l'affection. Il est rare, je le répète, que la mort soit aujourd'hui causée chez ces malades par l'hémorrhagie vésicale. D'ailleurs, si les moyens précédents échouaient, il faudrait intervenir plus énergiquement. Je reviendrai bientôt sur ces faits.

Le traitement palliatif comprend encore le traitement de la douleur, des troubles de la miction et des complications.

On sait que la douleur n'existe guère que dans les cas de rétention d'urine et de cystite. Dans le premier cas, on videra la vessie ; dans les cas de cystite, on aura recours au traitement de cette affection et si elle présente la forme douloureuse, on ne devra pas hésiter à employer des moyens énergiques. « Il n'est pas question ici, a dit « sir H. Thompson, de sauver la vie ; il s'agit seulement « d'apporter quelque allégement aux plus épouvantables « souffrances, de calmer des tortures physiques depuis « longtemps continues et poignantes et cela chez un ma- « lade dont le sort est connu ; dont l'existence n'est plus « guère qu'une affreuse infortune. » C'est en effet à la période ultime des néoplasmes que l'on peut quelquefois constater la douleur violente dont il est question. Il faut donc recourir aux injections intra-vésicales de chlorhydrate de cocaïne chez ces malades, les pratiquer *sans sonde* et les répéter aussi souvent qu'il est nécessaire.

Il est difficile d'agir contre la *pollakiurie* lorsqu'elle n'est pas due à une rétention d'urine incomplète : d'ailleurs, comme elle n'est point douloureuse dans ces cas, les malades ne demandent presque jamais à en être débarrassé.

Dans les cas de rétention d'urine incomplète, il ne faut conseiller le cathétérisme que le plus tard possible, car les malades qui se sondent infectent presque toujours leur vessie. Il en est cependant qui sont assez soigneux pour éviter la forme grave de la cystite. Le malade dont je viens de parler à propos du traitement de l'hématurie se sonde avec une sonde molle depuis plus de 18 mois et il ne souffre pas.

Dans les cas de rétention complète, il faut éviter en général de laisser une sonde à demeure, parce qu'elle favorise trop l'infection de la vessie.

Le traitement palliatif des *complications* comprend le traitement de la cystite, qui a déjà été indiqué, celui de l'urétéro-pyélo-néphrite et de la fièvre urineuse, qui ne présente ici rien de spécial, et celui de la dilatation aseptique des voies urinaires supérieures, qui ne peut être que le traitement ordinaire de l'insuffisance rénale.

Occupons-nous maintenant de *l'intervention opératoire*.

Dès 1639, Covillard (de Lyon), après avoir diagnostiqué l'existence d'une tumeur vésicale, aurait pratiqué la taille latérale, et aurait enlevé la tumeur après l'avoir fragmentée avec une tenette. Le malade guérit de son opération. Mais ce chirurgien eut si peu d'imitateurs que jusqu'à Civiale, en 1827, on n'aurait trouvé dans les auteurs que deux autres opérations de ce genre entreprises de propos délibéré, l'une de Le Cat (de Rouen) et l'autre de Warner, en 1747.

Civiale pratiqua plusieurs ablations de fongus avec le trilabe et il aurait vu des malades chez lesquels la tumeur ne se serait pas reproduite.

En 1874, Billroth, le premier, eut recours à la taille hypogastrique pour enlever une tumeur de la vessie et son malade guérit de cette double opération. Volkmann fut moins heureux : son malade mourut le 5e jour de péritonite.

Simon (de Heidelberg) a surtout pratiqué la dilatation de l'urèthre chez la femme et enlevé la tumeur par cette voie.

En 1880, sir H. Thompson pratique chez l'homme, pour

la première fois, la boutonnière périnéale et extirpe par
cette voie une tumeur vésicale.

En 1882, M. Bazy, le premier en France, eut recours à
la taille hypogastrique et enleva la partie la plus saillante
d'un néoplasme. L'opéré mourut six mois après cette intervention.

Depuis cette époque, de nombreuses opérations ont été
pratiquées et les chirurgiens, devenus de plus en plus
hardis, ont employé non seulement la taille hypogastrique, mais ils y ont encore ajouté, d'une part, la résection
du pubis et la symphyséotomie ; d'autre part, la résection
totale de la vessie. Nous verrons bientôt si ces graves
mutilations sont bien indiquées.

Le procédé habituellement employé est la taille hypogastrique longitudinale classique. Lorsqu'on a incisé la
vessie, on place dans l'angle supérieur de la plaie vésicale, pour le soulever, un spéculum de Bazy. On place le
malade, s'il n'y est déjà, dans la position inclinée de
Trendelenburg, on examine soigneusement avec une
lampe électrique la cavité vésicale, on reconnaît la tumeur et on l'extirpe. « La question d'outillage, dit
M. Guyon (1), est fort importante. Des pinces à mors
coudés et à tige incurvée (modèle Farabeuf) ; la série de
longs ténaculums que vous connaissez, sont indispensa-
bles. Après avoir reconnu le ou les pédicules principaux
avec le doigt, on passe avec la pince derrière l'une des
tumeurs et on saisit son pédicule au plus près de la surface de la vessie, sans se préoccuper pour le moment d'une
ablation complète. Si l'on *peut voir derrière* la tumeur,
l'ablation est faite avec le couteau thermique au sombre ;
mais si, comme il arrive, pour peu que le néoplasme soit
gros et à implantation éloignée, on *ne peut voir au-delà*,

(1) *Annales,* 1894, n° 1.

l'anse galvanique, à son défaut un serre-nœud portant un fil de fer recuit, doivent être employés. Une fois la masse principale supprimée, s'il y a plusieurs tumeurs, on voit alors les autres et suivant leur volume on les enlève à l'aide de la pince ou des ténaculums. Examinons ce qu'il convient de faire pour les moignons pédiculaires et pour les petites tumeurs non encore pédiculées..... Pour bien attaquer ces moignons, pour les enlever au-delà de leur implantation, les ténaculums sont nécessaires. Un premier ténaculum à bec long et à forte courbure est implanté en pleine paroi vésicale. Il est alors facile d'attirer toute la région saine qui entoure l'implantation. On la rapproche de la face antérieure, on place en quelque sorte entre les lèvres écartées de l'incision de pénétration le moignon à extraire.

« Ce moignon est alors érigné avec un plus petit ténaculum près de sa base. Entre cette base et le point où la vessie transpercée par le premier ténaculum est attirée, on a toute la place nécessaire pour manœuvrer ; l'on a ainsi une surface tendue au lieu de la région fuyante qu'offrent les parois vésicales. On coupe en suivant son instrument, qui reste bien en vue ; la section se fait en avant du ténaculum fixateur, mais cependant bien au delà du point d'émergence du pédicule. Cette section peut se faire au bistouri, car il importe beaucoup moins de faire saigner dans ce temps de l'opération ; la lame thermique est cependant le moyen de choix. La section faite, on pratique, s'il y a lieu, une ou plusieurs ligatures au catgut mince qui dans ces conditions se font aisément à toute profondeur, puis l'on fait avec d'assez gros catgut la suture de la plaie de la vessie. Il n'y aurait aucun inconvénient à en avoir enlevé toute l'épaisseur, à pénétrer dans la couche graisseuse sous-vésicale..... Les petites tumeurs sont accrochées avec le ténaculum et excisées en arrière de sa convexité ; il est inutile pour elles d'employer deux ténaculums. A moins qu'il ne soit nécessaire d'attirer la vessie vers l'opérateur, un petit ténaculum est suffisant.

« Ainsi, dans un premier temps vous déblayez le terrain où vous aurez à attaquer les implantations et à les dépasser ; vous conduisez vos manœuvres de façon à ne pas être masqué par un saignement provoqué. Dans un deuxième temps, vous enlevez méthodiquement et les moignons pédiculaires et les productions non pédiculées en utilisant les ténaculums. L'hémostase reste en général complète, ce qui permet de terminer par la suture totale de la plaie d'entrée. La vessie et les parties molles de la paroi abdominale sont complétement rapprochées. »

Dans certains cas, il sera plus prudent de drainer la vessie.

Parfois la résection de dedans en dehors de la paroi vésicale doit être très étendue. Dans d'autres cas, il faut faire une large résection sous-péritonéale et plus rarement une résection intra-péritonéale. Enfin, l'extirpation complète de la vessie, la *cystectomie totale* aurait été pratiquée avec succès chez la femme par Pawlick, de Prague, qui créa d'abord une double fistule urétéro-vaginale, puis extirpa la vessie. Ce fut le vagin qui joua désormais le rôle de réservoir des urines.

Chez l'homme, la cystectomie totale a été tentée, mais sans succès.

Lorsque la tumeur siège au niveau de l'embouchure d'un uretère, on a conseillé de recourir encore à la résection partielle de la vessie, et, suivant les cas, de fixer l'uretère à la paroi vésicale, ou d'en faire la ligature complète si les voies urinaires supérieures correspondantes sont aseptiques, ou de le fixer à la paroi abdominale, si ces voies sont infectées.

37

Mais la taille hypogastrique ne doit pas toujours être la voie suivie pour aborder le néoplasme. Dans certains cas, la taille périnéale est bien plus logique : c'est quand la tumeur siège à la fois sur le col et au niveau de la partie voisine de l'urèthre postérieur, comme dans l'un des cas que j'ai publiés. Je dois ajouter que ce malade, opéré depuis près de 4 ans, est resté guéri.

Enfin, dans bon nombre de cas, les chirurgiens n'ont pratiqué, ils le reconnaissent eux-mêmes, qu'une opération incomplète, la seule possible. Ils ont enlevé les portions saillantes dans l'intérieur de la vessie, puis ils ont employé la curette ou des pinces coupantes et ils ont ensuite cautérisé les surfaces grattées avec le thermocautère.

Quels résultats ont été obtenus à la suite de ces diverses *opérations?* La statistique établie par le Dr Albarran va nous le dire :

Sur 164 opérés, il y en a 54 qui sont morts de l'opération.

Soixante autres opérés sont morts *moins de six mois* après l'opération.

Dans le tableau indiquant le temps de survie après l'ablation des cancers, on ne trouve *qu'un opéré* qui n'avait pas de récidive 2 à 3 ans après l'intervention, *un autre,* de 1 à 2 ans et un *troisième* de 6 mois à 1 an après l'opération.

Le temps de survie pour les polypes bénins est indiqué dans le tableau suivant :

6 mois à 1 an après l'opération	—	4 cas
1 an à 2 ans	—	— 4 —
Guérison constatée de 2 ans à 3 ans	—	— 3 —
4 ans à 5 ans	—	— 2 —
7 ans après l'ablation	—	— 1 —

Dans les 16 cas de cancers opérés par *résection par-*

tielle de la vessie, il y a eu 8 malades qui sont morts de l'opération.

Depuis 1892, aucune statistique française n'a été publiée, parce que les résultats continuent probablement à être déplorables. La résection partielle de la vessie, sur laquelle on comptait beaucoup au point de vue des résultats éloignés, ne paraît guère avoir tenu ses promesses.

Dans le cas de symphyséotomie communiqué à l'Académie de médecine en février 1893, il s'agissait d'un néoplasique opéré depuis 4 *mois* seulement. Depuis cette époque, l'opérateur n'en a plus parlé. Il y a eu sans doute une récidive rapide.

Les faits cités, en 1893, par Fenwick et, en 1894, par von Frisch, montrent que les résultats opératoires sont actuellement meilleurs qu'il y a quelques années; mais les récidives, dans les cas de cancers de la vessie, paraissent encore bien rapides. Cependant l'opéré de M. Bazy (1891) continue à aller bien 3 ans 1/2 après l'intervention.

En résumé, on peut dire que dans les cas de cancers, la récidive est constante et plus ou moins rapide et que dans les cas de tumeurs bénignes, qu'on les appelle fongus bénin, papillomes ou polypes bénins, les opérés qui ont survécu n'ont pas été observés assez longtemps pour que l'on puisse affirmer que la guérison est bien complète, définitive. Il y a cependant lieu de l'espérer chez certains malades; mais la conclusion qui s'impose encore aujourd'hui, c'est que l'intervention opératoire chez les malades atteints de tumeurs de la vessie est presque toujours exclusivement palliative.

CHOIX DE LA MÉTHODE

A SUIVRE

Dans le traitement des tumeurs de la vessie.

C'est une question que le Dr Albarran a vite résolue. Il admet la transformation d'une tumeur bénigne en tumeur maligne, ce qui n'est qu'une simple hypothèse, je le répète, puis, sans tenir compte d'aucune autre considération clinique, il ajoute que « cette notion est d'une si capitale importance qu'il en veut faire l'idée directrice du traitement en fondant sur elle l'étude des indications opératoires. » Et, en effet, il conclut de la façon suivante : « En principe, toute tumeur de la vessie est maligne ou « peut le devenir, partant elle doit être opérée. »

Voilà qui est bien Américain. Ainsi, que les tumeurs vésicales causent ou non des accidents, que leur évolution soit lente, ce qui est le cas de beaucoup le plus fréquent, ou qu'elle soit rapide, que ces tumeurs soient infiltrées ou pédiculées, qu'elles siègent au niveau des uretères, du trigone, du col ou du sommet de la vessie, qu'il y ait une seule tumeur ou qu'il y en ait plusieurs, il faut toujours opérer. Si l'uretère gêne, dit l'auteur en question, on supprime au besoin le rein correspondant ; si la taille ne suffit pas, on y ajoute la symphyséotomie ; si les tumeurs sont multiples, on supprime la vessie.

Et l'on agit ainsi pour obtenir quels résultats? On vient de le voir: une récidive constante, souvent très rapide, dans les cas de cancers, ce qui est la règle ; une récidive encore très fréquente dans les cas de tumeurs en apparence bénigne, et, dans la plupart des cas de récidive, une évolution désormais très rapide de l'affection. Il faut également rappeler que la mortalité à la suite de ces opérations est encore

élevée aujourd'hui et que la cystectomie totale chez
l'homme a toujours été suivie de mort.

Cette manière d'envisager la question des indications
opératoires dans le traitement des tumeurs de la vessie
est donc absolument insensée.

'M. Guyon avait dit autrefois : « Rien ne justifie l'opération hâtive entreprise dans le but de devancer les progrès de la néoplasie : lorsque celle-ci est bénigne, on a des
délais en quelque sorte illimités ; lorsqu'elle est maligne,
on arrive toujours trop tard. » Mais depuis cette époque,
il a abandonné cette formule si sage. Je crois qu'il a eu
tort. Toute tumeur de la vessie qui est bien tolérée me
paraît contre-indiquer l'intervention opératoire. J'observe
depuis six ans un malade dont les premières hématuries
remontent à une dizaine d'années.Il y a deux ans,une nouvelle hématurie s'est manifestée.Sous l'influence du traitement, elle a disparu complétement au bout de 8 jours.
Depuis cette époque, ce malade va très bien. Pourquoi intervenir dans ces cas? Les résultats fournis par l'intervention opératoire ne sont pas assez brillants, même quand
on intervient dans les cas de tumeurs en apparence bénignes, pour les mettre en parallèle avec ceux que donnent
le traitement palliatif et l'expectation. Ce malade serait
probablement mort de récidive à l'heure actuelle si on
l'avait opéré il y a dix ans. Peut-être même aurait-il succombé quelques heures ou quelques jours après cette intervention.

Mais le cas le plus instructif est celui dont j'ai parlé
déjà plusieurs fois dans ce chapitre ; il s'agit de ce malade qui était mourant lorsque je commençai à appliquer
le traitement palliatif et dont j'ai publié l'observation
dans le travail que j'ai lu, en 1891, à l'Académie de médecine. Voilà un malade dont l'état local était tel que l'on
ne pouvait faire dans ce cas qu'une opération très incom-

plète, puisque la cystectomie totale, chez l'homme, est toujours mortelle. Si on l'avait opéré, la récidive était donc certaine et l'expérience a prouvé que dans ces cas elle est rapide et suivie bientôt de mort. L'évolution de l'affection, après la récidive, est en effet habituellement très rapide chez ces opérés. Or, il y a près de *cinq ans*, je le répète, que ce malade présentait l'état local et l'état général graves que je viens de rappeler et, grâce au traitement palliatif, son état général est actuellement excellent. Il travaille comme s'il jouissait d'une santé parfaite et il peut ainsi élever sa petite famille.

La règle à suivre me paraît donc être la suivante. Quand on a fait le diagnostic d'une tumeur de la vessie et qu'il n'existe aucun accident, aucune complication, mais seulement une légère *pollakiurie*, prescrire simplement un régime tonique et surveiller le malade.

S'il existe de l'hématurie, se hâter d'appliquer le traitement palliatif que je viens de décrire et lorsque l'hémorrhagie vésicale a cessé, s'en tenir au traitement général. Prescrire pendant quelques jours un peu de térébenthine ou du quinquina.

Si l'hémorrhagie ne cesse pas complètement, mais reste légère, compatible avec l'existence, s'en tenir encore au traitement palliatif. Dans certains cas cependant, si la tumeur est pédiculée et siège dans une région facilement accessible, où la résection de la muqueuse et au besoin celle de la paroi vésicale sont faciles et peu dangereuses, on pourrait intervenir si l'hémorrhagie persistait trop longtemps et commençait à anémier le malade.

Si l'hémorrhagie reste très abondante, quoi qu'on fasse, se hâter d'intervenir ; mais je n'ai pas encore observé de cas semblables.

Prendre toujours les précautions antiseptiques les plus rigoureuses pour éviter l'*infection de la vessie*. Si elle

existe quand les malades viennent consulter, se hâter de
la faire disparaître. Avec le traitement de l'hématurie,
c'est là, je le répète, la partie de beaucoup la plus importante du traitement des tumeurs de la vessie.

Si l'on surveille bien les malades, si la cystite est
traitée par des moyens rationnels, la *douleur* due à cette
affection ne nécessite plus aujourd'hui comme autrefois
l'intervention opératoire.

J'en dirai autant de l'*infection générale* ou *fièvre urineuse*.

La *rétention d'urine incomplète* peu accusée et ne déterminant qu'une légère *pollakiurie* ne doit pas être traitée.
Si les besoins d'uriner sont au contraire trop fréquents,
s'ils empêchent les malades de dormir et surtout si l'on a
lieu de croire qu'il s'agit d'une tumeur bénigne, il faut
intervenir. Dans le cas analogue que j'ai publié, la guérison, je l'ai déjà dit, se maintient depuis près de *quatre
ans*.

Lorsque la rétention incomplète est considérable, si
elle s'accompagne surtout de distension de la vessie, il
faut agir d'abord comme chez les prostatiques à la troisième période. Ensuite, on continuera le cathétérisme ou
l'on opérera le malade, suivant les cas. Si c'est une tumeur pédiculée qui produit la rétention, il est bien évident qu'il faut se hâter d'intervenir. S'il s'agit au contraire d'une volumineuse tumeur infiltrée, il sera bien
plus sage, en général, de s'en tenir au cathétérisme en
apprenant au malade à le pratiquer convenablement.
L'*infection* peut, ainsi que je l'ai constaté, être ainsi
évitée ou considérablement atténuée, et la survie des malades est alors plus longue que si l'on avait eu recours à
l'ablation du néoplasme, qui n'aurait pu être dans ces cas
que fort incomplète.

L'*hydronéphrose* ou la *pyonéphrose* unilatérale nécessite bien rarement l'intervention opératoire. Il faudrait en effet une petite tumeur siégeant à l'embouchure de l'uretère pour que l'opération fût indiquée. Or, il s'agit habituellement de volumineuses tumeurs infiltrées comprimant ce conduit.

Quand l'intervention chirurgicale est indiquée, quel méthode faut-il suivre ? Aujourd'hui, tous les auteurs reconnaissent que c'est par la voie hypogastrique qu'il faut pénétrer dans la vessie dans presque tous les cas. La taille périnéale présente encore cependant, ainsi que je l'ai dit, quelques rares indications : c'est lorsque le néoplasme siège à la fois dans l'urèthre postérieur et sur le col, comme dans le cas que j'ai publié.

L'extirpation par la voie uréthrale, à l'aide d'un cystoscope spécial est beaucoup préconisée par Nitze (1) ; mais elle est rejetée par la plupart des chirurgiens, du moins chez l'homme. Chez la femme, dans les quelques cas où l'extirpation par les voies naturelles peut être indiquée, par exemple quand il s'agit d'une tumeur unique, bien pédiculée, facilement accessible, on préfère généralement employer le procédé de Simon : l'ablation après dilatation de l'urèthre. On reconnaît avec le doigt le siège de la tumeur, que l'on saisit et que l'on arrache en la tordant avec des pinces de différents modèles. On a encore conseillé de passer une anse galvanique ou l'anse d'un serrenœud à la base de la tumeur.

Lorsqu'on a recours à la taille hypogastrique, quel procédé faut-il employer ? L'incision longitudinale suffit habituellement ; parfois cependant la taille transversale est préférable, par exemple quand le néoplasme siège sur les portions de la muqueuse vésicale voisines du col. Je dois noter néanmoins que, même dans ces cas, M. Bazy a toujours recours à la taille longitudinale.

(1) Voir *Semaine Médicale*, 1895, n° 13.

La *résection du pubis* par le procédé d'Helferich peut quelquefois rendre des services ; mais le procédé de Nichans doit être rejeté. J'en dirai autant de la *symphy-séotomie*. Ce sont là des traumatismes graves que l'on peut parfaitement éviter. D'ailleurs, la symphyséotomie ne paraît pas avoir empêché la récidive de se produire dans les quelques cas où elle a été employée.

Quand on intervient, on doit toujours chercher à extirper, si c'est possible, toutes les parties malades. Si la muqueuse se laisse entraîner avec la tumeur, on conseille généralement l'extirpation au bistouri et la suture. Lorsque ce glissement est impossible, on doit réséquer la paroi entière de la vessie dans une plus ou moins grande étendue.

La résection totale de la vessie ne peut être discutée que chez la femme. La malade de Pawlick allait bien 2 ans 1/2 après cette opération ; mais ce temps est trop court pour que l'on puisse affirmer la guérison définitive. Il est encore à noter que cette malade est obligée de se sonder pour évacuer l'urine.

Cette grave opération ne me paraît indiquée que si la dissémination des lésions rend la résection partielle impossible et si l'intervention chirurgicale est réellement nécessaire.

Tumeurs secondaires

Les tumeurs de la vessie étudiées dans le chapitre précédent sont des tumeurs *primitives*. Je vais dire maintenant un mot des tumeurs *secondaires*, qui offrent bien peu d'intérêt. Les unes sont des tumeurs secondaires de *généralisation*. Elles sont très rares. On en cite 5 ou 6 observations. Dans 3 cas, il s'agissait de dépôts mélaniques. Dans les quelques cas où la vessie et l'un des reins ont été trouvés atteints, il était en général difficile de dire dans quel organe siégeait la tumeur primitive.

On ne retrouve pas habituellement dans cette variété de tumeurs ni dans la variété suivante la symptomatologie si nette des tumeurs vésicales *primitives*.

Les tumeurs secondaires *par propagation* se rencontrent surtout chez la femme. Elles sont en effet consécutives, dans la plupart des cas, à un *cancer de l'utérus*. Le cancer du vagin et le cancer de l'intestin sont plus rarement le point de départ de la néoplasie vésicale secondaire.

Chez l'homme, les auteurs citent principalement la propagation à la vessie du cancer de la prostate; mais cette propagation est bien moins fréquente que ne l'ont dit certains auteurs, Klebs entre autres. Ce sont alors des nodosités surtout que l'on observe au niveau de la partie postérieure du trigone.

Cette invasion vésicale est tardive, en général, ce qui permet de faire un diagnostic précis.

Le *traitement* des tumeurs scondaires de la vessie ne peut être, bien entendu, que palliatif.

TABLE DES MATIÈRES

DU TOME DEUXIÈME.

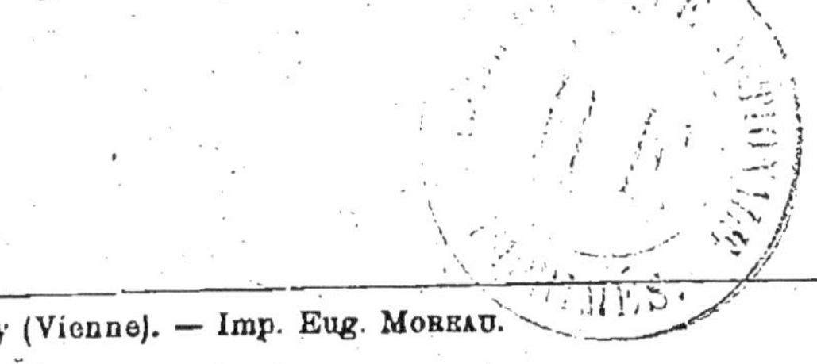

Civray (Vienne). — Imp. Eug. Moreau.

EXTRAIT DU CATALOGUE

DE LA

LIBRAIRIE ALEXANDRE COCCOZ

COCHEZ (A.). — De la recherche du bacille de la tuberculose dans les produits d'expectoration In-8, 1884....... 2 fr. 50

ETTLINGER. — Etude sur le passage des microbes patho-gènes dans le sang. In-8, 1893 .... 3 fr.

GILLES. — La pratique du massage. In-8, 1890, avec plan-ches .... 2 fr. 50

LATTEUX (Dr), chef du laboratoire d'histologie de l'hôpital de la Charité, lauréat de la Faculté de médecine de Paris, lauréat de l'Académie de médecine, officier de l'instruction publique. — Manuel de technique microscopique, ou guide pratique pour l'étude et le maniement du microscope dans ses applications à l'histologie humaine et comparée, à l'anatomie végétale et à la minéralogie, 3ᵉ édition, revue et considérablement augmentée avec 386 figures intercalées dans le texte. Introduction de M. le professeur Trélat. Ouvrage couronné par l'Académie de méde-cine. In-8, 1887.... .... 13 fr.

MERGIER (G.-E.), préparateur des travaux pratiques de phy-sique à la Faculté de médecine de Paris, lauréat de la Faculté. — Traité pratique de manipulations de physique à l'usage des étudiants en médecine, précédé d'une préface : par M. le professeur C.-M. Gariel, de la Faculté de médecine de Paris, membre de l'Académie de médecine. — Optique, in-12, 1888. Avec 90 figures............................ 4 fr. 50

P. BERNARD. — Portefeuille des élèves, année préparatoire de Médecine, Travaux pratiques de zoologie, Préparations zootomiques élémentaires des animaux les plus usuels, photo-graphies d'après nature. In-4º, 1895. — L'ouvrage comprendra 5 livraisons à 1 fr. 50 ; les quatre premières sont parues, la cinquième et dernière paraîtra très prochainement.

FORNÉ (F.) — Les Essences de Niaouli et de Cajeput consi-dérées comme des auxiliaires dans la lutte contre les maladies microbiennes vulgaires de l'appareil respiratoire. In-8º, 1895, br. 2 fr., cart .... 2 fr. 50

Grand assortiment de thèses.

Nous nous chargeons d'expédier tous les ouvrages de médecine, droit, littérature, etc., etc., avec la remise de 20 0/0 en garan-tissant les dernières éditions. A ces conditions, la vente est absolument au comptant, l'emballage est gratis et les frais d'en-voi sont à la charge du destinataire.

Civray (Vienne). — Imp. Eug. MOREAU